刘国华 ◎ 主编

NEW CLINICAL PRACTICAL HANDBOOK
ON ANTI-INFECTIVE AGENTS

新编临床实用

抗感染药物手册

U0198619

辽宁科学技术出版社

·沈阳·

图书在版编目（CIP）数据

新编临床实用抗感染药物手册 / 刘国华主编. — 沈阳：辽宁科学技术出版社，2023.7
ISBN 978-7-5591-3016-7

Ⅰ. ①新… Ⅱ. ①刘… Ⅲ. ①抗感染药—手册 Ⅳ. ①R978-62

中国国家版本馆CIP数据核字（2023）第090057号

出版发行：辽宁科学技术出版社
（地址：沈阳市和平区十一纬路25号　邮编：110003）
印　刷　者：辽宁新华印务有限公司
经　销　者：各地新华书店
幅面尺寸：130mm×185mm
印　　　张：14.5
字　　　数：700千字
出版时间：2023年7月第1版
印刷时间：2023年7月第1次印刷
责任编辑：吴兰兰
封面设计：水　云
版式设计：隋　治
责任校对：栗　勇

书　　　号：ISBN 978-7-5591-3016-7
定　　　价：98.00元

投稿热线：024-23284363
邮购热线：024-23284502
E-mail:2145249267@qq.com
http://www.lnkj.com.cn

编委会

内容提要

　　本书系大连医科大学第一临床学院刘国华主任药师会同有关医药专业人员携手编就。全书分20章，共收录临床常用抗感染药物400多种，其中含近年上市的新药百余种。分别按其他名称、研发、上市日期、药理作用、临床应用、不良反应与注意事项、用法与用量等逐一详细论述。品种齐全、分类明晰、内容新颖、资料翔实。书末附本书相关医药专业词汇英文缩略语中、英文注释及中、英文药名索引。

　　本书是各类各级医院临床医疗、护理、药学、疾病预防等专业人员工作中必要的参考用书，而且对医、药院校教学、学生临床实习及药物研发、生产、销售等人员亦具重要参考价值。

前　言

　　抗感染药物是临床治疗药物中颇为重要的一类。仅本书中就有青霉素、链霉素、青蒿素、伊维菌素、磺胺、喹宁等药物的研发者先后荣获诺贝尔生理医学奖或化学奖。其印证了抗感染药物在疾病预防与治疗中的重要作用及贡献。伴随科学技术的快速发展，近年来抗感染药物研发成果显著，如奈诺沙星、达巴万星、德拉马尼、来法莫林等抗感染类新药相继问世，尤其新一代反转录酶抑制剂丙酚替诺福韦、多拉韦林及整合酶抑制剂卡博特韦等抗病毒靶向药源入市，为临床提供了许多疗效明显的新药，经编者整理也予以较多收录。需要说明的是：

　　（1）凡在本书中主药名右上方有 * 标志，表示该药为国家基本医疗保险药品目录（2023 年版）收录品种。

　　（2）本书所载药品的主药名多为中、英文通用名称，仅对抗结核、抗病毒药物的复方制剂主药名选用其首市的中、英文商品名称。

　　（3）出于药物代、系衔接或从药物史角度，作者仅对萘啶酸等个别退市或将退市的药物予以收录，内容从简。

　　（4）20 世纪末至 21 世纪初，多有制药公司兼并、收购、重组或专利转售，有时会出现药物研发与原研药生产厂冠名不一，遇此，作者多予以说明。

　　（5）读者会发现，书中先后有 CFDA 与 NMPA 中国药监局的不同英文简称，此因自 2018 年 9 月 1 日起，中国食品药品监督管理局（CFDA）改称国家药品监督管理局（NMPA）。

　　（6）由于国家药品监督管理局会依药品临床实践的经验总结对其说明书中的适应证、不良反应、剂量等相关内容进行修订，所以医生临床用药应以药品附带说明书为准。

　　（7）本书资料主要源自：①《国家基本药物临床应用指南（化学药品和生物制品）》及《国家基本药物处方集（化学药品和生物制品）》，人民卫生出版社。②国家药典委员会：《中国药典临床用药须知（化学药和生物制品卷）》，中国医药科技出版社。③李大魁、金有豫、汤光，译：《马尔代丁药物大典》，化学工业出版社。④张象麟：《药物临床信息参考》，四川科学技术出版社。⑤刘国华、徐永昭：《新药特药手册》，辽宁科学技术出版社。⑥茹仁萍、武谦虎：《抗感染药物临床合理应用手册》，中国医药科技出版社。⑦邹栩、陈玲：《世界上市新药动态与分析》，中国医药科技出版社。⑧《中国新药杂志》《中国新药与临床杂志》《中国抗生素杂志》《国外医药抗生素分册》等医药杂志及相关制药公司网站等。

　　承蒙华北石油总医院刘海友主任药师为本书审校，在此深致谢忱。

　　由于作者水平有限，书中难免有疏漏或欠妥之处，诚望读者不吝赐教，以期再版时更正。

编者　2023 年 2 月 8 日

目 录

目录

IX

目
录

XI

第一章　青霉素类抗生素

Penicillins Antibiotics

苄青霉素 *
Benzylpenicillin

【其他名称】

青霉素 G、青霉素、配尼西林、Penicillin。

【研发】

1928 年英国微生物学家 Alexander-Fleming（亚历山大·弗莱明）发现青霉素，1939 年牛津大学病理学家 Howard-Florey（霍华德·弗洛里）与德国生物化学家 Ernst-Chain（恩斯特·钱恩）合作提纯出青霉素结晶。3 人分享了 1945 年诺贝尔医学奖。

【上市日期】

1943 年。1953 年上海第三药厂童村教授领衔自主研发成功。

【药理作用】

本品抗菌谱窄，主要对革兰阳性球菌、革兰阳性杆菌、革兰阴性球菌、嗜血杆菌属、螺旋体等敏感，对革兰阴性杆菌无抗菌作用。

作用机制是通过与细菌青霉素结合蛋白（PBPs）相结合，干扰细菌细胞壁生物合成而产生抗菌作用。为繁殖期杀菌剂。

本品不耐酸，口服后迅速被胃酸破坏，故需肌肉注射或静脉滴注给药。肌肉注射 100 万 U，T_{max} 0.5h，血浆蛋白结合率 65%，$t_{1/2}$ 约 0.5h。吸收后体内分布广泛，在体内几乎不被代谢，给药量的 80%~90% 以药物原形经肾脏随尿液排出。

【临床应用】

用于治疗由敏感致病菌引起的咽炎、扁桃体炎、猩红热、蜂窝组织炎、败血症、脑膜炎、淋病及梅毒等。

【不良反应与注意事项】

① 对本品或对其他青霉素类药物过敏者禁用。② 有哮喘、荨麻疹、花粉症等过敏史者慎用。③ 妊娠妇女慎用，FDA 对本品妊娠用药的安全性分级为 B 级。④ 本品可自乳汁分泌，易致乳儿过敏、腹泻、皮疹等。哺乳期妇女用药应停止供乳。⑤ 过敏是本品常见的不良反应，可有皮疹、瘙痒、药物热、血管神经性水肿、过敏性休克等。用药前须进行过敏试验。⑥ 赫氏反应，即用本品治疗梅毒、钩端螺旋体等感染时，有症状加剧现象。此系大量病原体被杀灭后释放毒素而引起的全身反应，表现为寒战、高热、头及全身疼痛、呼吸急促、心率加快等。⑦ 治疗期间，有可能出现耐青霉素的金黄色葡萄球菌、革兰阴性杆菌或白色念珠菌引起二重感染。⑧ 若大剂量静脉给予青霉素钠时，应注意高血钠的出现。⑨ 本品钾盐不宜静脉给药。⑩ 丙磺舒可阻滞本品排泄，联合应用，可升高本品血药浓度。⑪ 若与四环素、氯霉素、大环内酯类等抑菌剂联用，呈拮抗作用，避免合用。⑫ 本品水溶液不稳定，应现用现配。

【用法与用量】

肌肉注射或静脉滴注。一般感染：成人 80 万 ~200 万 U/d，分 2~4 次。儿童 2.5 万 ~5 万 U/（kg·d），分 4~6 次。严重感染：成人 240 万 ~2000 万 U/d，分 4~6 次。儿童 20 万 ~40 万 U/d，分 4~6 次。

【制剂与规格】

注射剂，20万U、40万U、80万U、160万U。

01-02

苄星青霉素 *

Benzathine Benzylpenicillin

【其他名称】

长效青霉素、长效西林、Benzathine Penicillin、Bicillin、Tardocillin。

【药理作用】

本品为青霉素G的二苄基乙二胺盐，是青霉素的长效制剂。肌肉注射后可缓慢游离出青霉素而发挥作用。抗菌谱同青霉素G，作用机制也同青霉素G，即可干扰细菌细胞壁生物合成，而发挥抗菌作用。本药的特点是，肌肉注射后，体内吸收缓慢，排泄亦慢，血液中有效浓度可维持2~4周。儿童肌肉注射本品60万U与120万U，两组血药浓度相似，分别为0.16μg/mL和0.15μg/mL，T_{max}均为24h。

本品吸收后，体内分布广泛，主要经肾随尿液排出，少量经胆汁随粪便排出。

【临床应用】

用于预防和治疗对青霉素G高度敏感的致病菌感染，如A组β-溶血性链球菌引起的急性风湿热，预防小儿风湿热及其他链球菌感染，也用于急性中耳炎、猩红热、梅毒等治疗。

【不良反应与注意事项】

①对本品或对其他青霉素类药物过敏者禁用。②对头孢菌素类药物过敏者慎用。③有哮喘、荨麻疹、花粉症等过敏性疾病史者慎用。④孕妇慎用，FDA对本品妊娠用药安全性分级为B级。⑤本品可自乳汁分泌，哺乳期妇女用药应停止供乳。⑥严重肾功能不全者慎用。⑦肌肉注射可有明显疼痛等局部刺激症状，不适宜婴幼儿应用。⑧丙磺舒、阿司匹林、吲哚美辛、磺胺类药物可减少本品排泄，致本药血药浓度升高。⑨若与大环内酯类、四环素、氯霉素等抑菌剂合用，可降低本药杀菌活性，避免合用。

【用法与用量】

临用前注射用水制成混悬液肌肉注射。成人每次60万~120万U，每2~4周1次。儿童每次30万~60万U，每2~4周1次。

【制剂与规格】

注射剂，30万U、60万U、120万U。

01-03

普鲁卡因青霉素 *

Procaine Benzylpenicillin

【其他名称】

苄青霉素普鲁卡因、青霉素混悬剂、Procaine Penicilln。

3

【药理作用】

本品为普鲁卡因与青霉素 G 的复合物。作用机制与青霉素相同，即通过与细菌细胞膜上的青霉素结合蛋白（PBPs）结合，影响细菌细胞壁生物合成而发挥抗菌作用。抗菌谱同青霉素 G。对溶血性链球菌、不产青霉素酶的金黄色葡萄球菌、肺炎链球菌等革兰阳性球菌及脑膜炎奈瑟菌、淋病奈瑟菌等革兰阴性球菌有较强的抗菌活性。对革兰阳性杆菌和螺旋体（梅毒螺旋体、回归热螺旋体、钩端螺旋体）也有一定抗菌活性。对革兰阴性杆菌耐药。

肌肉注射后，由于吸收缓慢，达峰时推迟至给药后 2h，血药浓度可维持 12~24h。给药量的 60%~90% 经肾随尿液排出。

【临床应用】

用于治疗对青霉素 G 高度敏感的溶血性链球菌感染，如扁桃体炎、猩红热、丹毒、肺炎链球菌性肺炎。敏感的金黄色葡萄球菌引起的皮肤软组织感染，以及回归热、钩端螺旋体和早期梅毒。

【不良反应与注意事项】

① 对本品或对其他青霉素类药物过敏或对普鲁卡因过敏者禁用。② 对头孢菌素类药物过敏者慎用。③ 有哮喘、湿疹、荨麻疹等过敏性疾病史者慎用。④ 妊娠妇女慎用，FDA 对本品妊娠用药安全性分级为 B 级。⑤ 可自乳汁分泌，致乳儿过敏，引起腹泻、皮疹等。哺乳期妇女用药应停止供乳。⑥ 长期或大剂量应用，易发生耐药的金黄色葡萄球菌、革兰阳性杆菌或白色念珠菌引起二重感染。⑦ 丙磺舒、阿司匹林、吲哚美辛、磺胺类药物，可减少本品经肾排泄，致血药浓度升高，避免合用。⑧ 不宜与大环内酯类、四环素、氯霉素、磺胺类等抑菌剂合用，因其可降低本药的杀菌活性。⑨ 用药前，须做青霉素皮试。

【用法与用量】

肌肉注射。临用时用适量灭菌注射用水制成混悬液，成人每次 40 万 ~80 万 U，每日 1~2 次，一次最大剂量 100 万 U。

【制剂与规格】

注射剂，40 万 U、80 万 U。

01-04

青霉素 V*
Phenoxymethyl Penicillin

【其他名称】

苯氧甲基青霉素、青霉素 V 钾、Penicillin V。

【研发】

Behrens 等于 1947 年研发。

【上市日期】

1955 年。

【药理作用】

本品是对酸稳定的口服青霉素。抗菌谱同青霉素，对革兰阳性球菌、革兰阳性杆菌、革兰阴性球菌和螺旋体（梅毒螺旋体、钩端螺旋体、回归热螺旋体）均敏

4

感。肠杆菌属、布鲁氏杆菌、铜绿假单胞菌等革兰阴性杆菌对本品耐药。

作用机制同青霉素，可与细菌青霉素结合蛋白（PBPs）结合，干扰细菌细胞壁合成，发挥杀菌作用。

本品口服后，60%可被吸收，T_{max} 0.5~0.75h。口服0.4g、1g和2g的C_{max}分别为0.1μg/mL、15μg/mL和26.3μg/mL。血浆蛋白结合率为80%，$t_{1/2}$约0.5h。服药后10h，给药量的37%~43%以药物原形或青霉噻唑酸经肾随尿液排出。

【临床应用】

用于治疗由溶血性链球菌、肺炎链球菌引起的扁桃体炎、咽峡炎、支气管炎、肺炎、猩红热等呼吸道感染，以及丹毒、蜂窝组织炎等软组织感染。对流感嗜血杆菌的作用不及青霉素G和氨苄西林，也不推荐用于淋病和梅毒的治疗。

【不良反应与注意事项】

① 本品与其他 β-内酰胺类抗生素药物存在交叉过敏，对本品或对其他青霉素类药物过敏者禁用。② 对头孢菌素类药物过敏者，有哮喘、花粉症、荨麻疹等过敏性疾病史者慎用。③ 本品可通过胎盘屏障进入胎儿体内，孕妇慎用。FDA对本品妊娠用药的安全性分级为B级。④ 哺乳期妇女用药应停止供乳。⑤ 可有恶心、呕吐、腹部不适等消化道反应。⑥ 长期或大剂量用药可致血清钾浓度升高。也可致菌群失调，引发由耐药菌或白色念珠菌引起的二重感染。

【用法与用量】

口服（餐前1h）。成人每次250~500mg，每日3~4次。儿童5岁以下每次125mg，每日3次；6~12岁每次250mg，每日3次；12岁以上剂量同成人，每日3次。

【制剂与规格】

片剂（钾盐），125mg、250mg、500mg。颗粒剂（钾盐），50mg、125mg、250mg。

01-05

氯唑西林 *
Cloxacillin

- -

【其他名称】

邻氯青霉素、邻氯西林、Cloxapen。

【研发】

英国Beecham（贝克曼）公司。

【药理作用】

本品为半合成耐霉青霉素。对青霉素酶高度稳定。对产酶耐药的金黄色葡萄球菌有较强的抗菌活性，强于苯唑西林。但对青霉素敏感的葡萄球菌和各种链球菌的抗菌作用较青霉素弱5~10倍。本品对青霉素G耐药的金黄色葡萄球菌的抗菌作用比青霉素强10~20倍。对肺炎链球菌、表皮葡萄球菌、化脓性链球菌、淋病奈瑟菌、脑膜炎奈瑟菌均有良好的抗菌活性。但粪链球菌、耐甲氧西林的金黄色葡萄球菌（MRSA）、铜绿假单胞菌及脆弱拟杆菌对本品耐药。

作用机制同青霉素G，即可与细菌细胞膜上的青霉素结合蛋白（PBPs）结合，影响细菌细胞壁的生物合成，发挥杀菌作用。

口服吸收差，血药浓度低，须注射给药。肌肉注射0.5g，T_{max} 0.5h，C_{max} 15μg/mL，

血浆蛋白结合率为 20%，$t_{1/2}$ 约 1.5h。药物吸收后体内分布广泛。给药量的 62% 经肾随尿液排出，部分经胆汁排出。

【临床应用】

用于治疗对青霉素耐药的葡萄球菌引起的呼吸道感染、心内膜炎、败血症及软组织感染。

【不良反应与注意事项】

① 本品与青霉素 G 存在交叉过敏，对本品或其他青霉素类药物过敏者禁用。② 头孢菌素类药物过敏者慎用。③ 本品可通过胎盘屏障，孕妇慎用，FDA 对本品妊娠用药安全性分级为 B 级。④ 可自乳汁分泌，易致婴儿过敏，哺乳期妇女用药应停止供乳。⑤ 本品可降低胆红素与血清蛋白的结合力，有黄疸的新生儿禁用本药。⑥ 有哮喘、荨麻疹、湿疹、花粉症等过敏性疾病史者慎用，肾功能低下者慎用。⑦ 可有皮疹、荨麻疹、瘙痒等皮肤过敏症状。⑧ 有恶心、呕吐、腹痛、腹泻、食欲减退等胃肠道反应。少见假膜性肠炎。⑨ 丙磺舒、吲哚美辛、阿司匹林、磺胺类等可减少本药自肾小管排泄，致本品血药浓度升高，避免合用。⑩ 四环素类、大环内酯类、氯霉素等抑菌剂可抑制本药的杀菌活性，避免合用。

【用法与用量】

肌肉注射。每次 0.5~1g，每日 3~4 次。

静脉滴注。每次 0.5~1g，每日 3~4 次。

【制剂与规格】

注射剂，0.5g、1.5g、2g。

01-06

氨苄西林 *
Ampicillin

【其他名称】

氨苄青霉素、氨必仙。

【研发】

瑞士 Ciba-Geigy（汽巴·嘉基）公司。

【上市日期】

1961 年。

【药理作用】

本品为半合成广谱青霉素。对青霉素 G 敏感菌的作用与青霉素 G 相似。对革兰阴性菌的作用超过青霉素 G。对本品敏感的细菌有 A 组 β - 溶血性链球菌、青霉素 G 敏感的金黄色葡萄球菌、脑膜炎奈瑟菌、淋病奈瑟菌及部分流感嗜血杆菌。对本品中度敏感的有部分大肠埃希菌、奇异变形杆菌、沙门菌属、志贺菌属及少数其他肠杆菌。对铜绿假单胞菌无效。本品不耐 β - 内酰胺酶，对产酶的金黄色葡萄球菌无效。

作用机制同青霉素 G，即可与细菌细胞膜上的青霉素结合蛋白（PBPs）结合，影响细菌细胞壁的生物合成，起到杀菌作用。

本品耐酸，被胃酸破坏程度较青霉素低，但口服吸收差，血药浓度低。成人口服 0.5g，T_{max} 2h，C_{max} 5.2 μg/mL，血浆蛋白结合率 20%~25%，$t_{1/2}$ 1.5h。药物吸收后体内分布广泛。24h 给药量的 20%~60% 经肾随尿液排出，部分随胆汁经粪便排出。

【临床应用】

用于治疗由敏感菌引起的呼吸道感染、胃肠道感染、泌尿道感染、皮肤软组织感染、细菌性脑膜炎、细菌性心内膜炎、胆道感染及败血症等。

【不良反应与注意事项】

① 对本品或对其他青霉素类药物过敏者禁用。② 有哮喘、湿疹、荨麻疹、花粉症等过敏性疾病史者或对头孢菌素类药物过敏者慎用。肝功能不全者慎用。③ 妊娠妇女慎用，FDA 对本品妊娠用药安全性分级为 B 级。④ 本品可自乳汁分泌，致婴儿过敏，哺乳期妇女用药应停止供乳。⑤ 皮疹、荨麻疹等过敏反应的发生率高于其他青霉素类药物。⑥ 有恶心、呕吐、腹痛、腹泻、食欲减退等胃肠道反应。⑦ 阿司匹林、吲哚美辛、丙磺舒等药物可减少本品排泄，致本品血药浓度升高。⑧ 不宜与红霉素、四环素、磺胺类等抑菌剂合用，因其可降低本药抗菌活性。

【用法与用量】

口服。成人每次 0.25~0.75g，每日 4 次。儿童 25mg/（kg·d），分 2~4 次。

【制剂与规格】

胶囊剂，0.25g、0.5g。

01-07

阿莫西林 *
Amoxicillin

- -

【其他名称】

羟氨苄青霉素、阿莫仙、Amoxil。

【研发】

英国 Beecham（贝克曼）公司。

【上市日期】

1972 年。

【药理作用】

本品为半合成广谱青霉素。比氨苄西林更耐酸，更适合口服给药。按同等剂量分别口服本品和氨苄西林，结果本品血药浓度比氨苄西林高 1 倍。对 α-溶血性链球菌、青霉素敏感的金黄色葡萄球菌、部分肠球菌、奇异变形杆菌、沙门菌属、流感嗜血杆菌、脑膜炎奈瑟菌、淋病奈瑟菌、幽门螺杆菌等均具良好抗菌活性。本品对耐青霉素 G 的金黄色葡萄球菌和产 β-内酰胺酶的革兰阴性杆菌无效。

作用机制与青霉素 G 相同，通过与细菌青霉素结合蛋白（PBPs）结合，干扰细菌细胞壁生物合成，发挥杀菌作用。对酸稳定，口服吸收率可达 90%，优于氨苄西林。口服 0.5g，T_{max} 2h，C_{max} 10 μg/mL，药物吸收后，体内分布广泛，血浆蛋白结合率 20%，$t_{1/2}$ 1h。6h 内，给药量的 60% 以药物原形经肾随尿液排出，部分经粪便排出。

【临床应用】

用于治疗：① 由敏感菌引起的呼吸道感染、泌尿道感染、皮肤软组织感染、脑膜炎、细菌性心内膜炎、淋病等。② 氯霉素耐药菌株引起的伤寒。③ 本品与克拉霉素、质子泵抑制剂联合用于治疗由幽门螺杆菌引起的胃、十二指肠溃疡。

【不良反应与注意事项】

① 对本品或对其他青霉素类药物过敏者禁用。② 有哮喘、花粉症、湿疹等过敏性疾病史者或对头孢菌素类药物过敏者慎用。③ 妊娠妇女慎用，FDA 对本品妊娠用药安全性分级为 B 级。④ 可自乳汁分泌，哺乳期妇女用药应停止供乳。⑤ 偶有皮疹、瘙痒、药物热等过敏反应。⑥ 有恶心、呕吐、腹泻、厌食等胃肠道反应。⑦ 长期或大剂量用药，易致菌群失调，发生二重感染。少见假膜性肠炎。⑧ 阿司匹林、丙磺舒、吲哚美辛、磺胺类等可减少本药排泄，致本品血药浓度升高。⑨ 本品可影响雌激素在体内代谢，降低口服避孕药效果，避免同用。⑩ 若与 β - 内酰胺酶抑制剂克拉维酸联用，可明显增强本药的抗菌效果。

【用法与用量】

口服。成人每次 0.5~1g，每日 3 次。儿童 40~50mg/（kg·d），分 3~4 次。

【制剂与规格】

胶囊剂、颗粒剂、干混悬剂，0.125g、0.25g。

01-08

氟氯西林
Flucloxacillin

【其他名称】

氟氯苯唑青霉素、氟氯青霉素。

【药理作用】

本品为耐酸、耐酶的青霉素。对产酶耐药的金黄色葡萄球菌有很强的抗菌作用。但对青霉素敏感的葡萄球菌、链球菌的抗菌作用弱于青霉素。粪肠球菌、耐甲氧西林的金黄色葡萄球菌（MRSA）、肠道革兰阴性杆菌、厌氧脆弱拟杆菌等对本品耐药。作用机制同青霉素 G，可与细菌青霉素结合蛋白（PBPs）结合，干扰细菌细胞壁生物合成。口服 0.2g，T_{max} 1h，C_{max} 6~10μg/mL，$t_{1/2}$ 0.5h。服药后 6h，给药量的 50%~60% 经肾随尿液排出。

【临床应用】

用于治疗由葡萄球菌（包括耐青霉素酶菌株）引起的各种感染。但是对耐甲氧西林金黄色葡萄球菌（MRSA）所致感染无效。

【不良反应与注意事项】

① 本品与其他 β - 内酰胺类抗生素药物存在交叉过敏，对本品或对其他青霉素类药物过敏者禁用。② 有哮喘、湿疹、花粉症、荨麻疹等过敏性疾病史者或对头孢菌素类药物过敏者慎用。③ 严重肝肾功能受损者慎用。④ 孕妇慎用，FDA 对本品妊娠用药安全性分级为 B 级。⑤ 可自乳汁分泌，易致乳儿发生过敏，哺乳期妇女用药应停止供乳。⑥ 有恶心、呕吐、腹痛、腹泻、食欲减退等胃肠道症状。⑦ 偶有一过性氨基转移酶升高。⑧ 本品与阿莫西林联用，可增强抗菌活性，呈现

协同作用。⑨ 口服用药宜饭前 1h 或饭后 2h，以利药物吸收。

【用法与用量】

口服。成人每次 250mg，每日 4 次。儿童 2 岁以下按成人剂量 1/4 给予，2~10 岁按成人剂量 1/2 给予。

肌肉注射。成人每次 250mg，每日 4 次。儿童 2 岁以下按成人剂量 1/4 给予，2~10 岁按成人剂量 1/2 给予。

静脉滴注。成人每次 250~1000mg，每日 4 次。儿童 2 岁以下按成人剂量 1/4 给予，2~10 岁按成人剂量 1/2 给予。

【制剂与规格】

胶囊剂，0.25g。颗粒剂，0.125g。注射剂，0.25g、0.5g、1g。

01–09

苯唑西林 *
Oxacillin

【其他名称】

苯唑青霉素、苯甲异恶唑青霉素、新青霉素 II 号。

【药理作用】

本品为半合成耐酶（青霉素酶）青霉素。对产酶耐药的金黄色葡萄球菌有较强的抗菌活性。对青霉素敏感的革兰阳性球菌，如 β–溶血性链球菌、肺炎链球菌，对青霉素敏感的不产酶金黄色葡萄球菌也有一定的作用，但不及青霉素，效果差 10 倍以上。对淋病奈瑟菌、脑膜炎奈瑟菌及常见的厌氧菌（脆弱拟杆菌除外）也有抗菌作用，但较弱。肠道革兰阴性杆菌、铜绿假单胞菌、耐甲氧西林金黄色葡萄球菌（MRSA）及脆弱拟杆菌等对本品耐药。

作用机制同青霉素 G，即可与细菌细胞膜上的青霉素结合蛋白（PBPs）结合，影响细菌细胞壁生物合成，发挥杀菌作用。本品对酸稳定，口服吸收率约 30%，空腹口服 0.5g，T_{max} 0.5~1h，C_{max} 4μg/mL，$t_{1/2}$ 约 0.5h，血浆蛋白结合率为 91%~93%，给药量的 30% 经肾随尿液排出，部分经胆汁随粪便排出。

【临床应用】

用于治疗对青霉素耐药，但对本品敏感的金黄色葡萄球菌引起的感染，如肺炎、心内膜炎、败血症及皮肤软组织感染等，但对耐甲氧西林金黄色葡萄球菌（MRSA）引起的感染无效。

【不良反应与注意事项】

① 对本品或对其他青霉素类药物过敏者禁用。② 有哮喘、湿疹、荨麻疹、花粉症等过敏性疾病史者，或对头孢菌素类药物过敏者慎用。③ 严重肝肾功能损伤者慎用。④ 孕妇慎用。FDA 对本品妊娠用药安全性分级为 B 级。⑤ 本品可经乳汁分泌，哺乳期妇女用药应停止供乳。⑥ 有皮疹、荨麻疹、瘙痒等过敏症状。⑦ 口服用药时，可有恶心、呕吐、腹泻、食欲减退等胃肠道反应。⑧ 静脉给药，偶可发生非特异性肝炎，表现为发热、恶心、呕吐及门冬氨酸转移酶升高，停药后可恢复正常。⑨ 丙磺舒可影响本品代谢，致本品血药浓度升高。

【用法与用量】

口服。成人每次 0.5~1g，每日 4 次。儿童 50~100mg/（kg·d），分 3~4 次给予。

肌肉注射。成人 4~6g/d，分 4 次给予。儿童剂量与静脉滴注剂量相同。

静脉滴注。成人 4~8g/d，分 2~4 次给予。儿童体重＜40kg 者，每次 12.5~25mg/kg，每 6h 1 次；体重＞40kg 者，剂量同成人。新生儿体重＜2kg，日龄 1~14d，每 12h 25mg/kg；日龄 15~30d，每 8h 25mg/kg；体重＞2kg，日龄 1~14d，每 8h 25mg/kg；日龄 15~30d，每 6h 25mg/kg。

【制剂与规格】

胶囊剂，0.25g。注射剂，0.5g、1g。

01-10

舒他西林

Sultamicillin

【其他名称】

甲苯磺酸舒他西林、Sultamicillin Tosylate。

【研发】

美国 Pfizer（辉瑞）公司。

【上市日期】

1986 年。

【药理作用】

本品为氨苄西林与舒巴坦通过一个亚甲基连接而成的双酯，通常用其苯磺酸盐。本品为半合成广谱青霉素，对革兰阳性菌，如金黄色葡萄球菌、链球菌有较强的抗菌活性。对革兰阴性菌，如大肠埃希菌、变形杆菌、沙门菌属、流感嗜血杆菌等也有良好的抗菌活性。

氨苄西林不耐酶，极易被细菌产生的 β-内酰胺酶水解，使其失去抗菌活性。而成分中的舒巴坦为 β-内酰胺酶抑制剂，对细菌产生的 β-内酰胺酶有强大的、不可逆的抑制作用。舒巴坦的作用机制是使细菌产生的 β-内酰胺酶乙酰化，则 β-内酰胺酶活性被抑制，使氨苄西林免受细菌产生的 β-内酰胺酶水解，从而增强了氨苄西林的抗菌作用。氨苄西林与舒巴坦制成双酯，提升了其生物利用度。

本品口服后，在体内水解为氨苄西林与舒巴坦，在血清中分别发挥各自的抗菌与抑酶作用，两个组分的血药浓度是单独口服血药浓度的 2 倍。口服本品 1.5g，T_{max} 1.5h，C_{max} 分别为 23.1μg/mL（氨苄西林）和 10μg/mL（舒巴坦），$t_{1/2}$ 分别为 1h（氨苄西林）和 0.75h（舒巴坦），血浆蛋白结合率分别为 28%（氨苄西林）和 38%（舒巴坦）。服药后 8h，给药量的 75%~85% 以药物原形经肾随尿液排出，少量经胆汁随粪便排出。

【临床应用】

用于敏感菌（包括产 β-内酰胺酶菌株）引起的鼻窦炎、中耳炎、扁桃体炎、支气管炎、细菌性肺炎等呼吸道感染的治疗，也用于淋病等泌尿系统感染、皮肤软组织感染等治疗。

【不良反应与注意事项】

①对本品或对其他青霉素类药物过敏者禁用。②对头孢菌素类药物过敏者慎用。③有哮喘、湿疹、花粉症、荨麻疹等过敏史者慎用。④本品可通过胎盘屏障，孕妇慎用，FDA对本品妊娠用药的安全性分级为B级。⑤哺乳期妇女用药应停止供乳。⑥有皮疹、瘙痒、药物热等皮肤过敏反应。⑦有恶心、呕吐、腹痛、腹泻、厌食等胃肠道不适。⑧偶有一过性ALT、AST升高。⑨长期用药，易致菌群失调，发生二重感染。⑩丙磺舒可减缓本药肾清除，致本品血药浓度升高。⑪本品可降低口服避孕药物效果，不宜同用。

【用法与用量】

口服（空腹）。成人每次375~750mg，每日2次。儿童体重＜30kg按50 mg/（kg·d），分2次；体重＞30kg按成人剂量。

【制剂与规格】

片剂，375mg。分散片，125mg、375mg。胶囊剂，125mg、375mg。颗粒剂，250mg。

01-11

替卡西林
Ticarcillin

【其他名称】

替卡青霉素、羧噻吩青霉素、替卡、Ticar。

【研发】

英国Beecham（贝克曼）公司。

【上市日期】

1980年。

【药理作用】

本品为半合成青霉素，抗菌谱与羧苄西林相似，但对革兰阴性菌的作用较羧苄西林强数倍。对铜绿假单胞菌的抗菌活性较羧苄西林强2~4倍。对大肠埃希菌、变形杆菌、流感嗜血杆菌等较敏感。对革兰阳性菌的抗菌作用不及青霉素和氨苄西林，仅为氨苄西林的1/20~1/10。作用机制同青霉素。

本品口服不吸收，仅供肌内或静脉给药。单剂量3g静脉注射，T_{max} 15~30min，C_{max} 100μg/mL，$t_{1/2}$为65~70min，血浆蛋白结合率为50%~60%，6h给药量的90%以药物原形随尿液排出。

【临床应用】

用于治疗由大肠埃希菌、铜绿假单胞菌、变形杆菌、流感嗜血杆菌、淋病奈瑟菌等革兰阴性菌引起的呼吸系统感染、泌尿系统感染、胆道感染、败血症等。治疗铜绿假单胞菌感染时宜与氨基糖苷类抗生素药物联合应用。

【不良反应与注意事项】

①对本品或对其他青霉素类药物过敏者禁用。对头孢菌素类药物过敏者慎用。②有哮喘、荨麻疹、花粉症等过敏性疾病史者慎用。③严重肝肾功能不全者慎用。④孕妇慎用，FDA对本品妊娠用药的安全性分级为B级。⑤哺乳期妇女用药应停止供乳。⑥有皮疹、荨麻疹、药物热等过敏反应。⑦偶有ALT、AST、ALP升高。

⑧ 偶有中性粒细胞减少、白细胞减少。

【用法与用量】

成人：肌肉注射，每次 1g，每日 4 次。静脉注射，每次 3g，每日 4 次。静脉滴注，每次 3g，每 6h 1 次。儿童：静脉滴注，200~300mg/（kg·d），分 3 次给予。

【制剂与规格】

注射剂，1g、3g、6g。

01-12

哌拉西林 *

Piperacillin

- -

【其他名称】

氧哌嗪青霉素。

【研发】

日本 Toyama（富山）制药株式会社。

【上市日期】

1980 年。

【药理作用】

本品为半合成广谱青霉素，不耐青霉素酶。对革兰阳性球菌和革兰阴性球菌的抗菌活性与氨苄西林相似。对肺炎克雷白杆菌的作用优于其他青霉素类药物。本药特点是对铜绿假单胞菌有较强的抗菌活性。产气肠杆菌、枸橼酸杆菌、不动杆菌等对本品敏感性差。沙雷菌属、产酶流感嗜血杆菌对本品耐药。作用机制同青霉素，即可与细菌青霉素结合蛋白（PBPs）结合，干扰细菌细胞壁生物合成而发挥抗菌作用。

本品口服不吸收，临床采用注射给药。肌肉注射 0.5g、1g、2g，C_{max} 分别为 4.9μg/mL、13.3μg/mL 和 30.2μg/mL，T_{max} 30~50min，$t_{1/2}$ 为 60~80min。给药量的 80% 以药物原形经肾随尿液排出。

【临床应用】

主要用于治疗铜绿假单胞菌及对本药敏感的革兰阴性杆菌引起的感染，如呼吸系统感染、泌尿系统感染、胆道感染、腹腔感染、盆腔感染、皮肤软组织感染、骨与关节感染及细菌性心内膜炎和败血症等。

【不良反应与注意事项】

① 本品与 β–内酰胺类抗生素药物存在交叉过敏，对本品或对其他青霉素类药物过敏者禁用。对头孢菌素类药物过敏者慎用。② 有哮喘、荨麻疹、花粉症等过敏疾病史者或肝肾功能不全者慎用。③ 孕妇慎用，FDA 对本品妊娠用药的安全性分级为 B 级。④ 本品可自乳汁分泌，哺乳期妇女用药应停止供乳。⑤ 有皮疹、荨麻疹、瘙痒、药物热等皮肤过敏反应。⑥ 有恶心、呕吐、腹痛、腹泻等胃肠道不适。⑦ 偶见 ALT、AST、LDH 及胆红素一过性升高。⑧ 可见白细胞减少，出血时间延长。⑨ 长期用药，易发生白色念珠菌引起的二重感染。⑩ 丙磺舒可减少本品的肾脏排泄，升高本品血药浓度。⑪ 本品可抑制血小板凝集，不宜与抗凝药、溶栓药、非甾体类抗炎药合用，防止发生出血。⑫ 若与氨基糖苷类药物合用，

对铜绿假单胞菌、沙雷杆菌、克雷白杆菌及变形杆菌等敏感菌有协同的抗菌作用。

【用法与用量】

静脉滴注。成人中度感染 8g/d，分 2 次给予；严重感染每次 3~4g，每 4~6h 1 次，日总剂量不超 24g。婴幼儿及 12 岁以下儿童 100~200mg/（kg·d），分 2~4 次给予。

【制剂与规格】

注射剂，0.5g、1g、2g。

01-13

美洛西林 *
Mezlocillin

【其他名称】

磺唑氨苄西林、美洛林、拜朋、天林、Baypen、Mezlin。

【研发】

德国 Bayer（拜耳）公司。

【上市日期】

1977 年。

【药理作用】

本品为半合成广谱青霉素，不耐酶。对革兰阴性杆菌有较强的抗菌活性，对铜绿假单胞菌作用较强，但弱于哌拉西林和阿洛西林。对大肠埃希菌、肺炎杆菌、变形杆菌、枸橼酸杆菌、沙雷菌属、不动杆菌属及对青霉素敏感的革兰阳性球菌均有较强的抗菌活性。对脆弱拟杆菌等厌氧菌也有较好的抗菌活性。但对产 β–内酰胺酶的金黄色葡萄球菌和产 β–内酰胺酶的肠杆菌无作用。

作用机制同青霉素，可与细菌青霉素结合蛋白（PBPs）结合，干扰细菌细胞壁的生物合成，发挥抗菌作用。

注射后吸收良好，肌肉注射 1g，T_{max} 0.5~1h，C_{max} 35~45 μg/mL，血浆蛋白结合率为 16%~42%。药物吸收后，可分布于胆汁、腹腔液、胸腔液、支气管分泌物、创面分泌液、骨等体液及组织中。本品可通过胎盘屏障，也可少量自乳汁分泌。6h 内给药量的 55%~60% 以药物原形经肾随尿液排出。部分药物在肝脏代谢为无活性物质经粪便排除。

【临床应用】

用于治疗由敏感的革兰阴性杆菌，如铜绿假单胞菌、变形杆菌、肺炎杆菌、大肠埃希菌、流感嗜血杆菌等引起的败血症、细菌性心内膜炎、呼吸道感染、泌尿道感染、腹腔感染、盆腔感染、脑膜炎及手术后感染。

【不良反应与注意事项】

① 对本品或对其他青霉素类药物过敏者禁用，对头孢菌素类药物过敏者慎用。② 有哮喘、湿疹、荨麻疹、花粉症等过敏性疾病史者，严重肝肾功能不全者慎用。③ 本品可通过胎盘屏障，孕妇慎用，FDA 对本品妊娠用药的安全性分级为 B 级。④ 可少量随乳汁分泌，有致婴儿过敏的可能性，哺乳期妇女用药应停止供乳。⑤ 有皮疹、瘙痒、荨麻疹、药物热等过敏反应。⑥ 有恶心、呕吐、腹泻、食欲减退

等胃肠道反应。⑦ 偶有一过性 ALT、AST、ALP 升高。⑧ 丙磺舒、阿司匹林、吲哚美辛等可延缓本品经肾排泄，致本品血药浓度升高，避免合用。⑨ 若与庆大霉素等氨基糖苷类抗生素药物合用，对铜绿假单胞菌、沙雷杆菌、克雷白杆菌等革兰阴性菌呈协同的抗菌作用。⑩ 静脉给药时，可有局部刺激性疼痛、红肿、硬结，甚至发生血栓性静脉炎。

【用法与用量】

静脉注射或静脉滴注。成人每次 2~3g，每 6h 1 次。儿童 1 周以内新生儿，每次 75mg/kg，每 12h 1 次；1 周以上新生儿，每次 75mg/kg，每 6~8h 1 次。

【制剂与规格】

注射剂，0.5g、1g、2g。

01-14

阿洛西林 *
Azlocillin

【其他名称】

咪氨苄西林、苯咪唑青霉素、阿乐欣、Alocin、Azlin。

【研发】

德国 Bayer（拜耳）公司。

【上市日期】

1977 年。

【药理作用】

本品为半合成广谱青霉素。对金黄色葡萄球菌、表皮葡萄球菌、溶血性链球菌等革兰阳性菌及痢疾杆菌、克雷白杆菌、变形杆菌、大肠埃希菌、流感嗜血杆菌、铜绿假单胞菌等革兰阴性菌均有较强的抗菌活性。

在体外，本品对铜绿假单胞菌的抗菌活性是替卡西林或美洛西林的 2~6 倍，是羧苄西林的 4~8 倍。本品对大肠埃希菌、变形杆菌的抗菌活性强于羧苄西林和哌拉西林。对肺炎链球菌的抗菌活性，优于青霉素和氨苄西林。对肠杆菌属的作用弱于庆大霉素。

本品对耐青霉素的金黄色葡萄球菌和产 β - 内酰胺酶的大肠埃希菌耐药。

作用机制同青霉素，可与细菌青霉素结合蛋白（PBPs）结合，干扰细菌细胞壁生物合成，发挥杀菌作用。口服不吸收，须注射给药。静脉注射本品 3g，T_{max} 15~30min，C_{max} 100~126 μg/mL，$t_{1/2}$ 为 65~70min，血浆蛋白结合率为 50%~60%，注射后 6h，给药量的 70%~90% 以药物原形随尿液排出，另有少量经胆汁随粪便排出。

【临床应用】

主要用于治疗由金黄色葡萄球菌、铜绿假单胞菌、大肠埃希菌，流感嗜血杆菌、变形杆菌、淋病奈瑟菌等革兰阳性与阴性菌引起的呼吸道感染、泌尿道感染、胆道感染、皮肤软组织感染、手术后感染及败血症等。

【不良反应与注意事项】

① 本品与其他 β - 内酰胺类抗生素药物存在交叉过敏，对本品或对其他青霉

素类药物过敏者禁用。对头孢菌素类药物过敏者慎用。② 有哮喘、湿疹、花粉症、荨麻疹等过敏性疾病史者慎用。③ 孕妇慎用，FDA 对本品妊娠用药的安全性分级为 B 级。④ 哺乳期妇女用药应停止供乳。⑤ 有皮疹、瘙痒、荨麻疹、药物热等皮肤过敏反应。⑥ 有恶心、呕吐、腹痛、腹泻、厌食等消化道症状。⑦ 偶有血清氨基转移酶升高、血肌酐升高。⑧ 有 WBC 减少，出血时间延长。⑨ 注射部位可有疼痛、红肿、硬结，甚至发生血栓性静脉炎。⑩ 与庆大霉素等氨基糖苷类抗生素药物联合应用，对革兰阴性菌有协同的抗菌作用。⑪ 丙磺舒可减少本品经肾脏排泄，致本品血药浓度升高，不宜同用。⑫ 本品与溶栓剂合用，有引发出血可能。

【用法与用量】

肌肉注射。成人 50~100mg/（kg·d），分 4 次给予。

静脉滴注。成人每次 2g，每 6h 1 次。儿童每次 75mg/kg，每日 2~4 次。

【制剂与规格】

注射剂，0.5g、1g、2g。

01-15

阿帕西林
Apalcillin

【其他名称】

萘啶西林、萘啶青霉素、Lumota。

【研发】

德国 Thomae 公司，其于 1998 年并入 Boehringer Ingelheim（勃林格·殷格翰）公司。

【上市日期】

1982 年。

【药理作用】

本品为半合成广谱青霉素，抗菌谱与哌拉西林相似。抗菌活性比羧苄西林强 7~10 倍，对铜绿假单胞菌的抗菌活性比羧苄西林强 35 倍，且优于庆大霉素。

本品对铜绿假单胞菌、沙门菌属、志贺菌属、梭状芽孢菌属、奈瑟菌、大肠埃希菌、肺炎杆菌、变形杆菌等均有较强的抗菌活性。

作用机制同青霉素，即可与青霉素结合蛋白（PBPs）结合，干扰细菌细胞壁生物合成，发挥抗菌作用。

口服不吸收。注射给药后，吸收迅速，体内分布广泛。在肝、肾、血液、胆汁中有较高浓度。静脉滴注 0.25g，2h 后，血药浓度为 50 μg/mL，血浆蛋白结合率为 91%~96%，$t_{1/2}$ 为 4.7h，给药量的 50%~60% 以药物原形经胆汁随粪便排出，约 30% 经肾尿液排出。

【临床应用】

用于治疗由敏感菌引起的呼吸道感染、胆道感染、泌尿系统感染、生殖系统感染、腹腔感染、盆腔感染及手术后感染等。

【不良反应与注意事项】

① 对本品或对其他青霉素类药物过敏者禁用。② 对头孢菌素类药物过敏慎

用。③ 有哮喘、花粉症、荨麻疹等过敏性疾病史者慎用。④ 有皮疹、瘙痒、荨麻疹、药物热等过敏反应。⑤ 有恶心、呕吐、腹痛、腹泻等胃肠道反应。⑥ 偶有 ALT、AST、ALP、BUN 一过性升高。⑦ 本品与庆大霉素等氨基糖苷类抗生素药物联用，对铜绿假单胞菌等革兰阴性菌有协同的抗菌作用。⑧ 不宜与非甾体类抗炎药、血小板凝集抑制剂合用，以免增加凝血机制障碍而引起出血。⑨ 注射给药，可有局部疼痛、红肿、硬结，甚至出现血栓性静脉炎。

【用法与用量】

肌肉注射或静脉滴注。成人每次 2~3g，每日 3 次。10 岁以下儿童 60~220 mg/（kg·d），分 3~4 次给予。10 岁以上儿童剂量同成人。

【制剂与规格】

注射剂，1g、3g。

01-16

阿扑西林
Aspoxicillin

【其他名称】

天冬羟氨青霉素、Aspaxicillin。

【研发】

日本 Tanabe Seiyaku（田边）制药株式会社。

【上市日期】

1987 年。

【药理作用】

本品抗菌谱广。对葡萄球菌、链球菌、肺炎链球菌、肠球菌等革兰阳性球菌有较强的抗菌活性。对流感嗜血杆菌、大肠埃希菌等革兰阴性菌也有良好的抗菌活性。若与庆大霉素等氨基糖苷类抗生素联用，呈协同的抗菌作用。

静脉滴注本品 1g，很快达峰值，C_{max} 60 μg/mL，$t_{1/2}$ 1.4~2h，肾功能低下者半衰期延长。吸收后可广泛分布于痰液、胸膜液、腹腔积液、胆汁等体液与组织中，连续给药未见积蓄。本品在体内不被代谢，给药量的 80% 以药物原形经肾随尿液排出。

【临床应用】

用于治疗由葡萄球菌、链球菌、肺炎链球菌、类杆菌、流感嗜血杆菌等敏感菌引起的咽喉炎、扁桃体炎、急性支气管炎、慢性支气管炎、肺炎、肺脓肿、支气管扩张并发感染、腹膜炎、细菌性心内膜炎、败血症、外伤或手术后继发感染等。

【不良反应与注意事项】

① 对本品或对其他青霉素类药物过敏者禁用。② 对头孢菌素类药物过敏者慎用。③ 有哮喘、荨麻疹、花粉症等过敏性疾病史者慎用。④ 严重肝肾功能不全者慎用。⑤ 妊娠妇女慎用，哺乳期妇女用药应停止供乳。⑥ 可有皮疹、荨麻疹、瘙痒等皮肤过敏反应。⑦ 有恶心、呕吐、腹痛、腹泻、厌食等消化道症状。⑧ 偶有粒细胞减少，血小板减少，嗜酸性粒细胞增多。⑨ 个别患者有 ALT、AST、ALP、LDH 升高。⑩ 偶见蛋白尿及 BUN 升高。⑪ 长时间或大剂量用药，易致菌群失调，

发生二重感染。

【用法与用量】

　　静脉注射或静脉滴注。成人一般感染 2~4g/d，分 1~2 次；严重感染 8g/d，分 2~4 次。儿童一般感染 40~80mg/（kg·d），分 2~4 次；严重感染 160mg/（kg·d），分 2~4 次。

【制剂与规格】

　　注射剂，1g、2g。

01-17

羧苄西林
Carbenicillin

- -

【其他名称】

　　卡比西林、羧苄青霉素、Carbacin、Carbapen、Carbecin。

【研发】

　　美国 Smithkline Beecham（史克必成）公司。

【药理作用】

　　本品为半合成广谱青霉素。不耐青霉素酶。特点是对铜绿假单胞菌、吲哚阳性变形杆菌有较强的抗菌活性。对大肠埃希菌、枸橼酸菌属、沙门菌属、志贺菌属、流感嗜血杆菌、奈瑟菌等也具良好抗菌活性。对厌氧菌，包括脆弱拟杆菌和梭状芽孢杆菌也有一定的抗菌活性。

　　本品对青霉素敏感的革兰阳性菌的抗菌活性低于青霉素，对氨苄西林敏感的革兰阴性菌的抗菌活性低于氨苄西林。对耐药的金黄色葡萄球菌无抗菌作用。

　　作用机制同青霉素，即可与细菌青霉素结合蛋白（PBPs）结合，干扰细菌细胞壁生物合成，发挥抗菌作用。

　　本品口服不吸收，须注射给药。成人肌肉注射 1g，T_{max} 1h，C_{max} 34.8 μg/mL，血浆蛋白结合率为 50%，$t_{1/2}$ 1~1.5h，肾功能低下者半衰期延长。本品在体内代谢少，给药量的大部分以药物原形经肾随尿液排出。

【临床应用】

　　主要用于治疗由铜绿假单胞菌引起的呼吸道感染、尿路感染、腹腔与盆腔感染、皮肤软组织感染及败血症等，也用于治疗对本品敏感的革兰阴性菌引起的腹腔感染及生殖系统感染。

【不良反应与注意事项】

　　① 对本品或对其他青霉素类药物过敏者禁用，对头孢菌素类药物过敏者慎用。② 有哮喘、湿疹、花粉症、荨麻疹等过敏史及严重肝肾功能低下者慎用。③ 孕妇慎用，FDA 对本品妊娠用药安全性分级为 B 级。④ 本品可少量经乳汁分泌，哺乳期妇女用药应停止供乳。⑤ 有皮疹、荨麻疹、瘙痒等皮肤过敏症状，⑥ 有恶心、呕吐、厌食等胃肠道反应。⑦ 偶有一过性 ALT、AST、ALP、LDH 升高。⑧ 肾功能低下者用药剂量过大，可致凝血功能异常，易发生紫癜和黏膜出血。⑨ 丙磺舒可减缓本品的肾脏排泄，导致本品血药浓度升高。⑩ 若与庆大霉素等氨基糖苷类抗生素药物联用，对铜绿假单胞菌、部分肠杆菌及对本品或氨基糖苷类药物耐药的沙雷菌有协

同的抗菌作用。⑪ 若与非甾体类抗炎药、血小板凝聚抑制剂等合用，有增加出血风险。⑫ 本品为时间依赖性抗生素，须每日多次给药方能维持有效杀菌浓度。

【用法与用量】

静脉注射或静脉滴注。成人 8g/d，分 2~3 次给予。儿童每次 12.5~50mg/kg，每 6h 1 次。

【制剂与规格】

注射剂，0.5g、1g、2g。

01-18

磺苄西林
Sulbenicillin

- -

【其他名称】

磺苄青霉素、卡他西林、Kedacillin。

【研发】

日本 Takeda（武田）制药株式会社。

【药理作用】

本品为半合成广谱青霉素，不耐青霉素酶。抗菌谱相似于羧苄西林，对铜绿假单胞菌的抗菌活性强于羧苄西林。本品对大肠埃希菌、流感嗜血杆菌、变形杆菌、沙门菌属、志贺菌属、枸橼酸菌属、铜绿假单胞菌、奈瑟菌、化脓性链球菌、肺炎链球菌及不产青霉素酶的葡萄球菌均有良好的抗菌活性。对消化链球菌、梭状芽孢杆菌等厌氧菌也有一定的抗菌作用。但肺炎克雷白杆菌、吲哚阳性变形杆菌对本品耐药。

作用机制同青霉素，通过与青霉素结合蛋白（PBPs）结合，干扰细菌细胞壁生物合成，发挥抗菌作用。

本品口服不吸收，须注射给药。肌肉注射 1g，T_{max} 0.5h，C_{max} 30 μg/mL。吸收后，广泛分布于胆汁、腹膜液、痰液、肺组织、胸壁组织、子宫、脐带及羊水中。胆汁中的药物浓度高，是血药浓度的 3 倍。血浆蛋白结合率约 50%，$t_{1/2}$ 为 2.5~3.2h，肾功能不全者半衰期延长。24h 内给药量的 80% 经肾随尿液排出，部分经胆汁随粪便排出。

【临床应用】

用于对本药敏感的铜绿假单胞菌、变形杆菌及其他敏感的革兰阴性菌引起的肺炎、尿路感染、复杂性皮肤软组织感染和败血症等治疗。对本品敏感菌所致的腹腔、盆腔感染的治疗应与抗厌氧菌药物联用。

【不良反应与注意事项】

① 对本品或对其他青霉素类药物过敏者禁用。对头孢菌素类药物过敏者慎用。② 有哮喘、湿疹、花粉症、荨麻疹等过敏性疾病史者慎用。③ 严重肝肾功能受损者慎用。④ 妊娠妇女慎用。⑤ 本品可少量自乳汁分泌，有致乳儿过敏的可能性，哺乳期妇女用药应停止供乳。⑥ 有皮疹、瘙痒、药物热等过敏症状。⑦ 有恶心、呕吐、腹痛、腹泻、食欲减退等胃肠道反应。⑧ 偶有一过性 ALT、AST、ALP 升高。⑨ 白细胞减少，中性粒细胞减少。大剂量用药可有血小板功能或其他凝血机制异常及出

血倾向。⑩ 丙磺舒可减少本药的肾脏排出，致本品血药浓度升高。避免同时应用。

【用法与用量】

静脉注射或静脉滴注。成人每次 2g，每 6h 1 次。儿童 40~80mg/（kg·d），分 2~4 次给予。

【制剂与规格】

注射剂，1g、2g、4g。

01-19

呋布西林
Furbucillin

- -

【其他名称】

呋苄西林、呋苄青霉素、Furbenicillin。

【研发】

美国 Bristol Myers Squibb（百时美·施贵宝）。

【上市日期】

1969 年。

【药理作用】

本品为半合成广谱青霉素，是氨苄西林的脲基衍生物。不耐青霉素酶，对铜绿假单胞菌的抗菌活性比羧苄西林强 4~16 倍，对其他革兰阳性和革兰阴性菌的抗菌活性类似氨苄西林。但脆弱拟杆菌及其他拟杆菌对本品敏感性差。本品通过抑制细菌细胞壁生物合成发挥抗菌作用。

口服不吸收，须静脉滴注给药。静脉滴注本品 2g，T_{max} 5min，C_{max} 174μg/mL，$t_{1/2}$ 约 1h，血浆蛋白结合率为 90%。本品在胆汁和尿液中有较高浓度，各脏器中浓度较低。12h 给药量的 39% 经肾随尿液排出。

【临床应用】

用于治疗由铜绿假单胞菌、大肠埃希菌、奇异变形杆菌及其他敏感菌引起的烧伤创面感染、泌尿系统感染、呼吸系统感染、肝胆系统感染、腹腔感染、化脓性脑膜炎、败血症等。

【不良反应与注意事项】

① 对本品或对其他青霉素类药物过敏者禁用。对头孢菌素类药物过敏者慎用。② 有哮喘、湿疹、花粉症、荨麻疹等过敏性疾病史者慎用。③ 妊娠妇女慎用。④ 哺乳期妇女用药应停止供乳。⑤ 有皮疹、瘙痒、药物热等过敏反应。⑥ 有恶心、呕吐、厌食、上腹部不适等胃肠道反应。⑦ 偶有一过性氨基转移酶升高。⑧ 本品为时间依赖性抗生素，须每日多次给药方能维持有效杀菌浓度。⑨ 因局部刺激性强，不做肌肉和静脉注射。静脉滴注时，药物浓度不宜过高，若浓度超过 2% 时，局部刺激性增强。滴注速度也不宜过快。⑩ 用药期间应监测肝肾功能和血常规。

【用法与用量】

静脉滴注。成人 4~8g/d，分 4 次。儿童 50~150mg/（kg·d），分 4 次。

【制剂与规格】

注射剂，0.5g、1g。

萘夫西林
Nafcillin

【其他名称】
乙氧萘青霉素、新青霉素Ⅲ号、Unipen。

【药理作用】
本品是既耐酸又耐酶的青霉素，可供口服与注射给药。对耐青霉素的葡萄球菌的抗菌活性与苯唑西林相似。对化脓性链球菌、草绿色链球菌、肺炎链球菌等革兰阳性菌有较强的抗菌活性。

作用机制同其他 β-内酰胺类抗生素药物，可与细菌细胞膜上的青霉素结合蛋白（PBPs）结合，干扰细菌细胞壁生物合成，发挥杀菌作用。

肌肉注射本品 1g，T_{max} 1h，C_{max} 8μg/mL，药物吸收后体内分布广泛，主要在肝脏灭活，血浆蛋白结合率为 80%~85%，$t_{1/2}$ 为 1.5h，给药量的 30% 经肾随尿液排出，约 8% 经胆汁随粪便排出。

【临床应用】
用于治疗由敏感菌（包括青霉素耐药的葡萄球菌）引起的感染，如肺炎、心内膜炎、骨髓炎、脓胸、肝脓肿、败血症等。

【不良反应与注意事项】
① 对本品或对其他青霉素类药物过敏者禁用。② 有哮喘、荨麻疹、花粉症等过敏史者慎用，对头孢菌素类药物过敏者慎用。③ 孕妇慎用，FDA 对本品妊娠用药安全性分级为 B 级。④ 哺乳期妇女用药应停止哺乳。⑤ 可有皮疹、瘙痒、药物热等过敏反应。⑥ 有恶心、呕吐、腹泻、食欲减退等胃肠道反应。⑦ 偶有血清转氨酶升高，多为一过性。⑧ 偶可致肾小管损伤和急性间质性肾炎。⑨ 本品为时间依赖性抗生素，须每日多次给药方能维持有效杀菌浓度。⑩ 丙磺舒可减少本品的肾小管分泌，升高本品血药浓度，延长本药半衰期。

【用法与用量】
口服。成人 2~6g/d，分 4 次。儿童 50~100mg/（kg·d），分 4 次。

肌肉注射或静脉滴注。成人 2~6g/d，分 4 次。儿童 50~100mg/（kg·d），分 4 次。

【制剂与规格】
胶囊，0.25g。注射剂，0.5g、1g。

氨苄西林 / 氯唑西林
Ampicillin/Cloxacillin

【其他名称】
氨氯西林。

【药理作用】
本品为氨苄西林与氯唑西林组成的复方制剂。氨苄西林抗菌谱广，但不耐酶。而氯唑西林对细菌产生的 β-内酰胺酶稳定，对不产酶的葡萄球菌和链球菌的抗菌活性低于青霉素。氨苄西林同氯唑西林组合，除对革兰阳性菌和革兰阴性菌有广谱杀菌作用外，对耐青霉素的葡萄球菌也有很强的杀菌作用。

作用机制同青霉素 G，通过与细菌青霉素结合蛋白（PBPs）结合，干扰细菌细胞壁生物合成，发挥抗菌作用。

肌肉注射氨苄西林 0.5g，T_{max} 0.5h，C_{max} 15 μg/mL，$t_{1/2}$ 为 1~1.5h。肌肉注射氯唑西林 0.5g，T_{max} 0.5h，C_{max} 15 μg/mL，$t_{1/2}$ 0.5~1h。本品吸收后，体内分布广泛，代谢后主要经肾随尿液排出。

【临床应用】

用于治疗由敏感菌引起的呼吸道感染、胃肠道感染、皮肤软组织感染、细菌性心内膜炎、脑膜炎、败血症等，也用于治疗由化脓性链球菌、肺炎链球菌及耐青霉素的金黄色葡萄球菌引起的混合感染。

【不良反应与注意事项】

① 对本品或对其他青霉素类药物过敏者禁用。② 有哮喘、荨麻疹等过敏性疾病史者慎用。对头孢菌素类药物过敏者慎用。③ 孕妇慎用。FDA 对本品中的氨苄西林及氯唑西林妊娠用药的安全性分级均为 B 级。④ 本品可自乳汁分泌，哺乳期妇女用药应停止供乳。⑤ 有皮疹、斑丘疹、瘙痒等皮肤过敏反应，多为可逆性，停药后过敏症状可消失。⑥ 偶有粒细胞减少，血小板减少。⑦ 本品可降低胆红素与血清蛋白结合力，新生儿、早产儿慎用。⑧ 阿司匹林、磺胺类药物可抑制本品与血浆蛋白结合，致本品血药浓度升高。⑨ 本品可影响雌激素代谢，降低口服避孕药效果。

【用法与用量】

成人：肌肉注射。每次 0.5~1g，每日 3~4 次。静脉滴注。2~4g/d，分 2~4 次。

儿童：静脉滴注。20~40mg/（kg·d），分 2~4 次。

【制剂与规格】

注射剂，0.5g（氨苄西林钠 0.25g/ 氯唑西林钠 0.25g）、1g（氨苄西林钠 0.5g/ 氯唑西林钠 0.5g）、2g（氨苄西林钠 1g/ 氯唑西林钠 1g）。

01-22

氨苄西林 / 舒巴坦 *
Ampicillin/Sulbactam

【其他名称】

氨苄西林 / 青霉烷砜、强力氨必仙、优立新、Unasyn。

【研发】

美国 Pfizer（辉瑞）公司。

【上市日期】

1986 年 1 月。

【药理作用】

本品为氨苄西林与 β - 内酰胺酶抑制剂舒巴坦按 2:1 组成的复方制剂。其中氨苄西林为广谱青霉素，但不耐酶。而舒巴坦可以将细菌产生的 β - 内酰胺酶乙酰化并将其抑制，免除了氨苄西林被酶水解灭活，增强了氨苄西林的抗菌作用。

本品对金黄色葡萄球菌（包括耐青霉素菌株）、肺炎链球菌、肠球菌属、流感嗜血杆菌、大肠埃希菌、克雷白杆菌属、变形杆菌、淋病奈瑟菌、脑膜炎奈瑟菌、脆弱拟杆菌等革兰阳性及革兰阴性菌均有较强的抗菌活性。

本品静脉给药 3g（氨苄西林 2g，舒巴坦 1g），C_{max} 分别为 109~150 µg/mL 和 44~88 µg/mL，$t_{1/2}$ 分别为 1h 和 0.75h，血浆蛋白结合率分别为 28% 和 38%。用药后 8h，给药量的 75%~85% 以药物原形经肾随尿液排出。

【临床应用】

用于治疗由敏感菌（包括产 β–内酰胺酶菌株）引起的呼吸道、胆道、泌尿道、皮肤软组织等感染。也用于需氧菌与厌氧菌引起的混合感染的治疗，如腹腔感染、盆腔感染等。本品对高度耐药的肠杆菌属感染、铜绿假单胞菌感染和耐甲氧西林金黄色葡萄球菌（MRSA）感染无效。

【不良反应与注意事项】

① 对本品或对其他青霉素类药物过敏者禁用。对头孢菌素类药物过敏者慎用。② 有哮喘、花粉症、荨麻疹等过敏史者慎用，肾功能不全者慎用。③ 有皮疹、瘙痒等过敏症状，发生率较其他青霉素高。偶可发生剥脱性皮炎，甚至过敏性休克。④ 有恶心、呕吐、腹泻等胃肠道反应。⑤ 偶有白细胞减少，血小板减少。⑥ 偶有一过性 ALT、AST 升高。⑦ 可通过胎盘屏障，妊娠妇女慎用，FDA 对本品妊娠用药安全性分级为 B 级。⑧ 本品可自乳汁分泌，哺乳期妇女用药应停止供乳。⑨ 儿童大剂量静脉滴注本药，可出现青霉素脑病，早产儿、新生儿慎用。⑩ 长期用药易导致菌群失调，发生二重感染。⑪ 本品在弱酸性葡萄糖注射液中不稳定，应选用等渗氯化钠注射液作溶媒。

【用法与用量】

肌内注射或静脉滴注。成人每次 1.5~3g，每 6h 1 次，肌肉注射每日不超过 6g，静脉滴注每日不超过 12g。儿童 100~200mg/（kg·d），分次给予。

【制剂与规格】

注射剂，0.75g（氨苄西林钠 0.5g/ 舒巴坦钠 0.25g）、1.5g（氨苄西林钠 1.0g/ 舒巴坦钠 0.5g）、2.25g（氨苄西林钠 1.5g/ 舒巴坦钠 0.75g）、3.0g（氨苄西林钠 2.0g/ 舒巴坦钠 1.0g）。

01-23

阿莫西林 / 氟氯西林
Amoxicillin/Flucloxacillin

- -

【其他名称】

氟羟西林、氟羟青霉素。

【药理作用】

本品为阿莫西林与氟氯西林按 1∶1 组成的复方制剂。阿莫西林为半合成广谱青霉素，不耐青霉素酶。而氟氯西林为耐酶的青霉素，对产青霉素酶的金黄色葡萄球菌有较强的杀菌作用，两药组合后，扩大了抗菌谱，增强了抗菌活性。作用机制、抗菌谱同阿莫西林、氟氯西林。

口服阿莫西林 0.5g，T_{max} 2h，C_{max} 10 µg/mL，$t_{1/2}$ 约 1h。口服氟氯西林 0.25g，T_{max}

1h，C_{max} 6~10μg/mL，$t_{1/2}$ 约 0.5h。本品口服后吸收良好，体内分布广泛。给药量的大部分经肾随尿液排出。

【临床应用】

用于治疗由敏感菌引起的呼吸道感染、泌尿道感染、皮肤软组织感染、骨与关节感染及耳、鼻、喉、口腔等感染。

【不良反应与注意事项】

① 本品与其他 β - 内酰胺类抗生素存在交叉过敏，对本品或对其他青霉素类药物过敏者禁用。② 头孢菌素类药物过敏者、肝肾功能严重损伤者慎用。③ 有哮喘、湿疹、花粉症、荨麻疹等过敏性疾病史者慎用。④ 本品可通过胎盘屏障，孕妇慎用，FDA 对阿莫西林、氟氯西林妊娠期用药安全性分级为 B 级。⑤ 本品可自乳汁分泌，哺乳期妇女用药应停止供乳。⑥ 有皮疹、药物热、瘙痒等皮肤过敏反应。⑦ 有恶心、呕吐、腹泻、食欲减退等胃肠道反应。少见假膜性肠炎。⑧ 偶有中性粒细胞减少、血小板减少、嗜酸性粒细胞增多、溶血性贫血。⑨ ALT、AST 升高，胆汁淤积性肝炎。⑩ 有焦虑、失眠或兴奋。⑪ 本品与庆大霉素等氨基糖苷类抗生素药物联用，可增强对肠球菌的抗菌作用。⑫ 注射给药时应选等渗氯化钠注射液为稀释溶媒。⑬ 丙磺舒可阻滞本药经肾排泄，致本品血药浓度升高。⑭ 用药时间长或剂量大，易发生由耐药菌或白色念珠菌引起的二重感染。⑮ 如果口服用药，宜于餐后 2h 服用，有利于药物吸收和降低胃肠道反应。

【用法与用量】

口服。成人每次 0.5g，每日 3 次。儿童 2~12 岁每次 0.25g，每日 3 次。

静脉滴注。成人 4~6g/d，分次给予，日最高剂量 12g。儿童 50~200mg/（kg·d），分次给予。

【制剂与规格】

胶囊剂，0.25g（阿莫西林 0.125g/ 氟氯西林 0.125g）、0.5g（阿莫西林 0.25g/ 氟氯西林 0.25g）。注射剂，0.5g（阿莫西林 0.25g/ 氟氯西林 0.25g）、1g（阿莫西林 0.5g/ 氟氯西林 0.5g）、2g（阿莫西林 1g/ 氟氯西林 1g）。

01-24

阿莫西林 / 双氯西林
Amoxicillin/Dicloxacillin

- -

【其他名称】

凯力达。

【药理作用】

本品为阿莫西林与双氯西林按 2∶1 组成的复方制剂。阿莫西林为广谱青霉素类抗生素，对多数革兰阳性菌与革兰阴性菌有较强的抗菌作用，耐酸，不耐酶，对 β - 内酰胺酶不稳定。而双氯西林对葡萄球菌等革兰阳性菌也有良好的抗菌活性，不仅耐酸，而且耐酶，对细菌产生的 β - 内酰胺酶稳定。可抑制青霉素酶对阿莫西林的水解，从而产生协同的抗菌作用。

本品对金黄色葡萄球菌、肺炎链球菌、化脓性链球菌、草绿色链球菌、流感嗜血杆菌、大肠埃希菌、奇异变形杆菌、百日咳杆菌、沙门菌属、淋病奈瑟菌、脑膜炎奈瑟菌等革兰阳性与革兰阴性菌均有良好的抗菌活性。

口服吸收良好，胃酸中稳定。口服阿莫西林 0.5g、1g，T_{max} 1~2h，C_{max} 分别为 4.4μg/mL 和 7.6μg/mL，$t_{1/2}$ 为 1.3h，血浆蛋白结合率 20%，给药量的 50%~70% 经肾随尿液排出。口服双氯西林 0.25g、0.5g，T_{max} 1~2h，C_{max} 分别为 5.4μg/mL 和 10.6μg/mL，$t_{1/2}$ 为 1.2h，血浆蛋白结合率为 97%，给药量的 50%~60% 以药物原形或代谢物形式经肾随尿液排出，少量随粪便排出。

【临床应用】

用于治疗由敏感菌引起的急性咽炎、扁桃体炎、急性支气管炎、肺炎等呼吸系统感染，胆囊炎、胆管炎、急性肠胃炎、伤寒、副伤寒等胆道肠道感染，肾盂肾炎、膀胱炎、尿道炎、盆腔炎、淋病及软下疳等泌尿生殖系统感染，急性中耳炎、鼻炎、牙周炎等感染，蜂窝组织炎等皮肤软组织感染，骨髓炎、骨关节感染及手术后感染。

【不良反应与注意事项】

① 对阿莫西林、双氯西林或对其他青霉素类药物过敏者禁用。② 对头孢菌素类药物过敏者慎用。③ 有哮喘、荨麻疹、湿疹、花粉症等过敏史者慎用。④ 严重肝肾功能低下者慎用。⑤ 孕妇慎用，FDA 对本品妊娠用药安全性分级为 B 级。⑥ 本品可自乳汁分泌，哺乳期妇女用药应停止供乳。⑦ 有皮疹、荨麻疹、红斑、瘙痒等皮肤过敏反应。⑧ 有恶心、呕吐、腹痛、腹泻、腹胀、食欲减退等胃肠道反应。⑨ 偶有 ALT、AST 升高。⑩ 氨苄西林类药物可致单核细胞增多症者皮疹发生率增高，避免使用。⑪ 四环素、氯霉素、红霉素、磺胺类等抑菌剂可降低本品的杀菌作用，避免合用。

【用法与用量】

口服（餐前 1h）。成人及体重 > 40kg 儿童每次 2 粒，每 6h 1 次；严重感染每次 3 粒，每 6h 1 次。体重 < 40kg 儿童每次 5mg/kg，每 6h 1 次。

【制剂与规格】

片剂（阿莫西林 250mg/ 双氯西林 125mg）。胶囊剂（阿莫西林 250mg/ 双氯西林 125mg）。

01-25

阿莫西林 / 克拉维酸钾 *
Amoxicillin/Potassium Clavulanate

- -

【其他名称】

羟氨苄青霉素钠 / 棒酸钾、安美汀、安灭菌、强力阿莫仙、奥格门汀、Augmentin。

【研发】

美国 Smithkline Beecham（史克必成）公司。

【上市日期】

1982 年 1 月。

【药理作用】

本品为阿莫西林与克拉维酸钾组成的复方制剂。阿莫西林是半合成广谱青霉素，对酸稳定，不耐青霉素酶。而克拉维酸钾是不可逆的 β－内酰胺酶抑制剂，可与细菌 β－内酰胺酶形成不易水解的乙酰化酶，其可保护阿莫西林免遭细菌产生的 β－内酰胺酶水解灭活，增强了阿莫西林的抗菌作用。作用机制同青霉素，可与细菌青霉素结合蛋白（PBPs）结合，干扰细菌细胞壁生物合成，发挥杀菌作用。本品对产酶的金黄色葡萄球菌、肺炎链球菌、化脓性链球菌、肠球菌及某些产酶的肠杆菌、流感嗜血杆菌、脆弱拟杆菌、淋病奈瑟菌等革兰阳性与革兰阴性菌均具良好抗菌活性，但对耐甲氧西林金黄色葡萄球菌（MRSA）、铜绿假单胞菌等耐药。

口服吸收良好。空腹服用本品 375mg（阿莫西林 250mg/ 克拉维酸钾 125mg），阿莫西林的 T_{max} 1.5h，C_{max} 5.6 $\mu g/mL$。克拉维酸钾的 T_{max} 1h，C_{max} 3.4 $\mu g/mL$，$t_{1/2}$ 约 1h。8h 内阿莫西林给药量的 60%、克拉维酸钾给药量的 50% 以药物原形经肾随尿液排出。

【临床应用】

用于治疗由敏感菌引起的咽炎、扁桃体炎、支气管炎、肺炎等呼吸道感染，肾盂肾炎、膀胱炎、前列腺炎、尿道炎、盆腔炎、淋菌性尿道炎等泌尿生殖系统感染，蜂窝组织炎、疖肿、外伤感染等皮肤软组织感染，腹膜炎、败血症、手术后感染及骨与关节感染等。

【不良反应与注意事项】

① 对本品或对其他青霉素类药物过敏者禁用，对头孢菌素类药物过敏者慎用。② 有哮喘、湿疹、花粉症、荨麻疹等过敏性疾病史者慎用。③ 肝肾功能损伤者慎用，CrCl < 30mL/min 禁用。④ 本品可通过胎盘屏障进入胎儿体内，孕妇慎用，FDA 对本品妊娠用药安全性分级为 B 级。⑤ 可通过乳汁分泌，哺乳期妇女用药应停止供乳。⑥ 有皮疹、荨麻疹、多形性红斑及瘙痒，单核细胞增多症患者多发。⑦ 有恶心、呕吐、腹泻、腹胀等胃肠道反应。少见假膜性肠炎。⑧ 有一过性 ALT、AST、ALP 和胆红素升高。偶见胆汁淤积性黄疸。⑨ 白细胞减少，嗜酸性粒细胞增多，血小板减少，凝血时间延长。⑩ 本品不宜与氯霉素、四环素、红霉素、磺胺类等抑菌剂合用，因可降低本药的杀菌作用。⑪ 供注射用的本品在酸性介质中不稳定，须用等渗氯化钠注射液稀释。⑫ 注射部位有疼痛、红肿、硬结或出现血栓性静脉炎。⑬ 本品可促进雌激素代谢，降低避孕效果，避免同时应用。

【用法与用量】

口服。成人轻中度感染每次 375mg，每 8h 1 次；重度感染每次 625mg，每 8h 1 次。

静脉滴注。成人每次 1.2g，每日 3~4 次。儿童每次 30mg/kg，每日 3~4 次（新生儿每日 2~3 次）

【制剂与规格】

片剂，375mg（阿莫西林 250mg/ 克拉维酸钾 125mg）、625mg（阿莫西林 500mg/ 克拉维酸钾 125mg）。注射剂，0.6g（阿莫西林钠 0.5g/ 克拉维酸钾 0.1g）、1.2g（阿莫西林钠 1g/ 克拉维酸钾 0.2g）。

阿莫西林 / 舒巴坦
Amoxicillin/Sulbactam

新编临床实用抗感染药物手册

【其他名称】

羟氨苄青霉素 / 舒巴坦、羟氨苄青霉素 / 青霉烷砜。

【药理作用】

本品为阿莫西林与舒巴坦组成的复合制剂。阿莫西林属半合成广谱青霉素，抗菌谱广，但不耐青霉素酶。舒巴坦为半合成 β－内酰胺酶抑制剂，对多种耐药菌株产生的 β－内酰胺酶有不可逆的抑制作用，可保护阿莫西林不被 β－内酰胺酶水解，从而提高阿莫西林对产酶耐药菌株的抗菌作用。两药组合后扩大了阿莫西林抗菌谱。

本品对金黄色葡萄球菌、肺炎链球菌、化脓性链球菌、粪链球菌、炭疽杆菌、棒状杆菌属、梭形芽孢杆菌、消化链球菌、消化球菌等革兰阳性菌，以及大肠埃希菌、变形杆菌、流感嗜血杆菌、沙门菌属等革兰阴性菌均有良好的抗菌活性。

作用机制与青霉素 G 相同，通过与细菌青霉素结合蛋白（PBPs）结合，干扰细菌细胞壁的生物合成，发挥杀菌作用。

口服本品 0.5g（阿莫西林 0.25g/ 舒巴坦 0.25g），阿莫西林与舒巴坦的 C_{max} 分别为 60μg/mL 和 45μg/mL，T_{max} 1.5h，$t_{1/2}$ 为 1h。吸收后体内分布广泛，本品可透过胎盘屏障和血脑屏障。阿莫西林的血浆蛋白结合率为 17%，给药量的 60% 以上以原形经肾随尿液排出。

【临床应用】

用于治疗由敏感菌引起的支气管炎、肺炎、肺脓肿等呼吸道感染。肾盂肾炎、膀胱炎、尿道炎，淋病等泌尿生殖系统感染。蜂窝组织炎、脓疱疮、疖肿、伤口感染等皮肤软组织感染及耳、鼻、喉感染。亦用于感染性腹泻、腹腔感染、败血症、细菌性心内膜炎等。

【不良反应与注意事项】

① 本品与其他 β－内酰胺类抗生素药物存在交叉过敏，对阿莫西林、舒巴坦或其他青霉素类药物过敏者禁用。② 有哮喘、湿疹、荨麻疹、花粉症等过敏性疾病史者慎用，对头孢菌素类药物过敏者慎用，严重肾功能障碍者慎用。③ 孕妇用药应权衡利弊，FDA 对阿莫西林妊娠用药安全性分级为 B 级。④ 本品可经乳汁分泌，哺乳期妇女用药应停止供乳。⑤ 有皮疹、瘙痒、颜面潮红等皮肤过敏症状。⑥ 有恶心、呕吐、腹泻、腹胀等胃肠道反应。⑦ 长期用药可发生由耐药菌或念珠菌引起的二重感染。⑧ 丙磺舒、阿司匹林、吲哚美辛等药物可减少阿莫西林的肾脏排泄，致本品血药浓度增高。

【用法与用量】

口服。成人每次 0.5~1g，每日 3 次。儿童 9 个月 ~2 岁每次 0.125g，每日 3 次；2~6 岁每次 0.25g，每日 3 次；6~12 岁每次 0.5g，每日 3 次；12 岁以上每次 0.5~1g，每日 3 次。

静脉滴注。成人 4.5~6g/d，分 2~3 次。

【制剂与规格】

片剂，0.5g（阿莫西林 0.25g/ 舒巴坦 0.25g）。注射剂，0.75g（阿莫西林钠 0.5/ 舒巴坦钠 0.25g）、1.5g（阿莫西林钠 1.0g/ 舒巴坦钠 0.5g）。

01-27

替卡西林 / 克拉维酸钾 *
Ticarcillin/Potassium Clavulanate

【其他名称】

羧噻吩青霉素 / 克拉维酸钾、替卡西林 / 棒酸、特美汀、Timentin。

【研发】

英国 Beecham（贝克曼）公司。

【上市日期】

1987 年。

【药理作用】

本品为替卡西林与克拉维酸钾组成的复合制剂。替卡西林为半合成广谱青霉素，抗菌谱广，但不耐青霉素酶，而克拉维酸钾是 β‑内酰胺酶抑制剂，本身抗菌作用不强，但具有广谱抑菌作用，组合后可使替卡西林不易被 β‑内酰胺酶灭活，从而提高替卡西林对产酶耐药菌的抗菌作用，也扩大了抗菌谱。

替卡西林可与细菌青霉素结合蛋白（PBPs）结合，干扰细菌细胞壁的生物合成而发挥抗菌作用。克拉维酸钾的作用机制是将细菌产生的 β‑内酰胺酶乙酰化，致其不能释放出活性酶，从而保护了替卡西林等 β‑内酰胺类抗生素药物免遭酶的水解灭活。

本品对产酶或不产酶的葡萄球菌、流感嗜血杆菌、大肠埃希菌、变形杆菌、淋病奈瑟菌、克雷白杆菌、脆弱拟杆菌等有较强的抗菌活性。对肺炎链球菌、化脓性链球菌、梭状芽孢杆菌、消化球菌、铜绿假单胞菌、枸橼酸杆菌等也有一定的抗菌活性。

本品口服不易吸收，临床应用通过注射给药。静脉滴注 3.2g，替卡西林与克拉维酸钾会很快达血药峰浓度，C_{max} 分别为 330μg/mL 和 16μg/mL，血浆蛋白结合率分别为 45% 和 19%，$t_{1/2}$ 分别为 68min 和 64min。本品所含两种药物在体内几乎不被代谢，替卡西林给药量的 60%~70% 和克拉维酸钾给药量的 35%~45% 以原形经肾随尿液排出。

【临床应用】

用于治疗由敏感菌引起的呼吸道感染、泌尿生殖系统感染、胆道感染、骨与关节感染、皮肤软组织感染、手术后感染及败血症等。

【不良反应与注意事项】

① 对本品或对其他青霉素类药物过敏者禁用。② 对头孢菌素类药物过敏者慎用。③ 有哮喘、荨麻疹、花粉症等过敏性疾病史者慎用，严重肝肾功能低下者慎用。④ 本品可通过胎盘屏障，孕妇慎用，FDA 对替卡西林、克拉维酸钾的妊娠用药安全性分级为 B 级。⑤ 本品可进入乳汁，哺乳期妇女用药应停止供乳。⑥ 有皮疹、药物热、荨麻疹、瘙痒等过敏反应。⑦ 有恶心、呕吐、腹泻、消化不良等胃

肠道反应。⑧ 偶有 ALT、AST、ALP 和胆红素升高，多为可逆。⑨ 长期应用，可致耐药菌或白色念珠菌引起二重感染。⑩ 用药剂量大或用药时间较长，应监测血钠和血钾浓度，亦应关注肝肾功能。⑪ 本品不能与氨基糖苷类抗生素药物、血液制品及含有蛋白质的药液混合静脉滴注。

【用法与用量】

静脉滴注。成人每次 1.6~3.2g，每 6~8h 1 次。儿童每次 80mg/kg，每 6~8h 1 次。

【制剂与规格】

注射剂，1.6g（替卡西林钠 1.5g/ 克拉维酸钾 0.1g）、3.2g（替卡西林钠 3g/ 克拉维酸钾 0.2g）。

哌拉西林 / 舒巴坦 *
Piperacillin/Sulbactam

【其他名称】

特灭菌、Sulperacillin。

【药理作用】

本品为哌拉西林与舒巴坦组成的复合制剂。哌拉西林为半合成广谱青霉素，不耐酶。舒巴坦是 β – 内酰胺酶抑制剂，对耐药菌株产生的 β – 内酰胺酶有不可逆的抑制作用。舒巴坦与哌拉西林组合后，舒巴坦保护哌拉西林免受 β – 内酰胺酶水解，从而增强哌拉西林抗菌活性，扩大抗菌谱。本品对铜绿假单胞菌、大肠埃希菌、变形杆菌、克雷白杆菌属等有较强的抗菌活性。对流感嗜血杆菌、沙门菌属、志贺菌属、沙雷菌属、枸橼酸菌属及淋病奈瑟菌、脑膜炎奈瑟菌等也有较强的抗菌活性。对葡萄球菌、链球菌、肠球菌也有一定的作用。

作用机制同青霉素，可与细菌青霉素结合蛋白（PBPs）结合，干扰细菌细胞壁生物合成。

静脉滴注本品 2.5g，哌拉西林血药峰浓度约为 138 μg/mL，舒巴坦的血药峰浓度约为 35 μg/mL。$t_{1/2}$ 分别约为 0.88h 和 1.02h。药物吸收后，广泛分布于肺、胃、肠道黏膜、胆囊、阑尾、子宫、卵巢、输卵管、皮肤和脑脊液等组织和体液中。12h 内，哌拉西林给药量的 49%~68% 以药物原形经肾随尿液排出。24h 内，舒巴坦的 85% 经肾排出。

【临床应用】

用于治疗由敏感的产酶菌所引起的细菌性肺炎、支气管炎、扁桃体炎等呼吸系统感染，肾盂肾炎、尿道炎、淋病等泌尿系统感染以及皮下脓肿、蜂窝组织炎等皮肤软组织感染。

【不良反应与注意事项】

① 对本品或对其他青霉素类药物过敏者禁用。② 对头孢菌素类药物过敏者慎用。③ 有哮喘、荨麻疹、花粉症等过敏性疾病史者慎用，肝肾功能不全者慎用。④ 哌拉西林可通过胎盘屏障进入胎儿体内，孕妇慎用。FDA 对哌拉西林妊娠用药安全性分级为 B 级。⑤ 哌拉西林可少量经乳汁分泌，哺乳期妇女用药宜停止供乳。⑥ 有皮疹、瘙痒、药物热等皮肤过敏症状。偶可发生过敏性休克。⑦ 偶有一过性

ALT、AST、ALP 升高。⑧ 哌拉西林可抑制血小板凝集，若与抗凝血药、溶栓药、非甾体类抗炎药合用，可致凝血机制障碍，引起出血。⑨ 长期用药易致菌群失调，引发二重感染。⑩ 注射部位可有刺激性疼痛、红肿、硬结，甚至发生血栓性静脉炎。

【用法与用量】

静脉滴注。成人每次 2.5~5.0g，每 12h 1 次。

【制剂与规格】

注射剂，2.5g（哌拉西林 2g/ 舒巴坦 0.5g）、5g（哌拉西林 4g/ 舒巴坦 1g）。

01-29

哌拉西林 / 他唑巴坦 *
Piperacillin/Tazobactam

【其他名称】

他唑西林、特治星、他唑仙、Tazocin。

【研发】

美国 Wyth（惠氏）公司。

【上市日期】

1993 年 10 月。

【药理作用】

本品为哌拉西林与 β - 内酰胺酶抑制剂他唑巴坦组成的复方制剂。其中哌拉西林为半合成广谱青霉素，不耐青霉素酶。他唑巴坦自身几乎没有抗菌活性，但具极强的广谱抑酶作用，从而保护哌拉西林不被酶水解灭活，提高了哌拉西林对产酶耐药菌的抗菌作用，且扩大了抗菌谱。

本品对金黄色葡萄球菌、表皮葡萄球菌、链球菌属、肠球菌以及克雷白杆菌属、大肠埃希菌、枸橼酸杆菌、变形杆菌、沙雷菌、志贺菌、沙门菌属及奈瑟菌等革兰阳性菌和革兰阴性菌均有良好的抗菌作用。作用机制同青霉素，可与细菌青霉素结合蛋白（PBPs）结合，干扰细菌细胞壁生物合成，发挥杀菌作用。

本品吸收完全。哌拉西林的生物利用度为 71%，他唑巴坦为 83%。肌肉注射后，T_{max} 40~50min。$t_{1/2}$ 为 0.7~1.2h。哌拉西林在体内不经生物转化，给药量的 69% 以药物原形经肾随尿液排出，部分随胆汁经粪便排出。

【临床应用】

用于治疗对哌拉西林耐药，但是对本品敏感的产酶菌引起的呼吸系统感染、泌尿系统感染、胆道感染、阑尾炎、腹膜炎、子宫内膜炎、盆腔感染、蜂窝组织炎等皮肤软组织感染、细菌性心内膜炎及败血症等。

【不良反应与注意事项】

① 本品与其他 β - 内酰胺类抗生素药物存在交叉过敏，对本品或对其他青霉素类药物过敏者禁用。② 对头孢菌素类药物过敏者慎用。③ 有哮喘、荨麻疹、湿疹、花粉症等过敏性疾病史者慎用。严重肝肾功能障碍者慎用。④ 孕妇慎用，FDA 对本品妊娠用药安全性分级为 B 级。⑤ 本品可自乳汁分泌，哺乳期妇女用药应停止供乳。⑥ 有皮疹、荨麻疹、瘙痒、药物热等过敏症状。⑦ 有恶心、呕吐、腹泻、厌食等消化道反应。⑧ 一过性 ALT、AST、ALP 升高。⑨ 长期用药可致菌群失调，

由耐药菌或白色念珠菌引起二重感染。⑩哌拉西林可抑制血小板凝集，不宜与抗凝血药、溶栓药、非甾体类抗炎药合用，防止因凝血机制障碍引起出血。⑪本品与氨基糖苷类抗生素药物联用，对革兰阴性菌有协同的抗菌作用。⑫12岁以下儿童用药的安全性尚不明确，不推荐应用。

【用法与用量】

静脉滴注。成人一般感染每次3.375g，每6h1次。医院获得性肺炎每次3.375g，每4h1次，疗程7~14d。

【制剂与规格】

注射剂，2.25g（哌拉西林2g/他唑巴坦0.25g）、4.5g（哌拉西林4g/他唑巴坦0.5g）。

01-30

美洛西林/舒巴坦
Mezlocillin/Sulbactam

【其他名称】

开林、佳洛坦。

【药理作用】

本品为美洛西林钠与舒巴坦钠按4:1组成的复方制剂。美洛西林为半合成广谱青霉素，但不耐青霉素酶。而舒巴坦是β-内酰胺酶抑制剂，对β-内酰胺酶有不可逆的抑制作用，可保护美洛西林免受细菌产生的β-内酰胺酶水解灭活，从而增强了美洛西林抗菌活性。

本品对革兰阳性菌、革兰阴性菌及厌氧菌均有较强的抗菌活性。与美洛西林单药比较，本品对不动杆菌属、沙雷菌属、产气杆菌、阴沟杆菌、枸橼酸杆菌、痢疾杆菌、铜绿假单胞菌的抗菌活性均有所增强，并且对肠杆菌、奇异变形杆菌、普通变形杆菌、摩根菌、克雷白杆菌属、流感嗜血杆菌、奈瑟菌、肺炎链球菌、消化链球菌、消化球菌和梭状芽孢杆菌等也均具抗菌活性。

美洛西林的作用机制同青霉素，可与细菌PBPs结合，干扰细菌细胞壁生物合成而发挥抗菌作用。药代动力学参数见美洛西林和舒巴坦相关内容。

【临床应用】

用于治疗对本品敏感的产酶耐药菌引起的重度感染，如呼吸系统感染、泌尿生殖系统感染、腹腔内感染、皮肤与软组织感染、细菌性心内膜炎和败血症等。

【不良反应与注意事项】

①本品与其他β-内酰胺类抗生素药物存在交叉过敏，对本品或对其他青霉素类药物过敏者禁用。②对头孢菌素类药物过敏者慎用。③有哮喘、湿疹、花粉症、荨麻疹等过敏史者慎用。严重肝肾功能障碍者慎用。④美洛西林可通过胎盘屏障进入胎儿体内，孕妇用药宜权衡利弊，FDA对本品妊娠用药的安全性分级为B级。⑤本品可少量自乳汁分泌，哺乳期妇女用药应停止供乳。⑥有皮疹、瘙痒、药物热等过敏症状。⑦有恶心、呕吐、腹泻、食欲减退等胃肠道反应。⑧有一过性ALT、AST及胆红素升高。⑨偶有白细胞减少、血小板减少及贫血。⑩若与庆大霉素等氨基糖苷类抗生素药物联用，对铜绿假单胞菌、沙雷菌属、克雷

白杆菌等革兰阴性杆菌有协同的抗菌作用。⑪ 长期用药，应监测血常规及肝、肾功能。⑫ 注射部位可有刺激性疼痛、红肿、硬结，甚至发生血栓性静脉炎。

【用法与用量】

　　静脉滴注。成人每次 2.5~5g，每 8h 或 12h 1 次。儿童 1~14 岁或体重 > 3kg 的婴儿每次 75mg/kg，每日 2~3 次；体重 < 3kg 的婴儿每次 75mg/kg，每日 2 次。

【制剂与规格】

　　注射剂，1.25g（美洛西林钠 1g/ 舒巴坦钠 0.25g）、2.5g（美洛西林钠 2g/ 舒巴坦钠 0.5g）。

第二章　头孢菌素类抗生素

Cephalosporins Antibiotics

头孢菌素类抗生素是一类分子中含有头孢烯的半合成抗生素。因其有7-氨基头孢烷酸（7-ACA）的基本结构，属 β - 内酰胺类抗生素。本类药物具有抗菌谱广、抗菌作用强、毒性低微、耐酸、对 β - 内酰胺酶稳定及过敏反应少等优点，已被临床广泛应用。

第一节　第一代头孢菌素

02-01

头孢噻吩
Cefalotin

【其他名称】

噻吩头孢霉素、头孢菌素 1 号、先锋霉素 1 号、力芬、Cephalothin。

【研发】

1945 年意大利科学家朱塞佩·布罗楚首先发现该菌株。此后结构几经修饰，头孢菌素类抗生素首个药物头孢噻吩于 1964 年由美国 Lilly（礼来）公司投产上市。

【上市日期】

1964 年。

【药理作用】

本品为第一代头孢菌素，也是第一个用于临床的头孢菌素类抗生素药物。对革兰阳性球菌包括对青霉素敏感和对青霉素耐药的金黄色葡萄球菌（MRSA 除外）的抗菌活性和对 β - 内酰胺酶的稳定性均强于第二代和第三代头孢菌素，但是对革兰阴性杆菌的抗菌活性及对革兰阴性杆菌产生的 β - 内酰胺酶稳定性不及第二代，更不及第三代头孢菌素。本品对产青霉素酶和不产青霉素酶的金黄色葡萄球菌、化脓性链球菌、肺炎链球菌、草绿色链球菌、表皮葡萄球菌、白喉杆菌、炭疽杆菌等细菌十分敏感，MIC 仅为 0.06~1 μg/mL。在革兰阳性菌中，流感嗜血杆菌、脑膜炎奈瑟菌、淋病奈瑟菌和卡他莫拉菌对本品高度敏感。大肠埃希菌、克雷白杆菌属、沙门菌属、志贺菌属、奇异变形杆菌等对本品中度敏感。而吲哚阳性变形杆菌、铜绿假单胞菌等革兰阴性菌对本品耐药。

作用机制同其他 β - 内酰胺类抗生素药物，即可与细菌青霉素结合蛋白（PBPs）结合，抑制细菌细胞壁的生物合成，发挥抗菌作用。$t_{1/2}$ 为 0.5~0.8h，肾功能低下半衰期可延长 3~8h，血浆蛋白结合率为 50%~65%。吸收后体内分布广泛，在肾皮质、胸腔积液、心肌、横纹肌、皮肤、胃等组织与体液中浓度较高。可通过胎盘屏障，乳汁中的药物浓度约为血药浓度的 30%。本品在肝脏代谢为去乙酰头孢噻吩，6h 内给药量的 60%~70% 经肾随尿液排出，其中 70% 为药物原形，30% 为代谢产物。

【临床应用】

主要用于治疗由耐青霉素的金黄色葡萄球菌（MRSA 除外）引起的呼吸道感

染、泌尿系统感染、皮肤软组织感染以及败血症等。

【不良反应与注意事项】

① 对本品或对其他头孢菌素类药物、青霉素类药物过敏者禁用。② 有哮喘、荨麻疹、花粉症等过敏性疾病史者慎用。③ 肝肾功能不全或患溃疡性结肠炎者慎用。④ 本品可通过胎盘屏障，孕妇慎用，FDA 对本品妊娠用药的安全性分级为 B 级。⑤ 可自乳汁分泌，哺乳期妇女用药应停止供乳。⑥ 有皮疹、瘙痒、药物热、嗜酸性粒细胞增多的血清样反应。⑦ 有恶心、呕吐、食欲减退等胃肠道反应。少见假膜性肠炎。⑧ 个别患者有 ALT、AST、ALP、和 LDH 一过性升高。⑨ 若与庆大霉素等氨基糖苷类抗生素药物联用，对某些敏感的革兰阴性菌有协同的抗菌作用，但同时也增加了肾毒性。⑩ 若与呋塞米等强效利尿剂、卡莫司汀等抗肿瘤药物合用，可增加肾毒性。⑪ 用药剂量大，有血小板减少和凝血功能障碍，也可见中性粒细胞减少和溶血性贫血。⑫ 若大剂量长时间静脉滴注，血栓静脉炎的发生率可达 20%。为防止血栓静脉炎发生，可在输注液中加入氢化可的松 10~20mg 或将药液浓度稀释。⑬ 本品在脑组织液中浓度低，不用于细菌性脑膜炎治疗。

【用法与用量】

静脉滴注。成人每次 0.5~1g，每 6h 1 次，严重感染者每日剂量可增至 6~8g。儿童 50~100mg/（kg·d），分 4 次给予。

【制剂与规格】

注射剂，0.5g、1g、2g。

02-02

头孢氨苄 *
Cefalexin

- -

【其他名称】

头孢立新、先锋Ⅳ、先锋霉素Ⅳ号、Ceporex。

【研发】

美国 Squibb（施贵宝）与 Lilly（礼来）公司联合开发。

【上市日期】

1970 年。

【药理作用】

本品为半合成的第一代口服头孢菌素。对本品敏感的革兰阳性球菌与革兰阴性球菌有肺炎链球菌、敏感的金黄色葡萄球菌、脑膜炎奈瑟菌、淋病奈瑟菌等。对产酶的金黄色葡萄球菌作用不及头孢唑林等其他一代头孢菌素。耐甲氧西林的金黄色葡萄球菌（MRSA）、流感嗜血杆菌、变形杆菌、沙雷菌属、肠杆菌属、铜绿假单胞菌等对本品不敏感。

作用机制同其他 β - 内酰胺类抗生素药物，可与细菌青霉素结合蛋白（PBPs）结合，干扰细菌细胞壁的生物合成发挥抗菌作用。

本品吸收良好。口服 500mg，T_{max} 1h，C_{max} 18μg/mL，血浆蛋白结合率为 6%~15%，$t_{1/2}$ 约 1h。本品在体内不被代谢，服药后 6~8h 给药量的 80% 以药物原形经肾随尿液排出。肾功能减退排出量减少，遇此宜下调给药剂量。

【临床应用】

用于治疗由敏感菌引起的扁桃体炎、咽峡炎、支气管炎、肺炎等呼吸系统感染、皮肤软组织感染、单纯性尿路感染及中耳炎、鼻窦炎等。

【不良反应与注意事项】

① 本品与其他 β – 内酰胺类抗生素药物存在交叉过敏，对本品或对其他头孢菌素、青霉素类抗生素药物过敏者禁用。② 肝肾功能不全者慎用。③ 孕妇慎用，FDA 对本品妊娠用药的安全性分级为 B 级。④ 可从乳汁分泌，哺乳期妇女用药应停止供乳。⑤ 有皮疹、荨麻疹、药物热等过敏症状。⑥ 有恶心、呕吐、腹泻、腹部不适等胃肠道反应，罕见假膜性肠炎。⑦ 偶有一过性 ALT、AST、ALP 升高。⑧ 偶有中性粒细胞减少，嗜酸性粒细胞增多。⑨ 长期用药，易致菌群失调，发生二重感染。⑩ 若与呋塞米等强效利尿剂或氨基糖苷类抗生素药物同用，可增加肾毒性。⑪ 丙磺舒可减少本品在肾小管的排泄，致本品血药浓度增高，半衰期延长。⑫ 食物可延缓本药吸收，宜空腹服用。

【用法与用量】

口服。成人 1~2g/d，分 3~4 次，日总剂量不应超过 4g。儿童 25~50mg/（kg·d），分 3~4 次。

【制剂与规格】

片剂，0.125g、0.25g。胶囊，0.125g、0.25g。颗粒剂，0.05g、0.125g、0.25g。

02-03

头孢羟氨苄 *

Cefadroxil

- -

【其他名称】

羟氨苄头孢菌素、欧意、赛复喜、仙逢久。

【研发】

美国 Squibb（施贵宝）公司。

【上市日期】

1979 年。

【药理作用】

本品为半合成第一代头孢菌素。对革兰阳性菌，包括对青霉素敏感和耐药的金黄色葡萄球菌（MRSA 除外）的抗菌作用优于第二代和第三代头孢菌素。由于本品对革兰阴性杆菌产生的 β – 内酰胺酶不稳定，所以对革兰阴性菌的作用不及第二代头孢菌素，更不及第三代头孢菌素。本品对葡萄球菌、溶血性链球菌有较强的抗菌活性。对大肠埃希菌、奇异变形杆菌、沙门菌属、志贺菌属、流感嗜血杆菌、淋病奈瑟菌等也有一定的抗菌活性。但是对耐甲氧西林的金黄色葡萄球菌（MRSA）、铜绿假单胞菌等耐药。本药作用持久，抗菌活性是头孢氨苄的 2 倍。

作用机制同其他 β – 内酰胺类抗生素药物，即可与细菌细胞膜上的青霉素结合蛋白（PBPs）结合，干扰细菌细胞壁的生物合成发挥抗菌作用。

本品口服吸收良好，单剂量 0.5g 口服，T_{max} 1.5h，C_{max} 16μg/mL，血浆蛋白结合率为 20%，$t_{1/2}$ 约 1.5h，24h 内给药量的 86% 经肾随尿液排出。

【临床应用】

用于治疗由敏感菌引起的咽炎、扁桃体炎、支气管炎、肺炎等呼吸系统感染，肾盂肾炎、膀胱炎、前列腺炎、尿道炎、淋病等泌尿生殖系统感染，以及蜂窝组织炎等皮肤软组织感染。

【不良反应与注意事项】

① 本药与其他 β–内酰胺类抗生素药物存在交叉过敏，对本品或对其他头孢菌素类药物、青霉素类药物过敏者禁用。② 有哮喘、荨麻疹、花粉症等过敏性疾病史者慎用。③ 肝肾功能低下者、溃疡性结肠炎患者慎用。④ 可通过胎盘进入胎儿体内，孕妇慎用。FDA 对本品妊娠用药安全性分级为 B 级。⑤ 本药可自乳汁分泌，哺乳期妇女用药应停止供乳。⑥ 有皮疹、瘙痒、药物热等过敏症状。⑦ 有恶心、呕吐、胃部不适等胃肠道反应。偶可发生假膜性肠炎。⑧ 偶有一过性 ALT、AST、ALP、LDH 升高。⑨ 丙磺舒可延缓本品经肾小管排泄，致本品血药浓度升高，半衰期延长。⑩ 若与呋塞米等强效利尿剂、庆大霉素等氨基糖苷类抗生素药物或多黏菌素等肽类抗生素药物合用，会增加肾脏毒性。

【用法与用量】

口服成人每次 0.5~1g，每日 2 次。儿童每次 15~20mg/kg，每日 2 次。

【制剂与规格】

片剂，0.125g、0.25g。胶囊，0.125g、0.25g、0.5g。分散片，0.125g、0.25g。颗粒剂，0.125g。

02-04

头孢唑林 *
Cefazolin

【其他名称】

先锋 V 号、先锋霉素 V 号、赛福宁、Cefamezin、Cephazolin。

【研发】

日本 Fujisawa（藤泽）制药株式会社。

【上市日期】

1971 年。

【药理作用】

本品为半合成第一代头孢菌素。对金黄色葡萄球菌产生的 β–内酰胺酶稳定，对革兰阳性菌（MRSA 除外）的抗菌作用强于第二代、第三代头孢菌素，且在第一代头孢菌素中居于首位。本品对肺炎链球菌、葡萄球菌（MRSA 除外）、脑膜炎奈瑟菌、淋病奈瑟菌等有较强的抗菌活性。对大肠埃希菌、奇异变形杆菌、克雷白杆菌、厌氧菌等也有一定抗菌活性。但对铜绿假单胞菌、沙雷菌属、肠杆菌属、脆弱拟杆菌、产酶奈瑟菌等耐药。

作用机制同其他头孢菌素药物，可与细菌青霉素结合蛋白（PBPs）结合，抑制细菌细胞壁的生物合成，发挥抗菌作用。

本品口服吸收差，须注射给药。0.5g 静脉滴注，T_{max} 0.5h，C_{max} 143.6μg/mL，血浆蛋白结合率为 74%~86%，$t_{1/2}$ 1.5~2h。24h 内给药量的 80%~90% 以药物原形经

肾随尿液排出。

【临床应用】

用于治疗由敏感菌引起的呼吸系统感染、泌尿生殖系统感染、皮肤软组织感染、胆道感染及眼、耳、鼻、喉等感染。也用于外科手术前预防给药。

【不良反应与注意事项】

① 本品与其他 β - 内酰胺类抗生素药物存在交叉过敏，对本品或对其他头孢菌素、青霉素类药物过敏者禁用。② 有哮喘、荨麻疹、花粉症等过敏性疾病史者慎用。③ 肾功能障碍者、溃疡性结肠炎患者慎用。④ 本品可通过胎盘屏障，孕妇慎用，FDA 对本品妊娠用药安全性分级为 B 级。⑤ 可从乳汁少量分泌，有致乳儿过敏的可能性，哺乳期妇女用药应停止供乳。⑥ 偶有皮疹、荨麻疹、药物热等过敏反应。⑦ 有恶心、呕吐、腹痛、腹泻、厌食等胃肠道反应。少见假膜性肠炎。⑧ 偶有一过性 ALT、AST、ALP、LDH 升高。⑨ 偶可有尿素氮、肌酐值升高。用药期间应注意肾功能发生异常的可能。⑩ 长期用药，可致菌群失调，发生二重感染。⑪ 用药期间及用药前 1 周、停药后 1 周内勿饮酒和饮用含酒精饮品。因本品可影响乙醇代谢，抑制乙醛脱氢酶的活性，致乙醛在体内积聚，发生双硫仑样反应。表现恶心、呕吐、腹痛、面部潮红、气促、心率加快、血压降低等。⑫ 若与呋塞米等强效利尿剂、庆大霉素等氨基糖苷类抗生素药物或肽类抗生素药物合用可增加肾毒性。

【用法与用量】

肌肉注射或静脉滴注。成人每次 0.5~1g，每 8h 1 次。儿童 20~40mg/（kg·d），分 2~3 次给予。

【制剂与规格】

注射剂，0.5g、1g。

02-05

头孢拉定 *
Cefradine

【其他名称】

头孢环己烯、先锋Ⅵ号、泛捷复、赛福定、Velosef。

【研发】

美国 Squibb（施贵宝）公司。

【上市日期】

1978 年 1 月。

【药理作用】

本品为第一代头孢菌素。对革兰阳性菌，包括对青霉素敏感和耐药的金黄色葡萄球菌（MRSA 除外）的抗菌作用强于第二代和第三代头孢菌素。对革兰阴性杆菌的抗菌作用不及第二代头孢菌素，更不及第三代头孢菌素。对本品敏感的细菌有金黄色葡萄球菌（MRSA 除外）、表皮葡萄球菌、溶血性链球菌、脑膜炎奈瑟菌、淋病奈瑟菌、大肠埃希菌、奇异变形杆菌、克雷白菌属、流感嗜血杆菌等。但铜绿假单胞菌、厌氧菌、支原体、衣原体等对本品耐药。

本品可与细菌青霉素结合蛋白（PBPs）结合，干扰细菌细胞壁合成，发挥抗菌作用。

口服给药吸收良好，空腹口服 0.5g，T_{max} 1h，C_{max} 11~18 μg/mL，24h 内给药量的 99% 经肾随尿液排出。静脉注射 0.5g，5min 后的血药峰浓度 40 μg/mL，$t_{1/2}$ 约 1h，血浆蛋白结合率为 6%~10%，6h 内给药量的 90% 经肾随尿液排出。

【临床应用】

用于治疗由敏感菌引起的咽炎、扁桃体炎、支气管炎，肺炎等呼吸系统感染、肾盂肾炎、膀胱炎、淋菌性尿道炎等泌尿生殖系统感染及皮肤软组织感染等。

【不良反应与注意事项】

① 对本品或对其他头孢菌素类药物、青霉素类药物过敏者禁用。② 有哮喘、荨麻疹等过敏性疾病史者、肝肾功能不全者、溃疡性结肠炎患者慎用。③ 可通过胎盘屏障，孕妇慎用，FDA 对本品妊娠用药的安全性分级为 B 级。④ 本品可经乳汁少量分泌，哺乳期妇女用药应停止供乳。⑤ 有皮疹、荨麻疹、瘙痒等过敏症状。⑥ 有恶心、呕吐、腹泻等胃肠道反应。少见假膜性肠炎。⑦ 偶有一过性 ALT、AST、ALP 升高。⑧ 偶有中性粒细胞减少，嗜酸性粒细胞增多。BUN 一过性升高。⑨ 长期用药，可致菌群失调，引发二重感染。⑩ 本品注射剂含有碳酸钠，与含有钙盐的注射液存在配伍禁忌。⑪ 若与呋塞米等强效利尿剂、庆大霉素等氨基糖苷类抗生素药物、多黏菌素等肽类抗生素药物合用，可增加肾毒性。

【用法与用量】

口服。成人每次 0.25~0.5g，每 6h 1 次。儿童每次 6.25~12.5mg/kg，每 6h 1 次。

肌肉注射或静脉滴注。成人每次 0.5~1g，每 6h 1 次。儿童（1 岁以上）每次 12.5~25mg/kg，每 6h 1 次。

【制剂与规格】

片剂，0.25g、0.5g。胶囊，0.25g、0.5g。颗粒剂，0.125g、0.25g。注射剂，0.5g、1g。

02-06

头孢硫咪 *
Cefathiamidine

【其他名称】

硫咪头孢菌素、先锋霉素 18 号、仙力素、Cephathiamidine。

【研发】

中国上海医药工业研究院。

【上市日期】

1974 年。

【药理作用】

本品为第一代头孢菌素。对革兰阳性菌抗菌活性强，对革兰阴性菌也有一定的抗菌活性。对肺炎链球菌、化脓性链球菌、流感嗜血杆菌、肠球菌、甲氧西林敏感的金黄色葡萄球菌（MSSA）、甲氧西林敏感的表皮葡萄球菌（MSSE）均有较强的抗菌活性。对白喉杆菌、产气荚膜杆菌、破伤风杆菌、炭疽杆菌等也有较好的抗菌活性。作用机制同其他头孢菌素，即可与细菌青霉素结合蛋白（PBPs）结合，抑制细菌细胞壁的生物合成发挥抗菌作用。

本品口服不吸收，静脉滴注 1g，T_{max} 0.78h，C_{max} 约 68.9μg/mL，药物吸收后，胆汁中浓度最高。不易通过血脑脊液屏障，在体内几乎不被代谢，血浆蛋白结合率为 23%，$t_{1/2}$ 约 1.38h，肾功能低下，半衰期延长。12h 内，给药量的 90% 以药物原形经肾随尿液排出。

【临床应用】

用于治疗由敏感菌引起的咽炎、扁桃体炎、肺炎等呼吸系统感染、胆囊炎和胆道感染、肾盂肾炎、膀胱炎、尿道炎等泌尿生殖系统感染，皮肤软组织感染，细菌性心内膜炎及败血症等。

【不良反应与注意事项】

① 对本品或对其他头孢菌素、青霉素类药物过敏者禁用。② 有哮喘、荨麻疹等过敏症史者慎用，肾功能低下或患溃疡性结肠炎者慎用。③ 本品可通过胎盘屏障进入胎儿体内，孕妇用药应权衡利弊。④ 哺乳期妇女用药应停止供乳。⑤ 过敏为本品主要不良反应，表现有皮疹、荨麻疹、瘙痒、药物热、血管神经性水肿等皮肤过敏反应。偶可发生严重的过敏性休克。⑥ 有 ALT、AST、ALP 和 BUN 一过性升高。⑦ 偶见一过性中性粒细胞减少。⑧ 长期用药可致菌群失调，发生二重感染，如念珠菌性口腔炎、阴道炎等。⑨ 长期用药应监测肝肾功能和血常规。

【用法与用量】

肌肉注射。成人每次 0.5~1g，每日 4 次。儿童 50~100mg/（kg·d），分 2~4 次。

静脉滴注。成人每次 2g，每日 2~4 次，日总剂量不超过 6g。儿童 50~100 mg/（kg·d），分 2~4 次。

【制剂与规格】

注射剂，0.5g、1g。

第二节　第二代头孢菌素

02-07

头孢孟多
Cefamandole

【其他名称】

头孢羟唑、羟苄唑头孢菌素、蒙多利、Mandol。

【研发】

美国 Lilly（礼来）公司。

【上市日期】

1977 年 10 月。

【药理作用】

本品为半合成第二代头孢菌素。抗菌谱广、抗菌作用强。对革兰阴性杆菌的抗菌活性和对革兰阴性杆菌产生的 β - 内酰胺酶的稳定性均强于第一代头孢菌素，但不及第三代头孢菌素。对革兰阳性球菌的抗菌作用与第一代头孢菌素相当或略逊，但强于第三代头孢菌素。

本品对金黄色葡萄球菌（包括耐酶菌株）、表皮葡萄球菌、链球菌（肠球菌除外）、肺炎链球菌等革兰阳性球菌的抗菌作用与头孢唑林等一代头孢相近。对流感嗜血杆菌、奇异变形杆菌、白喉杆菌、梭状芽孢杆菌、大肠埃希菌、脑膜炎奈瑟菌、淋病奈瑟菌、沙门菌属、志贺菌属等也有较强的抗菌活性。但对肠球菌、铜绿假单胞菌、耐甲氧西林的金黄色葡萄球菌（MRSA）耐药。

作用机制同其他 β-内酰胺类抗生素药物，即可与细菌青霉素结合蛋白（PBPs）结合，干扰细菌细胞壁的生物合成发挥杀菌作用。

肌肉注射 1g，T_{max} 1h，C_{max} 21.2 μg/mL，$t_{1/2}$ 约 0.9h，血浆蛋白结合率 78%。24h 内给药量的 61% 以药物原形经肾随尿液排出。

【临床应用】

用于治疗由敏感菌引起的呼吸道感染，胆道感染，皮肤软组织感染，骨与关节感染，眼、耳、鼻、喉感染及脑膜炎、腹膜炎和败血症等。

【不良反应与注意事项】

① 本品与其他 β-内酰胺类抗生素药物存在交叉过敏反应，对本品或对其他头孢菌素类药物、青霉素类药物过敏者禁用。② 有哮喘、荨麻疹等过敏性疾病史者、肝肾功能障碍或患有溃疡性结肠炎者慎用。③ 本品可通过胎盘屏障，孕妇慎用，FDA 对本品妊娠用药的安全性分级为 B 级。④ 本品可少量经乳汁分泌，哺乳期妇女用药应停止供乳。⑤ 有皮疹、瘙痒、药物热等过敏症状。⑥ 偶有一过性 ALT、AST、ALP 升高。⑦ 本品肾毒性较一代头孢菌素药物低，但仍有个别患者用药后出现血清肌酐和血尿素氮值升高。⑧ 偶见中性粒细胞减少、血小板减少和嗜酸性粒细胞增多。⑨ 本品可干扰维生素 K 在肝脏代谢，出现低凝血酶原血症，增加出血倾向。⑩ 丙磺舒可减少本品在肾小管的排泄，升高本品血药浓度。⑪ 本品与氨基糖苷类抗生素药物合用，可有协同的抗菌作用，同时增加了肾毒性。⑫ 若与呋塞米等强效利尿剂或多黏菌素、万古霉素等肽类抗生素药物联用可增加肾毒性。⑬ 本品可抑制乙醛脱氢酶活性，致乙醛在体内积聚，发生双硫仑样反应。所以用药期间及用药前 1 周、停药后 1 周内勿饮酒和饮用含酒精饮品。⑭ 本制剂含有碳酸钠，若与含钙、镁离子的药液混合，可生成不溶性碳酸盐沉淀，避免合用。

【用法与用量】

肌肉注射或静脉滴注。成人每次 0.5~1g，每日 4 次，日最大剂量不超过 12g。儿童（1 个月龄以上）50~100mg/（kg·d），分 3~4 次。

【制剂与规格】

注射剂，0.5g、1g。

02-08

头孢替安 *
Cefotiam

【其他名称】

头孢噻乙胺唑、泛司博林、Pansporin。

【研发】

日本 Takeda（武田）制药株式会社。

【上市日期】

1981 年 2 月。

【药理作用】

本品为第二代头孢菌素。对革兰阴性杆菌的抗菌活性和对革兰阴性杆菌产生的 β - 内酰胺酶稳定性均强于第一代头孢菌素。对革兰阳性球菌（包括产青霉素酶的金黄色葡萄球菌）的抗菌作用与一代头孢菌素相当或略逊。抗菌谱广，对金黄色葡萄球菌（包括产酶和不产酶的菌株）有较强的抗菌活性。对流感嗜血杆菌、大肠埃希菌、克雷白杆菌、奇异变形杆菌等革兰阴性菌的抗菌活性强于头孢唑林 5~10 倍。

作用机制同其他头孢菌素，通过与细菌细胞膜上的青霉素结合蛋白（PBPs）结合，阻碍了细菌细胞壁的生物合成，起到杀菌作用。

本品口服不吸收。肌肉注射 0.5g，T_{max} 0.5h，C_{max} 20μg/mL，静脉注射 0.5g。即时 C_{max} 65μg/mL，$t_{1/2}$ 约 0.5h，注射 6h 后，给药量的 60%~75% 经肾随尿液排出。

【临床应用】

用于治疗由敏感菌引起的咽炎、扁桃体炎、支气管炎、肺炎、肺脓肿等呼吸系统感染，胆囊炎、胆管炎等胆道系统感染，肾盂肾炎、膀胱炎、尿道炎、子宫内膜炎、盆腔炎等泌尿生殖系统感染，手术后感染、外伤感染、败血症等。

【不良反应与注意事项】

① 本品与其他 β - 内酰胺类抗生素药物存在交叉过敏，对本品或对其他头孢菌素类药物、青霉素类药物过敏者禁用。② 有哮喘、荨麻疹、花粉症等过敏性疾病史者或患溃疡性结肠炎者慎用。③ 本品可通过胎盘屏障，孕妇慎用，FDA 对本品妊娠用药安全性分级为 B 级。④ 哺乳期妇女用药应停止供乳。⑤ 有皮疹、荨麻疹、瘙痒、药物热等过敏症状。⑥ 有恶心、呕吐、腹痛、腹泻、食欲不振等胃肠道反应。⑦ 偶有 ALT、AST、LDH 和胆红素一过性升高。⑧ 偶有血清肌酐和 BUN 升高。⑨ 有中性粒细胞减少、血小板减少、嗜酸性粒细胞增多和低凝血酶原血症。⑩ 长期用药易致菌群失调，发生二重感染。⑪ 若与氨基糖苷类抗生素药物联用可有协同的抗菌作用，同时也增加了肾毒性。⑫ 不宜与呋塞米等强效利尿剂、多黏菌素等肽类抗生素药物同用，避免增加肾毒性。

【用法与用量】

静脉注射或静脉滴注。成人 0.5~2g/d，分 2~4 次，日剂量不应超过 4g。儿童 40~80mg/（kg·d），分 3~4 次。

【制剂与规格】

注射剂，0.5g、1g。

02-09

头孢克洛 *
Cefaclor

【其他名称】

头孢克罗、头孢氯氨苄、新达罗、希刻劳、Ceclor。

【研发】

美国 Lilly（礼来）公司。

【上市日期】

1982 年 4 月。

【药理作用】

本品是第二代头孢菌素，为广谱口服制剂。对革兰阴性菌产生的 β-内酰胺酶稳定，对革兰阴性杆菌的抗菌活性比第一代头孢菌素强。对金黄色葡萄球菌、表皮葡萄球菌、溶血性链球菌、流感嗜血杆菌等有较强的抗菌活性，对大肠埃希菌、奇异变形杆菌、肺炎杆菌、淋病奈瑟菌等也有较好的抗菌活性。但是吲哚阳性变形杆菌、沙雷菌属、不动杆菌属、铜绿假单胞菌等对本品耐药。

作用机制同其他头孢菌素类药物，通过与细菌细胞膜上的青霉素结合蛋白（PBPs）结合，抑制细菌细胞壁的生物合成发挥抗菌作用。

口服 0.5g，T_{max} 1h，C_{max} 13μg/mL，血浆蛋白结合率为 22%~26%，$t_{1/2}$ 为 0.6~1h。本品在体内几乎不被代谢，8h 内给药量的 60%~85% 以药物原形经肾随尿液排出。

【临床应用】

用于治疗由敏感菌引起的咽炎、扁桃体炎、支气管炎、肺炎等呼吸系统感染，肾盂肾炎、膀胱炎、前列腺炎、淋菌性尿道炎等泌尿系统感染，毛囊炎、脓疱疮、蜂窝组织炎等皮肤软组织感染，痤疮感染，创伤感染及耳、鼻、喉、口腔等感染。

【不良反应与注意事项】

① 本品与其他 β-内酰胺类抗生素药物存在交叉过敏反应。对本品或对其他头孢菌素、青霉素类药物过敏者禁用。② 有哮喘、荨麻疹、花粉症、湿疹等过敏性疾病史者慎用。③ 严重肝肾功能损伤者、患有溃疡性结肠炎者慎用。④ 本品可通过胎盘屏障，孕妇慎用。FDA 对本品妊娠用药的安全性分级为 B 级。⑤ 本品可经乳汁分泌，哺乳期妇女用药应停止供乳。⑥ 有皮疹、荨麻疹、瘙痒等皮肤过敏症状。⑦ 有恶心、呕吐、腹泻、厌食、胃部不适等消化道症状。⑧ 偶见一过性 ALT、AST、ALP 升高。⑨ 血尿素氮、肌酐升高，偶见蛋白尿、管型尿。⑩ 长期用药易致菌群失调，发生由耐药菌或念珠菌引起的二重感染。⑪ 若与氨基糖苷类抗生素药物联用，可有协同的抗菌作用，同时也增加了肾毒性。

【用法与用量】

口服。成人每次 0.25~0.5g，每日 3 次，每日最大剂量不超过 2g。儿童 20 mg/（kg·d），分 2~3 次给予，严重感染推荐剂量 40mg/（kg·d），分 2~3 次，日最大剂量不超 1g。

【制剂与规格】

片剂，125mg、250mg。胶囊剂，250mg。颗粒剂，125mg。

02-10

头孢尼西
Cefonicid

【其他名称】

头孢羟苄磺唑、铭乐希、Monocid。

【研发】

美国 Smith Kline Beecham（史克必成）公司。

【上市日期】

1984 年 6 月。

【药理作用】

本品是第二代头孢菌素，广谱、长效。抗菌谱与头孢孟多相似。对细菌产生的 β－内酰胺酶稳定性也与头孢孟多相当。对金黄色葡萄球菌、表皮葡萄球菌、肺炎链球菌、化脓性链球菌、大肠埃希菌、奇异变形杆菌、流感嗜血杆菌等均有良好的抗菌活性。而且对克雷白菌属，产气肠杆菌，枸橼酸杆菌，淋病奈瑟菌，痤疮丙酸杆菌等也很敏感。但是对铜绿假单胞菌、沙雷菌属、脆弱拟杆菌、肠球菌不敏感。对耐甲氧西林的金黄色葡萄球菌（MRSA）耐药。

本药的作用机制是通过与细菌细胞膜上的青霉素结合蛋白（PBPs）结合，干扰细菌细胞壁的生物合成而发挥杀菌作用。

肌肉注射 0.5g 和 1g，T_{max} 0.4~0.5h，C_{max} 分别为 49~62 μg/mL 和 67~126 μg/mL，血浆蛋白结合率为 98%，$t_{1/2}$ 为 4.5~7.2h，本品在体内几乎不被代谢，多以药物原形经肾随尿液排出。

【临床应用】

用于治疗由敏感菌引起的呼吸系统感染、骨与关节感染、皮肤软组织感染、单纯性淋病、创伤或手术后感染等。

【不良反应与注意事项】

① 本品与其他 β－内酰胺类抗生素药物存在交叉过敏，对本品或对其他头孢菌素类药物、青霉素类药物过敏者禁用。② 有哮喘、荨麻疹等过敏性疾病史或严重肝肾功能障碍者慎用。③ 本品可通过胎盘屏障，孕妇慎用。FDA 对本品妊娠用药的安全性分级为 B 级。④ 可少量随乳汁分泌，哺乳期妇女用药应停止供乳。⑤ 有黄疸的新生儿禁用，因有发生胆红素脑病风险。⑥ 有皮疹、荨麻疹、瘙痒等皮肤过敏症状。⑦ 有恶心、呕吐、腹痛、腹泻、厌食等胃肠道反应。⑧ 偶有 ALT、AST、ALP 和 LDH 一过性升高。⑨ 偶有 BUN 和肌酐升高，中性粒细胞减少，嗜酸性粒细胞增多。⑩ 长期用药易致菌群失调，发生二重感染。⑪ 若与氨基糖苷类抗生素药物联用，可有协同的抗菌作用，但同时也增加了肾毒性。

【用法与用量】

静脉注射或静脉滴注。成人每次 1g，每日 1 次，严重感染每次 2g，每日 1 次。儿童每次 50mg/kg，每日 1 次。

【制剂与规格】

注射剂，0.5g、1g。

02-11

头孢呋辛 *
Cefuroxime

【其他名称】

头孢呋肟、西力欣、Zinacef。

【研发】

英国 Glaxo（葛兰素）公司。

【上市日期】

1987 年。

【药理作用】

本品为半合成第二代头孢菌素。对革兰阴性杆菌产生的 β–内酰胺酶稳定，对革兰阴性杆菌的抗菌活性强于第一代头孢菌素，但不及第三代头孢菌素。对革兰阳性球菌（包括耐青霉素酶的金黄色葡萄球菌）的抗菌作用强于三代头孢菌素，但逊于一代头孢菌素。

本品对肺炎链球菌、葡萄球菌属、淋病奈瑟菌、脑膜炎奈瑟菌、流感嗜血杆菌、沙门菌属、志贺菌属、大肠埃希菌、奇异变形杆菌等均有较强的抗菌活性。但是对耐甲氧西林的金黄色葡萄球菌（MRSA）、铜绿假单胞菌、沙雷菌属、肠杆菌属、脆弱拟杆菌、支原体、衣原体等无作用。作用机制同其他头孢菌素类药物，可与细菌青霉素结合蛋白（PBPs）结合，抑制细菌细胞壁生物合成发挥杀菌作用。

肌肉注射 0.75g，T_{max} 1h，C_{max} 25 μg/mL，血浆蛋白结合率为 33%，$t_{1/2}$ 约 75min，吸收后体内分布广泛。在胸膜液、胆汁、关节液、痰液、脑脊液等体液与组织中均可达有效药物浓度。本品在体内几乎不被代谢，24h 内给药量的 90%~95% 以药物原形经肾随尿液排出。

【临床应用】

用于治疗由敏感菌引起的咽炎、扁桃体炎、支气管炎、肺炎、肺脓肿、脓胸等呼吸系统感染，胆囊炎、胆管炎等胆道感染，肾盂肾炎、膀胱炎、尿道炎、盆腔炎等泌尿生殖系统感染，丹毒、脓疱疮、蜂窝组织炎等皮肤软组织感染、创伤感染及败血症等。

【不良反应与注意事项】

① 本品与其他 β–内酰胺类抗生素药物存在交叉过敏反应，对本品或对其他头孢菌素类药物、青霉素类药物过敏者禁用。② 有哮喘等过敏性疾病病史者、严重肝肾功能障碍者、患溃疡性结肠炎者慎用。③ 本品可通过胎盘屏障，孕妇慎用，FDA 对本品妊娠用药的安全性分级为 B 级。④ 可少量经乳汁分泌，哺乳期妇女用药应停止供乳。3 个月以下婴儿勿用。⑤ 有皮疹、荨麻疹、瘙痒、药物热等过敏症状。⑥ 有恶心、呕吐、腹痛、腹泻、厌食等胃肠道反应。⑦ 用药过程中偶有中性粒细胞减少、红细胞与血小板减少。⑧ 有一过性 ALT、AST、ALP、LDH 和胆红素升高。⑨ 长期用药可致菌群失调，发生由耐药菌或念珠菌引起的二重感染。⑩ 若与庆大霉素等氨基糖苷类抗生素药物联用，可有协同的抗菌作用，同时也增加了肾毒性。⑪ 用药期间及用药前 1 周、停药后 1 周内勿饮酒或饮用含酒精饮品，因本药可抑制乙醛脱氢酶活性，则乙醛不能被氧化，并在体内聚集而出现双硫仑样反应，表现为颜面潮红、恶心、呕吐、气促、血压下降等。

【用法与用量】

肌肉注射。成人每次 0.25~0.5g，每日 2~3 次。儿童 50~100mg/（kg·d），分 3~4 次。

静脉滴注。成人每次 0.75~1.5g，每 8h 1 次，疗程 5~10d。儿童 50~100mg/（kg·d），

分 3~4 次。

【制剂与规格】

注射剂，0.25g、0.5g、0.75g、1.5g。

02-12

头孢呋辛酯 *
Cefuroxime Axetil

- -

【其他名称】

头孢呋肟酯、新菌灵、Zinnat。

【研发】

英国 Glaxo（葛兰素）公司。

【上市日期】

1987 年。

【药理作用】

本品为头孢呋辛的酯化制剂，口服后很快被酯酶水解，释出头孢呋辛而发挥抗菌作用。属第二代头孢菌素。其抗菌谱与抗菌活性同头孢呋辛。对细菌产生的 β-内酰胺酶稳定性高，对氨苄西林或阿莫西林耐药菌株依然有效。本品对革兰阳性菌、革兰阴性菌、厌氧菌等有广谱抗菌活性。但对铜绿假单胞菌耐药。

作用机制是可与细菌青霉素结合蛋白（PBPs）结合，抑制细菌细胞壁的生物合成起到杀菌作用。本品酯溶性强，与牛奶或食物一起食服，可促进其吸收。餐后口服 0.25g 和 0.5g，T_{max} 分别为 2.5h 和 3h，C_{max} 分别为 4.1 μg/mL 和 7.0 μg/mL，血浆蛋白结合率为 50%，$t_{1/2}$ 约 1.4h。24h 内给药量的 32%~48% 经肾随尿液排出。

【临床应用】

用于治疗由敏感菌引起的上呼吸道感染、下呼吸道感染、皮肤软组织感染、泌尿系统感染及耐青霉素的淋病奈瑟菌所致单纯性淋病等。

【不良反应与注意事项】

① 对本品或对其他头孢菌素类药物、青霉素药物过敏者禁用。② 有哮喘、荨麻疹等过敏性疾病史、肝肾功能障碍或患溃疡性结肠炎者慎用。③ 可通过胎盘屏障，孕妇慎用，FDA 对本品妊娠用药的安全性分级为 B 级。④ 哺乳期妇女用药应停止供乳。⑤ 偶有皮疹、荨麻疹、瘙痒、药物热等过敏症状。⑥ 有恶心、呕吐、腹痛、腹泻、食欲减退等胃肠道反应。⑦ 偶有一过性 ALT、AST、ALP 升高。⑧ 若与氨基糖苷类抗生素药物联用，有协同的抗菌作用，同时也增加了肾毒性。⑨ 长期用药易致菌群失调，发生二重感染。

【用法与用量】

口服。成人每次 0.25g，每日 2 次，日剂量不应超过 1g，疗程 5~10d；单纯性淋病每次 1g，每日 2 次。儿童（> 3 个月）每次 10mg/kg，每日 2 次；5~12 岁 20mg/（kg·d），分 2 次给予，日剂量不应超 500mg。

【制剂与规格】

片剂，0.125g、0.25g。颗粒剂，0.125g、0.25g。

头孢丙烯 *
Cefprozil

【其他名称】
施复捷、Sefzil。

【研发】
美国 Squibb（施贵宝）公司。

【上市日期】
1992 年 4 月。

【药理作用】
本品为第二代头孢菌素的口服制剂。抗菌谱比头孢氨苄、头孢羟氨苄等第一代头孢菌素更广，对革兰阴性杆菌的抗菌活性和对革兰阳性杆菌产生的 β – 内酰胺酶的稳定性均强于第一代头孢菌素。对金黄色葡萄球菌（包括产 β – 内酰胺酶菌株）、肺炎链球菌、化脓性链球菌有良好的抗菌活性。对流感嗜血杆菌、大肠埃希菌、克雷白杆菌、奇异变形杆菌、沙门菌属、志贺菌、淋病奈瑟菌等也有较好的抗菌作用。但是肠杆菌属、耐甲氧西林的金黄色葡萄球菌（MRSA）对本品耐药。

作用机制同其他头孢菌素，可与细菌细胞膜上的青霉素结合蛋白（PBPs）结合，干扰细菌细胞壁的生物合成而起到抗菌作用。

本品口服吸收良好，生物利用度为 90%~95%，空腹口服 0.25g 和 0.5g，T_{max} 1.5h，C_{max} 分别为 6.1 µg/mL 和 10.5 µg/mL，血浆蛋白结合率约 36%，$t_{1/2}$ 约 1.3h，肾功能不全半衰期延长。药物吸收后体内分布广泛，并有少量进入乳汁。给药量的 60% 以药物原形经肾随尿液排出。

【临床应用】
用于治疗由敏感菌引起的咽炎、扁桃体炎、支气管炎、肺炎等呼吸系统感染，肾盂肾炎、膀胱炎、淋菌性尿道炎等泌尿系统感染，脓疱疮、蜂窝组织炎、痤疮、创伤等皮肤软组织感染等。

【不良反应与注意事项】
① 本品与其他 β – 内酰胺类抗生素药物存在交叉过敏，对本品或对其他头孢菌素类药物、青霉素类药物过敏者禁用。② 有荨麻疹、哮喘等过敏性疾病史者、严重肝肾功能障碍者慎用。③ 可通过胎盘屏障，孕妇慎用，FDA 对本品妊娠期用药的安全性分级为 B 级。④ 可从乳汁少量分泌，有致乳儿过敏的可能性，哺乳期妇女用药应停止供乳。⑤ 有皮疹、荨麻疹、药物热等过敏症状。⑥ 有恶心、呕吐、腹痛、腹泻、厌食等胃肠道反应。⑦ 偶有 BUN 和肌酐升高。⑧ 偶有 ALT、AST、ALP、LDH 一过性升高。⑨ 若与氨基糖苷类抗生素药物联用，可有协同的抗菌作用，同时也增加了肾毒性。⑩ 本品不宜与呋塞米等强效利尿剂，多黏菌素、万古霉素等肽类抗生素药物同用，因可增加肾毒性。

【用法与用量】
口服。成人每次 0.5g，每日 2 次。儿童（6 个月 ~12 岁）每次 15mg/kg，每日 2 次，疗程 7~14d。

【制剂与规格】

片剂，250mg、500mg。颗粒剂，125mg、250mg。

第三节　第三代头孢菌素

02-14

头孢噻肟 *
Cefotaxime

- -

【其他名称】

头孢氨噻肟、凯福隆、Claforan。

【研发】

德国 Hoechst（赫司特）公司。

【上市日期】

1980 年。

【药理作用】

本品为第三代头孢菌素。对革兰阴性杆菌产生的 β-内酰胺酶高度稳定，对革兰阴性杆菌的抗菌活性强于第二代头孢菌素，更强于第一代头孢菌素。但是对革兰阳性球菌的作用不及一代和二代头孢菌素。大肠埃希菌、奇异变形杆菌、克雷白杆菌、流感嗜血杆菌、肺炎链球菌、化脓性链球菌对本品甚为敏感，淋病奈瑟菌（包括耐青霉素菌株）对本品高度敏感。对金黄色葡萄球菌（包括产青霉素酶与不产酶菌株）、厌氧菌（脆弱拟杆菌除外）也有较强的抗菌活性。但肠球菌、铜绿假单胞菌、难辨梭状芽孢杆菌、军团菌、支原体、衣原体等对本品耐药。

作用机制同其他头孢菌素，可与细菌青霉素结合蛋白（PBPs）结合，干扰细菌细胞壁的生物合成，发挥杀菌作用。

本品口服不吸收，肌肉注射 1g，T_{max} 0.5h，C_{max} 22 μg/mL，血浆蛋白结合率为 30%~45%，$t_{1/2}$ 约 1h，吸收后，体内分布广泛，胆汁中浓度高。可通过胎盘屏障，进入胎儿血液循环，并有少量进入乳汁。24h 内给药量的 60% 以药物原形经肾随尿液排出。

【临床应用】

用于治疗由敏感菌引起的呼吸道、胃肠道、胆道、腹腔、盆腔、骨与关节、皮肤与软组织感染、创伤或手术后感染、脑膜炎和败血症等。

【不良反应与注意事项】

① 本品与其他 β-内酰胺类抗生素药物存在交叉过敏，对本品或对其他头孢菌素类药物、青霉素类药物过敏者禁用。② 有哮喘、荨麻疹等过敏性疾病史者、肝肾功能不全者慎用。③ 本品可透过胎盘屏障，孕妇慎用，FDA 对本品妊娠用药安全性分级为 B 级。④ 可少量从乳汁分泌，哺乳期妇女用药应停止供乳。⑤ 有皮疹、荨麻疹、瘙痒、药物热等皮肤过敏症状。⑥ 有恶心、呕吐、腹泻、食欲减退等胃肠道反应，少见假膜性肠炎。⑦ 偶有 ALT、AST、ALP、LDH 一过性升高。⑧ 偶尔有 BUN、肌酐升高。⑨ 白细胞减少、血小板减少、嗜酸性粒细胞增多、凝血酶原时间延长。⑩ 长期用药易致菌群失调，出现二重感染。⑪ 若与庆大霉素或妥

布霉素等氨基糖苷类抗生素药物联用，有协同的抗菌作用，肾毒性也会相应增加。

【用法与用量】

　　肌肉注射或静脉注射。成人每次 0.5~1g，每日 2~4 次。

　　静脉滴注。成人 2~6g/d，分 2~3 次，日最大剂量不超 12g。儿童、新生儿每次 25mg/kg，7d 内新生儿每 12h 1 次；7~28d 新生儿每 8h 1 次；28d 以上婴儿 50~100mg/（kg·d），分 3~4 次等剂量给予。

【制剂与规格】

　　注射剂，0.5g、1g。

02-15

头孢曲松 *
Ceftriaxone

【其他名称】

　　头孢三嗪、罗氏芬、菌必治、Rocephin。

【研发】

　　瑞士 Roche（罗氏）公司。

【上市日期】

　　1982 年 6 月。

【药理作用】

　　本品为半合成第三代头孢菌素。特点是对革兰阴性杆菌产生的 β - 内酰胺酶高度稳定，对革兰阴性杆菌有极强的抗菌活性，明显超过一代、二代头孢菌素。在革兰阳性菌中，对金黄色葡萄球菌的抗菌作用不及一代、二代头孢菌素，但是对肺炎链球菌、化脓性链球菌具有较强的抗菌活性。本品对淋病奈瑟菌、脑膜炎奈瑟菌、流感嗜血杆菌、肠杆菌属等革兰阴性菌有强大抗菌活性。被 WHO 列为抗耐药淋病奈瑟菌的基本药物。本品对铜绿假单胞菌、脆弱拟杆菌等抗菌作用弱。对肠球菌、军团菌、支原体、衣原体及耐甲氧西林的金黄色葡萄球菌（MRSA）等耐药。

　　作用机制同头孢唑林等其他头孢菌素类药物，可与细菌青霉素结合蛋白（PBPs）结合，干扰细菌细胞壁的生物合成发挥抗菌作用。

　　本品口服不吸收。肌肉注射 1g，T_{max} 2h，C_{max} 76μg/mL，血浆蛋白结合率为 95%，$t_{1/2}$ 为 6~8h，吸收后体内分布广泛，在各组织、体液中可达有效药物浓度，在胆汁中含量较高。在体内不经生物转化，约给药量的 70% 以药物原形经肾随尿液排出。部分经胆汁随粪便排出。

【临床应用】

　　用于治疗由敏感菌引起的呼吸道感染、胆道感染、腹腔内感染、皮肤软组织感染、骨与关节感染及由耐青霉素的淋病奈瑟菌引起的淋病等泌尿生殖系统感染。

【不良反应与注意事项】

　　① 本品与其他 β - 内酰胺类抗生素药物存在交叉过敏，对本品或对其他头孢菌素类药物、青霉素类药物过敏者禁用。② 可通过胎盘屏障，孕妇慎用。FDA 对本品妊娠用药的安全性分级为 B 级。③ 可少量从乳汁分泌，哺乳期妇女用药应停止供乳。④ 本品不能用于出现黄疸的新生儿，因其可将胆红素从血清蛋白上置换

下来致高胆红素血症，发生胆红素脑病。⑤ 偶有皮疹、荨麻疹、瘙痒、多形性红斑、药物热等过敏反应。⑥ 有恶心、呕吐、腹痛、腹泻、腹胀、味觉改变等胃肠道反应。罕见假膜性肠炎。⑦ 偶有一过性 ALT、AST、ALP、LDH 和胆红素升高。⑧ 偶见白细胞减少、血小板减少、嗜酸性粒细胞增多。⑨ 长期用药致菌群失调，发生由耐药菌或念珠菌引起的二重感染，如念珠菌性口腔炎或念珠菌性阴道炎等。⑩ 本品可影响乙醇代谢，抑制乙醛脱氢酶活性，致血液中乙醛聚集，发生双硫仑样反应。用药期间和用药前 1 周、停药后 1 周内禁止饮酒和饮用含乙醇饮品。⑪ 本品与氨基糖苷类抗生素药物联用，对某些敏感的革兰阴性菌有协同的抗菌作用，同时也增加了肾毒性。

【 用法与用量 】

肌肉注射、静脉注射或静脉滴注。成人每次 1~2g，每日 1~2 次，日最大剂量不超 4g。儿童静脉滴注 14d 以下婴儿每次 20~50mg/kg，每日 1 次；15d~12 岁每次 20~80mg/kg，每日 1 次；12 岁以上同成人。

【 制剂与规格 】

注射剂，0.25g、0.5g、1g、2g。

02-16

头孢曲松 / 他唑巴坦
Ceftriaxone/Tazobactam

- -

【 其他名称 】

倍赛他。

【 研发 】

中国奇力制药公司。

【 上市日期 】

2009 年。

【 药理作用 】

本品是由头孢曲松与 β – 内酰胺酶抑制剂他唑巴坦按 3:1 剂量组成的复方制剂。

头孢曲松为第三代头孢菌素，对大肠埃希菌、奇异变形杆菌、流感嗜血杆菌、奈瑟菌等革兰阴性菌有强大的抗菌活性，对 β – 内酰胺酶相对稳定，肾毒性低。他唑巴坦对多种类型的 β – 内酰胺酶，包括超广谱 β – 内酰胺酶（ESBLs）有不可逆的抑制作用，可有效保护头孢曲松免除被细菌产生的 β – 内酰胺酶水解，极大地增强了头孢曲松的抗菌作用。本品对铜绿假单胞菌、脆弱拟杆菌的抗菌活性弱。对军团菌、支原体、衣原体、耐甲氧西林的金黄色葡萄球菌（MRSA）及肠球菌耐药。

作用机制同其他头孢菌素类药物，即可与细菌青霉素结合蛋白（PBPs）结合，抑制细菌细胞壁的生物合成，阻止细菌生长、繁殖。

【 临床应用 】

用于治疗对单一的头孢曲松耐药但对本品敏感产 β – 内酰胺酶的肺炎链球菌、金黄色葡萄球菌、大肠埃希菌、克雷白菌、流感嗜血杆菌等引起的急性气管炎、慢性支气管炎急性发作、肺炎、肺脓肿等呼吸系统感染。蜂窝组织炎等皮肤软组织感染，肾盂肾炎、膀胱炎、尿道炎等泌尿系统感染，产 β-内酰胺酶的淋病奈瑟菌引起的附件炎、子宫内膜炎等生殖系统感染，骨与关节感染，腹腔内感染及菌血症或败血症等。

【不良反应与注意事项】

① 对头孢曲松、他唑巴坦或对其他 β-内酰胺类抗生素药物过敏者禁用。② 头孢曲松可通过胎盘屏障，孕妇慎用，FDA 对头孢曲松妊娠用药的安全性分级为 B 级。③ 头孢曲松可少量经乳汁分泌，哺乳期妇女用药应停止供乳。④ 本品可将胆红素从血清蛋白上置换下来，易致新生儿、早产儿发生胆红素脑病。⑤ 有荨麻疹、斑丘疹、瘙痒等皮肤过敏症状。⑥ 有恶心、呕吐、腹泻、厌食等胃肠道反应。⑦ 偶有可逆性中性粒细胞减少、血小板减少、嗜酸性粒细胞增多。⑧ 有 ALT、AST、ALP 和胆红素升高。⑨ 偶有 BUN 和肌酐暂时性升高。⑩ 严重肝功能低下者，日剂量不超 2g。肾功能低下半衰期延长。⑪ 本品可影响乙醇代谢，抑制乙醛脱氢酶活性，致乙醛不能继续氧化而在在体内积聚，从而发生双硫仑反应。所以用药期间及用药前 1 周、停药后 1 周内勿饮酒或饮用含酒精饮品。⑫ 勿将其他药物加入本品静脉滴注液中，防止发生配伍禁忌。

【用法与用量】

静脉滴注。成人及 12 岁以上或体重 > 50kg 者 2~4g/d，分 1~2 次给予，疗程 4~14d。12 岁以下儿童 40mg/（kg·d），分 1~2 次给予。

【制剂与规格】

注射剂，0.5g、1g、2g。

02-17

头孢唑肟 *
Ceftizoxime

- -

【其他名称】

头孢去甲噻肟、益保世灵、Epocelin。

【研发】

日本 Fujisawa（藤泽）制药株式会社。

【上市日期】

1982 年 3 月。

【药理作用】

本品为第三代头孢菌素。对革兰阴性杆菌产生的 β-内酰胺酶高度稳定。对大肠埃希菌、奇异变形杆菌、部分枸橼酸杆菌、克雷白菌属、志贺菌属等革兰阴性杆菌有较强的抗菌活性。对链球菌属、流感嗜血杆菌、淋病奈瑟菌及多数厌氧菌如消化球菌等也有良好的抗菌活性。但是对铜绿假单胞菌的抗菌活性弱。对肠球菌、耐甲氧西林的金黄色葡萄球菌（MRSA）耐药。

作用机制同其他头孢菌素类药物，可与细菌青霉素结合蛋白（PBPs）结合，干扰细菌细胞壁的生物合成，发挥杀菌作用。

口服不吸收，须注射给药。肌肉注射 0.5g 和 1g，T_{max} 1h，C_{max} 分别为 13.7μg/mL 和 39μg/mL，静脉注射 2g 和 3g，T_{max} 5min，C_{max} 131.8μg/mL 和 221.1μg/mL，$t_{1/2}$ 约 1.7h，

血浆蛋白结合率约 30%，药物吸收后分布广泛，在体内几乎不被代谢，给药量的 80% 以药物原形经肾随尿液排出。

【临床应用】

用于治疗由敏感菌引起的支气管炎、肺炎等呼吸系统感染，胆道感染，腹腔内感染，泌尿生殖系统感染，骨与关节感染，皮肤软组织感染及细菌性心内膜炎和败血症等。

【不良反应与注意事项】

① 对本品或对其他头孢菌素类药物、青霉素药物过敏者禁用。② 有哮喘、荨麻疹等过敏性疾病史者、严重肝肾功能不全者慎用。③ 本品可通过胎盘屏障，孕妇慎用，FDA 对本品妊娠期用药安全性分级为 B 级。④ 可少量从乳汁中分泌，哺乳期妇女用药应停止供乳。⑤ 有皮疹、荨麻疹、瘙痒、药物热等过敏症状。⑥ 有恶心、呕吐、腹痛、腹泻、食欲减退等胃肠道反应。⑦ 偶有一过性 ALT、AST、ALP、LDH 和胆红素升高。⑧ BUN、肌酐升高，偶见蛋白尿。⑨ 可有白细胞减少、血小板减少、嗜酸性粒细胞增多及贫血。⑩ 长期用药可致维生素 K 和 B 族维生素缺乏。也可致菌群失调，发生二重感染。⑪ 若与呋塞米等强效利尿剂、万古霉素等肽类抗生素药物合用，可增加肾毒性。⑫ 若与氨基糖苷类抗生素药物联用，有协同的抗菌作用，同时也增加了肾毒性。

【用法与用量】

静脉注射或静脉滴注。成人每次 1~2g，每 8~12h 1 次。儿童每次 50mg/kg，每 6h 1 次。

【制剂与规格】

注射剂，0.5g、1g。

02-18

头孢甲肟
Cefmenoxime

【其他名称】

头孢噻肟唑、氨噻肟唑头孢菌素、倍司特克、Bestcall。

【研发】

日本 Takeda（武田）制药株式会社。

【上市日期】

1983 年 10 月。

【药理作用】

本品为半合成第三代头孢菌素。对革兰阴性菌产生的 β-内酰胺酶稳定。抗菌谱与头孢噻肟相似，对大肠埃希菌、奇异变形杆菌、流感嗜血杆菌、克雷白杆菌等革兰阴性菌有很强的抗菌活性。对肠杆菌属、枸橼酸杆菌、化脓性链球菌、肺炎链球菌、淋病奈瑟菌等也有良好的抗菌作用。但是吲哚变形杆菌、不动杆菌、铜绿假单胞菌等对本品耐药。

作用机制同其他 β-内酰胺类抗生素药物，可与细菌青霉素结合蛋白（PBPs）结合，干扰细菌细胞壁生物合成，发挥杀菌作用。

本品口服不吸收。静脉滴注 1g 和 2g，C_{max} 分别为 50 µg/mL 和 135 µg/mL，$t_{1/2}$ 约 1h，血浆蛋白结合率为 77%~85%。药物吸收后体内分布良好，在胆汁、尿液中浓度高。本品在体内几乎不被代谢，给药的大部分经肾随尿液排出。

【临床应用】

用于治疗由敏感菌引起的呼吸系统感染、泌尿生殖系统感染、肝胆系统感染、败血症、创伤及手术后感染等。

【不良反应与注意事项】

① 对本品或对其他 β - 内酰胺类抗生素药物过敏者禁用。② 有哮喘、荨麻疹等过敏性疾病史者、严重肝肾功能低下者慎用。③ 妊娠妇女用药应权衡利弊。④ 哺乳期妇女用药应停止供乳。⑤ 有皮疹、瘙痒等皮肤过敏症状。⑥ 有恶心、呕吐、腹痛、腹泻等胃肠道反应。⑦ 偶有中性粒细胞减少、血小板减少、凝血酶原时间延长。⑧ 偶有一过性 ALT、AST、ALP 升高。⑨ 长期用药可致菌群失调，发生二重感染。⑩ 本品可抑制乙醛脱氢酶的活性，致乙醛在体内积聚。用药期间及用药前 1 周、停药后 1 周内勿饮酒或饮用含有酒精的饮品，避免发生双硫仑反应。⑪ 若与氨基糖苷类抗生素药物联用，有协同的抗菌作用，同时也会增加肾毒性。

【用法与用量】

静脉注射或静脉滴注。成人每次 0.5g~1g，每日 2 次，严重感染可增至 4g/d，分 2~4 次给予。儿童 40~80mg/（kg·d），分 3~4 次给予，重症可增至 160mg/（kg·d），分 3~4 次给予。

【制剂与规格】

注射剂，0.5g、1g。

02-19

头孢克肟 *
Cefixime

【其他名称】

氨噻肟烯头孢菌素、世福素、Cefspan。

【研发】

日本 Fujisawa（藤泽）制药株式会社。

【上市日期】

1987 年 11 月。

【药理作用】

本品为第三代头孢菌素。对多种 β - 内酰胺酶稳定，抗菌谱广。对革兰阳性菌中的链球菌属，革兰阴性菌中的淋病奈瑟菌、大肠埃希菌、克雷白菌属、沙雷菌属、变形杆菌、流感嗜血杆菌等均有良好抗菌活性。对葡萄球菌的抗菌作用不及一代头孢菌素和二代头孢菌素。对脆弱拟杆菌、肠杆菌属、铜绿假单胞菌耐药。

作用机制与其他头孢菌素类药物相同，可与细菌青霉素结合蛋白（PBPs）结合，抑制细菌细胞壁的生物合成，起到杀菌作用。

本品口服吸收良好。成人口服 50mg，100mg，200mg，T_{max} 约 4h，C_{max} 分别为 0.69 µg/mL、1.18 µg/mL 和 1.95 µg/mL。血浆蛋白结合率为 65%，$t_{1/2}$ 为 2.3~

2.5h。吸收后体内分布广泛，在痰液、扁桃体、上颌窦黏膜组织、中耳分泌物及胆汁中较高，并可通过胎盘屏障进入胎儿体内。本品在体内几乎不被代谢，24h内给药量的 30% 以药物原形经肾随尿液排出。

【临床应用】

用于治疗由敏感菌引起的咽炎、扁桃体炎、支气管炎、肺炎等呼吸系统感染，胆囊炎、胆管炎等胆道感染，肾盂肾炎、膀胱炎、淋菌性尿道炎等泌尿系统感染以及中耳炎、鼻窦炎等感染。

【不良反应与注意事项】

① 对本品或对其他头孢菌素类药物、青霉素类药物过敏者禁用。② 有哮喘等过敏性疾病史或肾功能不全者慎用。③ 本品可通过胎盘屏障，妊娠妇女慎用。哺乳期妇女用药应停止供乳。④ 有皮疹、荨麻疹、瘙痒、药物热等过敏症状。⑤ 有恶心、呕吐、腹痛、腹泻、腹胀、厌食等胃肠道反应。⑥ 偶见 ALT、AST、ALP 升高。⑦ 偶有白细胞减少、血小板减少、嗜酸性粒细胞增多。⑧ 头痛、头晕等中枢神经系统症状。⑨ 偶见血尿素氮、肌酐暂时性升高。

【用法与用量】

口服。成人每次 50~100mg，每日 2 次，严重感染可增至每次 200mg，每日 2 次。儿童每次 1.5~3mg/kg，每日 2 次，严重感染可增至每次 6mg/kg，每日 2 次。

【制剂与规格】

胶囊，50mg、100mg。颗粒剂，50mg。

02-20

头孢泊肟酯
Cefpodoxime Proxetil

- -

【其他名称】

头孢丙肟酯、头孢氨噻醚酯、头孢泊肟、博拿、Banan、Cefpodoxime。

【研发】

日本 Sankyo（三共）制药株式会社。

【上市日期】

1989 年 11 月。

【药理作用】

本品为第三代头孢菌素。口服后被肠壁酯酶水解成具有抗菌活性的头孢泊肟。本药抗菌谱广，对多数革兰阴性杆菌产生的 β - 内酰胺酶稳定，所以对革兰阴性杆菌的抗菌活性较强。对革兰阳性球菌的抗菌作用弱于第一代和第二代头孢菌素。

对革兰阳性需氧菌中的金黄色葡萄球菌（包括产 β - 内酰胺酶菌株）、肺炎链球菌、化脓性链球菌敏感。对革兰阴性需氧菌中的大肠埃希菌、克雷白杆菌、奇异变形杆菌、铜绿假单胞菌、流感嗜血杆菌（包括产 β - 内酰胺酶菌株）、淋病奈瑟菌（含产 β - 内酰胺酶菌株）等有较强抗菌活性。本品的抗菌作用与头孢克肟相近似，比头孢克洛、头孢氨苄强 8~16 倍。但是对耐甲氧西林的金黄色葡萄球菌、多数假单胞菌、肠球菌等耐药。

作用机制同其他头孢菌素，即可与细菌青霉素结合蛋白（PBPs）结合，抑制细菌细胞壁的生物合成发挥杀菌作用。

口服本品 100mg、200mg 和 400mg，T_{max} 2~3h，C_{max} 分别为 1.4μg/mL、2.3μg/mL 和 3.9μg/mL。血浆蛋白结合率为 21%~29%，$t_{1/2}$ 为 2.09~2.84h。肾功能低下半衰期延长。吸收后体内分布广泛，有微量进入乳汁中，本品在体内几乎不被代谢，给药量的 45%~80% 以药物原形经肾随尿液排出。

【临床应用】

用于治疗由敏感菌引起的咽炎、扁桃体炎、急性支气管炎、慢性支气管炎急性发作、支气管扩张并发感染等呼吸系统感染，肾盂肾炎、膀胱炎、前列腺炎、淋菌性尿道炎、前庭大腺炎或脓肿等泌尿生殖系统感染，毛囊炎、丹毒、疖肿、蜂窝组织炎等皮肤软组织感染及中耳炎、副鼻窦炎等轻、中度感染。

【不良反应与注意事项】

① 本品与其他 β – 内酰胺类抗生素药物存在交叉过敏，对本品或对其他头孢菌素类药物、青霉素类药物过敏者禁用。② 可通过胎盘屏障，孕妇慎用。FDA 对本品妊娠用药的安全性分级为 B 级。③ 可从乳汁分泌，哺乳期妇女用药应停止供乳。④ 有皮疹、荨麻疹、瘙痒、药物热等皮肤过敏症状。⑤ 有恶心、呕吐、腹痛、腹泻、厌食等胃肠道反应。罕见假膜性肠炎。⑥ 偶有嗜酸性粒细胞增多、中性粒细胞减少、血小板减少、溶血性贫血。⑦ALT、AST、ALP、LDH 和胆红素一过性升高，偶见黄疸。⑧ 偶有 BUN、肌酐升高。⑨ 偶可致维生素 K 和 B 族维生素缺乏，有出血倾向或口腔炎等。⑩ 长期用药易致菌群失调，引发二重感染。⑪ 若与氨基糖苷类抗生素药物联合应用可有协同的抗菌作用，同时增加了肾毒性。⑫ 若与 H_2 受体阻滞剂或含钙、镁、铝制酸剂合用，可影响本药吸收，降低本品血药浓度，影响疗效，避免合用。⑬ 本品宜餐后服用，食物可使本药的 AUC 和血药峰浓度增加。

【用法与用量】

口服。成人每次 100mg，每日 2 次，社区获得性肺炎（CAP）或下呼吸道感染可增至每次 200mg，每日 2 次。儿童每次 5mg/kg，每日 2 次，或每次 10mg/kg，每日 1 次。

【制与规格】

片剂，100mg、200mg。颗粒剂，50mg。

02-21

头孢哌酮
Cefoperazone

【其他名称】

头孢氧哌唑、先锋必、Cefobid。

【研发】

日本 Toyama Chemical（富山化学）株式会社研发，后转让美国 Pfizer（辉瑞）公司。

【上市日期】

1981 年 2 月

【药理作用】

本品为半合成第三代头孢菌素。抗菌谱与头孢噻肟相近似。对革兰阴性杆菌的抗菌活性强，明显超过第二代头孢菌素，更是超过第一代头孢菌素。对革兰阴性杆菌产生的 β–内酰胺酶稳定。但是对革兰阳性球菌的作用不及一代和部分二代头孢菌素。

对大肠埃希菌、克雷白杆菌、奇异变形杆菌、沙雷杆菌、枸橼酸杆菌、沙门菌、志贺菌、流感嗜血杆菌、淋病奈瑟菌等革兰阴性菌有较强的抗菌活性，对其中的铜绿假单胞菌抗菌活性尤强。本品对革兰阳性菌的抗菌活性弱，仅对溶血性链球菌较敏感。而肠球菌、脆弱拟杆菌、耐甲氧西林的金黄色葡萄球菌（MRSA）等对本品耐药。

作用机制同其他 β–内酰胺类抗生素药物，可与细菌青霉素结合蛋白（PBPs）结合，干扰细菌细胞壁的生物合成，起到杀菌作用。

本品口服不吸收，须注射给药。单剂量 1g 肌肉注射，T_{max} 1~1.15h，C_{max} 53 μg/mL，血浆蛋白结合率为 70%~93%，$t_{1/2}$ 为 2h。注射后吸收良好，体内分布广泛，在各组织与体液中可达有效药物浓度，其中在胆汁与尿液中的浓度居高。本品在体内几乎不被代谢，主要经胆汁随粪便排出和经肾随尿液排出。

【临床应用】

用于治疗由敏感菌引起的呼吸道感染、泌尿道感染、胆道感染、皮肤软组织感染、骨与关节感染及盆腔炎、子宫内膜炎、淋病、创伤或手术后感染等。

【不良反应与注意事项】

① 本品与其他 β–内酰胺类抗生素药物存在交叉过敏，对本品或对其他头孢菌素类药物、青霉素类药物过敏者禁用。② 有哮喘、荨麻疹等过敏性疾病史者，严重肝肾功能低下者，患溃疡性结肠炎者慎用。③ 可通过胎盘屏障，孕妇慎用，FDA 对本品妊娠用药的安全性分级为 B 级。④ 可少量从乳汁分泌，哺乳期妇女用药应停止供乳。⑤ 有荨麻疹、斑丘疹、瘙痒、药物热等过敏症状。⑥ 有恶心、呕吐、腹痛、腹泻、食欲减退等胃肠道反应。罕见假膜性肠炎。⑦ 有一过性 ALT、AST 和 ALP 升高。⑧ 个别病例出现 BUN 和肌酐升高。⑨ 长期用药有可逆性中性粒细胞减少、血小板减少和嗜酸性粒细胞增多。也可致二重感染。⑩ 本品能影响乙醇代谢，抑制乙醛脱氢酶活性，致乙醛在体内积聚，发生双硫仑样反应。所以用药期间及给药前 1 周、停药后 1 周内勿饮酒或饮用含有乙醇的饮品。⑪ 若与氨基糖苷类抗生素药物联用，对肠杆菌、铜绿假单胞菌等敏感的革兰阴性杆菌有协同的抗菌作用，同时也会增加肾毒性。

【用法与用量】

肌肉注射、静脉注射或静脉滴注。成人每次 1~2g，每日 2 次，严重感染每次 1~2g，每日 3~4 次，每日最大剂量不超 9g。儿童 50~100mg/（kg·d），分 2~4 次，日最大剂量不超 6g。

【制剂与规格】

注射剂，0.5g、1g、2g。

头孢哌酮 / 舒巴坦 *
Cefoperazone/Sulbactam

【其他名称】

舒普深、Sulperazon。

【研发】

美国 Pfizer（辉瑞）公司。

【上市日期】

1986 年 9 月。

【药理作用】

本品为头孢哌酮与 β - 内酰胺酶抑制剂舒巴坦按 1∶1 比例组成的复方制剂。舒巴坦对金黄色葡萄球菌及多数革兰阴性杆菌产生的 β - 内酰胺酶有强大的、不可逆的抑制作用，从而保护头孢哌酮免受细菌产生的 β - 内酰胺酶水解，增强了抗菌作用。两药组合后，其抗菌活性是单一头孢哌酮的 4 倍。本品对大肠埃希菌、克雷白杆菌、奇异变形杆菌、志贺菌、沙门菌、枸橼酸杆菌等有较强的抗菌活性。其中对流感嗜血杆菌、奈瑟菌、铜绿假单胞菌的抗菌活性尤强。对化脓性链球菌、肺炎链球菌、表皮葡萄球菌、金黄色葡萄球菌等革兰阳性菌也有良好的抗菌作用，而且对耐甲氧西林的金黄色葡萄球菌（MRSA）也有一定的抗菌活性。头孢哌酮与舒巴坦组合应用，对各自药代动力学参数未见影响。

【临床应用】

用于治疗对本品敏感的产酶耐药菌引起的呼吸道感染、胆道感染、泌尿生殖系统感染、皮肤软组织感染、骨与关节感染、脑膜炎、败血症、创伤、烧伤后感染及手术后感染等。

【不良反应与注意事项】

① 对头孢哌酮、舒巴坦过敏或对其他头孢菌素类药物、青霉素类药物过敏者禁用。② 有哮喘、荨麻疹等过敏症史者、严重肝肾功能低下或患有溃疡性结肠炎者慎用。③ 孕妇慎用，FDA 对头孢哌酮妊娠用药的安全性分级为 B 级。④ 偶有皮疹、瘙痒等皮肤过敏症状。⑤ 有恶心、呕吐、食欲减退等胃肠道反应。⑥ 有一过性 ALT、AST、ALP 升高。⑦ 长期用药易致菌群失调，发生由耐药菌或念珠菌引起的二重感染。⑧ 头孢哌酮为乙醛脱氢酶抑制剂，可抑制乙醛脱氢酶活性，致乙醛不能继续氧化成乙酸而在体内积累，则发生双硫仑样反应。所以在本品用药期间及给药前 1 周、停药后 1 周内勿饮酒和饮用含酒精饮品。⑨ 本品若与氨基糖苷类抗生素药物联用，对铜绿假单胞菌等敏感的革兰阴性菌有协同的抗菌作用，同时也增加了肾毒性。

【用法与用量】

肌肉注射、静脉注射或静脉滴注。成人每次 1~2g（头孢哌酮 0.5~1g），每 12h 1 次，严重感染每次 2~4g（头孢哌酮 1~2g），每 12h 1 次。儿童 40~80mg/（kg·d）〔头孢哌酮 20~40mg/（kg·d）〕，分 2~4 次给予，严重感染 160mg/（kg·d）〔头孢哌酮 80mg/（kg·d）〕，分 2~4 次给予。

【制剂与规格】

注射剂，1g（头孢哌酮钠 0.5g/ 舒巴坦钠 0.5g）、2g（头孢哌酮钠 1g/ 舒巴坦钠 1g）。

头孢匹胺
Cefpiramide

【其他名称】
头孢吡四唑、甲吡唑头孢菌素、先福吡兰、Cefpiran。

【研发】
日本 Sumitomo（住友）制药株式会社。

【上市日期】
1985 年 10 月。

【药理作用】
本品为半合成第三代头孢菌素。抗菌谱广，对革兰阴性杆菌产生的 β-内酰胺酶高度稳定，对革兰阴性杆菌的抗菌活性明显超越第二代头孢菌素，更是超过第一代头孢菌素。对革兰阳性菌的抗菌作用虽然不及第一代和第二代头孢菌素，却超过了第三代头孢菌素中的其他药物。本品对梭状芽孢杆菌、产气荚膜杆菌、肠杆菌、流感嗜血杆菌、奈瑟菌等有较强的抗菌活性，其中对铜绿假单胞菌的抗菌活性最强。对表皮葡萄球菌、化脓性链球菌、肺炎链球菌、消化球菌、金黄色葡萄球菌等革兰阳性菌也有良好抗菌活性。但是对耐甲氧西林的金黄色葡萄球菌（MRSA）耐药。

本品可与细菌细胞膜上的青霉素结合蛋白（PBPs）结合，干扰细菌细胞壁的生物合成，发挥杀菌作用。

口服不吸收，须注射给药。肌肉注射 0.5g，T_{max} 1h，C_{max} 50 μg/mL，$t_{1/2}$ 为 4~5h，药物吸收后，体内分布广泛，在痰液、支气管分泌物及女性生殖器官中可有较高药物浓度。本品在体内几乎不被代谢，24h 内给药量的 25% 以药物原形经肾随尿液排出，约 30% 伴胆汁随粪便排出。肾功能不全排泄时间延长。

【临床应用】
用于治疗由敏感菌引起的急性支气管炎、慢性支气管炎急性发作、肺炎等呼吸系统感染、胆囊炎、胆管炎、腹膜炎等感染，肾盂肾炎、膀胱炎、尿道炎、盆腔炎、附件炎、子宫内膜炎等泌尿生殖系统感染及蜂窝组织炎等皮肤软组织感染。

【不良反应与注意事项】
① 对本品或对其他头孢菌素类药物、青霉素类药物过敏者禁用。② 有哮喘、荨麻疹等过敏性疾病史者、严重肝肾功能不全者、患溃疡性结肠炎者慎用。③ 孕妇慎用，哺乳期妇女用药应停止供乳。④ 有皮疹、荨麻疹、瘙痒、药物热等皮肤过敏症状。⑤ 有恶心、呕吐、腹痛、腹泻、厌食等胃肠道反应。罕见假膜性肠炎。⑥ 可有肝功能异常，表现一过性 ALT、AST、ALP、LDH 和胆红素升高。⑦ 偶有中性粒细胞减少、血小板减少、嗜酸性粒细胞增多、凝血酶原时间延长。⑧ 偶有 BUN、肌酐一过性升高。⑨ 长期用药，易致菌群失调，发生二重感染。同时也易发生维生素 K 与 B 族维生素的缺乏。⑩ 本品为乙醛脱氢酶抑制剂，可干扰乙醇代谢，致乙醛在体内积聚，引发双硫仑样反应。所以在本品应用期间和用药前 1 周、停药后 1 周内勿饮酒和饮用含酒精饮品。

【用法与用量】
静脉注射或静脉滴注。成人每次 0.5~1g，每日 2 次，严重感染每次 2g，每日

2 次。儿童 30~80mg/（kg·d），分 2~3 次给予，严重感染 150mg/（kg·d），分 2~3 次给予。

【制剂与规格】

注射剂，0.5g、1g。

02-24

头孢地嗪 *
Cefodizime

【其他名称】

莫迪、莫敌、Modivid。

【研发】

德国 Hoechst（赫司特）公司与日本 Taiho（大鹏）公司合作研发。

【上市日期】

1990 年 2 月。

【药理作用】

本品为第三代头孢菌素。对多数革兰阳性菌及革兰阴性菌有良好的抗菌活性。如金黄色葡萄球菌、链球菌属（包括肺炎链球菌）、奈瑟菌、大肠埃希菌、志贺菌属、沙门菌属、克雷白菌属、流感嗜血杆菌、枸橼酸杆菌等。但是对肠球菌、耐甲氧西林的金黄色葡萄球菌（MRSA）、支原体、衣原体等耐药。

作用机制同其他 β-内酰胺类抗生素药物，可与细菌细胞膜上的青霉素结合蛋白（PBPs）结合，干扰细菌细胞壁的生物合成发挥抗菌作用。本药尚有免疫调节作用，可刺激淋巴细胞增生和分化，从而增强中性粒细胞、吞噬细胞和淋巴细胞的活性，用于免疫功能低下者的感染治疗。

口服不吸收，须注射给药。成人单剂量 1g 静脉注射，T_{max} 5~10min，C_{max} 215μg/mL，$t_{1/2}$ 为 2~4h，肾功能不全半衰期延长。血浆蛋白结合率为 60%~88%，吸收后体内分布广泛，在体内几乎不被代谢，给药量的 80% 以药物原形经肾随尿液排出。

【临床应用】

用于治疗由敏感菌引起的呼吸道感染、胆道感染、泌尿道感染、皮肤软组织感染、骨与关节感染、子宫内膜炎、盆腔感染等。尤其适用于免疫功能低下者感染的治疗。

【不良反应与注意事项】

① 本品与其他 β-内酰胺类抗生素药物存在交叉过敏，对本品或对其他头孢菌素类药物、青霉素类药物过敏者禁用。② 有哮喘、荨麻疹等过敏性疾病史者慎用。严重肝肾功能低下者慎用。③ 本药可通过胎盘屏障进入胎儿体内，孕妇慎用。FDA 对本品妊娠用药安全性分级为 B 级。④ 尚不清楚本药是否从乳汁分泌，哺乳期妇女用药应停止供乳。⑤ 有皮疹、荨麻疹、瘙痒、药物热等过敏症状。⑥ 有恶心、呕吐、腹泻、厌食等胃肠道反应。⑦ 偶有一过性 ALT、AST、ALP、LDH 和胆红素升高。⑧ 偶有肌酐、血尿素氮升高。⑨ 偶见白细胞减少、中性粒细胞减少、血小板减少、嗜酸性粒细胞增多。⑩ 长期或大剂量用药可干扰维生素 K 代谢，应注意出血倾向。⑪ 本品可影响乙醇代谢，抑制乙醛脱氢酶活性，致乙醛代谢受阻，

则乙醛在体内聚集，发生双硫仑样反应。所以在用药期间及用药前 1 周、停药后 1 周内勿饮酒和饮用含乙醇的饮品。

【用法与用量】

静脉注射或静脉滴注。成人每次 1~2g，每日 2 次，严重感染每次 2g，每日 2 次。儿童 60mg/（kg·d），分 2~4 次给予。

【制剂与规格】

注射剂，1g，2g。

02-25

头孢地尼 *
Cefdinir

【其他名称】

全泽复、Cefzon、Cephdinir。

【研发】

日本 Fujisawa（藤泽）制药株式会社。

【上市日期】

1991 年 10 月。

【药理作用】

本品为半合成第三代头孢菌素。抗菌谱广，对细菌产生的 β-内酰胺酶高度稳定。对革兰阳性菌与革兰阴性菌均有良好抗菌活性。其对革兰阳性球菌的抗菌作用强于头孢克肟，对革兰阴性杆菌的抗菌作用与头孢克肟相当。

本品对金黄色葡萄球菌（含产 β-内酰胺酶菌株）、肺炎链球菌（限 PSSP）、化脓性链球菌、流感嗜血杆菌（含产 β-内酰胺酶菌株）等有较强的抗菌活性。对表皮葡萄球菌（限 MSSE）、枸橼酸杆菌、大肠埃希菌、奇异变形杆菌等也很敏感。但肠球菌、多数假单胞菌、耐甲氧西林的金黄色葡萄球菌（MRSA）等耐药。

作用机制同其他头孢菌素，可与细菌细胞膜上的青霉素结合蛋白（PBPs）结合，干扰细菌细胞壁的生物合成发挥抗菌作用。

成人分别口服本品 50mg、100mg 和 200mg，T_{max} 约 4h。C_{max} 分别为 0.63 μg/mL、1.1 μg/mL 和 1.5 μg/mL，血浆蛋白结合率为 60%~70%，$t_{1/2}$ 为 1.6~1.8h，肾功能低下半衰期延长。24h 给药量的 26%~33% 以药物原形经肾随尿液排出。

【临床应用】

用于治疗由敏感菌引起的咽炎、扁桃体炎、支气管炎、肺炎等呼吸系统感染，毛囊炎、疖肿、丹毒、蜂窝组织炎等皮肤软组织感染，肾盂肾炎、膀胱炎、淋菌性尿道炎、附件炎、子宫内膜炎等泌尿生殖系统感染及眼、耳、鼻等组织器官感染。

【不良反应与注意事项】

① 本品与其他 β-内酰胺类抗生素药物存在交叉过敏，对本品或对其他头孢菌素类药物、青霉素类药物过敏者禁用。② 有哮喘、荨麻疹等过敏性疾病史者、严重肝肾功能不全者慎用。③ 孕妇慎用，FDA 对本品妊娠用药安全性分级为 B 级。④ 虽然在用药后的母乳中未检测出本药，目前尚缺乏对乳儿影响的详细研究数据。哺乳期妇女用药应停止供乳。⑤ 有皮疹、荨麻疹、瘙痒、发热、潮红、血管神经

性水肿等皮肤过敏症状。⑥ 有恶心、呕吐、腹痛、消化不良、厌食等胃肠道反应。⑦ 偶有一过性 ALT、AST、ALP、LDH 和胆红素升高。⑧ 用药后，偶尔有中性粒细胞减少，嗜酸性粒细胞增多。⑨ 长期用药，可致维生素 K 缺乏，存在出血倾向。⑩ 本品不宜与含铁药物合用，因可形成不易吸收的复合物，如需同用，服药时间应间隔 2h 以上。⑪ 本品不宜与含有铝、镁的制酸剂合用，因会致本品血药浓度下降，影响疗效。如需用药，服药时间应间隔 2h 以上。

【用法与用量】

口服。成人每次 300mg，每日 1~2 次，日最大剂量 600mg，疗程 10d。儿童 6 个月 ~12 岁每次 7mg/kg，每日 2 次，疗程不应超过 10d。

【制剂与规格】

片剂，100mg。分散片，50mg、100mg。胶囊，50mg、100mg。颗粒剂，50mg。

02-26

头孢他美酯
Cefetamet Pivoxil

【其他名称】

头孢他美匹酯、头孢他美、头孢美特、高保息、Cefetamet、Globecef。

【研发】

日本 Takeda（武田）和瑞士 Roche（罗氏）公司合作研发。

【上市日期】

1992 年。

【药理作用】

本品为第三代头孢菌素。是头孢他美的前体药，口服后，经肠壁酯酶水解释出具有抗菌活性的头孢他美。本药抗菌谱广，对多数革兰阳性菌和革兰阴性菌有良好的抗菌活性，对细菌产生的 β - 内酰胺酶稳定。本品对溶血性链球菌、肺炎链球菌、流感嗜血杆菌、大肠埃希菌、克雷白菌属、沙门菌属、志贺菌属、淋病奈瑟菌等有较强的抗菌活性。对肠杆菌属、变形杆菌、枸橼酸杆菌的抗菌活性尤其明显。但是对肠球菌、铜绿假单胞菌、支原体、衣原体等无活性。

作用机制同其他头孢菌素类药物，可与细菌青霉素结合蛋白结合，阻碍细菌细胞壁的生物合成，呈现杀菌作用。

本品 500mg 口服，T_{max} 3~4h，C_{max} 4.1 μg/mL，血浆蛋白结合率为 22%，$t_{1/2}$ 为 2~3h，给药量的 90% 以头孢他美形式经肾随尿液排出。

【临床应用】

用于治疗由敏感菌引起的咽炎、扁桃体炎、急性支气管炎、慢性支气管炎急性发作、肺炎等呼吸系统感染，肾盂肾炎、膀胱炎、淋菌性尿道炎、盆腔炎等泌尿生殖系统感染，蜂窝组织炎等皮肤软组织感染等。

【不良反应与注意事项】

① 本品与其他 β - 内酰胺类抗生素药物存在交叉过敏，对本品或对其他头孢菌素类药物、青霉素类药物过敏者禁用。② 有哮喘、荨麻疹等过敏性疾病史者，患溃疡性结肠炎者、严重肝肾功能不全者慎用。③ 孕妇慎用，FDA 对本品妊娠用

药的安全性分级为 B 级。④ 哺乳期妇女用药应停止供乳。⑤ 有皮疹、瘙痒、发热、关节痛等过敏症状。⑥ 有恶心、呕吐、腹痛、腹泻、食欲减退等胃肠道反应。罕见假膜性肠炎。⑦ 偶有一过性 ALT、AST、ALP 和胆红素升高。⑧ 偶有一过性白细胞减少、嗜酸性粒细胞增多。⑨ 宜于餐前或餐后 1h 服用，利于吸收。

【用法与用量】

口服。成人每次 500mg，每日 2 次。儿童（12 岁以下）每次 10mg/kg，每日 2 次。儿童按体重调整的剂量，体重 < 15kg 每次 10mg/kg，每日 2 次；体重 16~30kg 每次 250mg，每日 2 次；体重 31~40kg 每次 250~500mg，每日 2 次；体重 > 40kg 每次 500mg，每日 2 次。

【制剂与规格】

片剂，250mg、500mg。分散片，125mg、250mg。胶囊，250mg。

02-27-1

头孢特仑酯 *
Cefteram Pivoxil

【其他名称】

头孢特仑新戊酯、头孢特仑、托米仑、富山龙、Cefteram、Tomiron。

【研发】

日本 Toyama Chemical（富山化学）株式会社。

【上市日期】

1994 年。2001 年中国上市。

【药理作用】

本品为第三代头孢菌素。是头孢特仑的前体药，口服后，在肠壁细胞中经酯酶水解，释放出具有抗菌活性的头孢特仑发挥抗菌作用。抗菌谱广，对大肠埃希菌、克雷白菌属、沙门菌属、枸橼酸杆菌、流感嗜血杆菌、奇异变形杆菌、淋病奈瑟菌等革兰阴性菌及肺炎链球菌均有较强的抗菌活性。对金黄色葡萄球菌的抗菌活性弱于头孢克洛。对 β - 内酰胺酶的稳定性强于第一代和第二代头孢菌素。

作用机制同其他头孢菌素类药物，即头孢特仑可与细菌细胞膜上的青霉素结合蛋白结合，抑制细菌细胞壁的生物合成，呈现抗菌作用。

本品口服吸收良好，成人空腹口服 200mg，T_{max} 1.5~3h，C_{max} 平均 2.9 μg/mL，$t_{1/2}$ 约 0.9h，吸收后，体内分布广泛，在各组织与体液中可达有效浓度。本品在肠壁细胞中被酯酶水解成头孢特仑和特戊酸，特戊酸与肉碱结合，一并经肾随尿液排出。8h 内给药量的 32.8% 经肾随尿液排出，部分伴胆汁随粪便排出。

【临床应用】

用于治疗由敏感菌引起的咽炎、扁桃体炎、急性支气管炎、慢性支气管炎急性发作、肺炎等呼吸系统感染，肾盂肾炎、膀胱炎、淋菌性尿道炎、子宫内膜炎、附件炎等泌尿生殖系统感染及毛囊炎、蜂窝组织炎等皮肤软组织感染。

【不良反应与注意事项】

① 本品与其他 β - 内酰胺类抗生素药物存在交叉过敏，对本品或对其他头孢菌素类药物、青霉素类药物过敏者禁用。② 有哮喘、荨麻疹等过敏性疾病史者、

严重肝肾功能损伤者慎用。③ 妊娠妇女用药应权衡利弊。④ 哺乳期妇女用药应停止供乳。⑤ 有皮疹、瘙痒、药物热等过敏症状。⑥ 偶有恶心、呕吐、腹泻、食欲减退等胃肠道反应。罕见假膜性肠炎。⑦ 偶有肝功能异常，表现 ALT、AST、ALP 和 LDH 一过性升高。⑧ 中性粒细胞减少，嗜酸性粒细胞增多。⑨ 偶有 BUN 和肌酐值升高。⑩ 长期用药可致菌群失调，发生二重感染。并可致维生素 K 与 B 族维生素缺乏，存在出血倾向。

【用法与用量】

口服。成人每次 50~100mg，每日 3 次。儿童 3~6mg/（kg·d），分 3 次给予。

【制剂与规格】

片剂，50mg、100mg。

02-27-2

头孢妥仑酯 *
Cefditoren Pivoxil

【其他名称】

头孢妥仑匹酯、美爱克、Meiact。

【研发】

日本 Meiji Seika（明治制果）制药株武会社。

【上市日期】

1994 年。2000 年中国上市。

【药理作用】

本品是头孢妥仑的特戊酰氧甲酯，属第三代头孢菌素类药物。特点是对细菌产生的 β–内酰胺酶高度稳定，不易产生耐药。抗菌作用强，抗菌谱广。对葡萄球菌、肺炎链球菌、消化链球菌、痤疮丙酸杆菌、大肠埃希菌、枸橼酸杆菌、肺炎克雷白菌、沙雷菌属、奇异变形杆菌、普通变形杆菌、流感嗜血杆菌等革兰阳性菌与革兰阴性菌均有良好的抗菌活性。

本品口服吸收良好，在痰液、扁桃体、上颌窦黏膜、乳腺组织、胆囊、子宫、阴道等组织器官均有良好分布。主要经尿液、胆汁排泄。肾功能低下者半衰期延长。

本品口服后，在肠壁细胞内经酯酶水解生成具有抗菌活性的头孢妥仑而发挥抗菌作用。作用机制同其他 β–内酰胺类抗生素药物，即可与细菌青霉素结合蛋白结合，抑制细菌细胞壁的生物合成，发挥杀菌作用。

【临床应用】

用于治疗由敏感菌引起的下列感染。① 咽炎、扁桃体炎、扁桃体脓肿，急性支气管炎、慢性支气管炎急性发作、肺炎、肺脓肿等呼吸系统感染。② 毛囊炎、蜂窝组织炎、淋巴管炎、疖肿、脓疱疮、肛门周围脓肿、创伤感染等皮肤软组织感染。③ 肾盂肾炎、膀胱炎、子宫内膜炎、前庭大腺炎、附件炎等泌尿生殖系统感染。④ 胆囊炎、胆管炎等消化系统感染。⑤ 眼睑炎、泪囊炎、鼻窦炎、牙周炎、牙周脓肿等感染。

【不良反应与注意事项】

① 对本品或其他 β–内酰胺类抗生素药物过敏者禁用。② 有哮喘、荨麻疹、

花粉症等过敏史者慎用。③ 肾功能低下者慎用。④ 妊娠妇女不宜应用。虽然动物实验未见致畸。⑤ 有皮疹、荨麻疹、瘙痒、发热等过敏症状。⑥ 有恶心、呕吐、腹泻、食欲减退等胃肠道反应。⑦ 偶有中性粒细胞减少，嗜酸性粒细胞增多。⑧ 偶有 ALT、AST、ALP 升高。⑨ 偶见 BUN 和肌酐升高。⑩ 雷尼替丁、法莫替丁等 H_2 受体阻滞剂或含有镁、铝制酸剂可减少本品吸收，降低疗效，避免合用。

【用法与用量】
口服。成人每次 200mg，每日 2 次。

【制剂与规格】
片剂，100mg。

02-28

头孢布烯
Ceftibuten

【其他名称】
头孢布坦、头孢噻腾、先力腾、Cedax。

【研发】
日本 Shionogi（盐野义）制药株式会社。

【上市日期】
1993 年。

【药理作用】
本品为第三代头孢菌素。对革兰阴性杆菌产生的 β - 内酰胺酶高度稳定，因此对革兰阴性杆菌的抗菌活性极强。但是对革兰阳性球菌的作用不及第一代和部分第二代头孢菌素。本品抗菌谱广，对化脓性链球菌、肺炎链球菌、产气肠杆菌、奈瑟菌、大肠埃希菌、克雷白菌属、卡他莫拉菌、奇异变形杆菌、流感嗜血杆菌等有较强的抗菌活性。对多数厌氧菌、铜绿假单胞菌的抗菌活性差。对金黄色葡萄球菌、肠球菌、不动杆菌几乎无抗菌活性。作用机制同其他头孢菌素，可与细菌细胞膜上的青霉素结合蛋白（PBPs）结合，干扰细菌细胞壁的生物合成发挥抗菌作用。

本品耐酸。成人口服 200mg，每日 1 次或每次 100mg，每日 2 次，共 14d，T_{max} 2.1~3h，C_{max} 11.6μg/mL，$t_{1/2}$ 为 1.5~2.1h。吸收后，体内分布广泛，在各组织与体液中可达有效药物浓度。24h 内，给药量的 67%~75% 以药物原形经肾随尿液排出。

【临床应用】
用于治疗由敏感菌引起的咽炎、扁桃体炎、急性支气管炎、慢性支气管炎急性发作、肺炎等呼吸系统感染，肾盂肾炎、膀胱炎、淋菌性尿道炎、盆腔炎等泌尿生殖系统感染，胆囊炎、胆管炎等胆道系统感染及中耳炎、副鼻窦炎等感染。

【不良反应与注意事项】
① 本品与其他 β - 内酰胺类抗生素药物存在交叉过敏，对本品或对其他头孢菌素类药物、青霉素类药物过敏者禁用。② 有哮喘等过敏性疾病史者、严重肝肾功能损伤者、患溃疡性结肠炎者慎用。③ 孕妇慎用。FDA 对本品妊娠用药的安全

性分级为 B 级。④ 哺乳期妇女用药宜停止供乳。⑤6 个月以下幼儿慎用。⑥ 有皮疹、荨麻疹、红斑、药物热等过敏症状。⑦ 有恶心、呕吐、腹痛、腹泻、厌食等胃肠道反应。⑧ 偶有 ALT、AST 一过性升高。⑨ 长期用药，可致菌群失调，发生二重感染。也可引起维生素 K 与 B 族维生素缺乏。存在出血倾向。

【用法与用量】
口服。成人每次 200mg，每日 2 次，或每次 400mg，每日 1 次，疗程 5~10d。儿童体重 < 45kg 9mg/（kg·d），分 1~2 次给予；体重 > 45kg 按成人剂量。

【制剂与规格】
片剂，100mg。胶囊，200mg、400mg。混悬剂，0.54g/30mL、1.08g/30mL、1.08g/60mL、2.16g/60mL、2.16g/120mL、4.32g/120mL。

02-29

头孢他啶 *
Ceftazidime

【其他名称】
头孢噻甲羧肟、头孢齐定、复达欣、凯复定、Fortum、Kefadim。

【研发】
英国 Glaxo Wellcome（葛兰素威康）公司。

【上市日期】
1983 年 12 月。

【药理作用】
本品为第三代头孢菌素。抗菌谱广，抗菌作用强。对革兰阳性菌的抗菌作用接近或略逊于第一代头孢菌素和部分第二代头孢菌素。对革兰阴性杆菌产生的 β- 内酰胺酶高度稳定，因此，对革兰阴性杆菌有很强的抗菌活性。如大肠埃希菌、克雷白菌属、枸橼酸杆菌、奇异变形杆菌、流感嗜血杆菌等。其中对铜绿假单胞菌的抗菌活性尤强。本品对金黄色葡萄球菌、肺炎链球菌等溶血性链球菌也有良好的抗菌活性。但是对肠球菌、难辨梭状芽孢杆菌、军团菌、支原体、衣原体和耐甲氧西林的金黄色葡萄球菌（MRSA）耐药。

作用机制同其他头孢菌素类药物，可与细菌细胞膜上的青霉素结合蛋白（PBPs）结合，干扰细菌细胞壁的生物合成，发挥杀菌作用。

本品口服不吸收，注射给药后体内分布广泛，在各组织与体液中可达有效药物浓度。可通过胎盘屏障，进入胎儿体内。本品 0.5g 和 1g 肌肉注射，T_{max} 1~1.3h，C_{max} 分别为 18μg/mL 和 37~43μg/mL，血浆蛋白结合率为 10%~17%，$t_{1/2}$ 为 1.3~2.8h。本品在体内几乎不被代谢，24h 内给药量的 80%~90% 以药物原形经肾随尿液排出，部分经胆汁随粪便排出。

【临床应用】
用于治疗由敏感菌引起的肺炎、支气管扩张并发感染、肺脓肿、胸膜炎等下呼吸道感染。胆道、肠道、腹腔内等严重感染。肾盂肾炎、膀胱炎、前列腺炎、尿道炎、肾脓肿、附件炎、盆腔炎等泌尿生殖系统感染。蜂窝组织炎、丹毒等皮肤软组织感染。烧伤、创伤感染。由耐药菌引起的免疫缺陷者感染及脑膜炎、败血症等。

【不良反应与注意事项】

① 本品与其他 β-内酰胺类抗生素药物存在交叉过敏，对本品或对其他头孢菌素类药物、青霉素类药物过敏者禁用。② 有哮喘、荨麻疹等过敏性疾病史者慎用。③ 对有黄疸或黄疸倾向的新生儿禁用。④ 孕妇慎用，FDA 对本品妊娠用药的安全性分级为 B 级。⑤ 本品可少量从乳汁分泌，哺乳期妇女用药应停止供乳。⑥ 有皮疹、瘙痒、药物热等过敏症状。⑦ 有恶心、呕吐、腹痛、腹泻、食欲减退等胃肠道反应。⑧ 偶有一过性 ALT、AST、ALP、LDH 升高。⑨ 一过性 BUN 和肌酐升高。⑩ 一过性白细胞减少、血小板减少。⑪ 长期用药易致菌群失调，发生由耐药菌或念珠菌引起的二重感染。⑫ 本品可影响乙醇代谢，抑制乙醛脱氢酶的活性，致乙醛在体内积聚，发生双硫仑反应。所以用药期间及用药前 1 周、停药后 1 周内勿饮酒和饮用含有乙醇的饮品。⑬ 如果与氨基糖苷类抗生素药物联用，可有协同的抗革兰阴性菌的作用，同时肾毒性也相应增加。

【用法与用】

成人静脉注射或静脉滴注。每次 1~2g，每日 2~3 次，日剂量不超 6g。

儿童静脉滴注。2 个月以上 30~100mg/（kg·d），每 8h 1 次（等剂量）。

【制剂与规格】

注射剂，0.5g、1g。

02-30

头孢他啶/阿维巴坦
Ceftazidime/Avibactam

- -

【其他名称】

思福妥、Avycaz、Zavicefta。

【研发】

英国 Astrazeneca（阿斯利康）公司和美国 Allergan（爱尔健）公司联合开发。

【上市日期】

2015 年 2 月。2019 年 5 月 NMPA 批准中国上市。

【药理作用】

本品是由第三代头孢菌素类药物头孢他啶与新型 β-内酰胺酶抑制剂阿维巴坦组成的复方制剂。阿维巴坦（Avibactam）属二氮杂双环辛烷（Diazabicycloctane）类非 β-内酰胺类 β-内酰胺酶抑制剂，其与 β-内酰胺酶产生可逆共价结合，对细菌产生的 β-内酰胺酶有较强的抑制作用，可有效保护头孢他啶免受 β-内酰胺酶水解，极大地增强了头孢他啶的抗菌作用。

本品对耐药的革兰阳性菌，包括耐碳青霉烯类药物的肠杆菌科细菌（CRE）、多重耐药的铜绿假单胞菌及产超广谱 β-内酰胺酶（ESBLs）的细菌，如大肠埃希菌、肺炎克雷白菌、产酸克雷白菌、奇异变形杆菌、阴沟肠杆菌、枸橼酸杆菌等革兰阴性杆菌有强大的抗菌活性。

【临床应用】

用于治疗由敏感菌引起的复杂性腹腔内感染及由肺炎克雷白菌、阴沟肠杆菌、大肠埃希菌、奇异变形杆菌、铜绿假单胞菌、流感嗜血杆菌等革兰阴性杆菌引起的医院获得性肺炎（HAP）和呼吸机相关性肺炎（VAP）。

【不良反应与注意事项】

① 本品与其他 β - 内酰胺类抗生素药物存在交叉过敏，对本品或对其他头孢菌素类药物、青霉素类药物过敏者禁用。② 有哮喘等过敏性疾病史者、严重肝肾功能障碍者慎用。③ 头孢他啶可通过胎盘屏障，孕妇慎用，FDA 对其妊娠用药安全性分级为 B 级。④ 哺乳期妇女用药应停止供乳。⑤ 18 岁以下未成年人用药的安全性尚未明确，不推荐应用。⑥ 偶有皮疹、荨麻疹、瘙痒等过敏症状。罕见 Stevens-Johnson 综合征。⑦ 有恶心、呕吐、腹泻、厌食等消化道症状。⑧ 头痛、头晕等中枢神经系统症状。⑨ 中性粒细胞减少、血小板减少、嗜酸性粒细胞增多。⑩ 偶有 ALT、AST、ALP、LDH、GGT 升高。⑪ 偶见 BUN 和肌酐升高。⑫ 头孢他啶与阿维巴坦均经肾脏清除。用药期间应监测肌酐清除率，对 30mL/min < CrCl < 50mL/min 者，日剂量可按推荐剂量的 70% 给予。⑬ 长期用药，易引发口腔或阴道念珠菌感染。

【用法与用量】

静脉滴注。复杂性腹腔内感染（须联用甲硝唑）每次 2.5g，每 8h 1 次，疗程 5~14d。医院获得性肺炎每次 2.5g，每 8h 1 次，疗程 7~14d。

【制剂与规格】

注射剂，2.5g（头孢他啶 2g/ 阿维巴坦 0.5g）。

第四节　第四代头孢菌素

02-31

头孢匹罗 *
Cefpirome

【其他名称】

氨噻肟吡戊头孢、头孢吡隆、Cefron。

【研发】

德国 Hoechst（赫司特）公司。

【上市日期】

1992 年。

【药理作用】

本品为第四代头孢菌素。抗菌谱广，对 β - 内酰胺酶高度稳定，对产酶的革兰阴性杆菌的抗菌作用强于第三代头孢菌素。对金黄色葡萄球菌（MRSA 除外）等革兰阳性菌的抗菌作用也强于第三代头孢菌素。金黄色葡萄球菌（包括耐青霉素菌株）、化脓性链球菌、草绿色链球菌、肺炎链球菌、痤疮丙酸杆菌、白喉杆菌、化脓性棒状杆菌、梭状芽孢杆菌等对本品均敏感。枸橼酸杆菌、大肠埃希菌、沙门菌属、志贺菌属、克雷白菌属、肠杆菌属、沙雷菌属、奇异变形杆菌、普通变形菌、流感嗜血杆菌、脆弱拟杆菌、奈瑟菌等革兰阴性菌对本品尤其敏感。

作用机制同其他头孢菌素类药物，可与细菌细胞膜上的青霉素结合蛋白（PBPs）结合，干扰细菌细胞壁的生物合成，发挥抗菌作用。

本品口服不吸收，须注射给药。静脉注射 1g，C_{max} 80~90μg/mL，血浆蛋白结合率为 5%~10%，$t_{1/2}$ 约 2h，肾功能不全者半衰期延长。吸收后，体内分布广泛，在腹腔积液、脑脊液、胆汁、心、肺、肾、子宫等体液与组织器官中可达有效药物浓度。也可分泌至乳汁中。给药量的 80%~90% 以原形经肾随尿液排出。

【临床应用】

用于治疗由敏感菌引起的支气管炎、支气管扩张并发感染、大叶性肺炎、肺脓肿等严重下呼吸道感染。严重的泌尿生殖系统感染，腹腔内感染，肝胆系统感染，皮肤软组织感染及化脓性脑膜炎、败血症等。

【不良反应与注意事项】

① 对本品或对其他头孢菌素类药物、青霉素类药物过敏者禁用。② 本品可通过胎盘屏障，孕妇慎用。FDA 对本品妊娠用药的安全性分级为 B 级。③ 本品可少量自乳汁分泌，哺乳期妇女用药应停止供乳。④ 12 岁以下儿童用药的有效性、安全性尚不明确，不推荐应用。⑤ 偶有皮疹、荨麻疹、瘙痒、药物热等过敏症状。⑥ 有恶心、呕吐、腹泻、食欲减退等胃肠道反应。⑦ 有一过性 ALT、AST、ALP、LDH 和胆红素升高。⑧ 偶有血尿素氮、血清肌酐升高。⑨ 中性粒细胞减少、血小板减少、嗜酸性粒细胞增多。⑩ 长期用药，易致菌群失调，发生由耐药菌或念珠菌引起的二重感染。⑪ 如果与氨基糖苷类抗生素药物联用，对革兰阴性菌有协同的抗菌作用，同时肾毒性也相应增加。

【用法与用量】

静脉注射或静脉滴注。成人每次 1g，每日 2 次，严重感染每次 2g，每日 2 次。

【制剂与规格】

注射剂，0.5g、1g、2g。

02-32

头孢吡肟 *
Cefepime

【其他名称】

头孢吡美、头孢匹美、马斯平、Maxipime。

【研发】

美国 Squibb（施贵宝）公司。

【上市日期】

1993 年。

【药理作用】

本品为第四代头孢菌素。抗菌谱广，对多数革兰阳性菌及革兰阴性菌有良好抗菌活性。尤其对产 1 型 β-内酰胺酶的革兰阴性杆菌有很强的抗菌活性，且超过第三代头孢菌素，如枸橼酸菌属、沙门菌属、志贺菌属、克雷白菌属、肠杆菌属、奇异变形杆菌、普通变形杆菌、流感嗜血杆菌、大肠埃希菌、奈瑟菌、铜绿假单胞菌等。对金黄色葡萄球菌（MRSA 除外）等革兰阳性菌的抗菌活性也强于第三代头孢菌素。但是对肠球菌、难辨梭状芽孢杆菌、脆弱拟杆菌（产 β-内酰胺酶菌株）、耐甲氧西林的金黄色葡萄球菌（MRSA）等无抗菌活性。

作用机制同其他头孢菌素类药物，可与细菌细胞膜上的青霉素结合蛋白相结合，干扰细菌细胞壁的生物合成，发挥杀菌作用。

口服不吸收，须注射给药。静脉注射本药 2g，C_{max} 约 193 μg/mL，血浆蛋白结合率为 20%，$t_{1/2}$ 约 2h，肾功能不全者半衰期延长。吸收后，体内分布广泛，在各组织与体液中可达有效药物浓度，胆汁中的浓度较高，本品可通过血脑脊液屏障和胎盘屏障，并有少量进入乳汁中。给药量的 80%~90% 以药物原形经肾随尿液排出。

【临床应用】

用于治疗由敏感菌引起的支气管扩张并发感染、肺炎、肺脓肿等呼吸系统重度感染，复杂的泌尿系统感染，蜂窝组织炎、皮肤脓肿、伤口感染等严重的皮肤软组织感染，复杂性腹腔内感染、胆道感染、盆腔感染及化脓性脑膜炎、败血症等重度感染。

【不良反应与注意事项】

① 本品与其他 β-内酰胺类抗生素药物存在交叉过敏，对本品或对其他头孢菌素类药物、青霉素类药物过敏者禁用。② 有哮喘等过敏性疾病史者、严重肝肾功能不全者、患溃疡性结肠炎者慎用。③ 本品可通过胎盘屏障进入胎儿体内，孕妇慎用，FDA 对本品妊娠用药的安全性分级为 B 级。④ 本品可少量从乳汁分泌，哺乳期妇女用药应停止供乳。⑤ 2 个月龄以下的婴幼儿不推荐应用。⑥ 有皮疹、荨麻疹、瘙痒、药物热等过敏症状。罕见 Stevens-Johnson 综合征。⑦ 有恶心、呕吐、腹泻、腹痛、厌食、消化不良等胃肠道反应。少见假膜性肠炎。⑧ 有一过性 ALT、AST、ALP、LDH 和胆红素升高。⑨ 中性粒细胞减少、血小板减少、嗜酸性粒细胞增多。⑩ 偶有一过性 BUN、肌酐升高。⑪ 若与氨基糖苷类抗生素药物联用，有协同作用，同时增加了肾毒性。如果联合用药，应监测肾功能。

【用法与用量】

肌肉注射、静脉注射或静脉滴注。成人每次 1~2g，每 12h 1 次，疗程 7~10d，重度感染每次 2g，每 8h 1 次。儿童（2 个月龄以上）每次 40mg/kg，每 12h 1 次，疗程 7~10d；16 岁以上或体重＞40kg 剂量同成人。

【制剂与规格】

注射剂，0.5g、1g、2g。

02-33

头孢噻利
Cefoselis

【其他名称】

丰迪。

【研发】

日本 Fujisawa（藤泽）制药株式会社。

【上市日期】

1998 年 6 月。2006 年中国投产上市。

【药理作用】

本品为第四代头孢菌素。抗菌谱广，对革兰阴性菌产生的 β-内酰胺酶高度稳定。

对革兰阳性菌和革兰阴性菌均有很强的抗菌活性。对肠杆菌的 MIC 为 0.12ug/mL，其作用强度优于头孢他啶、头孢噻肟、头孢哌酮和头孢曲松。对肠杆菌属、克雷白菌属、沙雷菌属、志贺菌、奇异变形杆菌、假单胞菌、流感嗜血杆菌等革兰阴性菌有较强的抗菌活性。而且对表皮葡萄球菌、化脓性链球菌、肺炎链球菌、淋病奈瑟菌等也有良好的抗菌活性。

作用机制同其他头孢菌素类药物，可与细菌细胞膜上的青霉素结合蛋白（PBPs）结合，干扰细菌细胞壁的生物合成起到杀菌作用。本品口服不吸收，须注射给药。静脉注射 1g 和 2g，T_{max} 0.5h，C_{max} 分别为 83.8 μg/mL 和 142.6 μg/mL。吸收后体内分布广泛，在血浆、胆汁、关节液、腹腔液、胸腔积液等体液与组织中可达有效药物浓度。$t_{1/2}$ 约 2h，血浆蛋白结合率为 60%，给药量的大部分经肾随尿液排出。

【临床应用】

用于治疗由敏感菌引起的化脓性扁桃体炎、慢性支气管炎急性发作、支气管扩张伴感染、肺炎、肺脓肿等重度呼吸系统感染。胆囊炎、胆管炎等胆道感染。肾盂肾炎、膀胱炎、前列腺炎、尿道炎、子宫内膜炎、附件炎、盆腔炎等泌尿生殖系统严重感染。腹膜炎等腹腔内感染。淋巴管炎、丹毒、蜂窝织炎等皮肤软组织感染。骨与关节感染及脑膜炎、败血症等。

【不良反应与注意事项】

① 对本品或对其他头孢菌素类、青霉素类药物过敏者禁用。② 有哮喘、荨麻疹等过敏性疾病史者、严重肝肾功能障碍者慎用。③ 妊娠妇女用药的安全性尚未明确，不宜应用。④ 本品可少量从乳汁分泌，哺乳期妇女用药应停止供乳。⑤ 儿童用药的有效性、安全性尚未确定，不推荐应用。⑥ 偶有皮疹、荨麻疹、瘙痒、潮红等过敏症状。罕见 Stevens-Johnson 综合征。⑦ 偶有恶心、呕吐、腹痛、腹泻等胃肠道反应。⑧ 一过性 ALT、AST 和 BUN 升高。⑨ 偶有中性粒细胞减少、血小板减少和嗜酸性粒细胞增多。⑩ 长期用药，可致维生素 K 缺乏，有出血倾向。也可致菌群失调，发生二重感染。⑪ 本品可影响乙醇代谢，抑制乙醛脱氢酶活性，致乙醛在体内积聚，发生双硫仑反应。用药期间和用前 1 周、停药后 1 周内勿饮酒和饮用含酒精饮品。

【用法与用量】

静脉滴注。成人每次 0.5~1g，每日 2 次，严重感染 4g/d，分 2~4 次给予。

【制剂与规格】

注射剂，0.5g、1g。

02-34

头孢唑兰
Cefozopran

【其他名称】

头孢唑南、头孢宙兰、Firstcin。

【研发】

日本 Takeda（武田）药品株式会社。

【上市日期】

1995 年 8 月。

【药理作用】

本品为第四代头孢菌素。对细菌产生的 β-内酰胺酶高度稳定。对多数革兰阳性菌、革兰阴性菌和厌氧菌有良好抗菌活性，对金黄色葡萄球菌（MRSA 除外）等革兰阳性菌的抗菌活性强于第三代头孢菌素，尤其对溶血性链球菌的抗菌活性明显。而且对粪链球菌、阴沟肠杆菌、大肠埃希菌、流感嗜血杆菌、铜绿假单胞菌等也有较强的抗菌活性。但是对耐甲氧西林的金黄色葡萄球菌（MRSA）无抗菌活性。

本品对细菌青霉素结合蛋白有高度亲和力，与细菌细胞膜上的青霉素结合蛋白结合干扰细菌细胞壁合成，发挥抗菌作用。

注射给药后吸收良好，体内分布广泛，在血浆、体液与组织中均可达有效药物浓度。

给药量的 80%~90% 以药物原形经肾随尿液排出。

【临床应用】

用于治疗由敏感菌引起的呼吸系统感染、胆道与腹腔内感染、泌尿生殖系统感染、皮肤软组织感染及败血症等。

【不良反应与注意事项】

① 对本品或对头孢菌素类、青霉素类药物过敏者禁用。② 有哮喘、荨麻疹等过敏性疾病史者、严重肝肾功能低下者慎用。③ 妊娠妇女用药的安全性尚不明确，不推荐应用。④ 哺乳期妇女用药应停止供乳。⑤ 偶有瘙痒、皮疹、药物热等过敏症状。⑥ 偶有恶心、厌食等胃肠道反应。

【用法与用量】

静脉注射或静脉滴注。成人每次 0.5~1g，每日 2 次，严重感染每次 2g，每日 2 次，疗程 3~14d。儿童 20~80mg/（kg·d），分 3~4 次给予，严重感染 160mg/（kg·d），分 3~4 次给予。

【制剂与规格】

注射剂，0.5g、1g。

02-35

头孢克定

Cefclidin

- -

【研发】

日本 Fujisawa（藤泽）制药株式会社。

【药理作用】

本品为第四代头孢菌素。抗菌谱广，对细菌产生的 β-内酰胺酶高度稳定。

特点是对革兰阴性杆菌的抗菌活性极强。对大肠埃希菌、志贺菌属、克雷白菌属、流感嗜血杆菌、肠杆菌属等革兰阴性杆菌的抗菌活性强于第三代头孢菌素，某些对第三代头孢菌素耐药的枸橼酸杆菌、肠球菌等也很敏感。本药对铜绿假单胞菌的抗菌作用比头孢他啶强 4~16 倍。

作用机制同其他头孢菌素类药物，可与细菌青霉素结合蛋白（PBPs）结合，干扰细菌细胞壁的生物合成发挥抗菌作用。

本品 0.5~2g 静脉滴注，C_{max} 29~116 μg/mL，血浆蛋白结合率为 4%。吸收后体内分布广泛，在各组织与体液中可达有效浓度。$t_{1/2}$ 为 1.92h。24h 给药量的 82%~86% 经肾随尿液排出。

【临床应用】

用于治疗由敏感菌引起的呼吸系统感染、胆道与腹腔内感染、泌尿生殖系统感染、皮肤软组织感染及败血症等。

【不良反应与注意事项】

① 对本品或对头孢菌素类、青霉素类药物过敏者禁用。② 有哮喘、荨麻疹等过敏性疾病史者、严重肝肾功能障碍者慎用。③ 妊娠妇女用药的安全性尚不明确，不推荐应用。④ 哺乳期妇女用药应停止供乳。⑤ 未成年人用药的有效性、安全性尚未确立，不宜应用。⑥ 有皮疹、瘙痒、药物热等过敏症状。⑦ 有恶心、厌食等胃肠道反应。⑧ 偶有一过性 ALT、AST、ALP 升高。⑨ 偶有中性粒细胞减少、嗜酸性粒细胞增多。⑩ 长期用药易致菌群失调，发生二重感染。

【用法与用量】

静脉滴注。成人每次 1g，每日 2 次，严重感染每次 2g，每日 2 次。

【制剂与规格】

注射剂，0.5g、1g。

第五节　第五代头孢菌素

02-36

头孢吡普酯
Ceftobiprole Medocaril

- -

【其他名称】

头孢吡普、头孢托罗、头孢比罗、赛比普、Ceftobiprole、Zeftera。

【研发】

瑞士 Basilea（巴塞利亚）公司与美国 Johnson & Johnson（强生）公司联合研发。

【上市日期】

2008 年 6 月加拿大。2021 年 5 月中国上市。

【药理作用】

本品为第五代头孢菌素。属酯类化合物，是头孢吡普的前体药。在体内经酯酶水解释出具有抗菌活性的头孢吡普发挥抗菌作用。本品抗菌谱广，对革兰阳性菌、革兰阴性菌和厌氧菌均有较强的抗菌活性。对耐甲氧西林的金黄色葡萄球菌（MRSA）和耐万古霉素的金黄色葡萄球菌（VRSA）有极其良好的抗菌活性。本品是头孢菌素类药物中首个对 MRSA 和 VRSA 有效的药物。如果与头孢吡肟等第四代头孢菌素相比较，本品对革兰阳性菌的抗菌谱更广、抗菌活性更强。对革兰阴性菌的抗菌谱、抗菌活性与第三代、第四代头孢菌素相当。本品对多数耐青霉素、耐大环内酯类、耐氟喹诺酮类药物的肺炎链球菌依然有较强的抗菌活性。本品没有肾毒性，对细菌产生的 β-内酰胺酶稳定。但是对广谱 β-内酰胺酶（ESBLs）稳定性差，对铜绿假单胞菌无抗菌活性。

作用机制同其他 β – 内酰胺类抗生素药物，可与细菌细胞膜上的青霉素结合蛋白（PBPs）结合，干扰细菌细胞壁的生物合成，阻碍细菌生长繁殖，发挥杀菌作用。

静脉注射本品 0.5g，T_{max} 0.5h，C_{max} 35.5μg/mL，血浆蛋白结合率为 16%，$t_{1/2}$ 约 3h，吸收后体内分布广泛，其中肾脏浓度高，肝脏、肺脏、皮肤等组织器官也有良好分布。主要经肾脏代谢，24h 内，给药量的 82%~88% 经肾随尿液排出。

【临床应用】

用于治疗由敏感菌引起的复杂性皮肤软组织感染，包括糖尿病足感染，及社区获得性肺炎（CAP）。

【不良反应与注意事项】

① 本品与其他 β – 内酰胺类抗生素药物存在交叉过敏，对本品或对其他头孢菌素类、青霉素类药物过敏者禁用。② 有哮喘等过敏性疾病史者慎用。③ 妊娠妇女用药的安全性尚不明确，不推荐应用。④ 哺乳期妇女用药应停止供乳。⑤ 儿童用药的有效性、安全性尚未确定，不推荐应用。⑥ 可有味觉改变。可能是头孢吡普的前体药物头孢吡普酯水解后的另一产物具有焦糖味道的二乙酰所致。⑦ 偶有恶心、呕吐、厌食等胃肠道不适，且多见于停药后。⑧ 偶有 ALT 升高。

【用法与用量】

静脉滴注。成人每次 0.5g，每 12h 1 次，疗程 7~14d。

【制剂与规格】

注射剂，0.5g。

02-37

头孢洛林酯
Ceftarolin Fosamil

- -

【其他名称】

头孢洛林、Ceftarolin、Teflaro、Zinforo。

【研发】

日本 Takeda（武田）制药株式会社与美国 Forest laboratories（森林实验室）合作研发。2015 年森林实验室随同 Allergan（爱尔健）公司并入辉瑞公司。

【上市日期】

2010 年 10 月。Pfizer（辉瑞）和 Astrazeneca（阿斯利康）公司持有除北美和日本以外地区商业化权利。阿斯利康公司于 2020 年 7 月向 NMPA 提出中国上市申请。

【药理作用】

本品属第五代头孢菌素，是头孢唑兰的衍生物，为头孢洛林的前体药，在体内经酯酶水解释出具有抗菌活性的头孢洛林发挥抗菌作用。本品抗菌谱广，与头孢吡普相似。对革兰阳性菌与革兰阴性菌均有良好抗菌活性。尤其对耐甲氧西林的金黄色葡萄球菌（MRSA）、耐万古霉素的金黄色葡萄球菌（VRSA）、及对青霉素类、红霉素类、氟喹诺酮类药物耐药的肺炎链球菌均有较强的抗菌活性。但是对广谱 β – 内酰胺酶（ESBLs）不稳定。对肠球菌及铜绿假单胞菌活性弱。

作用机制同其他 β – 内酰胺类抗生素药物，可与细菌细胞膜上的青霉素结合蛋白（PBPs）结合，干扰细菌细胞壁的生物合成，呈现杀菌作用。

本品 0.6g 静脉滴注，T_{max} 0.9h，C_{max} 21μg/mL，血浆蛋白结合率约为 20%，$t_{1/2}$ 约 2.6h，在体内经酯酶作用转化为具有抗菌活性的头孢洛林，其进一步水解成无活性的开环代谢产物头孢洛林 –M–1 经肾随尿液排出，少部分随胆汁经粪便排出。

【临床应用】

用于治疗由敏感菌引起的复杂性皮肤软组织感染，包括耐甲氧西林的金黄色葡萄球菌（MRSA）感染及社区获得性肺炎（CAP）。

【不良反应与注意事项】

① 本品与其他 β–内酰胺类抗生素药物存在交叉过敏，对本品或对其他头孢菌素、青霉素类药物过敏者禁用。② 有哮喘等过敏性疾病史者慎用。③ 妊娠妇女用药的安全性尚未明确，不推荐应用。④ 哺乳期妇女用药应停止供乳。⑤ 未成年人用药的有效性、安全性数据尚不详尽，不推荐用药。⑥ 有恶心、腹泻、厌食等胃肠道不适。⑦ 皮疹、瘙痒等过敏症状及头痛、失眠等。⑧ 偶见结晶尿及尿液颜色、气味改变。⑨ 偶有 ALT、AST 升高。⑩ 轻度肾功能损伤（CrCl > 80mL/min）者，不需调整剂量。中度肾功能损伤（CrCl > 50mL/min）者，须将每次给药剂量下调至 0.4g。⑪ 本品非细胞色素 P450 酶抑制剂或诱导剂，与涉及经细胞色素 P450 酶代谢的药物没有明显的配伍禁忌。

【用法与用量】

静脉滴注。成人社区获得性肺炎（CAP）每次 0.6g，每 12h 1 次，疗程 5~7d。复杂性皮肤软组织感染每次 0.6g，每 12h 1 次，疗程 5~14d。滴注时间 60min。

【制剂与规格】

注射剂，0.4g、0.6g。

第三章 非典型 β- 内酰胺类抗生素及 β- 内酰胺酶抑制剂

Non-typical β-Lactams Antibiotics and
β-Lactamase Inhibitors

第一节　头霉素类
Cephamycins

Cefoxitin

- -

【其他名称】

头孢甲氧噻吩、头孢甲氧霉素、美福仙、Mefoxin。

【研发】

美国 Merck（默沙东）公司。

【上市日期】

1978 年 4 月美国。1989 年中国。

【药理作用】

本品为非典型 β - 内酰胺类抗生素中头霉素衍生物。它是由链丝菌产生的头霉素 C 经半合成制得的一种抗生素，其母核与头孢菌素相似，抗菌谱广，对革兰阴性菌产生的 β - 内酰胺酶稳定，对大多数革兰阴性菌与革兰阳性菌有良好的抗菌活性。因此，也有将其分类于第二代头孢菌素中。本品对溶血性链球菌、金黄色葡萄球菌（限 MSSA）等革兰阳性菌及大肠埃希菌、克雷白杆菌、奇异变形杆菌、流感嗜血杆菌、淋病奈瑟菌（包括产酶菌株）等革兰阴性菌和消化球菌、消化链球菌、梭状芽孢杆菌、脆弱拟杆菌等厌氧菌均有良好抗菌活性。但是对肠球菌、铜绿假单胞菌、耐甲氧西林的金黄色葡萄球菌（MRSA）没有作用。

作用机制同 β - 内酰胺类抗生素药物，可与细菌青霉素结合蛋白（PBPs）结合，抑制细菌细胞壁的生物合成发挥抗菌作用。

本品口服不吸收，须注射给药。成人单剂量肌肉注射 1g，T_{max} 0.5h，C_{max} 24μg/mL，血浆蛋白结合率为 70%，$t_{1/2}$ 为 0.7~1h。吸收良好，体内分布广泛，在关节液和胆汁中的浓度居高，为血浆浓度的 4~12 倍。在体内几乎不被代谢，24h 给药量的 85% 以药物原形经肾脏随尿液排出，少量伴胆汁随粪便排出。

【临床应用】

用于治疗由敏感菌引起的支气管炎、支气管扩张并发感染、肺炎等呼吸系统感染，肾盂肾炎、膀胱炎、尿道炎、附件炎、盆腔炎等泌尿生殖系统感染，皮肤软组织感染，骨与关节感染，腹腔内感染及手术后感染预防用药。

【不良反应与注意事项】

① 对本品或对其他头霉素类药物过敏者禁用。对头孢菌素类药物、青霉素类药物过敏者慎用。② 有哮喘、荨麻疹等过敏性疾病史者、肾功能不全者慎用。③ 本品可通过胎盘屏障进入胎儿体内，孕妇慎用。美国食品和药品监督管理局（FDA）对本品妊娠用药安全性分级为 B 级。④ 可从乳汁分泌，哺乳期妇女用药应停止供乳。3 个月龄以下婴儿禁用。⑤ 有皮疹、荨麻疹、瘙痒、药物热等过敏症状。⑥ 有恶心、呕吐、腹痛、腹泻、食欲减退等消化道反应。⑦ 有一过性 ALT、AST、ALP、LDH 和胆红素升高。⑧ 偶见 BUN 和肌酐升高。⑨ 偶有中性粒细胞减少、血小板减少、嗜酸性粒细胞增多、溶血性贫血。⑩ 大剂量或长期用药，可致菌群失调，

发生由耐药菌或白色念珠菌引起的二重感染。也可引起维生素 K 和 B 族维生素缺乏。⑪ 本药可影响乙醇代谢，抑制乙醛脱氢酶活性，致乙醛在体内积聚，发生双硫仑样反应。用药期间和用药前 1 周、停药后 1 周内勿饮酒或饮用含乙醇饮品。⑫若与氨基糖苷类抗生素药物联用，有协同的抗菌作用，同时也增加了肾毒性。

【用法与用量】

肌肉注射、静脉注射或静脉滴注。成人每次 1~2g，每 6~8h 1 次。儿童（3 个月龄以上）每次 20~40mg/kg，每 8h 1 次。

【制剂与规格】

注射剂，1g、2g。

头孢美唑 *
Cefmetazole

【其他名称】

头孢美他唑、头孢甲氧氰唑、先锋美他醇、Sefmetazon。

【研发】

日本 Sankyo（三共）制药株式会社。

【上市日期】

1980 年 4 月。

【药理作用】

本品为非典型 β–内酰胺抗生素中头霉素衍生物。特点是对革兰阴性杆菌产生的多种 β–内酰胺酶稳定。而且对某些头孢菌素耐药的菌株也表现敏感。其性能与第三代头孢菌素相近似。对大肠埃希菌、克雷白菌、志贺菌、奇异变形杆菌、沙门菌属等革兰阴性杆菌有良好的抗菌活性。其中对流感嗜血杆菌活性最强。对金黄色葡萄球菌（MRSA 除外）、溶血性链球菌也有很好的抗菌活性。但是对表皮葡萄球菌、耐甲氧西林金黄色葡萄球（MRSA）、铜绿假单胞菌、肠球菌等耐药。

作用机制同其他 β–内酰胺类抗生素药物，可与细菌的青霉素结合蛋白（PBPs）结合，干扰细菌细胞壁的生物合成发挥杀菌作用。

本药口服不吸收。肌肉注射 1g，T_{max} 0.7h，C_{max} 90 μg/mL，血浆蛋白结合率为 65%，$t_{1/2}$ 约 1.3h。吸收后体内分布广泛，在痰液、腹腔积液、卵巢、盆腔等体液与组织器官中可达有效药物浓度。胆汁中的药物浓度较高。本品在体内几乎不被代谢，12h 内给药量的 85% 以药物原形经肾随尿液排出。

【临床应用】

用于治疗由敏感菌引起的支气管炎、肺炎、肺脓肿等呼吸系统感染，胆囊炎、胆管炎等胆道感染，肾盂肾炎、膀胱炎、尿道炎、子宫内膜炎、附件炎等泌尿生殖系统感染及蜂窝组织炎等皮肤软组织感染。

【不良反应与注意事项】

① 对本品或对其他头霉素类药物过敏者禁用。对头孢菌素类药物、青霉素类药物过敏者慎用。② 有哮喘、荨麻疹等过敏性疾病史者、肝肾功能不全者、患溃疡性结肠炎者慎用。③ 可通过胎盘屏障，孕妇慎用，FDA 对本品妊娠用药的安全

性分级为 B 级。④ 本品可从乳汁分泌，哺乳期妇女用药应停止供乳。⑤ 有皮疹、荨麻疹、瘙痒、药物热等过敏症状。⑥ 有恶心、呕吐、腹泻等胃肠道反应。⑦ 有一过性 ALT、AST、ALP 升高。⑧ 偶有中性粒细胞减少、血小板减少、嗜酸性粒细胞增多。⑨ 偶有一过性 BUN 升高。⑩ 长期用药可致菌群失调，引发二重感染。也可致维生素 K 与 B 族维生素缺乏。⑪ 本品可影响乙醇代谢，抑制乙醛脱氢酶活性，乙醛不能继续氧化成乙酸，致乙醛在体内积聚，发生双硫仑样反应。所以用药期间和用药前 1 周、停药后 1 周之内勿饮酒和饮用含酒精的饮品。⑫ 若与氨基糖苷类抗生素药物联用，有协同的抗菌作用，同时也会增加肾毒性。

【用法与用量】

静脉注射或静脉滴注。成人每次 0.5~1g，每日 2~4 次。儿童 25~100mg/（kg·d），分 2~4 次给予。

【制剂与规格】

注射剂，0.5g、1g、2g。

03-03

头孢替坦
Cefotetan

【其他名称】

双硫唑甲氧头孢菌素、Cefotan。

【研发】

日本 Yamanouchi（山之内）制药株式会社。

【上市日期】

1984 年。

【药理作用】

本品为非典型 β-内酰胺类抗生素中头霉素衍生物。特点是对多数 β-内酰胺酶稳定。对革兰阴性菌的作用强于第一代和第二代头孢菌素。对大肠埃希菌、流感嗜血杆菌、肺炎克雷白菌、变形杆菌、沙雷菌属、肠杆菌属、枸橼酸菌等革兰阴性菌均有较强的抗菌活性，强于头孢美唑和头孢西丁。对金黄色葡萄球菌（MRSA 除外）、表皮葡萄球菌、肺炎链球菌、化脓性链球菌等革兰阳性菌也有一定的抗菌活性。对铜绿假单胞菌、不动杆菌的活性弱。对肠球菌、耐甲氧西林金黄色葡萄球菌（MRSA）耐药。

作用机制是本品与细菌青霉素结合蛋白（PBPs）结合，干扰细菌细胞壁的生物合成，呈现杀菌作用。

本品 2g 静脉滴注，60min 时血药峰浓度 270μg/mL，$t_{1/2}$ 为 2.8~4.2h，血浆蛋白结合率为 78%~91%。吸收后体内分布广泛，在脐带、羊水、女性生殖器官、胆汁、胆囊、前列腺、扁桃体等体液与组织器官中可达有效药物浓度。24h 给药量的 75% 以药物原形经肾随尿液排出。

【临床应用】

用于治疗由敏感菌引起的腹腔感染、泌尿生殖系统感染、骨与关节感染、皮肤软组织感染及预防手术后感染。

【不良反应与注意事项】

① 对本品或对其他头霉素类药物过敏者禁用。对头孢菌素类、青霉素类药物过敏者慎用。② 有哮喘、荨麻疹等过敏性疾病史或肾功能不全者慎用。③ 孕妇慎用，FDA 对本品妊娠用药的安全性分级为 B 级。④ 本品可少量自乳汁分泌，哺乳期妇女用药应停止供乳，婴幼儿也不宜应用。⑤ 有皮疹、瘙痒、发热等过敏症状。⑥ 有恶心、呕吐、腹痛、腹泻、腹胀、厌食等胃肠道反应。⑦ 偶有一过性 ALT、AST、ALP 和胆红素升高。⑧ 中性粒细胞减少、血小板减少、嗜酸性粒细胞增多、凝血酶原时间延长、低凝血酶原血症。⑨ 偶有 BUN 和肌酐升高。⑩ 长期用药可致菌群失调，发生二重感染。也会导致维生素 K 和 B 族维生素的缺乏。⑪ 若与氨基糖苷类抗生素药物联用，可有协同的抗菌作用，同时也会增加肾毒性。⑫ 本品可影响乙醇代谢。抑制乙醛脱氢酶活性，则乙醛不能氧化成乙酸，致乙醛在体内积聚，继而发生双硫仑样反应。所以在用药期间和用药前 1 周、停药后 1 周内勿饮酒和饮用含酒精饮品。

【用法与用量】

静脉注射或静脉滴注。成人每次 1~1.5g，每日 2 次，严重感染每次 2~3g，每日 2 次。儿童 40~60mg/（kg·d），分 2 次给予，严重感染 100mg/（kg·d），分 2 次给予。

【制剂与规格】

注射剂，0.5g、1g、2g。

03-04

头孢拉宗
Sefbuperazone

【其他名称】

乙氧哌甲氧头孢菌素、头孢布宗、Cefbutazine。

【研发】

日本 Toyama Chemical（富山化学）株式会社。

【上市日期】

1986 年。

【药理作用】

本品为非典型 β–内酰胺类抗生素中头霉素衍生物。抗菌谱广，对细菌产生的 β–内酰胺酶稳定。对革兰阴性菌的抗菌作用强于头孢美唑。对大肠埃希菌、克雷白菌属、枸橼酸菌属、肠杆菌属、沙雷菌、吲哚变形杆菌等革兰阴性菌有很强的抗菌作用。但是对铜绿假单胞菌、难辨梭状芽孢杆菌耐药。

作用机制同其他头霉素类药物，可与细菌青霉素结合蛋白（PBPs）结合，干扰细菌细胞壁的生物合成而发挥抗菌作用。

静脉注射 1g，T_{max} 1h，C_{max} 约 166μg/mL，$t_{1/2}$ 约 1.5h，血浆蛋白结合率约为 55%。吸收后体内分布广泛，在痰液、胆汁、腹腔渗出液、脐带血、羊水、子宫、口腔、前列腺等体液与组织器官中可达有效药物浓度。给药量的 70% 以上经肾随尿液排出，少量伴胆汁经粪便排出。

【临床应用】

用于治疗由敏感菌引起的扁桃体炎、支气管炎、肺炎等呼吸系统感染，胆囊炎、胆管炎、腹膜炎等胆道与腹腔内感染，肾盂肾炎、膀胱炎、尿道炎、子宫内膜炎、附件炎、盆腔炎等泌尿生殖系统感染及细菌性心内膜炎、败血症等。

【不良反应与注意事项】

① 对本品或对其他头霉素类药物过敏者禁用。对头孢菌素类、青霉素类药物过敏者慎用。② 有哮喘、荨麻疹等过敏性疾病史或严重肝肾功能不全者慎用。③ 本品可通过胎盘屏障，孕妇用药宜权衡利弊。④ 可少量从乳汁分泌，哺乳期妇女用药应停止供乳。⑤ 本药对早产儿、新生儿用药的安全性尚不明确，禁止应用。⑥ 有皮疹、瘙痒、发热等过敏症状。⑦ 有恶心、呕吐、腹泻、厌食等胃肠道反应，罕见假膜性肠炎。⑧ 肝功能异常，有一过性 ALT、AST、ALP 升高。⑨ 偶有血小板减少、红细胞减少、嗜酸性粒细胞增多。⑩ 有 BUN 和肌酐升高，偶见蛋白尿。⑪ 长期用药易致菌群失调，发生二重感染。也可出现维生素 K 与 B 族维生素缺乏。⑫ 本品可影响乙醇代谢，抑制乙醛脱氢酶活性，致乙醛在体内积聚，可发生双硫仑样反应。所以在用药期间和用药前 1 周、停药后 1 周之内勿饮酒和饮用含乙醇饮品。⑬ 若与氨基糖苷类抗生素药物联用，有协同的抗革兰阴性菌的作用，同时会增加肾毒性。

【用法与用量】

静脉注射或静脉滴注。成人每次 0.5~1g，每日 2 次，严重感染每次 2g，每日 2 次。儿童 40~80mg/（kg·d），分 2~4 次给予。

【制剂与规格】

注射剂，0.5g、1g。

03-05

头孢米诺 *
Cefminox

【其他名称】

氨羧甲氧头孢菌素、美士灵、Meicelin。

【研发】

日本 Meiji Seika（明治制果）制药株式会社。

【药理作用】

本品为非典型 β - 内酰胺类抗生素中头霉素衍生物。抗菌谱广，对细菌产生的 β - 内酰胺酶高度稳定，对革兰阳性菌与革兰阴性菌均有良好抗菌活性。对大肠埃希菌、克雷白菌属、变形杆菌、脆弱拟杆菌、流感嗜血杆菌等革兰阴性菌及链球菌均有较强的抗菌活性。对肠球菌没有作用。作用机制同其他头霉素类药物，可与细菌青霉素结合蛋白（PBPs）结合，抑制细菌细胞壁的生物合成，发挥杀菌作用。

成人静脉注射本品 0.5g 和 1g，即时血药峰浓度分别为 50 μg/mL 和 100 μg/mL，$t_{1/2}$ 约 2.5h。吸收后，体内分布广泛，在胆汁、腹腔积液和子宫内膜浓度高。本品在体内几乎不被代谢，以药物原形经肾随尿液排出。

【临床应用】

用于治疗由敏感菌引起的扁桃体炎、扁桃体脓肿、支气管炎、支气管扩张合并感染、肺炎、肺脓肿等呼吸系统感染。腹膜炎、胆囊炎、胆管炎等腹腔、胆道系统感染。肾盂肾炎、膀胱炎、尿道炎、子宫内膜炎、附件炎、盆腔炎等泌尿生殖系统感染及败血症等。

【不良反应及注意事项】

① 对本品或对其他头霉素类药物过敏者禁用。对头孢菌素类、青霉素类药物过敏者慎用。② 有哮喘、荨麻疹等过敏性疾病史者、严重肾功能不全者慎用。③ 孕妇用药应权衡利弊。④ 本品可少量从乳汁分泌，哺乳期妇女用药应停止供乳。⑤ 新生儿、早产儿不宜应用。⑥ 有皮疹、瘙痒、发热等过敏症状。⑦ 有恶心、呕吐、腹泻、食欲减退等胃肠道反应。少见假膜性肠炎。⑧ 偶有一过性 ALT、AST、ALP、LDH 和胆红素升高。⑨ BUN 和肌酐升高，偶有蛋白尿。⑩ 中性粒细胞减少、血小板减少、嗜酸性粒细胞增多和凝血酶原时间延长。⑪ 长期用药，可致菌群失调，引发二重感染。⑫ 本品为乙醛脱氢酶抑制剂。可抑制乙醛脱氢酶活性，阻碍乙醛代谢，并致其在体内积聚，引发双硫仑样反应。所以应用本药期间及用药前 1 周、停药后 1 周内勿饮酒和饮用含酒精饮品。

【用法与用量】

静脉注射或静脉滴注。成人每次 1g，每日 2 次，严重感染每次 2g，每日 3 次。儿童每次 20mg/kg，每日 3 次。

【制剂与规格】

注射剂，0.5g、1g。

第二节　单环类

Monobactams

03-06

氨曲南 *

Aztreonam

【其他名称】

单酰胺菌素、噻肟单酰胺菌素、君刻单、Azactam。

【研发】

美国 Squibb（施贵宝）公司。

【上市日期】

1984 年 9 月。1989 年中国上市。

【药理作用】

本品为非典型 β－内酰胺抗生素中单环类药物。特点是对部分细菌产生的 β－内酰胺酶高度稳定。抗菌谱窄，仅对需氧革兰阴性菌有良好的抗菌活性，对大肠埃希菌、克雷白杆菌、沙雷杆菌、奇异变形杆菌、吲哚变形杆菌、枸橼酸杆菌、流感嗜血杆菌、铜绿假单胞菌、淋病奈瑟菌等有较强的抗菌活性。对葡萄球菌属、链球菌属等革兰阳性菌无抗菌活性。厌氧菌、军团菌、不动杆菌也对本品耐药。

本品可与细菌青霉素结合蛋白（PBPs）结合，干扰细菌细胞壁的生物合成而呈现杀菌作用。

口服不吸收，须注射给药。肌肉注射 1g，T_{max} 0.8~1h，C_{max} 44.6~46 μg/mL，$t_{1/2}$ 约 1.8h，血浆蛋白结合率为 56%，吸收后，体内分布广泛，在脓液、心包液、胸腔积液、滑膜液、胆汁、骨、心肌、肺、皮肤软组织等体液与组织器官中可达有效药物浓度。12h 内给药量的 70% 经肾随尿液排出，约 12% 经粪便排出。

【临床应用】

用于治疗由敏感菌引起的肺炎、肺脓肿等下呼吸道感染，腹膜炎、胆囊炎、胆管炎等腹腔与胆道系统感染，肾盂肾炎、膀胱炎、尿道炎、子宫内膜炎、附件炎、盆腔炎等泌尿生殖系统感染。

因本药有良好的耐酶作用，也常用于对某些青霉素、头孢菌素、氨基糖苷类抗生素药物产生耐药的细菌感染治疗。

【不良反应与注意事项】

① 对本品或对其他单环类药物、头孢他啶过敏者禁用（本品与头孢他啶在结构上有相同侧链）。对头孢菌素类、青霉素类药物过敏者慎用。② 有哮喘、荨麻疹等过敏性疾病史者或肾功能低下者慎用。③ 可通过胎盘屏障，孕妇慎用。FDA 对本品妊娠用药的安全性分级为 B 级。④ 可少量从乳汁分泌，哺乳期妇女用药应停止供乳。⑤ 偶有皮疹、多形性红斑、瘙痒等皮肤过敏症状。⑥ 有恶心、呕吐、腹痛、腹泻、味觉改变等胃肠道反应。⑦ 偶有一过性 ALT、AST、ALP 升高。⑧ 血小板减少、嗜酸性粒细胞增多、凝血酶原时间延长。多为暂时性。⑨ 用药剂量大，可有血肌酐暂时性升高。⑩ 若与氨基糖苷类抗生素药物联合治疗铜绿假单胞菌等感染有协同的抗菌作用，同时也会增加肾毒性。

【用法与用量】

肌肉注射、静脉注射或静脉滴注。成人每次 0.5~1g，每 8~12h 1 次，严重感染每次 2g，每 8h 1 次。儿童每次 30mg/kg，每 8h 1 次。

【制剂与规格】

注射剂，0.5g，1g。

03-07

卡芦莫南
Carumonam

【其他名称】

卡鲁莫南、Amasulin。

【研发】

日本 Takeda（武田）制药株式会社。

【上市日期】

1988 年日本。

【药理作用】

本品为非典型 β−内酰胺抗生素中单环类药物。抗菌作用似氨曲南，对多种细菌产生的 β−内酰胺酶稳定，对革兰阴性需氧菌有较强的抗菌活性。对大肠埃希菌、肺炎杆菌、肠杆菌、沙雷菌属、奇异变形杆菌的抗菌活性与氨曲南、头孢甲肟相仿。对铜绿假单胞菌的抗菌活性与氨曲南、头孢哌酮相当。对流感嗜血杆菌也有很强的抗菌作用。但是对需氧革兰阳性菌和厌氧菌的抗菌活性差。

作用机制为本品可与细菌青霉素结合蛋白（PBPs）结合，干扰细菌细胞壁生物合成发挥抗菌作用。本品 1g 静脉滴注，C_{max} 62 μg/mL，$t_{1/2}$ 为 1.14h。吸收后体内分布广泛，在各组织与体液中可达有效药物浓度。用药 8h 后，给药量的 61%~91% 经肾随尿液排出。

【临床应用】

用于治疗由敏感菌引起的呼吸道感染、胆道感染、泌尿系统感染、腹腔感染、盆腔感染及败血症等。

【不良反应与注意事项】

① 对本品过敏或对其他 β－内酰胺类抗生素药物有即刻过敏性休克史者禁用。② 对头孢菌素类、青霉素类药物过敏者慎用。③ 有哮喘等过敏性疾病史者或肝肾功能不全者慎用。④ 妊娠妇女用药的安全性尚不明确，不建议应用。⑤ 哺乳期妇女用药应停止供乳。⑥ 有皮疹、瘙痒、药物热等过敏症状。⑦ 有恶心、呕吐、腹痛、腹泻、厌食等胃肠道反应。⑧ 偶有一过性 ALT、AST、ALP 升高。⑨ 偶有血小板减少、嗜酸性粒细胞增多。⑩ 本品与庆大霉素等氨基糖苷类抗生素药物联用，可产生协同的抗菌作用，同时也增加了肾毒性。

【用法与用量】

肌肉注射、静脉注射或静脉滴注。成人每次 0.5~1g，每日 2 次，严重感染每次 2g，每日 2 次。

【制剂与规格】

注射剂，1g。

第三节　氧头孢烯类
Oxacephems

03-08

拉氧头孢 *
Latamoxef

【其他名称】

拉他头孢、氧杂头霉素、羟羧氧酰胺菌素、噻吗灵、Lamoxactam、Shiomarin。

【研发】

日本 Shionogi（盐野义）制药株式会社。

【上市日期】

1981 年 11 月。1989 年中国批准上市。

【药理作用】

本品为半合成氧头孢烯类非典型 β－内酰胺抗生素。抗菌谱广，对 β－内酰胺酶稳定，对革兰阴性菌的抗菌活性强，血药浓度持续时间长。对大肠埃希菌、流感嗜血杆菌、克雷白杆菌、奇异变形杆菌、枸橼酸杆菌、沙雷杆菌、淋病奈瑟菌等革兰阴性菌有较强的抗菌活性。对脆弱拟杆菌也有良好抗菌活性。肠球菌对本品耐药。本品对革兰阳性球菌和革兰阴性杆菌的作用等同头孢他啶。对铜绿假单胞菌的抗菌活性不及头孢他啶。

作用机制是可与细菌青霉素结合蛋白（PBPs）结合，抑制细菌细胞壁的生物合成发挥杀菌作用。口服不吸收，须注射给药。单剂量 1g 肌肉注射，T_{max} 1h，C_{max} 49 μg/mL，血浆蛋白结合率为 60%，$t_{1/2}$ 为 2.3~2.75h。吸收后，可广泛分布于痰液、胸腔积液、脐带血、羊水、胆汁、脑脊液等体液与组织中。本品在体内几乎不被代谢，24h 给药量的 67%~89% 经肾随尿液排出。

【临床应用】

用于治疗由敏感菌引起的支气管炎、支气管扩张并发感染、肺炎、肺脓肿、脓胸等呼吸系统感染，腹膜炎、肝脓肿、胆囊炎等腹腔、胆道系统感染，肾盂肾炎、膀胱炎、尿道炎、子宫内膜炎、附件炎、盆腔炎、淋病等泌尿生殖系统感染，骨与关节感染，蜂窝组织炎等皮肤软组织感染及胸膜炎、败血症等。

【不良反应与注意事项】

① 对本品过敏或对其他 β-内酰胺类抗生素药物有即刻过敏性休克史者禁用。对头孢菌素类、青霉素类药物过敏者慎用。② 有哮喘、荨麻疹等过敏性疾病史者慎用，③ 肾功能低下者、胆道梗阻者慎用。④ 本品可通过胎盘屏障进入胎儿体内，孕妇慎用。FDA 对本品妊娠用药的安全性分级为 B 级。⑤ 可自乳汁少量分泌，哺乳期妇女用药应停止供乳。⑥ 有皮疹、荨麻疹、瘙痒、药物热等过敏症状。⑦ 有恶心、呕吐、腹痛、腹泻、厌食等胃肠道反应。⑧ 偶有一过性 ALT、AST、ALP 和 LDH 升高。⑨ 个别患者有中性粒细胞减少、血小板减少、嗜酸性粒细胞增多、凝血酶原时间延长。⑩ 长期用药可致菌群失调，发生二重感染。也可引起维生素 K 与 B 族维生素缺乏。⑪ 本品可影响乙醇代谢，抑制乙醛脱氢酶活性，致乙醛代谢受阻，并在体内积聚，引发双硫仑样反应。在本品应用期间及用药前 1 周、停药后 1 周内勿饮酒和饮用含酒精饮品。⑫ 若与庆大霉素等氨基糖苷类抗生素药物联用，可有协同的抗菌作用，同时也增加了肾毒性。如果联合应用，须监测肾功能。

【用法与用量】

静脉注射或静脉滴注。成人每次 0.5~1g，每日 2 次，重度感染每次 2g，每日 2 次。儿童 40~80mg/（kg·d），分 2~4 次给予。

【制剂与规格】

注射剂，0.5g、1g。

03-09

氟氧头孢
Flomoxef

【其他名称】

氟莫头孢、氟吗宁、Flumarin。

【研发】

日本 Shionogi（盐野义）制药株武会社。

【上市日期】

1988 年日本。

【药理作用】

本品为半合成氧头孢烯类非典型 β–内酰胺抗生素。抗菌谱广，对细菌产生的 β–内酰胺酶十分稳定，对革兰阳性菌与革兰阴性菌均有良好的抗菌活性。本品对金黄色葡萄球菌敏感菌株的抗菌活性与头孢唑林相当，对耐甲氧西林的金黄色葡萄球菌（MRSA）也有一定的抗菌活性。对厌氧菌，尤其是脆弱拟杆菌的抗菌活性与头孢西丁或拉氧头孢相当。对化脓性链球菌、大肠埃希菌、肺炎杆菌、变形杆菌、克雷白菌属、流感嗜血杆菌、淋病奈瑟菌等均有较强的抗菌活性。但是对铜绿假单胞菌的抗菌作用不及头孢他啶。

作用机制同其他 β–内酰胺类抗生素药物，可与细菌青霉素结合蛋白（PBPs）结合，阻碍细菌细胞壁的生物合成发挥抗菌作用。

静脉滴注本品 1g 和 2g，C_{max} 分别为 45.2 μg/mL 和 89.5 μg/mL，$t_{1/2}$ 为 50~60min。

药物吸收后，广泛分布于胆汁、痰液、腹腔积液、子宫及附件、肺等体液与组织中。12h 内，给药量的 80%~90% 以药物原形经肾随尿液排出。

【临床应用】

用于治疗由敏感菌引起的咽炎、扁桃体炎、支气管炎、肺炎等呼吸系统感染，胆囊炎、胆管炎、腹膜炎等胆道、腹腔内感染，肾盂肾炎、膀胱炎、尿道炎、前列腺炎、子宫内膜炎、附件炎、盆腔炎等泌尿生殖系统感染，蜂窝组织炎等皮肤软组织感染及细菌性心内膜炎、败血症等。

【不良反应与注意事项】

① 对本品过敏或对其他 β–内酰胺类抗生素有即刻过敏性休克史者禁用。② 对头孢菌素类、青霉素类药物过敏者慎用。③ 有哮喘、荨麻疹等过敏性疾病史者、严重肝肾功能不全者慎用。④ 孕妇慎用，哺乳期妇女用药应停止供乳。⑤ 有皮疹、瘙痒、药物热等过敏症状。⑥ 有恶心、呕吐、腹痛、腹泻等胃肠道反应。⑦ 偶有 ALT、AST、ALP 一过性升高。⑧ 偶有中性粒细胞减少、嗜酸性粒细胞增多。⑨ 长期用药可致菌群失调，引起二重感染。还可引起维生素 K 与 B 族维生素缺乏。⑩ 长期用药，应定期检测肝、肾功能及血液学相关参数。

【用法与用量】

静脉注射或静脉滴注。成人每次 0.5~1g，每日 2 次，严重感染每次 2g，每日 2 次。儿童 60~80mg/（kg·d），分 3~4 次给予，严重感染 150mg/（kg·d），分 3~4 次给予。

【制剂与规格】

注射剂，0.5g、1g。

03-10

氯碳头孢
Loracarbef

【其他名称】

罗拉碳头孢、劳拉卡帕、乐君华、Lorabid。

第三章 非典型 β–内酰胺类抗生素及 β–内酰胺酶抑制剂

85

【研发】

美国 Lilly（礼来）公司。

【上市日期】

1992 年。

【药理作用】

本品为半合成氧头孢烯类非典型 β－内酰胺抗生素。抗菌活性与第二代头孢菌素头孢呋辛酯、头孢克洛相近似。对溶血性链球菌、肺炎链球菌、甲氧西林敏感的金黄色葡萄球菌（MSSA）等革兰阳性菌有较强的抗菌活性。对大肠埃希菌、肺炎克雷白杆菌、奇异变形杆菌、志贺菌、沙门菌及流感嗜血杆菌等也很敏感。但是对沙雷菌属、肠杆菌、普通变形杆菌、脆弱拟杆菌及铜绿假单胞菌等耐药。对耐甲氧西林的金黄色葡萄球菌（MRSA）无抗菌活性。

作用机制同其他 β－内酰胺类抗生素药物，即可与细菌青霉素结合蛋白（PBPs）结合，干扰细菌细胞壁的生物合成呈现杀菌作用。

本品为口服制剂。成人一次口服 200mg 或 400mg，T_{max} 1.2h，C_{max} 平均 8.14μg/mL，$t_{1/2}$ 约 1h。口服吸收良好，在各组织与体液中可达有效药物浓度。给药量的大部分经肾随尿液排出。

【临床应用】

用于治疗由敏感菌引起的咽炎、扁桃体炎、急性支气管炎、慢性支气管炎等呼吸系统感染，肾盂肾炎、膀胱炎等泌尿系统感染及皮肤软组织感染。

【不良反应与注意事项】

① 对本品过敏或对其他 β－内酰胺类抗生素药物有即刻过敏性休克史者禁用。对头孢菌素、青霉素类药物过敏者慎用。② 有哮喘等过敏性疾病史者，严重肝、肾功能低下者，患溃疡性结肠炎者慎用。③ 孕妇慎用。FDA 对本品妊娠用药的安全性分级为 B 级。④ 哺乳期妇女用药应停止供乳。⑤ 偶有皮疹、多形性红斑、瘙痒等过敏症状。⑥ 有恶心、呕吐、腹痛、腹泻等胃肠道反应。⑦ 偶有门冬氨酸转移酶升高。⑧ 一过性 BUN 和肌酐升高。⑨ 偶见中性粒细胞减少、血小板减少、嗜酸性粒细胞增多。⑩ 本品宜于饭前 1h 或饭后 2h 服用利于吸收。

【用法与用量】

口服。成人每次 200~400mg，每 12h 1 次。儿童每次 7.5~15mg/kg，每 12h 1 次。

【制剂与规格】

胶囊，200mg，400mg。

第四节　碳青霉烯类
Cabapenems

03-11

亚胺培南 / 西司他丁 *
Imipenem/Cilastatin

【其他名称】

亚胺硫霉素 / 西司他丁、伊米配能 / 西司他丁、泰宁、泰能、Tienam。

【研发】

美国 Merck（默沙东）公司。

【上市日期】

1985 年美国。1991 年中国。

【药理作用】

本品为亚胺培南与西司他丁按 1:1 剂量比例组成的复方制剂。亚胺培南是第一代碳青霉烯类非典型 β - 内酰胺抗生素，对 β - 内酰胺酶高度稳定。但是亚胺培南在体内极易被肾细胞分泌的脱氢肽酶 –1（DHP-1）水解灭活，如果单独应用，抗菌活性低。西司他丁本身无抗菌作用，对 β - 内酰胺酶也无抑制作用，而是脱氢肽酶（DHP）抑制剂，可抑制 DHP 活性，与亚胺培南组合后，可有效保护亚胺培南免受脱氢肽酶水解，增强了亚胺培南的抗菌作用。亚胺培南抗菌谱广，对革兰阳性菌的抗菌活性与第一代头孢菌素相当，同时具有与第三代头孢菌素相同的抗革兰阴性杆菌作用。肺炎链球菌、化脓性链球菌、表皮葡萄球菌、金黄色葡萄球菌（包括产酶菌株）等革兰阳性需氧菌以及流感嗜血杆菌、奇异变形杆菌、沙雷菌属、沙门菌属、克雷白菌属、志贺菌属、大肠埃希菌、铜绿假单胞菌等革兰阴性需氧菌均有较强的抗菌活性。而且对梭状芽孢杆菌、丙酸杆菌、脆弱拟杆菌等厌氧菌也有良好的抗菌活性。但是对肠球菌、耐甲氧西林金黄色葡萄球菌（MRSA）耐药。

作用机制是亚胺培南可与细菌细胞膜上的青霉素结合蛋白（PBPs）结合，抑制细菌细胞壁的生物合成，发挥抗菌作用。

本品口服不吸收，须注射给药。静脉滴注 1g（亚胺培南 0.5g），C_{max} 35 μg/mL，血浆蛋白结合率为 25%，$t_{1/2}$ 约 0.92h。用药后 10h，给药量的 70%~80% 以药物原形经肾随尿液排出，其余经非肾途径排出。

【临床应用】

用于治疗由敏感的革兰阳性菌和革兰阴性菌引起的严重感染，如下呼吸道感染、复杂性腹腔内感染、尿道感染、盆腔感染、皮肤软组织感染、骨与关节感染、细菌性心内膜炎和败血症等。

【不良反应与注意事项】

① 对本品或对其他碳青霉烯类药物过敏者禁用。对头孢菌素类、青霉素类药物过敏者慎用。② 有哮喘等过敏性疾病史者、严重肝肾功能不全者慎用。③ 孕妇不宜应用。FDA 对本品妊娠用药的安全性分级为 C 级。④ 哺乳期妇女用药应停止供乳。⑤3 个月龄以下婴幼儿用药的安全性尚未确立，不推荐应用。⑥ 有皮疹、荨麻疹、瘙痒、药物热等过敏症状。罕见剥脱性皮炎。⑦ 有恶心、呕吐、腹泻、食欲减退等胃肠道反应。少见假膜性肠炎。⑧ 偶有一过性 ALT、AST、ALP、LDH 和胆红素升高。⑨BUN 和肌酐升高。⑩ 白细胞减少、中性粒细胞减少、血小板减少、嗜酸性粒细胞增多、凝血酶原时间延长。⑪ 长期用药可致菌群失调，发生由耐药菌或念珠菌引起的二重感染。⑫ 若与庆大霉素等氨基糖苷类抗生素药物联合用于治疗铜绿假单胞菌感染，可呈现协同的抗菌作用，同时也会增加肾毒性。⑬ 本药应用后，偶有红色尿液，且多见于儿童。此种现象系药物自身所致，而非血尿。⑭ 本品对细菌性脑膜炎治疗的有效性尚未确定，不建议应用。

【用法与用量】

肌肉注射、静脉注射或静脉滴注（给药剂量以亚胺培南计）。成人轻度感染每次 250mg，每 6h 1 次，中度感染每次 500mg，每 6~8h 1 次，重度感染每次 1g，每 8h 1 次，日最大剂量不超 4g。儿童体重＞40kg 者同成人剂量；体重＜40kg 者每次 15mg/kg，每 6h 1 次，日最大剂量不超 2g。

【制剂与规格】

注射剂，0.5g（亚胺培南 0.25g/西司他丁 0.25g）、1g（亚胺培南 0.5g/西司他丁 0.5g）。

03-12

美罗培南 *
Meropenem

- -

【其他名称】

美平、倍能、Mepem、Meropen。

【研发】

日本 Sumitomo（住友）制药株式会社与英国 ICI 公司共同研发。

【上市日期】

1994 年日本。1999 年中国。

【药理作用】

本品为人工合成的第二代碳青霉烯类非典型 β-内酰胺抗生素。抗菌谱广，对细菌产生的 β-内酰胺酶高度稳定。对多数革兰阳性菌和革兰阴性菌敏感。其中对革兰阴性菌的抗菌活性尤强。抗菌谱与亚胺培南相近似，但抗菌活性强于亚胺培南，对肠杆菌的抗菌活性是亚胺培南的 4~32 倍。对假单胞菌的抗菌活性是亚胺培南的 2~4 倍。对肠杆菌、脆弱拟杆菌、铜绿假单胞菌、淋病奈瑟菌等革兰阴性菌及革兰阳性表皮葡萄球菌均有很强的抗菌活性。对消化链球菌属、丙酸杆菌属、放线菌属等厌氧菌也有一定的抗菌活性。但是对耐甲氧西林的金黄色葡萄球菌（MRSA）和粪肠球菌耐药。对军团菌、支原体、衣原体无作用。美罗培南对肾脱氢肽酶（DHP）的稳定性比亚胺培南高 4 倍。因此，不必与 DHP 抑制剂西司他丁组合应用。

作用机制同青霉素等 β-内酰胺类抗生素药物，可与细菌青霉素结合蛋白（PBPs）结合，干扰细菌细胞壁生物合成发挥抗菌作用。

30min 内静脉滴注本品 0.5g 和 1g，C_{max} 分别为 23 μg/mL 和 49 μg/mL，$t_{1/2}$ 约 1h。吸收后体内分布广泛，在痰液、腹腔液、胆、肺等组织与体液中可达有效药物浓度。12h 给药量的 70% 以药物原形经肾随尿液排出体外。

【临床应用】

用于治疗由敏感菌引起的中、重度感染。如急性支气管炎、慢性支气管炎急性发作、肺炎、肺脓肿等呼吸系统感染，胆囊炎、胆管炎、肝脓肿、腹膜炎等肝胆与腹腔内感染，肾盂肾炎、膀胱炎、尿道炎、子宫内膜炎、附件炎、盆腔炎等泌尿生殖系统感染，骨与关节感染，皮肤软组织感染，烧伤创面感染，手术后感染及脑膜炎、败血症等。

【不良反应与注意事项】

① 对本品或对其他碳青霉烯类药物过敏者禁用。对头孢菌素类、青霉素类药

物过敏者慎用。② 有哮喘等过敏性疾病史者或严重肝肾功能不全者慎用。③ 孕妇慎用。FDA 对本品妊娠用药的安全性分级为 B 级。④ 本品可少量自乳汁分泌，哺乳期妇女用药应停止供乳。⑤3 个月龄以下婴幼儿用药的安全性尚未确立，禁止应用。⑥ 有皮疹、荨麻疹、瘙痒、药物热等过敏症状。⑦ 有恶心、呕吐、腹痛、腹泻、厌食等胃肠道反应。少见假膜性肠炎。⑧ 偶有一过性 ALT、AST、ALP、LDH 和胆红素升高。⑨ 个别患者有 BUN 和肌酐升高。⑩ 偶有中性粒细胞减少、红细胞减少、血小板减少或增多、嗜酸性粒细胞增多。⑪ 长期用药易致菌群失调，发生二重感染。也可引起维生素 K 与 B 族维生素缺乏。⑫ 若与氨基糖苷类抗生素药物联合应用，可有协同的抗菌作用，同时也增加了肾毒性。如果联用，须监测肾功能。

【用法与用量】

静脉注射或静脉滴注。成人泌尿、生殖、呼吸、皮肤软组织感染每次 0.5g，每 8h 1 次，院内获得性肺炎、腹膜炎每次 1g，每 8h 1 次，脑膜炎每次 2g，每 8h 1 次。儿童一般感染每次 10~20mg/kg，每 8h 1 次，脑膜炎每次 40mg/kg，每 8h 1 次。

【制剂与规格】

注射剂，0.25g、0.5g。

03-13

帕尼培南 / 倍他米隆
Panipenem/Betamipron

【其他名称】

克贝宁、Carbenin。

【研发】

日本 Sankyo（三共）制药株式会社。

【上市日期】

1994 年 3 月日本。2002 年中国。

【药理作用】

本品为帕尼培南与倍他米隆按 1:1 重量比组成的复合制剂。帕尼培南为第二代碳青霉烯类非典型 β-内酰胺抗生素。抗菌谱广，对 β-内酰胺酶高度稳定。倍他米隆本身无抗菌活性，对 β-内酰胺酶、DHP 也无抑制作用。而是近端肾小管有机阴离子输送系统抑制剂，可抑制帕尼培南向肾皮质转移，减少帕尼培南在肾脏组织中的积蓄，从而降低帕尼培南的肾毒性。本品对革兰阳性菌、革兰阴性菌及厌氧菌均有强大的抗菌活性。如金黄色葡萄球菌（MRSA 除外）、表皮葡萄球菌、肺炎杆菌、流感嗜血杆菌、大肠埃希菌、阴沟杆菌、变形杆菌、枸橼酸杆菌、脆弱拟杆菌等。本药对铜绿假单胞菌也有一定的抗菌活性。但是对肠球菌、耐甲氧西林的金黄色葡萄球菌（MRSA）耐药。

作用机制是通过与细菌青霉素结合蛋白（PBPs）结合，干扰细菌细胞壁的生物合成发挥抗菌作用。

本品 500mg 静脉滴注，帕尼培南的 C_{max} 27.5 μg/mL，$t_{1/2}$ 约 0.7h，血浆蛋白结合率为 74.4%。吸收后，在痰液、胆汁、女性生殖系统、口腔、皮肤等组织器官与体液中，可达有效药物浓度。24h 内，帕尼培南给药量的 28.5% 和倍他米隆给药量的 9.7% 经肾随尿液排出。

【临床应用】

用于治疗由敏感菌引起的急、慢性支气管炎、肺炎、肺脓肿等呼吸系统感染、胆囊炎、胆管炎、肝脓肿、腹膜炎等肝胆与腹腔内感染，肾盂肾炎、膀胱炎、尿道炎、前列腺炎、子宫内膜炎、附件炎、盆腔炎等泌尿生殖系统感染，丹毒、肛门周围脓肿、蜂窝组织炎等皮肤软组织感染，骨与关节感染，细菌性心内膜炎及败血症等。

【不良反应与注意事项】

① 对本品或对其他碳青霉烯类药物过敏者禁用。对头孢菌素类、青霉素类药物过敏者慎用。② 有哮喘、荨麻疹等过敏性疾病史者、严重肾功能不全者慎用。③ 孕妇不宜应用，FDA 对本品妊娠用药的安全性分级为 C 级。哺乳期妇女用药应停止供乳。④ 有皮疹、瘙痒、药物热等过敏症状。⑤ 有恶心、呕吐、腹泻、厌食等胃肠道反应。⑥ 偶有一过性 ALT、AST、ALP、LDH 和胆红素升高。⑦ 中性粒细胞减少、嗜酸性粒细胞增多、溶血性贫血。⑧ 本品可降低丙戊酸钠的血药浓度，有增加癫痫发作的风险。不宜同用。

【用法与用量】

静脉滴注。成人每次 0.5g，每日 2 次，严重感染每次 1g，每日 2 次。儿童每次 10~20mg/kg，每 8h 1 次，严重感染每次 25mg/kg，每 6h 1 次，每日总剂量不超 2g。

【制剂与规格】

注射剂，0.25g、0.5g。

03-14

法罗培南 *
Faropenem

【其他名称】

君迪、非若姆、Farom。

【研发】

日本 Suntory（三得利）公司于 1986 年获发明专利。1990 年转让 Yamanouchi（山之内）制药株式会社。

【上市日期】

1997 年。2007 年中国投产上市。

【药理作用】

本品为第二代碳青霉烯类非典型 β－内酰胺抗生素。对细菌产生的 β－内酰胺酶（包括 ESBLs）高度稳定。对脱氢肽酶稳定性强，肾毒性低，无须与 DHP 组合。抗菌谱广，对需氧革兰阳性菌、需氧革兰阴性菌和厌氧菌均有较强的抗菌活性。尤其对革兰阳性菌中的葡萄球菌、溶血性链球菌、肺炎链球菌、肠球菌及革兰阴性菌中的大肠埃希菌、枸橼酸杆菌、流感嗜血杆菌、肠杆菌、克雷白杆菌、奇异变形杆菌，厌氧菌中的消化链球菌、痤疮丙酸杆菌、拟杆菌等抗菌活性明显。但是对铜绿假单胞菌无抗菌作用。

作用机制是可与细菌青霉素结合蛋白（PBPs）结合，干扰细菌细胞壁生物合成，发挥抗菌作用。本品 0.3g 口服，T_{max} 约 1h，C_{max} 6 μg/mL，$t_{1/2}$ 约 1h，肾功能低下半衰期延长。吸收后，在痰液、扁桃体、上颌窦黏膜、前列腺、女性生殖系统等组织与体液中可达有效药物浓度。给药量的大部经肾随尿液排出。

【临床应用】

用于治疗由敏感菌引起的中、重度感染。如咽喉炎、扁桃体炎、急性支气管炎、慢性支气管炎急性发作、肺炎、肺脓肿等呼吸系统感染，肾盂肾炎、膀胱炎、尿道炎、前列腺炎等泌尿系统感染、子宫内膜炎、附件炎、前庭大腺炎等生殖系统感染、蜂窝组织炎、痤疮（伴有化脓性炎症）、淋巴管炎、脓皮症、乳腺炎、肛门周围脓肿、外伤、烫伤、手术创伤等皮肤软组织感染及角膜结膜炎、角膜溃疡、鼻窦炎、牙周炎等。

【不良反应与注意事项】

① 对本品或对其他碳青霉烯类抗生素药物过敏者禁用。② 对青霉素或头孢菌素类药物过敏者慎用。③ 有哮喘、荨麻疹等过敏性疾病史者或严重肝功能不全者慎用。④ 妊娠妇女用药的安全性尚未明确，不推荐应用。⑤ 本品可从乳汁分泌，哺乳期妇女用药应停止供乳。新生儿、婴儿用药安全性尚未确立，不宜应用。3 岁以下幼儿慎用。⑥ 有皮疹、瘙痒等过敏症状。少见 Stevens–Johnson 综合征。⑦ 有恶心、呕吐、厌食、腹泻、稀便等胃肠道反应。偶可发生假膜性肠炎。⑧ 偶有眩晕、耳鸣、呼吸急促、呼吸困难。⑨ 个别患者有一过性 ALT、AST、ALP 升高，偶见黄疸。⑩ 偶有中性粒细胞减少、血小板减少、嗜酸性粒细胞增多。⑪ 偶有 CPK 升高，表现肌肉痛、肌无力等。⑫ 老年人用药易致维生素 K 缺乏，有出血倾向。⑬ 若与丙戊酸钠同用，可致其血药浓度下降，有癫痫发作风险，避免合用。

【用法与用量】

口服。成人每次 150~200mg，每日 3 次，严重感染每次 200~300mg，每日 3 次。儿童每次 5mg/kg，每日 3 次，对体重大的儿童每次剂量不超 300mg，日剂量不超 900mg。

【制剂与规格】

片剂，100mg、200mg。胶囊，100mg。颗粒剂，50mg、100mg。

03–15

厄他培南 *
Ertapenem

- -

【其他名称】

怡万之、Invanz。

【研发】

美国 Merck（默沙东）公司。

【上市日期】

2001 年。2005 年中国上市。

【药理作用】

本品为第二代碳青霉烯类非典型 β - 内酰胺抗生素。特点是对肾脱氢肽酶

（DHP）稳定性强，对细菌产生的 β - 内酰胺酶（包括 ESBLs）有良好的稳定性。抗菌谱广，对需氧革兰阳性菌、需氧革兰阴性菌及厌氧菌均有较强的抗菌活性。对葡萄球菌等革兰阳性菌的抗菌活性强于亚胺培南和美罗培南。对金黄色葡萄球菌（MRSA 除外）、化脓性链球菌、肺炎链球菌（仅限对青霉素敏感菌株）等革兰阳性菌，大肠埃希菌、枸橼酸杆菌、沙雷菌属、克雷白菌属、奇异变形杆菌、普通变形杆菌、流感嗜血杆菌等革兰阴性菌及脆弱拟杆菌、普通拟杆菌、梭状芽孢杆菌、消化链球菌等厌氧菌均有良好的抗菌活性。但是对肠球菌、耐甲氧西林金黄色葡萄球菌（MRSA）、铜绿假单胞菌耐药。

作用机制是本品可与细菌青霉素结合蛋白（PBPs）结合，干扰细菌细胞壁的生物合成发挥抗菌作用。

成人静脉注射本品 1g，T_{max} 0.5h，C_{max} 155 $\mu g/mL$，$t_{1/2}$ 约 4h，血浆蛋白结合率为 95%。吸收后体内分布广泛，在各组织与体液中可达有效药物浓度。本药主要通过肾脏清除。给药量的 38% 以原形和给药量的 37% 以代谢产物经肾随尿液排出，另有约 10% 随粪便排出。

【临床应用】

用于治疗由敏感菌引起的中、重度感染，如社区获得性肺炎（CAP）、肺脓肿等呼吸系统感染，胆囊炎、胆管炎、肝脓肿、腹膜炎等肝胆与腹腔内感染，肾盂肾炎、膀胱炎、尿道炎等复杂泌尿系统感染，子宫内膜炎、流产感染、妇产科术后感染等生殖系统感染，蜂窝组织炎等复杂性皮肤软组织感染及菌血症等。

【不良反应与注意事项】

① 对本品或对其他碳青霉烯类药物过敏者禁用。对头孢菌素类、青霉素类药物过敏者慎用。② 有哮喘、荨麻疹等过敏性疾病史者、严重肝肾功能障碍者慎用。③ 孕妇慎用。FDA 对本品妊娠用药的安全性分级为 B 级。④ 本品可自乳汁少量分泌，哺乳期妇女用药应停止供乳。3 个月以下的婴幼儿用药安全性尚不明确，禁用。⑤ 有皮疹、荨麻疹、瘙痒、红斑等过敏症状。⑥ 有恶心、呕吐、腹痛、腹泻、食欲减退等胃肠道反应。少见由难辨梭状芽孢杆菌引起的假膜性肠炎。⑦ 偶有一过性 ALT、AST、ALP 和胆红素升高。⑧ 偶见中性粒细胞减少、血小板减少、嗜酸性粒细胞增多和凝血酶原时间延长。⑨ 长期用药，可致菌群失调，发生由耐药菌或念珠菌引起的二重感染。⑩ 碳青霉烯类抗生素药物可降低丙戊酸钠的血药浓度，增加癫痫发作风险。不宜同时应用。⑪ 对酰胺类麻醉药过敏或伴有心脏传导阻滞者禁用本品肌肉注射给药，因为供肌肉注射使用的溶媒中含有酰胺类局麻药利多卡因。⑫ 供肌肉注射和供静脉滴注有各自溶媒，操作时应认真核对。⑬ 丙磺舒可抑制厄他培南的肾脏代谢，致本品半衰期延长，血药浓度升高，避免同用。

【用法与用量】

肌肉注射或静脉滴注。成人每次 1g，每日 1 次。儿童（3 个月 ~12 岁）每次 15mg/kg，每日 2 次（每日剂量不超过 1g）；13 岁以上按成人剂量，静脉滴注时间应不少于 30min，静脉滴注给药最长不超过 14d，肌肉注射不超 7d。

【制剂与规格】

注射剂，1g。

比阿培南 *
Biapenem

【其他名称】

安信、诺加南、Omegaei。

【研发】

美国 Wyeth Lederle（惠氏立达）公司与美国氰胺公司联合研发。

【上市日期】

2002 年。2008 年中国上市。

【药理作用】

本品为碳青霉烯类非典型 β-内酰胺抗生素。对细菌产生的 β-内酰胺酶高度稳定。抗菌谱广，对需氧革兰阳性菌的抗菌活性弱于亚胺培南，对厌氧菌的抗菌活性与亚胺培南相当。对革兰阴性菌，尤其铜绿假单胞菌的抗菌活性强于亚胺培南。对本品敏感的细菌有葡萄球菌属、链球菌属、肠球菌属（粪肠球菌除外）、卡他莫拉菌、克雷白菌属、沙雷菌属、肠杆菌属、大肠埃希菌、变形杆菌、流感嗜血杆菌、铜绿假单胞菌、放线菌属、消化链球菌属、拟杆菌属、梭状芽孢杆菌等。本品对肾脱氢肽酶（DHP）的稳定性强于亚胺培南，临床应用时无须与肾脱氢肽酶抑制剂组合。

作用机制同其他碳青霉烯类抗生素药物，即可与细菌青霉素结合蛋白（PBPs）结合，干扰细菌细胞壁生物合成发挥抗菌作用。

静脉滴注本品 0.3g，C_{max} 18.9 μg/mL，$t_{1/2}$ 约 1.1h。本品主要经肾脏代谢，12h 内给药量的 61% 经肾随尿液排出。

【临床应用】

用于治疗由敏感菌引起的中、重度感染。如慢性呼吸道感染的急性发作、肺炎、肺脓肿等呼吸系统感染，胆囊炎、胆管炎、腹膜炎等胆道与腹腔内感染，肾盂肾炎、膀胱炎、尿道炎等复杂的泌尿系统感染，子宫内膜炎、附件炎等生殖系统感染及败血症等。

【不良反应与注意事项】

① 对本品或对其他碳青霉烯类药物过敏者禁用。对头孢菌素类、青霉素类药物过敏者慎用。② 有哮喘、荨麻疹等过敏性疾病史者、严重肝肾功能不全者慎用。③ 妊娠妇女、哺乳期妇女及儿童用药的安全性尚未确立，不推荐应用。④ 有皮疹、荨麻疹、瘙痒等过敏症状。⑤ 有恶心、呕吐、腹泻、厌食等胃肠道反应。少见假膜性肠炎。⑥ 偶有一过性 ALT、AST 和胆红素升高。⑦ 个别患者有中性粒细胞减少、血小板减少、嗜酸性粒细胞增多。⑧ 用药期间应关注 BUN 和肌酐数值。⑨ 若与氨基糖苷类抗生素药物联用有协同的抗菌作用，同时会增加肾毒性。⑩ 丙磺舒可抑制本品的肾脏代谢，致本药血药浓度升高，半衰期延长。

【用法与用量】

静脉滴注。成人每次 0.3g，每日 2 次，日最大剂量不超 1.2g，滴注时间 30~60min。

【制剂与规格】

　　注射剂，0.3g。

03-17

多利培南
Doripenem

【其他名称】

　　多尼培南、Doribax。

【研发】

　　日本 Shionogi（盐野义）制药株式会社。

【上市日期】

　　2005 年。

【药理作用】

　　本品为第三代碳青霉烯类非典型 β - 内酰胺抗生素药物。特点是对细菌产生的 β - 内酰胺酶高度稳定。抗菌谱广，对需氧革兰阳性菌、革兰阴性菌，厌氧菌均有较强的抗菌活性。

　　对金黄色葡萄球菌、耐青霉素的肺炎链球菌及铜绿假单胞菌的抗菌活性强于美罗培南。对大肠埃希菌、肺炎克雷白菌等革兰阴性菌的抗菌活性是亚胺培南的 4 倍，是美罗培南的 2 倍。本品对脱氢肽酶稳定，不需要与抑酶剂合用。

　　作用机制同其他碳青霉烯类抗生素药物，可与青霉素结合蛋白（PBPs）结合，干扰细菌细胞壁生物合成发挥抗菌作用。

　　本品 500mg 静脉注射，T_{max} 约 1h，C_{max} 22.9μg/mL，$t_{1/2}$ 为 1.07h。吸收后体内分布广泛，在各组织与体液中可达有效药物浓度。主要在肾脏代谢，多以药物原形经肾随尿液排出。

【临床应用】

　　用于治疗由敏感菌引起的中、重度感染。如社区获得性肺炎、扁桃体炎、扁桃体脓肿、肺脓肿、脓胸等呼吸系统感染，胆囊炎、胆管炎、腹膜炎等胆道、腹腔内感染，肾盂肾炎、膀胱炎、前列腺炎、尿道炎等复杂尿路感染，子宫内膜炎、附件炎等盆腔生殖系统感染，蜂窝组织炎、烧伤、创伤、术后感染等皮肤软组织感染，骨与关节感染及败血症等。

【不良反应与注意事项】

　　① 对本品或对其他碳青霉烯类抗生素药物过敏者禁用。对头孢菌素类、青霉素类药物过敏者慎用。② 有哮喘、荨麻疹等过敏性疾病史者、严重肝肾功能不全者慎用。③ 孕妇慎用。FDA 对本品妊娠用药的安全性分级为 B 级。④ 哺乳期妇女用药应停止供乳。⑤ 儿童用药的安全性尚未确立，不推荐应用。⑥ 有皮疹、荨麻疹、瘙痒、药物热等过敏症状。⑦ 有恶心、呕吐、腹泻、厌食等胃肠道反应。少见假膜性肠炎。⑧ 个别患者有一过性 ALT、AST 升高。⑨ 丙磺舒可减少本品代谢，致血药浓度升高，半衰期延长。⑩ 本品可降低丙戊酸钠的血药浓度，有增加癫痫发作的风险。为避免，可改用其他抗感染药物或更换其他抗癫痫药物。

【用法与用量】

　　静脉滴注。成人每次 0.5g，每 8 h 1 次，滴注时间 60min，疗程 5~14d。

【制剂与规格】

　　注射剂，0.5g、1g。

03-18

泰比培南酯
Tebipenem Pivoxil

- -

【其他名称】

　　替比培南酯、泰比培南、Tebipenem、Orapenem。

【研发】

　　美国 Wyeth Lederle（惠氏立达）公司研发，后转让 Meiji Seika（明治制果）制药株式会社。

【上市日期】

　　2009 年。

【药理作用】

　　本品为第三代碳青霉烯类非典型 β - 内酰胺抗生素。是泰比培南前体药，口服后，在体内经酯酶水解，释出具有抗菌活性的泰比培南。抗菌谱广，对肺炎链球菌有良好的抗菌活性，而且对耐青霉素的菌株也表现明显的抗菌作用。对厌氧菌（痤疮丙酸杆菌、难辨梭状芽孢杆菌除外）也有很好的抗菌活性。对消化链球菌属、芽孢杆菌属的抗菌活性比亚胺培南高 2~16 倍，对脆弱拟杆菌产生的 β - 内酰胺酶稳定。本品对耐甲氧西林金黄色葡萄球菌（MRSA）的青霉素结合蛋白（PBPs）和大肠埃希菌的青霉素结合蛋白的亲和力分别比亚胺培南高 10 倍和 5 倍。

　　作用机制是本品与细菌青霉素结合蛋白结合，干扰细菌细胞壁生物合成，发挥抗菌作用。

　　本品为口服制剂。血药峰浓度与剂量成比例关系。达峰时约 0.5h，$t_{1/2}$ 约 0.5h。吸收后体内分布广泛，在各组织与体液中可达有效药物浓度。食物不影响本品吸收，给药量的 54%~73% 经肾随尿液排出。

【临床应用】

　　用于治疗由敏感菌引起的肺炎、肺脓肿等呼吸系统感染，急性中耳炎、急性鼻窦炎等感染。

【不良反应与注意事项】

　　① 对本品或对其他碳青霉烯类抗生素药物过敏者禁用。对头孢菌素类、青霉素类药物过敏者慎用。② 有哮喘、荨麻疹等过敏性疾病史者、患癫痫病者慎用。③ 有腹泻、便溏等胃肠道反应。④ 偶有头晕、耳鸣、出汗、气喘等症状。⑤ 偶有肾功能异常。⑥ 碳青霉烯类抗生素药物可降低丙戊酸钠的血药浓度，增加癫痫发作风险。可调换其他抗菌药物或抗癫痫药物。

【用法与用量】

　　口服。6 个月至 16 岁每次 4mg/kg，每日 2 次。

【制剂与规格】

颗粒剂，100mg。

第五节 β-内酰胺酶抑制剂

β-Lactamase Inhibitors

03-19

克拉维酸
Clavulanic Acid

【其他名称】

棒酸。

【研发】

英国 Beecham（贝克曼）公司，其医药部于 1994 年加盟史克重组为 Smith Kline Beecham（史克必成）公司。

【上市日期】

1976 年。

【药理作用】

本品为广谱 β-内酰胺酶抑制剂。对革兰阳性菌产生的 β-内酰胺酶和革兰阴性菌产生的 β-内酰胺酶（1 型酶除外）均有很强的抑制作用。本品与青霉素类或头孢菌素类药物组合，可不同程度的保护这些药物免受细菌产生的 β-内酰胺酶水解，增强阿莫西林等 β-内酰胺类抗生素药物的抗菌作用。

抑酶作用的机制是，本品分子结构中的 β-内酰胺羧基可使细菌产生的 β-内酰胺酶乙酰化，生成不易水解的乙酰化酶，从而保护了某些 β-内酰胺类抗生素药物免受酶的水解灭活。

【临床应用】

本品抗菌活性微弱，主要表现抑酶作用。通常与阿莫西林、替卡西林等 β-内酰胺类抗生素药物按一定比例组成复合制剂，供临床应用。

【不良反应与注意事项】

本品毒性低，不良反应少而轻微。① 偶有皮疹、瘙痒、药物热等过敏症状。② 偶有恶心、呕吐、腹痛、腹泻等胃肠道反应。③ 偶见一过性转氨酶升高、血尿素氮升高和嗜酸性粒细胞增多。

【用法与用量】【制剂与规格】

见本品相关复合制剂。

03-20

舒巴坦 *
Sulbactam

【其他名称】

青酶烷砜、舒巴克坦。

【研发】

美国 Pfizer（辉瑞）公司。

【上市日期】

1991 年。

【药理作用】

本品为半合成 β-内酰胺酶抑制剂。对革兰阳性菌和革兰阴性菌（铜绿假单胞菌除外）产生的 β-内酰胺酶有极强的抑制作用。但对 1 型 β-内酰胺酶无效。本品抑酶作用机制是可与细菌产生的 β-内酰胺酶发生牢不可逆的结合，致酶失去活性。从而免除了青霉素或头孢菌素类抗生素药物被酶水解，增强了抗菌活性。舒巴坦本身抗菌活性差，仅对奈瑟菌有较强的抗菌活性，主要作为抑酶剂供临床应用。

口服吸收差，通常与青霉素或头孢菌素类药物组成复合制剂。本品 1g 静脉注射，T_{max} 0.5h，C_{max} 50 μg/mL，$t_{1/2}$ 为 1.1~1.4h。药物吸收后体内分布广泛，在心、肝、肺、脾、肾等组织器官与体液中均有较高浓度。给药量的 70%~80% 经肾随尿液排出。

【临床应用】

由于本品对多种耐药菌株产生的 β-内酰胺酶有不可逆的抑制作用，常与氨苄西林、阿莫西林、哌拉西林、美洛西林、头孢哌酮等 β-内酰类抗生素药物组成复方制剂供临床应用。

【不良反应与注意事项】

本品不良反应轻微。① 偶有恶心、食欲不振等胃肠道反应。② 偶见一过性 ALT、AST 升高。③ 偶有嗜酸性粒细胞增多、凝血酶原时间延长。

【用法与用量】【制剂与规格】

见本品相关复合制剂。

03-21

他唑巴坦
Tazobactam

【其他名称】

三唑巴坦、三氮甲基青霉烷砜。

【研发】

日本 Taiho（大鹏）制药株式会社。

【上市日期】

1992 年。

【药理作用】

本品为 β-内酰胺酶抑制剂。自身几乎无抗菌活性，但具有广谱抑酶作用，对青霉素酶的抑制活性与克拉维酸相当。通过对多种青霉素酶及头孢菌素酶的实验证明，本品的抑酶活性较舒巴坦约强 10 倍。

作用机制是可与细菌产生的 β-内酰胺酶牢固结合，致其失去活性，从而保护 β-内酰胺类抗生素药物免受酶的水解灭活，增强了青霉素、头孢菌素类药物的抗菌作用。

静脉输注本品 0.5g，T_{max} 0.51h，C_{max} 27.9 μg/mL，血浆蛋白结合率为 21%，$t_{1/2}$ 为 0.7~1.2h。给药量的 80% 以原形经肾随尿液排出。

【临床应用】

本品不单独应用，多与哌拉西林、头孢曲松等组成复方制剂。

【用法与用量】【制剂与规格】

见本品相关的复合制剂。

第四章　大环内酯类抗生素

Macrolides Antibiotics

红霉素 *
Erythromycin

【研发】
美国 Lilly（礼来）公司。

【上市日期】
1952 年。

【药理作用】
本品是由红色链丝菌（Streptomyces Erthreus）产生的一种大环内酯类抗生素。抗菌谱广，对多数革兰阳性菌和部分革兰阴性菌及某些非典型致病菌有良好的抑制作用。其中对化脓性链球菌和肺炎链球菌高度敏感。对草绿色链球菌和厌氧的链球菌，金黄色葡萄球菌，表皮葡萄球菌等均有抑制作用。白喉杆菌、梭状芽孢杆菌等革兰阳性需氧与厌氧杆菌对本品也敏感，幽门螺杆菌、流感嗜血杆菌及非典型病原体如支原体、衣原体、军团菌、螺旋体等均有良好的抑制作用。

本品为抑菌剂，可透过细菌细胞膜并与细菌核糖体 50s 亚基结合，抑制细菌蛋白质合成。

口服 250mg，T_{max} 2~3h，血浆蛋白结合率为 44%~73%，$t_{1/2}$ 为 1.4~2h。药物吸收后体内分布广泛，在胆汁、肝脏、脾脏浓度居高。本品可分泌至乳汁中，但不易通过血脑脊液屏障。主要在肝脏代谢，大部分以无活性的代谢物伴胆汁经粪便排出，约给药量的 10% 以原形经肾随尿液排出。

【临床应用】
用于治疗由化脓性链球菌、肺炎链球菌引起的咽炎、扁桃体炎、肺炎等轻、中度呼吸系统感染及皮肤软组织感染。也用于治疗由支原体、衣原体引起的肺炎及泌尿生殖系统感染。眼膏剂用于治疗沙眼、角结膜炎和预防新生儿由淋病奈瑟菌、沙眼衣原体所致眼部感染。

【不良反应与注意事项】
① 对本品或对其他大环内酯类抗生素药物过敏者禁用。② 孕妇慎用，FDA 对本品妊娠用药的安全性分级为 B 级。③ 本品可自乳汁分泌，哺乳期妇女用药应停止供乳。④ 婴幼儿不宜应用。⑤ 有皮疹、荨麻疹、瘙痒、药物热及嗜酸性粒细胞增多。⑥ 有恶心、呕吐、食欲减退等胃肠道症状。⑦ 本品与氯霉素、林可霉素类药物存在拮抗作用，不宜联合应用。⑧ 本品为抑菌剂，避免与繁殖期杀菌剂青霉素等 β - 内酰胺类抗生素药物同用，否则会降低各自的抗菌活性。⑨ 长期服用华法林的患者应用本品易致凝血酶原时间延长，存在出血倾向。⑩ 长期用药易致菌群失调，发生二重感染。⑪ 用药期间应定期检测肝功能。

【用法与用量】
口服。成人 0.75~2g/d，分 3~4 次。儿童 20~40mg/（kg·d），分 3~4 次给予。
静脉注射或静脉滴注。成人每次 0.5~1g，每日 2~3 次。儿童 20~30mg/（kg·d），分 2~3 次给予。

【制剂与规格】
肠溶片、胶囊剂，0.125g、0.25g。注射剂，0.3g。眼膏剂，0.5%（2.5g）。软膏剂，

1% (10g)。

04-02

琥乙红霉素 *
Erythromycin Ethylsuccinate

- -

【其他名称】
乙琥红霉素、琥乙酯红霉素、琥珀酸红霉素、利君沙。

【研发】
美国 Abbott（雅培）公司。

【药理作用】
本品为第一代 14 元环大环内酯类抗生素。系红霉素酯化物，在体内经酯酶水解释出红霉素发挥作用。抗菌谱广，对大多数革兰阳性菌，部分革兰阴性菌及某些非典型致病菌有效。其中化脓性链球菌和肺炎链球菌对本品高度敏感。金黄色葡萄球菌、表皮葡萄球菌、白喉杆菌、破伤风杆菌、淋病奈瑟菌、脑膜炎奈瑟菌、幽门螺杆菌、流感嗜血杆菌对本品也很敏感。对肺炎支原体、衣原体、军团菌、梅毒螺旋体等病原体也有良好的抑制作用。

作用机制是本品通过与细菌核糖体 50s 亚基结合，阻断肽酰基移位，抑制细菌蛋白质合成，发挥抑菌作用。

本品吸收良好，胃酸中稳定。口服 500mg，T_{max} 1h，C_{max} 平均 1.46 μg/mL，$t_{1/2}$ 为 1.2~2.6h，肾功能低下者半衰期延长。本品的大部分在肝脏代谢成无活性的代谢产物伴胆汁经粪便排出，仅约 10% 以药物原形经肾随尿液排出。

【临床应用】
用于治疗由化脓性链球菌、肺炎链球菌、敏感的葡萄球菌等革兰阳性菌引起的咽炎、扁桃体炎等轻、中度呼吸道感染和皮肤软组织感染。也用于治疗由肺炎支原体引起的肺炎。淋病奈瑟菌引起的急性盆腔炎。溶脲脲原体引起的非淋菌性尿道炎。沙眼衣原体引起的角膜结膜炎及猩红热、气性坏疽、破伤风等。

【不良反应与注意事项】
①本品与其他红霉素类药物存在交叉过敏，对本品或对其他红霉素类药物过敏者禁用。②可通过胎盘屏障进入胎儿血液循环，孕妇慎用。FDA 对本品妊娠用药的安全性分级为 B 级。③可从乳汁分泌，哺乳期妇女慎用。④肝功能低下者慎用。⑤有皮疹、荨麻疹、药物热等过敏症状。⑥有恶心、呕吐、腹痛、腹泻、厌食等胃肠道反应。⑦偶有 ALT、AST、ALP 和胆红素升高。⑧长期用药易致菌群失调，引发二重感染。⑨本品可致细胞色素 P450 酶失活，从而影响卡马西平、特非那定、阿斯咪唑、西沙必利、洛伐他汀等药物代谢，可致上述药物消除缓慢，血药浓度升高，毒副作用增加，避免同用。⑩本品与氯霉素或林可霉素类药物合用会产生拮抗作用，避免联用。

【用法与用量】
口服成人每次 0.25~0.5g，每日 3~4 次。儿童 30~50mg/（kg·d），分 3~4 次给予。

【制剂与规格】
片剂，100mg（10 万 U）、125mg（12.5 万 U）、250mg（25 万 U）。

依托红霉素
Erythromycin Estolate

【其他名称】

红霉素月桂酸酯、无味红霉素、Eromycin。

【药理作用】

本品为红霉素 2- 丙酸酯的十二烷基硫酸盐，在酸性胃液中比红霉素稳定。口服后在消化道离解为月桂基硫酸和红霉素丙酸酯。吸收后，红霉素丙酸酯经酯酶水解释出具有活性的红霉素而发挥抗菌作用。本品对大多数革兰阳性菌、部分革兰阴性菌和非典型致病菌有明显的抑制作用。对葡萄球菌属、链球菌属、炭疽杆菌、破伤风杆菌、白喉杆菌、百日咳杆菌、流感嗜血杆菌、空肠弯曲菌、奈瑟菌、军团菌等均有较强的抑菌作用。对螺旋体（梅毒螺旋体、钩端螺旋体等）、支原体、衣原体、立克次体等也有良好的抑制作用。

作用机制同红霉素，可与细菌核糖体 50s 亚基结合，抑制细菌蛋白质合成发挥抑菌作用。

本品吸收良好，口服 300mg，2h 后，平均血药浓度 2.3μg/mL，6h 后为 0.5μg/mL。药物吸收后，广泛分布于各组织与体液中（脑组织、脑脊液除外），其中在肝脏，胆汁中浓度居高。可通过胎盘屏障，也可分泌至乳汁。给药量的大部分经胆汁随粪便排出，少量经肾随尿液排出。

【临床应用】

主要用于治疗由化脓性链球菌、肺炎链球菌引起的急性咽炎、扁桃体炎、鼻窦炎、猩红热及蜂窝组织炎等感染。也用于治疗肺炎支原体所致肺炎、沙眼衣原体所致婴儿肺炎、百日咳、军团菌病、梅毒、淋病、非淋菌性尿道炎及支原体、衣原体所致泌尿生殖系统感染。也用于治疗破伤风、气性坏疽、痤疮、空肠弯曲菌肠炎、沙眼衣原体所致角膜结膜炎等。

【不良反应与注意事项】

① 对本品或对其他红霉素类药物过敏者禁用。② 本品可通过胎盘屏障进入胎儿血液循环。孕妇慎用，FDA 对本品妊娠用药的安全性分级为 B 级。③ 可从乳汁分泌，哺乳期妇女用药应停止供乳。④ 有皮疹、瘙痒、药物热、嗜酸性粒细胞增多等过敏样反应。⑤ 有恶心、呕吐、腹痛、腹泻、食欲减退等胃肠道反应。⑥ 可有 ALT、AST、ALP 和胆红素升高。⑦ 若与阿司咪唑、特非那丁等组胺 H_1 受体阻滞剂合用，可发生 QT 间期延长，出现心律失常，甚至心衰等严重心血管系统不良反应。⑧ 不宜与洛伐他汀等 HMG-CoA 抑制剂类药物合用。因本品可抑制洛伐他汀等药物代谢，致其血药浓度升高，有发生肌肉痛、肌无力等横纹肌溶解症的风险。⑨ 本药属抑菌剂，不宜与细菌繁殖期杀菌剂青霉素等 β - 内酰胺类抗生素药物同用，避免降低彼此的抗菌作用。

【用法与用量】

口服。成人每次 250~500mg，每日 3~4 次。儿童 30~50mg/（kg·d），分 3~4 次给予。

【制剂与规格】

片剂，100mg。胶囊，50mg、125mg。颗粒剂，75mg、250mg。

04-04

麦迪霉素
Midecamycin

【其他名称】

美地霉素、米地加霉素、醋酸麦迪霉素（美欧卡霉素）、Medemycin、Miocamycin。

【研发】

日本 Meiji Seika（明治制果）制药株式会社。

【上市日期】

1985 年。1988 年中国上市。

【药理作用】

本品为 16 元环大环内酯类抗生素。抗菌谱与吉他霉素相似。对葡萄球菌、溶血性链球菌、流感嗜血杆菌、奈瑟菌、肺炎支原体等均有良好的抑制作用，但弱于红霉素。

作用机制同红霉素，可与细菌核糖体 50s 亚基结合，抑制细菌蛋白质合成发挥抑菌作用。

成人口服 400mg，T_{max} 2h，C_{max} 1.1 μg/mL，$t_{1/2}$ 为 2.4h。吸收后体内分布广泛，在肝脏、肾脏、肺及胆汁、痰液、支气管分泌液等组织器官与体液中的药物浓度高于同期血药浓度。本品不能通过血脑脊液屏障，但可少量通过胎盘和分泌至乳汁中。主要在肝脏代谢，代谢物的大部伴胆汁随粪便排出，少量经肾随尿液排出。

【临床应用】

用于治疗由敏感菌引起的咽喉炎、扁桃体炎、支气管炎、肺炎等呼吸系统感染、蜂窝组织炎等皮肤软组织感染、胆囊炎、胆管炎等胆道感染及中耳炎、鼻窦炎等感染。

【不良反应与注意事项】

① 对本品或对其他大环内酯类抗生素药物过敏者禁用。② 本品可通过胎盘屏障，妊娠妇女慎用。哺乳期妇女用药宜停止供乳。③ 肝肾功能低下者慎用。④ 偶有皮疹、荨麻疹、瘙痒等过敏症状。⑤ 有恶心、呕吐、腹痛、腹泻、食欲减退等胃肠道反应。⑥ 偶有一过性 ALT、AST、ALP 升高。⑦ 本品可抑制茶碱代谢，致茶碱血药浓度升高，易引起中毒，避免合用。⑧ 本品醋酸盐（Midecamycin Acetate）的商品名称醋酸麦迪霉素（Miocamycin），因无苦味，适合儿童服用。

【用法与用量】

口服。成人 0.8~1.2g/d，分 3~4 次。儿童 30mg/（kg·d），分 3~4 次。

【制剂与规格】

片剂，0.1g。胶囊，0.1g、0.2g。美欧卡颗粒剂，0.1g、0.2g。

04-05

麦白霉素
Meleumycin

【药理作用】

本品是一种多组分大环内酯类抗生素。主要由麦迪霉素 A1 和吉他霉素 A6 组成，其中，麦迪霉素 A1 约占 40%。每毫克不少于 850 个麦迪霉素单位。本品抗菌谱广。对大多数革兰阳性菌（包括部分耐红霉素菌株）有较强的抗菌作用，对部分革兰阴性菌和非典型致病菌也有抑制作用。其中对化脓性链球菌、肺炎链球菌高度敏感。对金黄色葡萄球菌、表皮葡萄球菌、流感嗜血杆菌、奈瑟菌等也有较强的抗菌作用。而且对支原体、衣原体、军团菌等也有良好的抑制作用。

作用机制同红霉素，可与细菌核糖体 50s 亚基结合，干扰细菌蛋白质合成发挥抗菌作用。口服吸收良好，对消化道刺激性小。单剂量 600mg 口服，T_{max} 0.37h，C_{max} 0.63 µg/mL，$t_{1/2}$ 约 1.8h。肾功能低下者半衰期延长。吸收后体内分布广泛，在肺脏、肝脏、胆汁及痰液中药物浓度高。主要在肝脏代谢，给药量的大部分以代谢物形式伴胆汁经粪便排出，少量经肾随尿液排出。

【临床应用】

用于治疗由化脓性链球菌、肺炎链球菌、葡萄球菌等敏感的革兰阳性菌引起的咽炎、扁桃体炎、急性支气管炎、慢性支气管炎急性发作、肺炎等呼吸系统感染。蜂窝组织炎、丹毒等皮肤软组织感染。由支原体等非典型致病菌引起的支原体肺炎、前列腺炎、非淋菌性尿道炎、军团菌病等。

【不良反应与注意事项】

① 对本品或对其他大环内酯类抗生素药物过敏者禁用。② 本品可通过胎盘屏障进入胎儿体内，妊娠妇女用药应权衡利弊。③ 可从乳汁内分泌，哺乳期妇女用药宜停止供乳。④ 肝肾功能不全者慎用。⑤ 偶有药疹、荨麻疹、瘙痒、药物热等过敏症状。⑥ 有恶心、呕吐、厌食等胃肠道反应。⑦ 偶有一过性 ALT、AST、ALP 和胆红素升高。⑧ 长期或大剂量用药，可致菌群失调，发生由耐药菌或念珠菌引起的二重感染。⑨ 本品为抑菌剂，不宜与属繁殖期杀菌剂青霉素等 β–内酰胺类抗生素药物联用，避免发生拮抗作用。

【用法与用量】

口服。成人 800~1200mg/d，分 3~4 次。儿童 20mg/（kg·d），分 3~4 次给予。

【制剂与规格】

片剂，100mg。胶囊，100mg。

04-06

乙酰螺旋霉素
Acetylspiramycin

【其他名称】

螺旋霉素、Rovamycin、Spiramycin。

【研发】

日本 Kyowa Hakko Kogyo（协和发酵）株式会社。

【上市日期】

1985 年。

【药理作用】

本品为大环内酯类抗生素。口服吸收后在体内通过去乙酰基转成螺旋霉素发挥抗菌作用。抗菌谱与红霉素相似，对革兰阳性菌如金黄色葡萄球菌、β–溶血性链球菌、肺炎链球菌、白喉杆菌、炭疽杆菌、梭状菌属等均有较强的抗菌活性。即使对红霉素耐药的金黄色葡萄球菌本品依然敏感。对李斯特菌属、卡他莫拉菌、奈瑟菌、胎儿弯曲菌、流感嗜血杆菌、百日咳杆菌、拟杆菌、产气荚膜杆菌、痤疮丙酸杆菌、消化球菌、消化链球菌、支原体、衣原体、梅毒螺旋体、军团菌等也均有较强的抑制作用。

作用机制同红霉素，可与细菌核糖体 50s 亚基结合，阻碍细菌蛋白质合成发挥抑菌作用。

本品 200mg 口服，T_{max} 2h，C_{max} 1 μg/mL，$t_{1/2}$ 为 4~8h。药物吸收后，体内分布广泛，在肺、肝脏、胆汁中浓度较高，可通过胎盘和血脑屏障。本药的大部分在肝脏代谢后伴胆汁随粪便排出，少量经肾随尿液排出。

【临床应用】

用于治疗由金黄色葡萄球菌、β – 溶血性链球菌、肺炎链球菌、表皮葡萄球菌等敏感菌引起的咽炎、扁桃体炎、急性气管炎、慢性气管炎急性发作、肺炎等呼吸道感染、丹毒、蜂窝组织炎、脓皮症等皮肤软组织感染及中耳炎、牙周炎、急性鼻窦炎等感染。

【不良反应与注意事项】

① 对本品或对其他大环内酯类抗生素药物过敏者禁用。② 可通过胎盘屏障，孕妇慎用。FDA 对本品妊娠用药的安全性分级为 B 级。③ 哺乳期妇女用药宜停止供乳。④ 肝肾功能不全者慎用。⑤ 偶有皮疹、瘙痒等过敏症状。⑥ 偶有恶心、呕吐、食欲减退等胃肠道反应。⑦ 个别患者有一过性 ALT、AST、ALP 和胆红素升高。⑧ 若与甲硝唑等硝基咪唑类药物合用，对脆弱拟杆菌的抗菌作用呈现协同。⑨ 若与甲氧苄啶同用，对流感嗜血杆菌有协同的抗菌作用。

【用法与用量】

口服。成人 0.8~1.2g/d，分 3~4 次。儿童 20~30mg/（kg·d），分 2~4 次给予。

【制剂与规格】

片剂，100mg、200mg。

04-07

交沙霉素
Josamycin

· ·

【其他名称】

丙酸交沙霉素、角沙霉素、Josacin、Josaxin。

【研发】

日本 Yamanouchi（山之内）制药株式会社。

【上市日期】

1985 年。

【药理作用】

本品为 16 元环大环内酯类抗生素。抗菌谱与红霉素相似。对葡萄球菌属，链球菌属（化脓性链球菌、肺炎链球菌等），奈瑟菌，白喉杆菌，丙酸杆菌，梭状芽孢杆菌等均有良好的抗菌作用。对青霉素或对红霉素产生耐药的金黄色葡萄球菌本品依然敏感。对支原体、衣原体、军团菌等非典型致病菌也有良好抑制作用。

作用机制同红霉素，可与细菌核糖体 50s 亚基结合，抑制细菌蛋白质的合成。本品吸收良好。口服 800mg，T_{max} 0.5~0.8h，C_{max} 4.86μg/mL，$t_{1/2}$ 为 0.5~0.8h。吸收后，体内分布广泛，在气管、痰液、胆汁中的药物浓度高于同期血药浓度。给药量的大部分在肝脏代谢后伴胆汁经粪便排出，另有约 10% 经肾随尿液排出。

【临床应用】

用于治疗由敏感菌引起的咽炎、扁桃体炎、急性支气管炎等呼吸道感染，胆管炎、胆囊炎等胆道感染，蜂窝组织炎等皮肤软组织感染，急性鼻窦炎、中耳炎、口腔感染及由肺炎支原体引起的肺炎等。

【不良反应与注意事项】

① 对本品或对其他大环内酯类抗生素药物过敏者禁用。② 本药可通过胎盘屏障，妊娠妇女用药宜权衡利弊。③ 本品可从乳汁少量分泌，哺乳期妇女用药宜停止供乳。④ 肝肾功能不全者慎用。12 岁以下儿童慎用。⑤ 偶有皮疹、荨麻疹、药物热、嗜酸性粒细胞增多。⑥ 有恶心、呕吐、腹痛、腹泻、食欲减退等胃肠道反应。⑦ 偶有一过性 ALT、AST、ALP 升高。⑧ 长期或大剂量用药可致听力减退，停药后可恢复。⑨ 本品可抑制苯二氮䓬类药物代谢，致其清除率下降，半衰期延长，血药浓度升高，易引起呼吸抑制。⑩ 本品可影响阿司咪唑、特非那丁等组胺 H_1 受体阻滞剂类药物代谢，致其排泄减少，血药浓度升高，极易发生 QT 间期延长和室性心律失常。⑪ 丙酸交沙霉素属酯化物，没有苦味，不受胃酸影响，适合儿童服用。

【用法与用量】

口服。成人 0.8~1.2g/d，分 3~4 次。儿童 30mg/（kg·d），分 3~4 次给予。

【制剂与规格】

片剂，100mg、200mg。颗粒剂，100mg。

04-08

吉他霉素
Kitasamycin

- -

【其他名称】

白霉素、柱晶白霉素、Leucomycin。

【研发】

日本东洋酿造株式会社。

【上市日期】

1986 年。

【药理作用】

本品为第一代大环内酯类抗生素。抗菌作用与红霉素相似。对革兰阳性菌有较强的抗菌活性，部分耐红霉素的金黄色葡萄球菌对本品仍敏感。对化脓性链球菌、肺炎链球菌、白喉杆菌、破伤风杆菌、炭疽杆菌等革兰阳性菌及奈瑟菌、百日咳杆菌等革兰阴性菌，钩端螺旋体、立克次体、肺炎支原体、沙眼衣原体等病原体均有良好的抑制作用。

作用机制同红霉素，可与细菌核糖体 50s 亚单位结合，阻碍细菌蛋白质合成，发挥抑菌作用。本品吸收良好，单剂量 200mg 口服，T_{max} 2h，C_{max} 2.8 µg/mL，$t_{1/2}$ 约 2h。吸收后，体内分布广泛，胆汁中的浓度居高，在肺、肾脏组织器官中的药物浓度高于同期血药浓度。给药量的大部分在肝脏代谢后伴胆汁随粪便排出。

【临床应用】

用于治疗由敏感菌引起的呼吸道感染、胆道感染、皮肤软组织感染、猩红热、白喉、百日咳、支原体肺炎等。

【不良反应与注意事项】

① 对本品或对其他大环内酯类抗生素药物过敏者禁用。② 本品可通过胎盘屏障，妊娠妇女慎用。③ 可从乳汁分泌，哺乳期妇女用药宜停止供乳。④ 肝功能低下者慎用。⑤ 偶有皮疹、瘙痒、药物热等过敏症状。⑥ 恶心、呕吐、腹痛、厌食等胃肠道反应。⑦ 偶有一过性转氨酶升高。⑧ 静脉给药，偶可致血栓性静脉炎，发生率低于红霉素。

【用法与用量】

口服。成人每次 0.2~0.4g，每日 3~4 次。儿童 10~20mg/（kg·d），分 3~4 次给予。

静脉注射或静脉滴注。成人每次 0.2~0.4g，每日 2~3 次。儿童 10~20mg/（kg·d），分 2~4 次给予。

【制剂与规格】

片剂，0.1g、0.2g。颗粒剂，0.1g。注射剂，0.2g。

04-09

罗他霉素
Rokitamycin

- -

【其他名称】

丙酰白霉素、Ricamycin、Rokicid。

【研发】

日本东洋酿造株式会社。

【上市日期】

1986 年。

【药理作用】

本品为第二代半合成 16 元环大环内酯类抗生素。抗菌谱似红霉素。对葡萄球菌属、链球菌属（肠球菌除外）等革兰阳性菌及支原体、衣原体等非典型病原菌均有良好的抑制作用。

作用机制同红霉素，可与细菌核糖体 50s 亚基结合，抑制细菌蛋白质合成。成人口服 200mg，T_{max} 0.5h，C_{max} 0.47 µg/mL，$t_{1/2}$ 约 2h。吸收后体内分布广泛，在扁桃体、牙龈、皮肤等组织均有分布，也可进入乳汁中，而羊水、脐带血中却极少进入。本品代谢快，在血浆中除原形药物外，尚有仍具抗菌活性的代谢产物柱晶白霉素 A7 及 10- 羟罗他霉素等白霉素（吉他霉素）类化合物。

【临床应用】

用于治疗由敏感菌引起的咽炎、扁桃体炎、支气管炎、鼻窦炎、牙周炎及皮肤软组织感染等。

【不良反应与注意事项】

① 对本品或对其他大环内酯类抗生素药物过敏者禁用。② 妊娠、哺乳期妇女慎用。③ 肝功能不全者慎用。④ 新生儿、早产儿禁用。⑤ 偶有皮疹、瘙痒等过敏症状。⑥ 偶有一过性 ALT、AST 升高。

【用法与用量】

口服。成人每次 200mg，每日 3 次。儿童 20~30mg/（kg·d），分 3 次给予。

【制剂与规格】

片剂，100mg。

04-10

罗红霉素 *
Roxithromycin

- -

【其他名称】

罗力得、欣美罗、严迪、Rulide。

【研发】

法国 Roussel（罗素）公司。

【上市日期】

1988 年 1 月。1993 年中国上市。

【药理作用】

本品为半合成第二代大环内酯类抗生素。抗菌谱广，半衰期长。对多数革兰阳性菌、部分革兰阴性菌及某些非典型致病菌均有明显的抗菌活性。如化脓性链球菌、肺炎链球菌、金黄色葡萄球菌、表皮葡萄球菌、白喉杆菌等革兰阳性菌，奈瑟菌、百日咳杆菌、幽门螺杆菌、流感嗜血杆菌等革兰阴性菌及肺炎支原体、衣原体、军团菌、梅毒螺旋体等病原体均有较强的抑制作用。

作用机制同红霉素，可与细菌核糖体 50s 亚基结合，干扰肽酰转移酶活性，抑制细菌蛋白质合成发挥抗菌作用。本品口服吸收良好，生物利用度达 95%，胃酸中稳定，半衰期长。

单剂量 150mg 口服，T_{max} 约 2h，C_{max} 6.6~7.9 μg/mL，$t_{1/2}$ 为 7~16h。吸收后，体内分布广泛，在扁桃体、肺、前列腺、痰液等组织与体液中可达有效药物浓度，也可少量分泌至乳汁中。本品主要在肝脏代谢，给药量的大部分以原形随胆汁经粪便排出，少量经肾随尿液排出。

【临床应用】

用于治疗由链球菌、敏感的葡萄球菌等革兰阳性菌引起的咽炎、扁桃体炎等轻、中度呼吸道感染，蜂窝组织炎等皮肤软组织感染，由肺炎支原体、衣原体、军团菌、梅毒螺旋体等非典型致病菌引起的肺炎、军团菌病及泌尿生殖系统感染。

【不良反应与注意事项】

① 对本品或对其他大环内酯类抗生素药物过敏者禁用。② 妊娠期妇女慎用。③ 本品可少量经乳汁分泌，哺乳期妇女用药宜停止供乳。新生儿、早产儿禁用。④ 肝功能不全者慎用。⑤ 偶有皮疹、荨麻疹、瘙痒、药物热等过敏症状。⑥ 有恶心、呕吐、腹痛、腹泻等胃肠道反应。发生率较红霉素低。⑦ 个别患者有头痛、头晕、

乏力和味觉异常。⑧ 本药可抑制华法林的代谢，致华法林血药浓度升高，增加出血风险，避免同用。⑨ 本品可抑制苯二氮䓬类药物的代谢，致其血药浓度升高，有增加呼吸抑制风险。⑩ 食物会降低本药生物利用度，宜空腹服用。

【用法与用量】

口服。成人每次 150mg，每日 2 次，或每次 300mg，每日 1 次。儿童每次 2.5~5mg/kg，每日 1 次。

【制剂与规格】

片剂，50mg、100mg。分散片，50mg、150mg。颗粒剂，25mg、50mg、75mg、150mg。

04-11

克拉霉素 *
Clarithromycin

【其他名称】

甲基红霉素、甲红霉素、克拉仙、Claricid、Clarith。

【研发】

日本 Taisho（大正）制药株式会社。

【上市日期】

1990 年。1992 年中国上市。

【药理作用】

本品为第二代大环内酯类抗生素。抗菌谱广，对革兰阳性菌有较强的抗菌作用，强于红霉素 2 倍。对金黄色葡萄球菌、化脓性链球菌、肺炎链球菌等革兰阳性菌及流感嗜血杆菌、奈瑟菌、百日咳杆菌、痤疮丙酸杆菌、分枝杆菌、幽门螺杆菌、嗜肺军团菌、肺炎支原体、沙眼衣原体等均有较强的抑制作用。

作用机制同红霉素，可与细菌核糖体 50s 亚基结合，干扰细菌蛋白质合成发挥抑菌作用。

本品口服吸收好，对胃酸稳定，血药浓度高，半衰期长。单剂量 400mg 口服，T_{max} 2.7h，C_{max} 2.2μg/mL，$t_{1/2}$ 约 4.4h，血浆蛋白结合率为 70%，吸收后体内分布广泛，在扁桃体、肺组织中的浓度高于同期血药浓度。给药量的 30%~40% 以药物原形或具活性的代谢产物（14- 羟克拉霉素）经肾随尿液排出。

【临床应用】

用于治疗由敏感菌引起的咽炎、扁桃体炎、急性支气管炎、慢性支气管炎急性发作、肺炎（含支原体肺炎）等呼吸系统感染，疖肿、毛囊炎、脓疱疮、丹毒、蜂窝组织炎等皮肤软组织感染，鼻窦炎、中耳炎等感染，由支原体、衣原体引起的尿道炎、宫颈炎等泌尿生殖系统感染，由军团菌、分枝杆菌、幽门螺杆菌引起的感染等。

【不良反应与注意事项】

① 对本品或对其他大环内酯类抗生素药物过敏者禁用。② 孕妇不宜应用。FDA 对本品妊娠用药的安全性分级为 C 级。③ 可从乳汁少量分泌，哺乳期妇女用药应停止供乳。④6 个月以下婴幼儿用药的安全性尚不明确，不推荐应用。⑤ 偶

有皮疹、荨麻疹、瘙痒等皮肤过敏症状。⑥有恶心、呕吐、腹痛、腹泻、味觉改变等胃肠道反应。⑦有一过性 ALT、AST、ALP 升高。⑧偶有 BUN 和血清肌酐升高。⑨若与特非那丁、阿司咪唑等组胺 H1 受体阻滞剂合用，可致 QT 间期延长，易发生心律失常、充血性心衰。避免合用。

【用法与用量】

口服。成人每次 250mg，每日 2 次，严重感染每次 500mg，每日 2 次，疗程 7~10d。儿童（6 个月以上）每次 7.5mg/kg，每日 2 次。

【制剂与规格】

片剂，125mg、250mg。颗粒剂，50mg、100mg、125mg。

04-12

地红霉素
Dirithromycin

【其他名称】

地利兹霉素、迪红、严尽、Diritross、Nortron。

【研发】

美国 Lilly（礼来）公司。

【上市日期】

1990 年 5 月。

【药理作用】

本品为第二代大环内酯类抗生素。是红霉胺的前体药。抗菌谱同红霉素。特点是对支原体、衣原体有强大的抑制作用。对金黄色葡萄球菌、肺炎链球菌、化脓性链球菌、淋病奈瑟菌、痤疮丙酸杆菌、流感嗜血杆菌等也有良好的抗菌作用。本品对百日咳杆菌的抗菌活性强于红霉素约 4 倍。但是对肠球菌、耐甲氧西林金黄色葡萄球菌（MRSA）耐药。

作用机制同红霉素，可与细菌核糖体 50s 亚基结合，抑制细菌蛋白质合成而发挥抑菌作用。口服本品 500mg，T_{max} 约为 4h，C_{max} 为 0.3~0.4 μg/mL（按红霉胺计），血浆蛋白结合率为 15%~30%，$t_{1/2}$ 约 8h。

给药量的 81%~87% 随胆汁经粪便排出。少量经肾随尿液排出。

【临床应用】

用于治疗由肺炎链球菌、化脓性链球菌、金黄色葡萄球菌（MRSA 除外）、肺炎支原体、嗜肺军团菌等引起的咽炎、扁桃体炎、急性支气管炎、慢性支气管炎急性发作、肺炎（含 CAP）等呼吸系统感染及单纯性皮肤软组织感染。

【不良反应与注意事项】

①对本品或对其他大环内酯类抗生素药物过敏者禁用。②孕妇不宜应用。FDA 对本品妊娠用药的安全性分级为 C 级。③哺乳期妇女用药应停止供乳。④12 岁以下儿童用药的有效性、安全性尚未确立，不推荐应用。⑤偶有皮疹、荨麻疹、瘙痒等皮肤过敏症状。⑥有恶心、呕吐、腹痛、腹泻、消化不良、味觉改变等胃肠道反应。少见假膜性肠炎。⑦本品制剂为肠溶片，服用时须整片吞服。

【用法与用量】

口服。一般感染每次 500mg，每日 1 次，疗程 7d。社区获得性肺炎（CAP）每次 500mg，每日 1 次，疗程 14d。

【制剂与规格】

肠溶片，250mg、500mg。

04-13

阿奇霉素 *
Azithromycin

【其他名称】

希舒美、舒美特、维宏、Sumamed、Zithromax。

【研发】

南斯拉夫 Pilva（普利瓦）公司研发，后转让美国 Pfizer（辉瑞）公司。

【上市日期】

1990 年。1993 年中国上市。

【药理作用】

本品为半合成第二代 15 元环大环内酯类抗生素。是红霉素的衍生物。抗菌谱广，抗菌活性强，半衰期长。对革兰阴性菌的作用强于红霉素，对流感嗜血杆菌、淋病奈瑟菌的抗菌活性比红霉素强 4~8 倍，对嗜肺军团菌的抗菌活性比红霉素强 2 倍。对大多数革兰阴性菌的 MIC < 1 μg/mL。但是对葡萄球菌属、链球菌属等革兰阳性菌的抗菌作用逊于红霉素。在大环内酯类抗生素药物中本品对肺炎支原体的抑制作用最强。

作用机制同红霉素，可与细菌细胞核蛋白体 50s 亚基结合，阻碍细菌蛋白质合成发挥抑菌作用。单剂量 500mg 口服，T_{max} 2~3h，C_{max} 0.4 μg/mL，$t_{1/2}$ 为 35~48h。约给药量的 50% 以药物原形伴胆汁随粪便排出。

【临床应用】

用于治疗由链球菌引起的急性咽炎、扁桃体炎、急性支气管炎、慢性支气管炎急性发作，由流感嗜血杆菌、肺炎链球菌或肺炎支原体等所致社区获得性肺炎，以及由淋病奈瑟菌和衣原体等病原体引起的尿道炎、宫颈炎、盆腔炎等泌尿生殖系统感染。

【不良反应与注意事项】

① 对本品或对其他大环内酯类抗生素药物过敏者禁用。② 孕妇慎用。FDA 对本品妊娠用药的安全性分级为 B 级。③ 哺乳期妇女用药应停止供乳。④6 个月以下幼儿勿用。⑤16 岁以下儿童不宜用注射剂。⑥ 肝功能低下者慎用。⑦ 本品可诱发心律失常，严重者可发生室颤或心源性猝死。心肌病或心衰患者慎用，如果用药，应动态监测心电图，若出现 QT 间期延长，应停止用药。⑧ 偶有皮疹、瘙痒、发热等过敏反应。⑨ 有恶心、呕吐、腹痛、腹泻、食欲减退等胃肠道反应，发生率低于红霉素。⑩ 有一过性 ALT、AST、ALP 和胆红素升高。⑪ 偶有中性粒细胞减少、血小板减少。⑫ 本品勿与阿司咪唑等组胺 H₁ 受体阻滞剂合用，防止发生心律失常。⑬ 勿与含镁、铝制酸剂合用，因会影响本品吸收，减低疗效。

【用法与用量】

口服。成人一般感染首日 500mg 顿服，第 2 日开始每次 250mg，每日 1 次，疗程 5d，衣原体所致尿道炎、宫颈炎单剂量 1g 顿服，淋病奈瑟菌所致尿道炎、宫颈炎单剂量 2g 顿服。儿童每次 10mg/kg，每日 1 次，疗程 3d。

静脉滴注。成人社区获得性肺炎每次 500mg，每日 1 次，连续 2d，第 3 日改口服，每次 500mg，每日 1 次，疗程 7~10d。

【制剂与规格】

片剂，100mg、125mg、250mg、500mg。胶囊，125mg、250mg。颗粒剂，100mg、125mg。注射剂，250mg。

04-14

泰利霉素
Telithromycin

【其他名称】

肯立克、Ketek。

【研发】

法国 Sanofi-Aventis（赛诺菲 – 安万特）公司。

【上市日期】

2001 年 10 月。

【药理作用】

本品为半合成大环内酯 – 链阳霉素家族酮内酯类抗生素，属第三代大环内酯类抗生素。抗菌谱广，对肺炎链球菌、化脓性链球菌、草绿色链球菌有较强的抗菌活性。对青霉素、红霉素产生耐药的菌株，本品仍高度敏感。对野生型核糖体的结合力较红霉素和克拉霉素分别强 10 倍和 6 倍。

作用机制同红霉素，可与细菌核糖体 50s 亚基结合，抑制细菌蛋白质的生物合成，阻抑细菌生长、繁殖。

【临床应用】

用于治疗由敏感菌引起的咽炎、扁桃体炎、急性支气管炎、慢性支气管炎急性发作、急性细菌性鼻窦炎、社区获得性肺炎（CAP）等。

【不良反应与注意事项】

① 对本品过敏者禁用。对其他大环内酯类抗生素药物过敏者慎用。② 孕妇不宜应用。FDA 对本品妊娠用药的安全性分级为 C 级。③ 哺乳期妇女用药应停止供乳。④12 岁以下儿童用药的安全性尚不明确，不推荐应用。⑤ 本品具有神经肌肉阻滞作用，偶有肌肉痛、肌无力、肌肉痉挛和 CPK 升高。重症肌无力者禁用。⑥ 偶可引发心律失常，QT 间期延长者禁用。⑦ 偶有皮疹、荨麻疹、瘙痒等皮肤过敏症状。⑧ 有恶心、呕吐、腹痛、腹泻、厌食等胃肠道反应。⑨ 头痛、头晕、疲倦等中枢神经系统症状。⑩ 偶可致皮肤、巩膜黄染，复视，视觉模糊。⑪ 本品为 CYP3A4 强抑制剂。可延缓经该酶代谢的辛伐他汀等 HMG-CoA 还原酶抑制剂类药物体内代谢，致其血药浓度升高，有增加横纹肌溶解风险，避免合用。⑫ 本品可抑制氨氯地平等钙拮抗剂类药物的代谢，致其血药浓度升高，有发生低血压的风

险。如欲同用，须调整氨氯地平的用药剂量。⑬ 本品可抑制沙格列汀、阿格列汀等二肽基肽酶-4（DPP-4）抑制剂类药物的体内代谢，致其血药浓度升高，降血糖作用增强，有发生低血糖风险。如欲同用，沙格列汀日剂量不宜超过 2.5mg。⑭ 本品可延缓阿普唑仑、咪达唑仑等苯二氮䓬类药物的体内代谢，致其血药浓度升高，增强了镇静作用，存在呼吸抑制风险，避免同用。

【用法与用量】
口服。每次 800mg，每日 1 次，疗程 5~10d。

【制剂与规格】
片剂，400mg。

04-15

非达霉素
Fidaxomycin

【其他名称】
Fidaxomicin、Dificid。

【研发】
美国 Optimer 公司，2013 年被 Cubist 公司收购，2014 年 Cubist 被默沙东公司收购。

【上市日期】
2011 年 5 月。

【药理作用】
本品为新型 18 元环大环内酯类酮内酯抗生素。抗菌谱窄，主要对革兰阳性厌氧菌中的难辨梭状芽孢杆菌有极强的抗菌活性，其活性是万古霉素或甲硝唑的 1 倍，并显示较强的抗生素后效应。本品对金黄色葡萄球菌、链球菌及肠杆菌、铜绿假单胞菌、流感嗜血杆菌、淋病奈瑟菌、鲍曼不动杆菌和念珠菌也有一定的抗菌活性，但弱于本品对难辨梭状芽孢杆菌和产气荚膜杆菌的抗菌活性。

本品可抑制细菌 DNA 聚合酶，阻碍细菌蛋白质的生物合成发挥抑菌作用。

【临床应用】
用于治疗由难辨梭状芽孢杆菌引起的腹泻。

【不良反应与注意事项】
① 对本品过敏者禁用。对其他大环内酯类抗生素药物过敏者慎用。② 肝肾功能不全者慎用。③ 妊娠妇女、哺乳期妇女及儿童用药的安全性尚不明确，不推荐应用。④ 有皮疹、皮炎、瘙痒等皮肤过敏症状。⑤ 有恶心、呕吐、腹痛、腹胀、消化不良等胃肠道症状。⑥ 偶有 ALT、AST、ALP 升高，血糖升高，血重碳酸盐降低。⑦ 偶有中性粒细胞减少、血小板减少及贫血。

【用法与用量】
口服。成人每次 200mg，每日 2 次，疗程 10d。

【制剂与规格】
片剂，200mg。

环酯红霉素 *
Erythromycin Cyclocarbonate

【其他名称】

大威霉素、达发新、冠沙、Davercin。

【研发】

波兰 TarchominPharmaceutical Works "Polfa"（波尔法 – 塔赫敏）制药厂。

【上市日期】

1979 年波兰。2003 年国产品冠沙上市。

【药理作用】

本品为新型第二代 14 元环大环内酯类抗生素，系红霉素衍生物。由于环碳酸酯基的引入，增加了其体内吸收，抗菌活性比红霉素强 2~4 倍，半衰期长。具高效、强效及毒副作用低等特点。抗菌谱广，对金黄色葡萄球菌、化脓性链球菌、肺炎链球菌、白喉杆菌等革兰阳性菌及淋病奈瑟菌、流感嗜血杆菌、百日咳杆菌、志贺菌等革兰阴性菌均有良好的抗菌活性。对厌氧菌（脆弱拟杆菌和梭状芽孢杆菌除外）也有相当的活性。而且对支原体、衣原体、军团菌、螺旋体、弯曲菌属、阿米巴原虫等也有良好活性。对支原体、衣原体和军团菌感染的疗效明显高于同类产品。

本品 500mg 口服，T_{max} 12h，C_{max} 1.1 μg/mL，其后每 12h 服用本品 500mg 的稳态血药浓度为 3 μg/mL，$t_{1/2}$ 约 14h，血浆蛋白结合率为 78%。药物吸收后广泛分布于体内各组织与体液中。可通过胎盘屏障，但不易通过血脑屏障。给药量的大部分随胆汁经粪便排出，少量经肾随尿液排出。

【临床应用】

用于治疗由敏感菌或非典型致病菌引起的咽炎、扁桃体炎、细菌性肺炎、支原体肺炎、军团菌肺炎、白喉、百日咳、猩红热等呼吸系统感染。尿道炎、淋病、软下疳、早期梅毒等泌尿生殖系统感染，以及弯曲菌肠炎、阿米巴痢疾等肠道感染。

【不良反应与注意事项】

① 对本品或对其他红霉素类药物过敏者禁用。② 肝功能低下者慎用。③ 可通过胎盘屏障进入胎儿体内，孕妇用药应权衡利弊。④ 本品可少量自乳汁分泌，哺乳期妇女用药应停止供乳。⑤ 有皮疹、瘙痒、药物热、嗜酸性粒细胞增多等。⑥ 有恶心、呕吐、腹泻、厌食等胃肠道反应。⑦ 偶致可逆性听力障碍。⑧ 长期用药易发生由难辨梭状杆菌或念珠菌引起二重感染。⑨ 本品为抑菌剂，不宜与繁殖杀菌剂青霉素等 β – 内酰胺类抗生素药物同时应用，避免相互降低抗菌作用。⑩ 不宜与林可霉素类药物合用，否则会产生拮抗作用。⑪ 本品可升高地高辛、环孢菌素 A 等药物的血药浓度，致毒副反应增加，避免合用。

【用法与用量】

口服。成人首剂 500~750mg，以后每 12h 250~500mg。儿童首剂按体重 30mg/kg，以后每 12h 15mg/kg。

【制剂与规格】

片剂，125mg、250mg。胶囊，250mg。

第五章　氨基糖苷类抗生素

Aminoglycosides Antibiotics

链霉素 *
Streptomycin

【研发】

美国科学家 Selman·Waksman（塞尔曼·瓦克斯曼）研发，因此荣获 1952 年诺贝尔医学奖。

【上市日期】

1945 年。

【药理作用】

本品最初是由土壤中放线菌属的灰色链霉菌 Streptomyces Griseus 产生的一种氨基糖苷类抗生素。对结核杆菌有较强的抗菌活性，MIC 为 0.5 μg/mL。对大肠埃希菌、克雷白菌属、肠杆菌属、沙门菌、志贺菌、布氏杆菌、鼠疫杆菌、奈瑟菌等均有较好的抗菌活性。对金黄色葡萄球菌等革兰阳性菌的作用差。链球菌（溶血性链球菌，肺炎链球菌）、铜绿假单胞菌及厌氧菌对本品耐药。

作用机制为本品可与细菌核糖体 30s 亚基结合，抑制细菌蛋白质合成发挥抗菌作用。

肌肉注射本品 0.5~1g，T_{max} 2h，C_{max} 20~40 μg/mL，$t_{1/2}$ 为 2.4~2.7h，血浆蛋白结合率为 20%~30%。不易通过血脑脊液屏障，但可通过胎盘屏障。本品在体内不被代谢，24h 内，给药量的 50%~60% 经肾随尿液排出。

【临床应用】

常与其他抗结核药物联合用于治疗由结核分枝杆菌引起的各种结核病。与其他药物联合用于治疗鼠疫、腹股沟肉芽肿等。与 β–内酰胺类抗生素或大环内酯类抗生素药物联合用于治疗由革兰阴性菌引起的肺炎、尿路感染、肠道感染及败血症等。

【不良反应与注意事项】

① 对本品或对其他氨基糖苷类抗生素药物过敏者禁用。② 本品可通过胎盘屏障进入胎儿血液循环，对发育中的胎儿听神经等造成损伤。FDA 对本品妊娠用药的安全性分级为 D 级。③ 可少量从乳汁分泌，哺乳期妇女用药应停止供乳。④ 儿童的肾脏组织发育尚未完善，不宜应用。⑤ 老年人、听力低下者、肾功能低下者、重症肌无力或帕金森综合征患者慎用。⑥ 皮疹、瘙痒、药物热、嗜酸性粒细胞增多等过敏反应。过敏性休克低于青霉素，但死亡率高。⑦ 有 ALT、AST、LDH 和胆红素升高。⑧ 本品可对前庭神经造成损伤，表现头痛、头晕、恶心、平衡失调等。⑨ 可致听神经损伤，表现耳鸣、听力下降等。⑩ 本品具肾毒性，可见蛋白尿、血尿、管型尿、BUN 与肌酐升高。严重可有氮质血症、肾功能衰竭等。⑪ 本品有阻滞乙酰胆碱及络合钙离子的作用，偶可致心肌抑制，呼吸抑制。也可致面部及口唇麻木感，周围神经炎。⑫ 若与头孢菌素类药物联合应用可有协同的抗菌作用，同时也会增加肾毒性。

【用法与用量】

肌肉注射。成人结核病每次 0.75g，每日 1 次，或每次 0.5g，每 12h 1 次，疗程 8 周，一般感染每次 0.5g，每 12h 1 次。

【制剂与规格】

注射剂，0.75g（75 万 U）、1g（100 万 U）。

新霉素
Neomycin

【其他名称】

硫酸新霉素、Neomycin Sulfate。

【研发】

美国科学家 Selman·Waksman（塞尔曼·瓦克斯曼）。

【上市日期】

1949 年。

【药理作用】

新霉素最初是由链霉菌 Streptomyces Fradiae 所产生的一种氨基糖苷类抗生素。对肠杆菌属、沙雷菌属、克雷白菌属、变形杆菌等革兰阴性杆菌和金黄色葡萄球菌、白喉杆菌、炭疽杆菌等革兰阳性菌均有较强的抗菌活性。对链球菌、肺炎链球菌、肠球菌活性差。对厌氧菌、铜绿假单胞菌、真菌、病毒等无抑制作用。

作用机制同链霉素，可与细菌核糖体 30s 亚基结合，抑制细菌蛋白质合成发挥抗菌作用。本品口服吸收少，$t_{1/2}$ 为 2~4h，肾功能减退者半衰期可延长 27~80h。药物在体内不被代谢。给药量的大部以原形随粪便排出，部分经肾随尿液排出。

【临床应用】

主要用于结肠手术前预防给药和肠道革兰阴性杆菌感染的治疗。

【不良反应与注意事项】

① 对本品或对其他氨基糖苷类抗生素药物过敏者禁用。② 听神经损伤者、肾功能低下者、重症肌无力者、帕金森综合征患者慎用。③ 本品可通过胎盘屏障进入胎儿体内，对胎儿听神经造成损伤。FDA 对本品妊娠用药的安全性分级为 D 级。④ 可少量从乳汁分泌，哺乳期妇女禁用，如果用药，应停止供乳。⑤ 本品具有肾毒性，耳毒性。为防止发生不可逆的听力损伤，不推荐儿童应用。⑥ 偶有皮疹、瘙痒等过敏症状。⑦ 有恶心、呕吐、厌食、腹泻等胃肠道反应。⑧ 本品毒性大，注射剂已退市。

【用法与用量】

口服。成人通常用药剂量每次 200~500mg，每日 4 次，感染性腹泻每次 8.75mg/kg，每 6h 1 次，疗程 2~3d，结肠手术前准备每次服用 500mg，每 h 1 次，共 4h。继之，每 4h 服用 1 次，每次服 500mg，合计 24h。

【制剂与规格】

片剂，100mg（10 万 U）、250mg（25 万 U）。

卡那霉素
Kanamycin

【其他名称】

康丝霉素、Kantrex。

【上市日期】

1957 年。

【药理作用】

本品最初是从链霉菌 Streptomyces Kanamyceticus 产生的一种氨基糖苷类抗生素。对多数肠杆菌科细菌如大肠埃希菌、克雷白菌属、变形杆菌属、志贺菌属、沙门菌属、枸橼酸菌属等革兰阴性杆菌有较强的抗菌活性。对奈瑟菌也很敏感。对葡萄球菌属、结核分枝杆菌也有一定的抗菌活性。溶血性链球菌、肠球菌、厌氧菌对本品耐药。铜绿假单胞菌、立克次体、真菌及病毒无效。

作用机制同其他氨基糖苷类抗生素药物，可与细菌核糖体 30s 亚基结合，抑制细菌蛋白质合成，发挥抗菌作用。

成人肌肉注射 500mg，T_{max} 1h，C_{max} 20μg/mL，$t_{1/2}$ 约 2.5h。吸收后，主要分布于细胞外液，在胸腔积液、腹腔积液中浓度较高，可通过胎盘并少量分泌至乳汁。在体内不被代谢。24h 内，给药量的 80%~90% 以药物原形经肾随尿液排出。

【临床应用】

主要用于治疗由革兰阴性杆菌引起的肺炎、腹腔感染及败血症等。

【不良反应与注意事项】

① 对本品或对其他氨基糖苷类抗生素药物过敏者禁用。② 本品可通过胎盘屏障，对胎儿听神经造成损伤。FDA 对本品妊娠用药的安全性分级为 D 级。③ 可从乳汁分泌，哺乳期妇女用药应停止供乳。④ 耳毒性、肾毒性大，为防止发生不可逆的听力损伤，婴幼儿禁用，儿童也不推荐应用。⑤ 高龄老人、听力障碍者、肾功能低下者慎用。⑥ 有皮疹、荨麻疹、瘙痒、药物热等过敏症状。⑦ 有恶心、呕吐、腹泻、食欲减退等胃肠道反应。⑧ 白细胞减少，嗜酸性粒细胞增多。⑨ 偶有 ALT、AST、LDH 和胆红素升高。⑩ 有耳鸣、听力减退、眩晕、步履不稳等听神经与前庭功能损伤表现。⑪ 可有蛋白尿、管型尿、血尿、尿量减少和血清肌酐升高。⑫ 本品有神经肌肉阻滞作用，易致呼吸抑制、心肌抑制。⑬ 若与呋塞米等强效利尿剂、头孢唑林等第一代头孢菌素类药物或万古霉素等肽类抗生素药物联用，可增加肾毒性和耳毒性。

【用法与用量】

肌肉注射或静脉滴注。成人每次 7.5mg/kg，每 12h 1 次，每日剂量不超 1.5g，疗程不超 14d。

【制剂与规格】

注射剂，0.5g、1g。

05-04

庆大霉素 *
Gentamycin

【其他名称】

正泰霉素、Gentamicin。

【研发】

美国 Schering Plough（先灵葆雅）公司

【上市日期】

1964 年。

【药理作用】

本品是由小单孢菌 Micromonospora Purpura 产生的一种多组分氨基糖苷类抗生素。对铜绿假单胞菌、奇异变形杆菌、大肠埃希菌、克雷白菌属、志贺菌属、沙雷菌属、枸橼酸杆菌、奈瑟菌等革兰阴性菌及革兰阳性菌中的金黄色葡萄球菌（MRSA 除外）有较强的抗菌活性。链球菌（化脓性链球菌、肺炎链球菌等）对本品耐药。对厌氧菌、结核分枝杆菌、立克次体、真菌和病毒无抑制作用。

作用机制同其他氨基糖苷类抗生素药物，可与细菌核糖体 30s 亚基结合，影响肽链延长，抑制细菌蛋白质合成发挥抗菌作用。

成人肌肉注射 1mg/kg 或静脉滴注 80mg，T_{max} 0.5~1h，C_{max} 4~6μg/mL，$t_{1/2}$ 为 2~3h。吸收后，尿中药物浓度较高，本品在体内不被代谢，给药量的大部分以药物原形经肾随尿液排出。

【临床应用】

用于治疗由大肠埃希菌、肺炎克雷白杆菌、铜绿假单胞菌、奈瑟菌等革兰阴性菌引起的呼吸道感染，胆道、肠道或腹腔内感染，泌尿生殖系统感染，皮肤软组织感染、烧伤感染及败血症等。口服给药，用于治疗细菌性痢疾等肠道感染，也用于结肠手术前给药。

滴眼剂用于治疗由铜绿假单胞菌、大肠埃希菌、流感嗜血杆菌、淋病奈瑟菌等革兰阴性菌引起的角膜结膜炎、泪囊炎等感染。

【不良反应与注意事项】

① 对本品或对其他氨基糖苷类抗生素药物过敏者禁用。② 听神经损伤者、肾功能低下者、重症肌无力者或患帕金森病者慎用。③ 本品可通过胎盘屏障进入胎儿体内，致胎儿听力受损。FDA 对本品妊娠用药的安全性分级为 D 级。④ 本品可少量从乳汁分泌，哺乳期妇女用药应停止供乳。⑤ 有耳毒性、肾毒性，不推荐儿童应用。⑥ 有皮疹、瘙痒等皮肤过敏症状。⑦ 有恶心、呕吐、厌食等胃肠道反应。⑧ 个别患者有 ALT、AST、ALP、LDH 和胆红素升高。⑨ 本品具耳毒性，表现听力减退、耳鸣等。若前庭功能受损，表现眩晕、共济失调等。所以，用药剂量不应过大，疗程不应延长，用药期间应进行血药浓度监测。⑩ 偶见蛋白尿、血尿、管型尿、BUN 升高等肾毒性表现。⑪ 本品具神经肌肉阻滞作用。可有呼吸困难、嗜睡、乏力、偶可致呼吸抑制、心肌抑制。⑫ 本品不宜与两性霉素 B、第一代头孢菌素类抗生素药物、肽类抗生素等药物联用，防止增加肾毒性。⑬ 因其具有耳毒性，故本品不可作为滴耳剂用药。⑭ 用药期间宜多饮水以稀释尿液，减轻本品对肾脏的损伤。

【用法与用量】

口服。成人每次 60~160mg，每日 3~4 次。

静脉滴注。每次 80mg，每日 2~3 次，连续用药不超 7d。

【制剂与规格】

片剂，20mg（2 万 U）、40mg（4 万 U）。注射剂，20mg（2 万 U）、40mg（4 万 U）、80mg（8 万 U）。

核糖霉素
Ribostamycin

【其他名称】

威他霉素、威斯他霉素、Vistamycin。

【研发】

日本 Meiji Seika（明治制果）株式会社。

【上市日期】

1974 年 5 月。

【药理作用】

本品最初是由链霉菌 Streptomyces Ribosidificus 产生的一种氨基糖苷类抗生素。抗菌谱与卡那霉素相似。对大肠埃希菌、克雷白菌属、普通变形杆菌、志贺菌属、沙门菌属等革兰阴性杆菌有良好的抗菌活性。但弱于卡那霉素。对葡萄球菌属（MRSA 除外）、奈瑟菌等也有很好的抗菌活性。对链球菌属、结核分枝杆菌作用弱，对铜绿假单胞菌、厌氧菌没有作用。

作用机制同其他氨基糖苷类抗生素药物，可与细菌核糖体 30s 亚基结合，抑制细菌蛋白质的生物合成。抑制细菌生长繁殖。

成人肌肉注射 0.5g，T_{max} 0.5h，C_{max} 25 μg/mL。吸收后体内分布广泛，在肺中浓度较高，胆汁、脑脊液中浓度相对低。在羊水、乳汁中也有分布。12h 内给药量的85%~90% 经肾随尿液排出。

【临床应用】

用于治疗由敏感菌引起的支气管炎、肺炎、肺脓肿等呼吸道感染，疖肿、蜂窝组织炎等皮肤软组织感染，肾盂肾炎、膀胱炎、尿道炎等泌尿系统感染。

【不良反应与注意事项】

①对本品或对其他氨基糖苷类抗生素药物过敏者禁用。②虽然本品的耳毒性、肾毒性相对轻微，但听力低下者、肾功能低下者应慎用。③本品可通过胎盘屏障，孕妇禁用。④可从乳汁分泌，哺乳期妇女用药应停止供乳。⑤由于本品有一定的耳毒性、肾毒性，故婴幼儿禁用。⑥有皮疹、瘙痒等过敏症状。⑦偶有恶心、呕吐、腹泻等胃肠道反应。⑧偶有 ALT、AST、BUN 升高。⑨若与头孢唑林等第一代头孢菌素类抗生素药物或右旋糖酐联用，可增加肾毒性。⑩连续用药时间不应超过 14d。

【用法与用量】

肌肉注射。成人每次 0.5~1g，每日 2 次。儿童 20~30mg/（kg·d），分 2 次给予。

【制剂与规格】

注射剂，0.5g、1g。

大观霉素 *
Spectinomycin

【其他名称】
　　奇放线菌素、奇霉素、壮观霉素、克淋、淋必治、Kirin、Trobicin。

【研发】
　　美国 Upjohn（普强）公司。

【上市日期】
　　1978 年 4 月。

【药理作用】
　　本品是由链霉菌 Streptomyces Spectabilis 产生的一种氨基糖苷类抗生素。特点是对淋病奈瑟菌有很强的抗菌活性。对溶脲脲原体也有较强的抑制作用。在革兰阴性杆菌中，大肠埃希菌、变形杆菌、志贺菌属、克雷白菌属、沙门菌属、肠杆菌等对本品呈中度敏感。对沙雷菌属、枸橼酸杆菌的抗菌活性差。铜绿假单胞菌对本品耐药。在革兰阳性球菌中，溶血性链球菌、表皮葡萄球菌、肺炎链球菌对本药敏感。对金黄色葡萄球菌的活性差。对衣原体、梅毒螺旋体没有抑制作用。
　　作用机制同其他氨基糖苷类抗生素药物，可与细菌核糖体 30s 亚基结合，抑制细菌蛋白质合成发挥抗菌作用。
　　本品口服不吸收。肌肉注射 2g，T_{max} 1h，C_{max} 100 μg/mL，$t_{1/2}$ 约 2.5h。48h 内给药量的 70%~80% 以药物原形经肾随尿液排出。

【临床应用】
　　用于治疗对青霉素耐药的淋病奈瑟菌引起的尿道炎、前列腺炎、宫颈炎等泌尿生殖系统感染。

【不良反应与注意事项】
　　① 对本品或对其他氨基糖苷类抗生素药物过敏者禁用。② 孕妇慎用。FDA 对本品妊娠用药的安全性分级为 B 级。③ 哺乳期妇女用药应停止供乳。④ 新生儿禁用。因供本品注射用的溶媒中含有苯甲醇，有致新生儿发生喘息综合征风险。⑤ 偶有皮疹、瘙痒、药物热等过敏症状。⑥ 个别患者有恶心、呕吐、食欲减退等胃肠道反应。⑦ 偶有 ALT、AST、ALP 和 BUN 升高。⑧ 若与呋塞米等强效利尿剂、头孢唑林等一代头孢菌素类药物或右旋糖酐联用，可增加肾毒性。⑨ 本品经附带的溶媒稀释后为混悬液，仅限肌肉注射。

【用法与用量】
　　肌肉注射。成人每次 2g，每 12 h 1 次，疗程 3d。儿童 40mg/kg，单次给予。

【制剂与规格】
　　注射剂，2g。

妥布霉素 *
Tobramycin

新编临床实用抗感染药物手册

【其他名称】
妥不拉霉素、乃柏欣、Tobracin、Nebcin。

【研发】
美国 Lilly（礼来）公司。

【上市日期】
1978 年 4 月美国。1988 年中国。

【药理作用】
本品是由链霉菌 Streptomyces Tenebrarius 产生的一种氨基糖苷类抗生素。对铜绿假单胞菌、大肠埃希菌、克雷白菌属、沙雷菌属、沙门菌属、志贺菌属、枸橼酸菌属、变形杆菌、流感嗜血杆菌等革兰阴性杆菌有较强的抗菌作用。其中对铜绿假单胞菌的抗菌作用是庆大霉素的 2~5 倍。在革兰阳性菌中，仅对金黄色葡萄球菌（包括耐 β-内酰胺酶菌株）有一定的抗菌活性。对厌氧菌无作用。

本品口服不易吸收。须注射给药。肌肉注射后，T_{max} 约 0.5h，C_{max} 平均 3.7 μg/mL，$t_{1/2}$ 为 1.5~3h，血浆蛋白结合率低。不易通过血脑脊液屏障，在体内几乎不被代谢。24h 内，给药量的 80%~85% 经肾随尿液排出。

【临床应用】
用于治疗由需氧革兰阴性杆菌，包括部分肠杆菌、铜绿假单胞菌引起的下呼吸道感染、腹腔内感染、胆道感染、复杂尿路感染、骨与关节感染、皮肤软组织感染、烧伤感染及细菌性心内膜炎等。

【不良反应与注意事项】
① 对本品或对其他氨基糖苷类抗生素药物过敏者禁用。② 听力损伤者、肾功能低下者、高龄老人慎用。③ 本品可通过胎盘屏障进入胎儿体内，致胎儿听力损伤。FDA 对本品妊娠用药的安全性分级为 D 级。④ 尽管本品仅少量自乳汁分泌，为安全起见，哺乳期妇女用药应停止供乳。⑤ 儿童，尤其是婴幼儿的肾脏组织发育尚未完全及本品对听力的损伤，不推荐应用。⑥ 偶有皮疹、荨麻疹、瘙痒、药物热等过敏症状。⑦ 个别患者有 ALT、AST、LDH 和胆红素升高。⑧ 可有耳鸣、听力下降、眩晕、共济失调等听神经及前庭功能损伤。⑨ 具肾毒性，偶见蛋白尿、管型尿、BUN 升高。用药期间宜多饮水，减轻肾脏损伤。⑩ 有神经肌肉阻滞作用，偶可致呼吸困难，甚至呼吸抑制。⑪ 若与强效利尿剂、第一代头孢菌素类药物、肽类抗生素药物联用，可增加肾毒性。

【用法与用量】
肌肉注射或静脉滴注。成人每次 1~1.7mg/kg，每 8h 1 次。儿童每次 1~1.7mg/kg，每 8h 1 次。

【制剂与规格】
注射剂，40mg、80mg。

小诺米星
Micronomicin

【其他名称】

小诺霉素、沙加霉素、相模霉素、甲基庆大霉素、Sagamicin。

【研发】

日本 Kyowa Hakko Kogyo（协和发酵）株式会社。

【上市日期】

1982 年 1 月。

【药理作用】

本品是由小单孢菌 Micromonospora Sagamiensis 产生的一种氨基糖苷类抗生素。是庆大霉素衍生物。抗菌谱与庆大霉素近似，对氨基糖苷纯化酶稳定。因此，本品对产生该酶的耐药菌有较强的抗菌活性。对大肠埃希菌、变形杆菌、克雷白菌属、肠杆菌属、沙雷菌属、铜绿假单胞菌等革兰阴性杆菌有较强的抗菌作用。对葡萄球菌、溶血性链球菌也有一定的抗菌活性。对耐甲氧西林的金黄色葡萄球菌（MRSA）和厌氧菌无抗菌作用。

作用机制同其他氨基糖苷类抗生素药物，可与细菌核糖体 30s 亚基结合，抑制细菌蛋白质的生物合成发挥抗菌作用。

本品口服不吸收，须注射给药。成人肌肉注射 120mg，T_{max} 0.5h，C_{max} 7.3 μg/mL，$t_{1/2}$ 约 2h。药物吸收后，在痰液、腹腔积液、脐带血、羊水、乳汁、扁桃体等体液与组织均有分布。8h 后，给药量的 80% 经肾随尿液排出。

【临床应用】

用于治疗由敏感的革兰阴性杆菌引起的呼吸道感染、泌尿道感染、腹腔感染及败血症等。

【不良反应与注意事项】

① 对本品或对其他氨基糖苷类抗生素药物过敏者禁用。② 听力低下者、高龄老人、肾功能低下者慎用。③ 本品可通过胎盘屏障进入胎儿体内，对胎儿肾脏发育及听神经造成损害，孕妇禁用。④ 本品可经乳汁分泌，哺乳期妇女用药应停止供乳。⑤ 氨基糖苷类抗生素药物均有不同程度的耳毒性、肾毒性。婴幼儿禁用，儿童也不推荐应用。⑥ 有皮疹、瘙痒、发热等过敏症状。⑦ 有听力减退、耳鸣等耳毒性表现。也有恶心、呕吐、眩晕、共济失调等前庭功能障碍。⑧ 长期或大剂量用药，可见蛋白尿、管型尿、听神经受损及神经肌肉阻滞。⑨ 偶有 ALT、AST、ALP 和胆红素升高。⑩ 若与头孢唑林等第一代头孢菌素类药物、多肽类抗生素药物、呋塞米等强效利尿剂或右旋糖酐联用，可增加肾毒性。⑪ 为降低本品的肾毒性和耳毒性，连续用药时间不应超过 2 周。

【用法与用量】

肌肉注射。成人通常剂量每次 60mg，每日 2 次，泌尿道感染每次 120mg，每日 2 次。

【制剂与规格】

注射剂，60mg、120mg。

西索米星
Sisomicin

【其他名称】

西索霉素、西梭霉素、紫苏霉素。

【研发】

德国 Bayer（拜耳）公司。

【上市日期】

1969 年 6 月。

【药理作用】

本品是由小单孢菌 Micromonospora Inyoensis 产生的一种氨基糖苷类抗生素。其化学结构，抗菌谱均与庆大霉素相似。对大肠埃希菌、克雷白杆菌、痢疾杆菌、沙雷杆菌、铜绿假单胞菌等革兰阴性杆菌有较强的抗菌活性。本品对铜绿假单胞菌的抗菌活性强于庆大霉素，与妥布霉素相近似。而且对金黄色葡萄球菌也有良好的抗菌作用。

作用机制同其他氨基糖苷类抗生素药物，可与细菌核糖体 30s 亚基结合，抑制细菌蛋白质合成发挥抗菌作用。成人按剂量 1mg/kg 肌肉注射，T_{max} 0.5~1h，C_{max} 7.4 μg/mL，$t_{1/2}$ 约 2h。肾功能不全半衰期延长。药物吸收后体内分布广泛，24h 内，约给药量的 75% 经肾随尿液排出。

【临床应用】

用于治疗由敏感菌引起的呼吸系统感染、泌尿生殖系统感染、皮肤软组织感染、肠道感染及败血症等。

【不良反应与注意事项】

①对本品或对其他氨基糖苷类抗生素药物过敏者禁用。②听力及前庭功能减退者、肾功能不全者、重症肌无力者、帕金森病患者、老年人慎用。③本品可通过胎盘屏障，对胎儿听神经、肾脏造成损伤，孕妇及婴幼儿禁用。④哺乳期妇女用药应停止供乳。⑤恶心、呕吐、厌食等胃肠道反应。⑥本品具有肾毒性。偶有蛋白尿、管型尿、排尿次数少、尿量减少及口渴。⑦长期或大剂量给药，易致听力损伤及神经肌肉阻滞。⑧若与呋塞米等强效利尿剂、头孢唑林等一代头孢菌素类药物、万古霉素等肽类抗生素药物或右旋糖酐联用，可增加肾毒性。

【用法与用量】

肌肉注射或静脉滴注。成人 3mg/（kg·d），分 3 次给予，疗程不超 7~10d。

【制剂与规格】

注射剂，50mg、100mg。

奈替米星
Netilmicin

【其他名称】

乙基西索米星、乙基西梭霉素、乙基紫苏霉素、立克菌星、力确兴、Netromycin。

【研发】

美国 Schering Plough（先灵葆雅）公司。

【上市日期】

1982 年 12 月。1988 年中国上市。

【药理作用】

本品为氨基糖苷类抗生素，是西索米星衍生物。由于对氨基糖苷纯化酶（AME）稳定，即使对庆大霉素、妥布霉素、西索米星等产生耐药的菌株，本品依然有较强的抗菌活性。对大肠埃希菌、肺炎克雷白杆菌、肠杆菌属、变形杆菌、枸橼酸杆菌、志贺菌属、沙门菌属、沙雷菌属等革兰阴性杆菌有良好的抗菌作用。对脑膜炎奈瑟菌、流感嗜血杆菌也非常敏感。对金黄色葡萄球菌、表皮葡萄球菌等革兰阳性球菌的作用强于其他氨基糖苷类抗生素药物。对铜绿假单胞菌的作用逊于妥布霉素。对肠球菌、厌氧菌无抗菌作用。

作用机制同西索米星，可与细菌核糖体 30s 亚基结合，抑制细菌蛋白质的生物合成发挥抗菌作用。

成人按 2mg/kg 的剂量肌肉注射，T_{max} 为 0.5~1h，C_{max} 7 μg/mL，$t_{1/2}$ 为 2~2.5h。药物吸收后可广泛分布于各组织器官与体液中。本品在体内不被代谢，24h 内，给药量的 80% 经肾随尿液排出。

【临床应用】

用于治疗由敏感的革兰阴性杆菌引起的下呼吸道感染，复杂性尿路感染，胃肠道与腹腔内感染，骨与关节感染，皮肤软组织感染，烧伤或创伤感染，泌尿与生殖系统感染，手术后感染及败血症等。

【不良反应与注意事项】

① 对本品或对其他氨基糖苷类抗生素药物过敏者禁用。② 听力障碍者、肾功能低下者、老年人慎用。用药期间宜行血药浓度监测。③ 本品可通过胎盘屏障进入胎儿体内，易致胎儿听力损伤。FDA 对本品妊娠用药的安全性分级为 D 级。④ 本品可从乳汁分泌，哺乳期妇女用药应停止供乳。⑤ 儿童，尤其是婴幼儿的肾脏组织发育尚未完全，极易造成肾功能损伤及不可逆听力损伤，婴幼儿不宜应用，儿童慎用。⑥ 有皮疹、荨麻疹、瘙痒、药物热等过敏症状。⑦ 个别患者可见 ALT、AST、ALP、LDH 和胆红素升高。⑧ 有恶心、呕吐、眩晕、听力减退等前庭功能失调和耳毒性表现。⑨ 偶有蛋白尿、管型尿、BUN 和肌酐值升高。多轻微可逆。⑩ 若与第一代头孢菌素类药物合用，可增加肾毒性。⑪ 本品用药的疗程不应超过 14d，以减少毒副作用。

【用法与用量】

肌肉注射或静脉滴注。成人 4~6.5mg/（kg·d），分 2~3 次给予。儿童 4~5 mg/（kg·d），分 2~3 次给予。

【制剂与规格】

注射剂，50mg、100mg、150mg。

依替米星 *
Etimicin

【其他名称】

亦清、悉能、爱大。

【研发】

中国江苏省微生物研究所。

【上市日期】

1997 年中国。

【药理作用】

本品为氨基糖苷类抗生素。抗菌谱广，对大肠埃希菌、克雷白菌属、沙门菌属、奇异变形杆菌、流感嗜血杆菌等革兰阴性杆菌及革兰阳性菌中的葡萄球菌均有较强的抗菌活性。对铜绿假单胞菌也有一定的抗菌活性。本品对庆大霉素、头孢唑林耐药的部分金黄色葡萄球菌、大肠埃希菌、肺炎克雷白杆菌依然有效。

作用机制同庆大霉素等其他氨基糖苷类抗生素药物，可抑制细菌蛋白质的生物合成，发挥抗菌作用。

成人静脉滴注 100mg，C_{max} 11.3 µg/mL，血浆蛋白结合率为 25%，$t_{1/2}$ 约 1.5h。吸收后体内分布广泛。24h 内给药量的 80% 以药物原形经肾随尿液排出。

【临床应用】

用于治疗由敏感菌引起的急性支气管炎、慢性支气管炎急性发作、支气管扩张并发肺部感染、社区获得性肺炎等呼吸系统感染，急性肾盂肾炎、膀胱炎、尿道炎、前列腺炎等泌尿系统感染，疖肿、皮下脓肿、蜂窝组织炎等皮肤软组织感染及创伤感染和手术后感染等。

【不良反应与注意事项】

① 对本品或对其他氨基糖苷类抗生素药物过敏者禁用。② 听力障碍者、肾功能低下者、老年人慎用。③ 妊娠妇女及婴幼儿禁用。④ 哺乳期妇女用药应停止供乳。⑤ 偶有皮疹、瘙痒等过敏症状。⑥ 偶有一过性 ALT、AST、ALP 升高。⑦ 偶有 BUN 和血清肌酐升高。⑧ 本药耳毒性多发生于肾功能不全或剂量过大者，表现眩晕、耳鸣、听力减退等。⑨ 若与头孢唑林等第一代头孢菌素类药物或多黏菌素、万古霉素等肽类抗生素药物合用，会增加肾毒性。

【用法与用量】

静脉滴注。成人每次 100~150mg，每 12 h 1 次，疗程 5~10d。

【制剂与规格】

注射剂，50mg、100mg。

阿斯米星
Astromicin

【其他名称】
 阿斯霉素、福提霉素、Fortimicin。

【研发】
 日本 Kyowa Hakko Kogyo（协和发酵）株式会社。

【上市日期】
 1985 年。

【药理作用】
 本品是由小单孢菌 Micromonospora Olivasterospora 产生的氨基糖苷类抗生素。对肠杆菌属、克雷白菌属、沙雷菌属、枸橼酸杆菌、变形杆菌、大肠埃希菌等革兰阴性杆菌及金黄色葡萄球菌均有良好的抗菌活性。而且与其他氨基糖苷类药物无交叉耐药性。对其他氨基糖苷类抗生素药物产生耐药的菌株，本品依然敏感。

 作用机制同其他氨基糖苷类抗生素药物，可与细菌核糖体 30s 亚基结合，抑制细菌蛋白质的生物合成发挥抗菌作用。

 成人肌肉注射 200mg，T_{max} 30~40min，C_{max} 14μg/mL，$t_{1/2}$ 约 1.8h。药物吸收后，可广泛分布于扁桃体、生殖器官、羊水等组织与体液中，少量进入胆汁和乳液中。本品在体内不被代谢，8h 内给药量的 64%~73% 以药物原形经肾随尿液排出。

【临床应用】
 用于治疗由敏感菌引起的咽炎、扁桃体炎、支气管炎、肺炎等呼吸系统感染、腹膜炎、肾盂肾炎、膀胱炎、尿道炎等腹腔内感染和泌尿系统等感染。

【不良反应与注意事项】
 ① 对本品或对其他氨基糖苷类抗生素药物过敏者禁用。② 听力低下者、肾功能不全者、老年人慎用。③ 妊娠妇女及婴幼儿禁用。哺乳期妇女用药应停止供乳。④ 儿童用药的安全性尚不明确，不推荐应用。⑤ 偶有皮疹、荨麻疹、瘙痒、药物热等过敏症状。⑥ 个别患者有 ALT、AST、和胆红素升高。⑦ 本品勿与肌肉松弛剂同用，否则可增加神经肌肉阻滞作用，存在发生呼吸抑制风险。⑧ 本品不宜与呋塞米等强效利尿剂、第一代头孢菌素类药物、万古霉素等肽类抗生素药物或右旋糖酐联用，否则会增加肾毒性。

【用法与用量】
 肌肉注射。成人每次 200mg，每日 2 次。

【制剂与规格】
 注射剂，200mg。

异帕米星 *
Isepamicin

【其他名称】

异帕霉素、依克沙霉素、Exacin、Isepacin。

【研发】

美国 Schering Plough（先灵葆雅）公司。

【上市日期】

1988 年 1 月。

【药理作用】

本品为半合成氨基糖苷类抗生素，是庆大霉素的衍生物。特点是安全性好，肾吸收少，每日仅用药 1 次，减轻了本药对肾脏的损伤。另外，由于在庆大霉素结构上引入异丝氨酰基，明显提升了本品对细菌产生的各种氨基糖苷纯化酶（AME）的稳定性，即使对庆大霉素等其他氨基糖苷类抗生素药物产生耐药的菌株本品依然敏感。对大肠埃希菌、克雷白菌属、沙雷菌属、肠杆菌、变形杆菌、铜绿假单胞菌等革兰阴性杆菌有较强的抗菌活性。对革兰阳性菌中的葡萄球菌也有良好抗菌活性。但是对链球菌、肠球菌、淋病奈瑟菌、脆弱拟杆菌等耐药。

作用机制同庆大霉素，可与细菌核糖体 30s 亚基结合，抑制细菌蛋白质的生物合成发挥抗菌作用。

本品吸收良好。成人肌肉注射 200mg 后 45min 时的血药浓度为 11.3 $\mu g/mL$，T_{max} 约 1h。

药物吸收后体内分布广泛。在痰液、腹腔积液等均有分布，可通过胎盘屏障进入脐带血和羊水中，也可少量分泌至乳汁中。本品在体内不被代谢，12h 内，给药量的约 80% 以药物原形经肾随尿液排出。

【临床应用】

用于治疗由敏感菌引起的支气管炎、肺炎等呼吸系统感染，肾盂肾炎、膀胱炎、尿道炎等泌尿系统感染，腹膜炎、败血症及外伤或烧伤等感染。

【不良反应与注意事项】

① 对本品或对其他氨基糖苷类抗生素药物过敏者禁用。② 听力减退者、肾功能低下者、重症肌无力者及老年人慎用。③ 本品可通过胎盘屏障，进入胎儿体内，致胎儿听神经和肾脏功能受损，妊娠妇女禁用。④ 本品可少量分泌至乳汁中，哺乳期妇女用药应停止供乳。⑤ 氨基糖苷类抗生素药物可致听神经损伤，婴幼儿各组织器官尚未发育完善，禁止用药。儿童也不推荐。⑥ 有皮疹、荨麻疹、瘙痒等皮肤过敏症状。⑦ 偶有耳鸣、耳部饱满感、听力下降、恶心、呕吐、眩晕、共济失调等听神经和前庭功能受损的表现。⑧ 偶有蛋白尿、管型尿、血尿、BUN 和血清肌酐升高。⑨ 本药有神经肌肉阻滞作用，勿与肌肉松弛剂同用，防止发生心肌、呼吸抑制。⑩ 若与呋塞米等强效利尿剂、头孢唑林等一代头孢菌素、多黏菌素和万古霉素等多肽、糖肽类抗生素药物或右旋糖酐联用可增加肾毒性。

【用法与用量】

肌肉注射或静脉滴注。成人每次 8mg/kg，每日 1 次。

【制剂与规格】

注射剂，200mg、400mg。

达地米星
Dactimicin

- -

【其他名称】

达替米星、达克替霉素。

【研发】

美国 Schering Plough（先灵葆雅）公司。

【上市日期】

1988 年。

【药理作用】

本品为假二糖氨基糖苷类抗生素。由于在化学结构上具有亚氨基，对多种氨基糖苷纯化酶稳定，抗菌活性增强，即使对其他氨基糖苷类抗生素药物产生耐药的菌株本品依然敏感。且耳毒性、肾毒性较其他氨基糖苷类抗生素药物低。抗菌谱广，除对铜绿假单胞菌有较强的抗菌活性外，对沙雷菌属、志贺菌属、克雷白菌属、变形杆菌等革兰阴性杆菌及金黄色葡萄球菌、肺炎链球菌等革兰阳性菌均有良好的抗菌活性。

作用机制同其他氨基糖苷类抗生素药物，可与细菌核糖体 30s 亚基结合，抑制细菌蛋白质合成起到杀菌作用。

本品 50mg 或 100mg 肌肉注射，T_{max} 20~30min，C_{max} 14μg/mL，$t_{1/2}$ 为 1.8~3.4h。

药物吸收后，体内分布广泛，在扁桃体、肝脏、肾脏、生殖器官、痰液、腹腔积液、胆汁等组织器官与体液中均可达有效药物浓度。8h 内给药量的 60%~70% 以原形经肾随尿液排出。

【临床应用】

用于治疗由敏感菌引起的扁桃体炎、支气管炎、肺炎等呼吸系统感染，腹膜炎、肾盂肾炎、膀胱炎、尿道炎等腹腔内感染及泌尿系统等感染。

【不良反应与注意事项】

① 对本品或对其他氨基糖苷类抗生素药物过敏者禁用。② 肾功能不全者、听力障碍者、重症肌无力者、帕金森病患者及高龄老人慎用。③ 妊娠妇女、婴幼儿禁用。④ 哺乳期妇女用药应停止供乳。⑤ 儿童用药的安全性尚不明确，不推荐应用。⑥ 偶有皮疹、荨麻疹、红斑、瘙痒、发热等过敏症状。⑦ 有恶心、呕吐、腹泻、厌食等胃肠道反应。⑧ 个别患者有一过性 ALT、AST 和胆红素升高。⑨ 偶有耳鸣、听力减退、眩晕、步履蹒跚等听神经及前庭功能受损的表现。⑩ 若与呋塞米等强效利尿剂、头孢唑林等一代头孢菌素类药物、万古霉素等肽类抗生素药物联用，可增加肾毒性。⑪ 本品勿与肌肉松弛剂联用，防止出现神经肌肉阻滞致呼吸、心肌抑制。⑫ 若与哌拉西林、美洛西林或头孢他啶等抗生素药物联用，可增强对金黄色葡萄球菌、链球菌或革兰阴性菌的抗菌作用。

【用法与用量】

肌肉注射。成人每次 50~100mg，每日 2 次。

【制剂与规格】

注射剂，100mg、200mg。

05-15

阿米卡星 *

Amikacin

【其他名称】

丁胺卡那霉素。

【研发】

日本 Banyu（万有）制药株式会社。

【上市日期】

1972 年 6 月。

【药理作用】

本品是卡那霉素分子结构上引入 L（－）4－ 氨基 -2－ 羟基丁酰基侧链的衍生物，从而增加了本品对某些氨基糖苷纯化酶的稳定性，也增强了抗菌活性。对庆大霉素、妥布霉素产生耐药的菌株，本品仍敏感。对大肠埃希菌、肠杆菌科、铜绿假单胞菌、变形杆菌、克雷白杆菌、不动杆菌、枸橼酸杆菌、流感嗜血杆菌等革兰阴性菌及革兰阳性菌中的金黄色葡萄球菌和结核分枝杆菌均有较强的抗菌活性。链球菌对本品耐药。对厌氧菌、真菌、立克次体、病毒没有作用。

作用机制同卡那霉素等其他氨基糖苷类抗生素药物，可抑制细菌蛋白质合成，发挥抗菌作用。

本品口服不吸收，须注射给药。成人按 7.5mg/kg 剂量静脉滴注，T_{max} 1.5h，C_{max} 25 μg/mL，$t_{1/2}$ 为 2~2.5h，肾功能低下者半衰期延长，血浆蛋白结合率约 4%。本品在体内不被代谢，24h 内给药量的 85%~98% 以药物原形经肾随尿液排出。需要提示的是，本品具有较长的抗生素后效应（PAE）。

【临床应用】

主要用于对庆大霉素、妥布霉素等产生耐药的革兰阴性杆菌引起的下呼吸道感染、胆道感染、腹腔内感染、复杂的尿路感染、骨与关节感染、皮肤软组织感染、细菌性心内膜炎、菌血症或败血症等。

【不良反应与注意事项】

① 对本品或对其他氨基糖苷类抗生素药物过敏者禁用。② 听力低下者、肾功能不全者、帕金森病患者、老年人慎用。如果用药，宜行血药浓度监测。③ 本品可通过胎盘屏障，对胎儿听力产生损害。FDA 对本品妊娠用药的安全性分级为 D 级。④ 哺乳期妇女用药应停止供乳。⑤ 婴幼儿的肾脏等组织器官发育尚不完善，本品极易对听神经和肾脏等造成损伤，禁止使用。也不推荐儿童用药。⑥ 偶有皮疹、荨麻疹、瘙痒等过敏症状。⑦ 有恶心、呕吐、食欲减退等消化道反应。⑧ 个别患者有 ALT、AST、ALP、LDH 及胆红素升高。⑨ 本品的肾毒性较庆大霉素、妥布霉素低。偶见蛋白尿、管型尿及 BUN 升高。⑩ 对听力及前庭功能的损伤与庆大

霉素相当。⑪若与头孢唑林等一代头孢菌素类药物或右旋糖酐联用，可增加肾毒性。⑫不宜与肌肉松弛剂同时应用，防止增加神经肌肉的阻滞作用。

【用法与用量】
肌肉注射或静脉滴注。成人每次 5mg/kg，每 8h 1 次，日剂量不超 1500mg，疗程不超 10d。

【制剂与规格】
注射剂，100mg、200mg。

05-16

地贝卡星
Dibekacin

【其他名称】
达苄霉素、双去氧卡那霉素、Dideoxykanamycin、Panimycin。

【研发】
日本 Meiji Seika（明治制果）株式会社。

【上市日期】
1989 年 12 月。

【药理作用】
本品为卡那霉素衍生物。抗菌谱与庆大霉素相似。对铜绿假单胞菌、大肠埃希菌、变形杆菌、肺炎克雷白杆菌等革兰阴性菌及革兰阳性菌中的金黄色葡萄球菌有较强的抗菌活性。对大多数菌株的 MIC 为 1.56~6.25 μg/mL，对铜绿假单胞菌的抗菌活性强于庆大霉素。本品对链球菌无抗菌活性。与庆大霉素、妥布霉素等存在交叉耐药性。

作用机制同卡那霉素等其他氨基糖苷类抗生素药物，可与细菌核糖体 30s 亚基结合，干扰细菌蛋白质生物合成，发挥抗菌作用。

口服不吸收。成人肌肉注射 100mg，T_{max} 0.5h，C_{max} 16.6μg/mL，$t_{1/2}$ 约 2h。药物吸收后体内分布广泛。肺和肾组织中浓度最高，在生殖器官、扁桃体、胆汁、乳汁、羊水中也有分布。24h 内给药量的 80% 以药物原形经肾随尿液排出。

【临床应用】
用于治疗由敏感菌引起的扁桃体炎、支气管炎、肺炎等呼吸系统感染，肾盂肾炎、膀胱炎、尿道炎等泌尿系统感染，丹毒、蜂窝组织炎等皮肤软组织感染及手术后感染等。

【不良反应与注意事项】
本品的毒副作用大于卡那霉素。① 对本品或对其他氨基糖苷类抗生素药物过敏者禁用。② 肝肾功能低下者、听力障碍者、患帕金森病者、重症肌无力者、高龄老人慎用。③ 妊娠妇女、婴幼儿禁用，儿童也不推荐应用。④ 本品可少量从乳汁分泌，哺乳期妇女用药应停止供乳。⑤ 有皮疹、荨麻疹、瘙痒等过敏症状。⑥ 有恶心、呕吐、腹痛、腹泻、厌食等胃肠道反应。⑦ 个别患者有 ALT、AST 和胆红素升高。⑧ 偶见蛋白尿、管型尿、BUN 升高等肾功能障碍的表现。⑨ 偶有耳鸣、听力减退、眩晕、步履不稳等听神经和前庭功能受损的表现。也可出现面部、口唇等部位的麻木感。⑩ 勿与肌肉松弛剂联用，防止因增加神经肌肉阻滞而发生心肌抑制、呼吸抑制。⑪ 不宜与强效利尿剂、一代头孢菌素类药物、右旋糖酐等联用，否则会增加肾毒性。⑫ 连续用药超过 2 周时，应行肝功、肾功能和听力检测，也应进行血药浓度监测。

【用法与用量】

肌肉注射。成人每次 50~100mg，每日 2 次。

静脉滴注。成人每次 100mg，每日 2 次。

【制剂与规格】

注射剂，50mg、100mg。

05-17

阿贝卡星
Arbekacin

【其他名称】

Arbekacine、Haberacin。

【研发】

日本 Meiji Seika（明治制果）株式会社。

【上市日期】

1991 年 11 月。

【药理作用】

本品是地贝卡星分子结构上引入（S）–4- 氨基 –2- 羟基丁酰侧链的衍生物。从而增强了本品对氨基糖苷纯化酶的稳定性，同时也增强了抗菌活性。本品对沙雷菌属、枸橼酸菌属、克雷白菌属、肠杆菌属、大肠埃希菌等革兰阴性菌和革兰阳性菌中的金黄色葡萄球菌均有较强的抗菌活性。即使对卡那霉素、庆大霉素、妥布霉素、阿米卡星等氨基糖苷类抗生素药物耐药的菌株本品依然有效。而且对耐甲氧西林的金黄色葡萄球菌（MRSA）和耐头孢菌素类药物的金黄色葡萄球菌（CRSA）也有较强的抗菌活性。其抗菌作用是目前氨基糖苷类抗生素药物中最强的，明显强于头孢唑林、头孢美唑、甲氧西林、亚胺培南 / 西司他丁、红霉素、氧氟沙星等。且不易产生耐药，耳毒性和肾毒性也相对较低。

作用机制同卡那霉素等其他氨基糖苷类抗生素药物，可与细菌核糖体 30s 亚基结合，抑制细菌蛋白质的生物合成发挥抗菌作用。

本品 75mg 肌肉注射，T_{max} 0.5h，C_{max} 14~16μg/mL，$t_{1/2}$ 为 2.1~2.8h，血浆蛋白结合率为 3%~12%，药物吸收后体内分布广泛，在肾脏中的浓度最高，在支气管、痰液、腹腔积液、生殖器官等组织与体液中也有较高浓度，在乳汁、羊水中也有少量分布。本品在体内几乎不被代谢，给药量的 80%~86% 以原形经肾随尿液排出。

【临床应用】

用于治疗由敏感菌（包括 MRSA 和 CRSA）引起的扁桃体炎、支气管炎、肺炎等呼吸系统感染，肾盂肾炎、膀胱炎、尿道炎等泌尿系统感染，腹膜炎和败血症等。

【不良反应与注意事项】

①对本品或对其他氨基糖苷类抗生素药物过敏者禁用。②肾功能不全者、听力障碍者、帕金森病患者、高龄老人慎用。③妊娠妇女不宜应用，婴幼儿禁用。④本品可从乳汁分泌，哺乳期妇女用药应停止供乳。⑤偶有皮疹、荨麻疹、红斑、瘙痒、药物热等过敏症状。⑥偶有恶心、呕吐、腹泻、厌食等胃肠道反应。⑦个别患者有 ALT、AST 和胆红素一过性升高。⑧偶有嗜酸性粒细胞增多和 BUN 升高。⑨若与强效利尿剂、一代头孢菌素类药物或右旋糖酐同时应用，可增加肾毒性。⑩勿与肌肉松弛剂同用，防止因增加神经肌肉阻滞作用而发生心肌或呼吸抑制。

【用法与用量】

肌肉注射或静脉滴注。成人每次 75~100mg，每日 2 次。

【制剂与规格】

注射剂，75mg、100mg。

第六章　四环素类抗生素

Tetracyclines Antibiotics

四环素
Tetracycline

【研发】

美国 Pfizer（辉瑞）公司。

【上市日期】

1953 年。

【药理作用】

本品为广谱抑菌剂。当浓度高时呈杀菌作用。对革兰阳性菌的抗菌作用强于对革兰阴性菌。对溶血性链球菌、部分葡萄球菌、炭疽杆菌、鼠疫杆菌、白喉杆菌、破伤风杆菌、流感嗜血杆菌、弯曲杆菌、霍乱弧菌、放线菌属、梭状芽孢杆菌、淋病奈瑟菌（耐青霉素的菌株除外）、脑膜炎奈瑟菌等均具抗菌活性。对支原体、衣原体、立克次体、螺旋体等非典型致病菌也有抑制作用。本品对革兰阴性菌多耐药。对铜绿假单胞菌无抑制作用。

作用机制是可与病原微生物核糖体 30s 亚基结合，抑制细菌或其他病原体蛋白质合成发挥抑菌作用。

口服 250mg，T_{max} 2~4h，C_{max} 2~4μg/mL，$t_{1/2}$ 为 6~12h，血浆蛋白结合率为 65%。药物吸收后体内分布广泛，可通过胎盘屏障进入胎儿体内。并可分泌至乳汁。本品尚能存储于肝脏、脾脏、骨骼、牙本质和牙釉质中。24h 内，给药量的 60% 经肾随尿液排出。

【临床应用】

主要用于治疗由衣原体感染所致的性病性淋巴肉芽肿、非特异性尿道炎、输卵管炎、沙眼、鹦鹉热等。由立克次体感染所致的流行性斑疹伤寒、地方性斑疹伤寒及回归热、霍乱、鼠疫等。也用于对青霉素过敏的破伤风、气性坏疽、淋病、梅毒、螺旋体感染者的治疗。

【不良反应与注意事项】

① 对本品或对其他四环素类抗生素药物过敏者禁用。② 本品可通过胎盘屏障进入胎儿体内，FDA 对本品妊娠用药的安全性分级为 D 级。③ 本品可分泌至乳汁中，且浓度较高，可致乳儿牙齿变黄，牙釉质发育不良，抑制骨骼生长发育。哺乳期妇女禁用。如果用药，应停止供乳。④ 由于本药可致牙齿黄染，牙釉质发育不良，婴幼儿及儿童禁用。⑤ 肝功能低下者慎用。⑥ 可有皮疹、荨麻疹、红斑、药物热、光敏性皮炎等过敏反应。⑦ 有恶心、呕吐、腹胀、腹泻、腹部不适等胃肠道反应。⑧ 有 ALT、AST、ALP、和胆红素升高。⑨ 有 BUN 和 AMS 升高。⑩ 本品可致正常菌群减少，引起二重感染，由白色念珠菌引起的口腔炎、阴道炎及由难辨梭状芽孢杆菌引起的假膜性肠炎，甚至发生肠黏膜广泛的浅表溃疡。⑪ 不宜与含有钙、镁、铝、铁、铋等金属离子药物合用，因可形成配合物，影响本药吸收，降低疗效。⑫ 不宜与牛奶或奶制品同服，防止与牛奶中的钙发生配位反应。影响本药吸收。

【用法与用量】

口服。成人每次 0.25~0.5g，每 6h 1 次。

【制剂与规格】

片剂，0.125g、0.25g。胶囊，0.125g、0.25g。

06-02

金霉素 *
Chlortetracycline

【其他名称】

氯四环素、Aureomycin。

【研发】

美国氰胺公司于 1948 年研发，其于 1994 年并入 Pfizer（辉瑞）公司。

【上市日期】

1952 年美国。

【药理作用】

本品最初是从金色链霉菌 Streptomyces Aureofaciens 培养液中分离而得。对金黄色葡萄球菌、化脓性链球菌、肺炎链球菌、淋病奈瑟菌、志贺菌等有良好抗菌活性。对立克次体、支原体、衣原体等也有较好的抑制作用。对耐青霉素的金黄色葡萄球菌的抗菌活性强于四环素和土霉素。细菌对本品易产生耐药。

作用机制同四环素，可与病原微生物的核糖体 30s 亚基结合，抑制其蛋白质合成而发挥抑菌作用。

【临床应用】

用于治疗由敏感菌引起的皮肤感染、眼部感染。也用于由沙眼衣原体引起的沙眼治疗。

【不良反应与注意事项】

① 对本品或对其他四环素类药物过敏者禁用。② 由于本品全身给药的毒副作用大，不良反应严重，临床已停用。其口服用胶囊剂和静脉用注射剂早已退市。现今临床仅用其眼膏剂和软膏剂。

【用法与用量】

眼膏。涂于眼睑内，每日 1~2 次。

软膏。局部外涂，每日 1~2 次。

【制剂与规格】

眼膏剂，0.5%-2.5g。软膏剂，0.5%-10g、1%-10g。

06-03

土霉素
Oxytetracycline

【其他名称】

氧四环素、地霉素、Terramycin。

【研发】

美国 Pfizer（辉瑞）公司。

【上市日期】

1952 年。

【药理作用】

本品原自土壤中链霉菌 Streptomyces Rimosus 培养液中分离而得。属广谱抑菌剂。对金黄色葡萄球菌、化脓性链球菌、肺炎链球菌、脑膜炎奈瑟菌、淋病奈瑟菌及大肠埃希菌、志贺菌属、耶尔森菌属等肠道杆菌科细菌和产气荚膜杆菌等有较强的抗菌作用，对立克次体、支原体、衣原体、螺旋体、阿米巴原虫、放线菌等也有较强的抑制作用。

作用机制同四环素，可与病原微生物核糖体 30s 亚基结合，干扰细菌或其他病原微生物蛋白质合成发挥抗菌作用。

单剂量 1g 口服，C_{max} 2 μg/mL，$t_{1/2}$ 约 8h，血浆蛋白结合率为 20%~40%。吸收后体内分布广泛，可渗入胸腔积液、腹腔积液中。可通过胎盘屏障，但不易通过血脑脊液屏障。在肝脏、脾脏、骨骼、牙本质、牙釉质中均有分布。在胆汁中的浓度高。乳汁中也有一定浓度。给药的大部经肾随尿液排出，部分伴胆汁随粪便排出。

【临床应用】

主要用于治疗由立克次体引起的流行性斑疹伤寒，地方性斑疹伤寒，恙虫病和 Q 热。支原体肺炎，由衣原体感染引起的性病性淋巴肉芽肿、非特异性尿道炎、输卵管炎、宫颈炎、沙眼等。也用于治疗回归热、鼠疫、布鲁菌病及对青霉素过敏者所患破伤风、放线菌病、气性坏疽，淋病的治疗。

【不良反应与注意事项】

① 对本品或对其他四环素类药物过敏者禁用。② 本品可通过胎盘屏障进入胎儿体内。FDA 对本品妊娠用药的安全性分级为 D 级。③ 本品可从乳汁分泌，致乳儿牙齿黄染，牙釉质发育不良及骨骼生长发育受抑制，如果哺乳期妇女用药应停止供乳。④ 8 岁以下儿童禁用。⑤ 有皮疹、荨麻疹、瘙痒、药物热等过敏症状。偶可发生光敏性皮炎。⑥ 有恶心、呕吐、腹泻、腹胀、食欲减退等胃肠道反应。⑦ 个别患者有 ALT、AST、ALP 和胆红素升高。⑧ 偶有 BUN 升高，肾功能不全者，易发生氮质血症，高磷酸血症，酸中毒。⑨ 长期用药对肝脏有损伤，易致肝脂肪变性。也可致粒细胞减少、血小板减少或致菌群失调，发生二重感染。⑩ 不宜与含有钙、镁、铝、铁、铋等金属离子药物同服，防止发生配位反应，影响本品吸收。⑪ 勿与牛奶或奶制品同服，因可与牛奶中的钙形成配合物，降低本药疗效。

【用法与用量】

口服。成人每次 250~500mg，每 6h 1 次。

【制剂与规格】

片剂，125mg、250mg。胶囊，250mg。

06-04

多西环素 *
Doxycycline

- -

【其他名称】

去氧土霉素、多四环素、强力霉素、伟霸霉素、Doxymycin、Vibramycin。

【研发】

美国 Pfizer（辉瑞）公司。

【上市日期】

1967 年。

【药理作用】

本品为半合成四环素类抗生素。特点是广谱、长效、抗菌作用强、肾毒性低。抗菌谱同四环素。抗菌活性强于四环素，强 2~10 倍。对四环素产生耐药的金黄色葡萄球菌，依然有很好的抗菌活性。本品对革兰阳性菌的作用优于对革兰阴性菌。对立克次体、支原体、衣原体均敏感。对肺炎链球菌也具较强的抗菌活性。

作用机制同其他四环素类抗生素药物，可与病原微生物核糖体 30s 亚基结合，干扰细菌或其他非典型病原菌蛋白质的生物合成发挥抑菌作用。

口服吸收良好。单剂量 200mg 口服，T_{max} 2h，C_{max} 3 μg/mL，$t_{1/2}$ 为 16~18h，血浆蛋白结合率为 80%~95%，药物吸收后，体内分布广泛，在胆汁、腹腔积液、肠、前列腺等组织器官与体液中浓度高，在肝脏、脾脏、骨髓、骨骼、牙本质、牙釉质、乳液中也有较高浓度。24h 内给药量的 35%~40% 经肾随尿液排出。

【临床应用】

用于治疗由敏感的病原微生物引起的性病性淋巴肉芽肿、非特异性尿道炎、输卵管炎、沙眼、鹦鹉热等衣原体感染。流行性斑疹伤寒，地方性斑疹伤寒，恙虫病、Q 热等立克次体感染。支原体肺炎，回归热，布鲁菌病，霍乱。也用于治疗对青霉素过敏者所患淋病奈瑟菌感染、呼吸道感染、泌尿道感染、非梗阻性胆道感染、气性坏疽、破伤风等。以及由金黄色葡萄球菌引起的皮肤软组织感染治疗。

【不良反应与注意事项】

① 本品与四环素类药物存在交叉过敏，对本品或对其他四环素类药物过敏者禁用。② 本品可通过胎盘屏障进入胎儿体内，可致胎儿牙齿再生不良并抑制骨骼生长发育，FDA 对本品妊娠期用药的安全性分级为 D 级。③ 本品可从乳汁分泌，哺乳期妇女用药应停止供乳。④ 因本品可致牙齿黄染、牙釉质发育不良、骨骼生长发育受抑制，8 岁以下儿童禁用。⑤ 有皮疹、荨麻疹、多形性红斑、瘙痒等过敏症状。偶可发生光敏性皮炎。⑥ 有恶心、呕吐、腹痛、腹胀等胃肠道反应。⑦ 个别患者有 ALT、AST、ALP、BUN、AMS 和胆红素升高。⑧ 长期用药易致菌群失调，发生二重感染。如念珠菌口腔炎、念珠菌性阴道炎，难辨梭状芽孢杆菌引起的假膜性肠炎，肠黏膜浅表溃疡等。⑨ 不宜与含有钙、镁、铝、铁、铋等金属离子药物合用，避免发生配位反应，影响本品吸收，降低疗效。⑩ 勿与牛奶或奶制品同时服用，防止本品与牛奶中的钙发生配位反应，影响疗效。⑪ 用药期间避免在阳光或紫外线下暴露，防止发生光敏性皮炎。

【用法与用量】

口服。成人首次 0.2g，以后每次 0.1g，每日 1~2 次，疗程 3~7d。

【制剂与规格】

片剂，50mg、100mg。

米诺环素 *
Minocycline

【其他名称】
二甲胺四环素、美满霉素、Minocin、Minomycin。

【研发】
美国 Wyeth Lederle（惠氏立达）公司。

【上市日期】
1972 年。

【药理作用】
本品为四环素衍生物。抗菌谱广，抗菌作用强，明显强于四环素、土霉素、多四环素。对葡萄球菌属、化脓性链球菌、肺炎链球菌、脑膜炎奈瑟菌、淋病奈瑟菌、大肠埃希菌、肺炎杆菌、肠杆菌属、志贺菌属、克雷白菌属、变形杆菌、流感嗜血杆菌、炭疽杆菌、梭状芽孢杆菌、放线菌等均有良好抗菌活性。对支原体、衣原体、立克次体、螺旋体等病原体也有很好的抑制作用。即使对四环素或青霉素耐药的金黄色葡萄球菌、链球菌、大肠埃希菌等，本品依然敏感。

作用机制同四环素，可与细菌或其他病原微生物核糖体 30s 亚基结合，干扰其蛋白质合成，抑制其生长、繁殖。口服吸收快，不受食物影响。肠道吸收率高达 90%。口服 200mg，T_{max} 1h，C_{max} 2.25 μg/mL，$t_{1/2}$ 约 16h，血浆蛋白结合率为 75%。药物吸收后，体内分布广泛，在扁桃体、肺、肝、胆汁、乳汁、痰液、羊水等组织器官与体液均可达有效药物浓度。其中在胆汁和尿液中的浓度高于同期血药浓度 10~30 倍。给药量的大部分伴胆汁随粪便排出，5%~10% 经肾随尿液排出。

【临床应用】
用于治疗由敏感菌、非典型致病菌引起的咽炎、扁桃体炎、急性支气管炎、慢性支气管炎急性发作、肺炎等呼吸系统感染。疖肿、毛囊炎、蜂窝组织炎等皮肤软组织感染。肾盂肾炎、膀胱炎、尿道炎（含非淋菌性尿道炎）、前列腺炎、子宫内膜炎、阴道炎等泌尿生殖系统感染。肠炎、痢疾、胆囊炎、胆管炎等胆道与肠道感染。以及由淋病奈瑟菌引起的淋病、由梅毒螺旋体引起的梅毒及菌血症、败血症等。也用于痤疮的辅助治疗。

【不良反应与注意事项】
① 对本品或对其他四环素类药物过敏者禁用。② 本品可通过胎盘屏障进入胎儿体内，FDA 对本品妊娠用药的安全性分级为 D 级。③ 可经乳汁分泌，哺乳期妇女用药应停止供乳。④ 可致牙齿黄染、牙釉质发育不良、抑制骨骼发育，8 岁以下儿童禁用。⑤ 有皮疹、荨麻疹、瘙痒、药物热等过敏反应。偶可发生光敏性皮炎。⑥ 有恶心、呕吐、腹痛、腹泻、厌食等胃肠道反应。⑦ 偶有血清转氨酶升高、黄疸、脂肪肝。⑧ 偶有 BUN 和肌酐升高，多见于肾功能低下者。⑨ 偶见血小板减少、中性粒细胞减少、嗜酸性粒细胞增多。⑩ 大剂量用药，易致前庭功能紊乱，表现恶心、呕吐、眩晕、共济失调等。⑪ 不宜与含有钙、镁、铝、铁、铋等金属离子药物合用，防止发生配位反应，影响本药吸收。⑫ 用药期间，应避免阳光、紫外线照射，防止发生光敏性皮炎。

【用法与用量】

口服。成人每次 100mg，每日 2 次。

【制剂与规格】

片剂、胶囊剂，50mg、100mg。

06-06

美他环素
Metacycline

- -

【其他名称】

甲烯土霉素、Adramycin、Methacycline。

【药理作用】

本品为四环素类抗生素。抗菌作用强于四环素。对四环素或土霉素耐药的菌株，本品依然敏感。对立克次体、支原体、衣原体、螺旋体和某些非典型分枝杆菌、阿米巴原虫等均有较强的抑制活性。对炭疽杆菌、李斯特菌、梭状芽孢杆菌、霍乱弧菌、弯曲杆菌、耶尔森菌等也很敏感。对淋病奈瑟菌也有一定的抗菌活性，但是对青霉素耐药的奈瑟菌，对本品也耐药。葡萄球菌属、溶血性链球菌、多数肠杆菌对本品耐药。

作用机制同四环素，可与细菌等病原微生物核糖体 30s 亚基结合，抑制其蛋白质合成，阻抑了细菌等病原体的生长繁殖。

本品吸收快而良好，口服 500mg，T_{max} 2h，C_{max} 2μg/mL，消除半衰期（$t_{1/2}\beta$）约 16h，血浆蛋白结合率为 80%。吸收后，广泛分布于肝、肾、肺、脑等组织器官与体液中，胆汁中的浓度最高，为同期血药浓度的 5~10 倍。本品在体内几乎不被代谢，给药量的 50% 以药物原形经肾随尿液排出。少量经粪便排出。

【临床应用】

主要用于治疗由立克次体引起的流行性斑疹伤寒、地方性斑疹伤寒、恙虫病、Q 热等。支原体肺炎，衣原体引起的鹦鹉热、性病性淋巴肉芽肿、非淋菌性尿道炎、输卵管炎、宫颈炎、沙眼等。用于治疗回归热、霍乱、鼠疫、软下疳、布鲁菌病等。也用于治疗本品敏感菌引起的呼吸、胃肠道、泌尿、皮肤软组织等系统感染。适用于对青霉素过敏者所患破伤风、气性坏疽、梅毒、淋菌性尿道炎、宫颈炎、钩端螺旋体、放线菌及李斯特菌感染等。也用于痤疮的辅助治疗。

【不良反应与注意事项】

① 本品与四环素类药物存在交叉过敏，对本品或对其他四环素类药物过敏者禁用。② 妊娠妇女禁用，哺乳期妇女用药应停止供乳。③ 本品可致婴幼儿童恒牙不可逆黄染、牙釉质发育不良、骨骼发育受抑制，8 岁以下儿童禁用。④ 肾功能不全者、肝病史者、免疫功能低下者不宜应用。⑤ 有斑丘疹、荨麻疹、瘙痒等过敏反应。偶见光敏性皮炎。⑥ 有恶心、呕吐、腹胀、腹泻、食欲减退等胃肠道反应。偶见胰腺炎。⑦ 偶有中性粒细胞减少、血小板减少、溶血性贫血。⑧ 偶致颅内压升高，表现头痛、呕吐、视盘水肿。⑨ 偶可发生氮质血症、高磷酸血症、甚至酸中毒。多发生于肾功能低下的患者。⑩ 长期用药易致菌群失调，诱发由耐药的金黄色葡萄球菌、革兰阴性杆菌或真菌引起的二重感染。如念珠菌引起的口腔炎、念

珠菌性阴道炎，难辨梭状芽孢杆菌引起的假膜性肠炎，可有严重腹泻、肠黏膜浅表溃疡等。⑪ 不宜与含有钙、镁、铝、铁、铋等金属离子药物同用，防止发生配位反应，影响本药吸收。⑫ 用药期间避免阳光、紫外线照射，防止发生光敏性皮炎。

【用法与用量】

口服。成人每次 300mg，每日 2 次。儿童（8 岁以上）每次 5mg/kg，每日 2 次。

【制剂与规格】

片剂，100mg。

06-07

替加环素 *
Tigecycline

- -

【其他名称】

替格环素、泰格、Tygacil。

【研发】

美国 Wyeth Lederle（惠氏立达）公司，其于 2009 年被 Pfizer 公司收购。

【上市日期】

2005 年。2011 年中国上市。

【药理作用】

本品为四环素类抗生素。抗菌谱广，抗菌作用强。对金黄色葡萄球菌（包括 MRSA）、咽峡炎链球菌、化脓性链球菌、粪肠球菌（仅限对万古霉素敏感菌株）等革兰阳性菌。枸橼酸杆菌、阴沟肠杆菌、大肠埃希菌、肺炎克雷白杆菌、奇异变形杆菌、普通变形杆菌等革兰阴性菌及脆弱拟杆菌、普通拟杆菌、产气荚膜杆菌等厌氧菌均有较强的抗菌活性。即使对碳青霉烯类抗生素药物产生耐药的鲍曼不动杆菌和对碳青霉烯类药物产生耐药的肠杆菌科细菌（CRE），本品依然有良好抗菌活性。但是铜绿假单胞菌对本品耐药。

作用机制同其他四环素类药物，可与细菌核糖体 30s 亚基结合，干扰细菌蛋白质合成发挥抑菌作用。本品与其他四环素类药物无交叉耐药性，也不受 β - 内酰胺酶（包括 ESBLs）等耐药机制的影响。

本品首剂 100mg，以后每 12h 50mg 静脉滴注，吸收良好，分布广泛。在胆汁中的浓度最高，在肺、结肠中的浓度也高于同期血药浓度。约给药量的 60% 以原形或代谢物伴胆汁经粪便排出，约 20% 以药物原形经肾随尿液排出。本品具较长的抗生素后效应（PAE）。其中，金黄色葡萄球菌为 3.4~4h，大肠埃希菌约 4.9h。

【临床应用】

用于治疗由敏感菌引起的复杂腹腔内感染、复杂皮肤软组织感染、社区获得性肺炎（CAP）及败血症等。

【不良反应与注意事项】

① 对本品或对其他四环素类抗生素药物过敏者禁用。② 肝功能不全者慎用。③FDA 对本品妊娠用药安全性分级为 D 级。④18 岁以下未成年人用药的安全性尚未明确，不推荐应用。尤其本品可致 8 岁以下幼儿牙齿永久黄染，牙本质、牙釉质及骨骼发育不良。⑤ 哺乳期妇女用药应停止供乳。⑥ 有皮疹、荨麻疹、瘙

痒、药物热等过敏症状。偶可发生光敏性皮炎。⑦ 眩晕、耳鸣、恶心、呕吐等前庭功能紊乱。多发生于初始用药期间。⑧ 中性粒细胞减少，血小板减少，嗜酸性粒细胞增多。⑨ 偶有 ALT、AST 升高，黄疸、脂肪肝，严重可出现肝昏迷。⑩ 偶有 BUN 和肌酐升高。⑪ 有头痛、呕吐、复视、视盘水肿等颅内压升高症状，遇此，应停止用药。⑫ 偶可致维生素 K 缺乏，有出血倾向。B 族维生素缺乏，出现口腔炎、神经炎。⑬ 偶可致菌群失调，发生由耐药菌或真菌引起的二重感染。如念珠菌口腔炎、阴道炎或由难辨梭状芽孢杆菌引起的假膜性肠炎。⑭ 勿与含钙、镁、铝、铁、铋等金属离子药物合用，防止发生配位反应，生成配合物，影响本品吸收，降低疗效。⑮ 用药期间，避免阳光、紫外线照射，防止发生光敏性皮炎。

【用法与用量】
静脉滴注。成人每次 50mg，每 12h 1 次，首次剂量加倍（100mg），疗程 5~14d，滴注时间 30~60min。

【制剂与规格】
注射剂，50mg。

06-08

奥马环素 *
Omadacycline

【其他名称】
甲苯磺酸奥马环素、欧马环素、纽再乐、Nuzyra、Omadacycline Tosilate。

【研发】
美国 Paratek 制药公司

【上市日期】
2018 年 10 月美国。2021 年 12 月 NMPA 批准中国上市。

【药理作用】
本品为米诺环素衍生物，属第三代四环素类抗生素药物。抗菌谱广，抗菌作用强。对肺炎链球菌、化脓性链球菌、金黄色葡萄球菌（含 MRSA）、肠球菌等革兰阳性菌，流感嗜血杆菌、副流感嗜血杆菌、克雷白杆菌、枸橼酸杆菌、大肠埃希菌、奈瑟菌、卡他莫拉菌等革兰阴性菌，艰难梭菌、脆弱拟杆菌、产气荚膜杆菌、奇异变形杆菌等厌氧菌，肺炎支原体、肺炎衣原体、嗜肺军团菌等非典型致病菌均具良好的抗菌活性。

本品作用机制同米诺环素，可与细菌核糖体 30s 亚基结合，阻止肽链延长，阻碍细菌蛋白质生物合成，发挥抑菌作用。

本品口服或静脉滴注后吸收良好。在骨质、甲状腺、肝、肺、皮肤等组织均有良好分布。生物利用度 34.5%，血浆蛋白结合率为 20%，$t_{1/2}$ 约 16h，半衰期长，可每日 1 次给药，耐受良好。给药量的大部分以药物原形经粪便排出，部分经肾随尿液排出。

【临床应用】
用于治疗社区获得性细菌性肺炎（CABP），急性细菌性皮肤及皮肤结构感染

（ABSSSl）。

【不良反应与注意事项】

　　① 对本品或对其他四环素类药物过敏者禁用。② 本品可致胎儿乳牙着色及抑制胎儿骨骼正常发育，妊娠妇女禁用。③ 哺乳期妇女用药应停止供乳。④ 本品可致 8 岁以下幼儿牙釉质发育不良，牙齿永久性着色，禁用。⑤ 可有恶心、呕吐、便秘等胃肠道反应。⑥ 偶见高血压及头痛、失眠。⑦ 有 ALT、AST 和 GGT 升高。⑧ 偶有 BUN 升高、胰腺炎、高磷血症、酸中毒。⑨ 用药期间避免阳光、紫外线照射，防止发生光敏反应。⑩ 本品不宜与含钙、镁、锌、铝、铁、铋等金属离子药物合用，防止发生配位反应，生成配合物，影响本药吸收，降低疗效。⑪ 肝肾功能低下者无须调整剂量。

【用法与用量】

　　口服、静脉滴注。负荷剂量：静脉滴注首日 1 次，200mg 或每次 100mg，每日 2 次。维持剂量：静脉滴注每次 100mg，每日 1 次或口服 300mg，每日 1 次。（100mg 滴注时间 30min，200mg 滴注时间 60min）

【制剂与规格】

　　片剂，150mg。注射剂，100mg。

第七章　酰胺醇类抗生素

Acetamido Propanediol Antibiotics

氯霉素 *
Chloramphenicol

【其他名称】
左霉素、左旋霉素、氯胺苯醇、Chloromycetin。

【研发】
美国 Parke Davis（帕克戴维斯公司）。

【上市日期】
1949 年。

【药理作用】

本品最初是从委内瑞拉链霉菌 Streptomyces Venezuela 产生的一种广谱抗生素，化学名称为对硝苯基二氯乙酰胺基丙二醇。对流感嗜血杆菌、肺炎链球菌、脑膜炎奈瑟菌、淋病奈瑟菌高度敏感，同时也易对其产生耐药。沙门菌属（含伤寒杆菌）、克雷白菌属、大肠埃希菌、奇异变形杆菌、阴沟肠杆菌、志贺菌等革兰阴性菌，白喉杆菌、李斯特菌等革兰阳性菌，产气荚膜杆菌、炭疽杆菌、破伤风杆菌、放线菌、难辨梭状芽孢杆菌、脆弱拟杆菌、消化球菌、消化链球菌等厌氧菌及支原体、衣原体、螺旋体等病原体对本品均敏感。但是铜绿假单胞菌、不动杆菌属、普通变形杆菌、部分金黄色葡萄球菌、表皮葡萄球菌、肠球菌等对本品耐药。

作用机制是本品可作用于细菌核糖体 50s 亚基，抑制转肽酶，阻止肽链延长，抑制细菌蛋白质生物合成发挥抗菌作用。

成人口服本品 1g，T_{max} 1~2h，C_{max} 约 15 μg/mL，$t_{1/2}$ 为 1.5~3.5h，血浆蛋白结合率为 50%~60%。药物吸收后体内分布广泛。可通过胎盘屏障和血脑脊液屏障，也可分泌至乳汁中。在眼和脑组织中的浓度高，胆汁中低。约 90% 的药物在肝脏内与葡萄糖醛酸结合成无活性的代谢产物氯霉素单葡萄糖醛酸酯，其中大部分经肾随尿液排出。少量随胆汁排泄。

【临床应用】

用于治疗由敏感菌引起的伤寒、副伤寒，耐氨苄西林的 B 型流感嗜血杆菌所致脑膜炎，青霉素过敏者所患由肺炎链球菌或脑膜炎奈瑟菌所致脑膜炎，由革兰阴性杆菌引起的脑膜炎（宜与氨基糖苷类抗生素药物联用）。滴眼剂用于治疗细菌性角膜结膜炎。

【不良反应与注意事项】

① 对本品或对其他酰胺醇类药物过敏者禁用。② 本品可通过胎盘屏障进入胎儿体内，孕妇不宜应用。FDA 对本品妊娠用药的安全性分级为 C 级。③ 新生儿肝脏酶系统尚未发育成熟，药物排泄缓慢，易发生灰婴综合征。表现呕吐、腹胀、进行性苍白、发绀、微循环障碍等。因此不宜应用。④ 可从乳汁分泌，哺乳期妇女用药应停止供乳。⑤ 有皮疹、瘙痒、药物热、血管神经性水肿等过敏症状。偶可发生光敏性皮炎。⑥ 偶有恶心、呕吐、腹痛、腹泻、食欲减退等胃肠道反应。⑦ 长期用药可致维生素 K 合成受阻，凝血酶原时间延长，存在诱发出血倾向。也可致菌群失调，发生二重感染。⑧ 偶可致再生障碍性贫血，其与剂量无关且不可逆，死亡率高，少数发展为粒细胞性白血病。再障可有数周或数月潜伏期，不易早发

现。临床表现有血小板减少引起的出血倾向及粒细胞减少所致的感染。此多由口服用药引起。⑨ 本品与红霉素等大环内酯类或林可霉素类药物联用，可产生拮抗作用。因其可抑制本药与细菌 50s 亚基结合，降低本品抗菌作用。⑩ 本品为抑菌剂，可拮抗青霉素等 β－内酰胺类抗生素药物的杀菌作用，不宜联合应用。

【用法与用量】

口服。成人每次 0.25~0.5g，每日 3~4 次。儿童 25~50mg/（kg·d），分 3~4 次。

肌肉注射。成人每次 0.5~1g，每日 2 次。

静脉滴注。成人每次 0.5~1.5g，每日 2 次。儿童 30~50mg/（kg·d），分 2 次给予。

【制剂与规格】

片剂，125mg、250mg。注射剂，125mg、250mg。

07-02

棕榈氯霉素
Chloramphenicol Palmitate

【其他名称】

无味氯霉素、棕榈酸氯霉素酯。

【药理作用】

本品为氯霉素的棕榈酸酯。口服后，在十二指肠经脂酶水解，释出氯霉素发挥抗菌作用。在体内各组织器官均有分布，血药浓度维持时间长。抗菌谱与作用机制同氯霉素。

【临床应用】

参阅氯霉素。

【不良反应与注意事项】

参阅氯霉素。

【用法与用量】

口服（用药剂量按氯霉素计）。成人每次 250~500mg，每日 3~4 次。儿童 25~50mg/（kg·d），分 3~4 次给予。

【制剂与规格】

按氯霉素计。片剂，50mg。颗粒剂，100mg。

07-03

琥珀氯霉素
Chloramphenicol Succinate

【其他名称】

琥珀酸氯霉素酯。

【药理作用】

本品为氯霉素的琥珀酸酯。注射给药后，在体内经酯酶水解释出氯霉素而发挥抗菌作用。抗菌谱、作用机制同氯霉素。

【临床应用】

参阅氯霉素。

【不良反应与注意事项】

参阅氯霉素。

【用法与用量】

静脉注射或静脉滴注（用药剂量按氯霉素计）。成人 1.5~3g/d，分 3~4 次。儿童 25~50mg/（kg·d），分 3~4 次给予。

【制剂与规格】

按氯霉素计。注射剂，0.125g、0.25g、0.5g。

07-04

甲砜霉素
Thiamphenicol

【其他名称】

甲砜氯霉素。

【上市日期】

1976 年。

【药理作用】

本品为氯霉素衍生物。体外抗菌作用弱于氯霉素，但在临床实际应用中却呈现较强的抗菌活性。这可能是本品在肝脏中很少与葡萄糖醛酸结合，血液中游离的且具活性的甲砜霉素浓度较高的缘故。抗菌谱同氯霉素。对溶血性链球菌、肺炎链球菌等革兰阳性菌及流感嗜血杆菌、大肠埃希菌、沙门菌、志贺菌、奈瑟菌等革兰阴性菌均有较强的抗菌活性。对脆弱拟杆菌等厌氧菌和支原体、衣原体、立克次体、螺旋体等非典型致病菌也有一定的抗菌作用。但是对铜绿假单胞菌、不动杆菌、变形杆菌、肠球菌、耐甲氧西林的金黄色葡萄球菌（MRSA）等耐药。

作用机制同氯霉素，可与细菌等病原体的核糖体 50s 亚基结合，阻止肽链延长，抑制其蛋白质合成发挥抗菌作用。

成人口服 400mg，T_{max} 2h，C_{max} 4μg/mL，$t_{1/2}$ 约 1.5h，肾功能低下，半衰期延长。血浆蛋白结合率为 10%~20%。吸收后，体内分布广泛，在肝脏、脾脏、肾和肺脏浓度高。本品在体内不被代谢，24h 内，给药量的 70%~90% 经肾随尿液排出。

【临床应用】

用于治疗伤寒、副伤寒及由敏感菌或病原体引起的呼吸道、肠道、泌尿生殖系统的感染。

【不良反应与注意事项】

① 对本品或对其他酰胺醇类抗生素药物过敏者禁用。② 本品可通过胎盘屏障进入胎儿体内，孕妇禁用。③ 可从乳汁分泌，有致乳儿骨髓抑制的风险，哺乳期妇女禁用，如果用药，应停止供乳。④ 新生儿、早产儿的肝脏酶系统发育尚不完善，肾排泄功能差，易致血药浓度高，毒副作用增加，不宜应用。⑤ 偶有皮疹、瘙痒、药物热等过敏症状。⑥ 可有恶心、呕吐、腹痛、腹泻、食欲减退等胃肠道

反应。⑦ 本品较氯霉素更易引起可逆性骨髓抑制，表现红细胞生成受抑、白细胞减少、血小板减少。未见再生障碍性贫血。⑧ 头痛、头晕、嗜睡、视觉减退、周围神经炎等。⑨ 本品为细胞色素 P450 酶抑制剂，可抑制肝细胞微粒体酶活性，致苯妥英钠等乙内酰脲类抗癫痫药物代谢受抑，血药浓度升高，抗癫痫作用加强，必要时，宜调整苯妥英钠给药剂量。⑩ 本品可促进维生素 B_6 经肾排泄，易致贫血、周围神经炎。⑪ 本品与维生素 B_{12} 存在配伍禁忌，可影响其造血功能，避免合用。⑫ 林可霉素类药物可阻碍本品与细菌 50s 亚基结合，降低本药的抗菌作用，避免同用。⑬ 长期用药易致菌群失调，发生二重感染。⑭ 本品为抑菌剂，不宜与属杀菌性青霉素等 β – 内酰胺类抗生素药物同用，否则会降低抗菌作用。

【用法与用量】

口服。成人每次 0.5~1g，每日 3 次。儿童 25~50mg/（kg·d），分 4 次给予。

【制剂与规格】

肠溶片，0.25g。胶囊，0.25g。

第七章 酰胺醇类抗生素

第八章 林可酰胺类抗生素

Lincosamides Antibiotics

林可霉素 *
Lincomycin

【其他名称】

林肯霉素、洁霉素、Lincocin。

【研发】

美国 Upjohn（普强）公司。

【上市日期】

1964 年。

【药理作用】

本品是由链霉菌 Streptomyces Lincolnensis 培养液中分离而得的一种林可酰胺类抗生素。抗菌谱窄。通常表现抑菌作用，当浓度高时，对部分敏感菌表现抑菌作用。特点是对拟杆菌、梭状芽孢杆菌、消化链球菌、消化球菌、产气荚膜杆菌等厌氧菌有较强的抗菌活性。对金黄色葡萄球菌（包括耐青霉素酶菌株）、表皮葡萄球菌、链球菌属（粪肠球菌除外）、肺炎链球菌等革兰阳性菌也有良好的抗菌活性。但是对流感嗜血杆菌、志贺杆菌、奈瑟菌、耐甲氧西林金黄色葡萄球菌（MRSA）、支原体、真菌、病毒等耐药。

作用机制是本品可与细菌核糖体 50s 亚基结合，抑制肽酰基转移酶活性，阻止肽链延长，抑制细菌蛋白质合成。

成人口服 0.5g，T_{max} 2h，C_{max} 约 2.6 μg/mL。单次肌肉注射 0.6g，T_{max} 30min，C_{max} 11.6 μg/mL，血浆蛋白结合率为 77%~80%，$t_{1/2}$ 为 4~6h，肝肾功能减退，半衰期可延长 10~20h。吸收后，体内分布广泛，在骨组织中浓度高。可通过胎盘屏障进入胎儿体内，胎儿的血药浓度可达母体血药浓度的 25%。但不能通过血脑脊液屏障。本品主要在肝脏代谢，给药量的 40% 以药物原形伴胆汁经粪便排出。9%~13% 经肾随尿液排出。

【临床应用】

用于治疗耐药的革兰阳性球菌引起的各种感染。如金黄色葡萄球菌（MRSA 除外）、链球菌及厌氧菌所致的呼吸道感染、腹腔感染、盆腔感染、皮肤软组织感染等。治疗由敏感菌引起的急、慢性骨髓炎和骨关节感染。也用于对青霉素过敏者所患相关感染性疾病的治疗。

【不良反应与注意事项】

①对本品或对其他林可酰胺类抗生素药物过敏者禁用。②本品可通过胎盘屏障，孕妇慎用。FDA 对本品妊娠用药的安全性分级为 B 级。③本品可从乳汁分泌，哺乳期妇女用药应停止供乳。④4 周龄以下婴儿禁用。4 周龄 ~4 周岁婴幼儿慎用，严重肝肾功能不全者慎用。⑤有皮疹、瘙痒、血管神经性水肿等皮肤过敏症状。⑥有恶心、呕吐、腹痛、腹泻、食欲减退等胃肠道反应。偶可发生由梭状芽孢杆菌引起假膜性肠炎，口服给药的发生率远高于静脉给药。必要时，应给予甲硝唑或万古霉素。⑦偶可致白细胞减少、中性粒细胞减少、血小板减少、血小板减少性紫癜。⑧个别患者有 ALT、AST 升高及黄疸。⑨偶可致肾功能损伤，表现少尿、血尿、肌酐升高、甚至发生急性肾功能衰竭。⑩偶可发生过敏性休克。由于

本品不做过敏试验，近年来发生过敏性休克病例多有报告。⑪ 本品具有神经肌肉阻滞作用，不宜与氨基糖苷类抗生素、肌肉松弛剂等药物联用，避免因协同作用发生心肌、骨骼肌、呼吸肌抑制。⑫ 不宜与大环内酯类抗生素药物同时应用。因其可抑制本品与细菌核糖体 50s 亚基结合，抑制本品抗菌作用，降低疗效。⑬ 本品为时间依赖性抗生素，每日须多次给药方能维持有效血药浓度。⑭ 除口服用药外，本品宜静脉滴注给药。药物浓度宜 0.6g 用 100~200mL 溶媒稀释，滴注时间不少于60min。给药剂量大、药液浓度高或滴注速度快，易致呼吸抑制。

【用法与用量】

口服。成人 1.5~2g/d，分 3~4 次。儿童 30~60mg/（kg·d），分 3~4 次给予。

静脉滴注。成人每次 0.6g，每 8~12h 1 次。儿童 10~20mg/（kg·d），分 3~4 次给予。

【制剂与规格】

片剂，0.25g、0.5g。胶囊 0.25g、0.5g。注射剂，0.2g、0.3g、0.6g。

08-02

克林霉素 *
Clindamycin

【其他名称】

氯林可霉素、克林霉素磷酸酯、氯林霉素、氯洁霉素、林大霉素、特丽仙、Dalacin。

【研发】

美国 Upjohn（普强）公司。

【上市日期】

1970 年。

【药理作用】

本品为林可霉素衍生物。抗菌活性强，较林可霉素强 6~8 倍。毒副作用少。抗菌谱同林可霉素，对梭状杆菌、产气荚膜杆菌、脆弱拟杆菌、丙酸杆菌、消化球菌、消化链球菌、放线菌等厌氧菌有较强的抗菌活性。对金黄色葡萄球菌（包括耐青霉素酶菌株）、化脓性链球菌、草绿色链球菌、肺炎链球菌、白喉杆菌、破伤风杆菌等革兰阳性菌也有良好的抗菌作用。对奈瑟菌、流感嗜血杆菌等多数革兰阴性菌耐药。

作用机制同林可霉素。可与细菌核糖体 50s 亚基结合，干扰细菌蛋白质的生物合成，发挥抗菌作用。

本品口服吸收快而完全。不被胃酸破坏，生物利用度达 90%。成人口服 0.15g、0.3g 和 0.6g，T_{max} 0.75~2h，C_{max} 分别为 2.5μg/mL、4μg/mL 和 8μg/mL，血浆蛋白结合率为 92%~94%，$t_{1/2}$ 为 2.4~3h。肌肉注射 0.6g，T_{max} 约 1.2h，C_{max} 6μg/mL。吸收后体内分布广泛。在扁桃体、肺、肝、胆、前列腺、子宫、输卵管、软组织、骨与关节、胆汁、腹腔液、尿液等组织器官与体液中均可达有效药物浓度。其中在骨组织、胆汁及尿液中的浓度较高。本品可通过胎盘屏障，但不易通过血脑脊液屏障。也可分泌至乳汁中。主要在肝脏代谢，代谢物随粪便和尿液排出体外。

【临床应用】

　　主要用于治疗由革兰阳性菌和厌氧菌引起的急性支气管炎、慢性支气管炎急性发作、肺炎、肺脓肿、支气管扩张并发感染等呼吸系统感染。急性肾盂肾炎、尿道炎、前列腺炎等泌尿系统感染。子宫内膜炎、非淋菌性尿道炎、输卵管炎、卵巢脓肿等女性盆腔、生殖系统感染。痤疮、疖、脓肿、蜂窝组织炎、烧伤、创伤等皮肤软组织感染。骨髓炎、化脓性关节炎等骨与关节感染。腹膜炎等腹腔内感染及细菌性心内膜炎、败血症等。

【不良反应与注意事项】

　　① 本品与其他林可酰胺类药物存在交叉过敏性，对本品或对林可霉素过敏者禁用。② 可通过胎盘屏障，孕妇慎用。FDA 对本品妊娠用药的安全性分级为 B 级。③ 本品可从乳汁分泌，哺乳期妇女用药应停止供乳。④4 周龄以下婴儿禁用。4 周龄 ~4 周岁婴幼儿慎用。⑤ 严重肝肾功能不全者、有哮喘等过敏性疾病史者慎用。⑥ 有溃疡性结肠炎、假膜性肠炎疾病史者勿用。⑦ 有皮疹、瘙痒、荨麻疹、血管神经性水肿等过敏症状。罕见 Stevens-Johnson 综合征。⑧ 有恶心、呕吐、腹痛、腹泻、食欲减退等胃肠道反应。偶可发生假膜性肠炎。表现肠绞痛、严重腹泻、伴发热、口渴。必要时可给予甲硝唑或万古霉素。⑨ 个别患者有白细胞减少、中性粒细胞减少、血小板减少、嗜酸性粒细胞增多。⑩ 偶有血清转氨酶升高及黄疸。⑪ 本品有神经肌肉阻滞作用，不宜与肌肉松弛剂同时应用，防止发生心肌、呼吸抑制。⑫ 红霉素等大环内酯类抗生素药物可抑制本药与细菌核糖体 50s 亚基结合，降低本品抗菌效果。避免合用。⑬ 长期用药，易致菌群失调，引发二重感染。⑭ 供注射用的本药是克林霉素磷酸酯，在体外无抗菌活性，只有在进入体内后经磷酸酯酶水解，释出克林霉素呈现抗菌作用。

【用法与用量】

　　口服。成人每次 150~300mg，每 6h 1 次，严重感染每次 450mg，每 6h 1 次。儿童 4 周 ~4 岁 8~16mg/（kg·d），分 3~4 次给予。

　　静脉滴注。成人 600~1200mg/d，分 2~4 次（每 12~6h 1 次），严重感染 1200~2700mg/d，分 2~4 次（每 12~6h 1 次）。儿童 4 周 ~4 岁 25~40mg/（kg·d），分 2~4 次（每 12~6h 1 次）。

【制剂与规格】

　　胶囊剂，75mg、150mg。注射剂（克林霉素磷酸酯），150mg、300mg。

第九章 肽类抗生素

Peptide Antibiotics

第一节　多肽类

Polypeptides

09-01

多黏菌素 B*

Polymyxin B

【其他名称】

　　多黏菌素乙、阿罗多黏、Aerosporin。

【研发】

　　英国 Wellcome（威康）公司。

【上市日期】

　　1947 年。

【药理作用】

　　多黏菌素是自多黏杆菌 Bacillus Polymyxa 产生，由多种氨基酸和脂肪酸结合而成的一种碱性多肽类抗生素。多黏菌素 B 是多黏菌素 B1 和多黏菌素 B2 的混合物，临床用其硫酸盐。本品抗菌谱窄。对铜绿假单胞菌、大肠埃希菌、肺炎克雷白菌、流感嗜血杆菌、肠杆菌属、沙门菌属、志贺菌属、百日咳杆菌等革兰阴性杆菌有很强的抗菌活性。但是革兰阴性菌中的变形杆菌、沙雷菌属、奈瑟菌及革兰阳性菌对本品耐药。抗菌作用强于黏菌素。

　　本品可作用于细菌的细胞膜，改变其通透性，可使细胞内的磷酸盐、核苷酸等主要成分外漏，导致细菌死亡。

　　口服不易吸收。肌肉注射 50mg，T_{max} 约 2h，C_{max} 2~8 μg/mL，$t_{1/2}$ 约 6h，肾功能不全半衰期延长。给药量的 60% 经肾随尿液排出。

【临床应用】

　　用于治疗由铜绿假单胞菌或其他革兰阴性杆菌引起的严重感染。如铜绿假单胞菌所致脑膜炎、败血症等，大肠埃希菌所致肠炎及泌尿系统感染等。也用于对碳青霉烯类抗生素耐药的肠杆菌属、不动杆菌等所致感染。本品稀释液局部外用，作为对烧伤、烫伤、创伤所致铜绿假单胞菌感染的局部抗感染治疗。

【不良反应与注意事项】

　　① 对本品或对黏菌素过敏者禁用。② 可通过胎盘屏障对胎儿产生毒副作用，孕妇不宜应用。③ 尚不明确本品是否可从乳汁分泌，哺乳期妇女用药应停止供乳。④ 2 岁以下幼儿禁用。⑤ 肾功能不全者慎用。⑥ 有皮疹、瘙痒、颜面潮红、药物热等过敏症状。⑦ 肾毒性是本药的主要毒副作用。表现蛋白尿、管型尿、血尿、血清肌酐升高、BUN 升高，严重可致肾小管坏死及肾衰。⑧ 有眩晕、嗜睡、手足麻木、舌麻木、眼花、复视、味觉改变、共济失调等神经系统症状。⑨ 本品具神经肌肉阻滞作用，不宜与肌肉松弛剂类药物同用，避免增加对神经肌肉的阻滞。⑩ 不宜与头孢唑林等一代头孢菌素类药物或妥布霉素等氨基糖苷类抗生素药物同用，否则会增加肾毒性。⑪ 用药期间应进行尿常规与肾功能监测。⑫ 本药静脉滴注时间宜控制在 1~1.5h。

【用法与用量】
静脉滴注。成人 1.5~2.5mg/（kg·d），分 2 次给予（每 12h 1 次）。儿童（2 岁以上）1.5~2.5mg/（kg·d），分 2 次给予（每 12h 1 次）。

【制剂与规格】
注射剂，50mg。

09-02

黏菌素 *
Colistin

- -

【其他名称】
多黏菌素 E、抗敌素、可立斯丁、Polymyxin E。

【研发】
日本 Banyu（万有）制药株式会社。

【上市日期】
1949 年。

【药理作用】
同多黏菌素 B，本品也是由多黏杆菌 Bacillus Polymyxa 产生的一组碱性多肽类抗生素。多黏菌素 E 主要由多黏菌素 E1 和少量多黏菌素 E2 混合组成。因菌株不同，多黏菌素有 A、B1、B2、C、D、E1、E2 等多种不同结构。其中多黏菌素 B 与多黏菌素 E 毒性相对较低为临床所用。本药抗菌谱窄，主要对革兰阴性杆菌有较强的抗菌活性。如大肠埃希菌、肠杆菌属、克雷白菌属、志贺菌属、沙门菌属、流感嗜血杆菌、百日咳杆菌、铜绿假单胞菌等。但是革兰阴性菌中的沙雷菌属、变形杆菌、奈瑟菌等及所有革兰阳性菌对本品耐药。

本药可作用于细菌细胞壁，改变细胞膜通透性，促使细胞内容物外漏，同时也影响细菌核糖体功能，发挥抗菌作用。而且细菌不易对本品产生耐药。

口服不易吸收。成人肌肉注射 150mg，T_{max} 2h，C_{max} 6 μg/mL，$t_{1/2}$ 约 6h，肾功能不全半衰期延长。血浆蛋白结合率低。在体内代谢缓慢。给药量的 60% 经肾随尿液排出。

【临床应用】
用于治疗对其他抗生素耐药的铜绿假单胞菌、革兰阴性杆菌引起的严重感染。如脑膜炎、败血症、肠道及泌尿道等感染。儿童口服，可治疗由大肠埃希菌引起的肠炎或肠道术前给药。本品的稀释液用于烧伤、外伤等铜绿假单胞菌所致局部感染。

【不良反应与注意事项】
①对本品或对多黏菌素 B 过敏者禁用。②可通过胎盘屏障，妊娠妇女不宜应用。③哺乳期妇女用药应停止供乳。2 岁以下幼儿禁用。④肾功能不全者慎用。⑤有皮疹、瘙痒、药物热等过敏症状。⑥口服用药，可有恶心、呕吐、腹泻、食欲减退等胃肠道反应。⑦具肾毒性，偶可见蛋白尿、管型尿、血尿、血清肌酐升高、血尿素氮升高，甚至发生肾小管坏死。停药后，常可恢复。⑧偶有头晕、面部麻木、周围神经炎、共济失调。⑨有神经肌肉阻滞作用，不宜与肌肉松弛剂同

用，防止发生呼吸抑制、心肌抑制。⑩ 不宜与一代头孢菌素类药物或氨基糖苷类抗生素药物联用，因为会增加肾毒性。⑪ 若长期用药，应进行尿常规、肾功能监测。⑫ 本品 1mg 相当 6500U。

【用法与用量】

口服（空腹）。成人 100 万 ~150 万 U/d，分 3~4 次给予。儿童（2 岁以上）2 万 ~3 万 U/（kg·d），分 3~4 次给予。

肌肉注射或静脉滴注。成人 100 万 ~150 万 U/d，分 2 次给予。儿童（2 岁以上）2 万 ~3 万 U/（kg·d），分 2 次给予。

【制剂与规格】

片剂，25 万 U、50 万 U。颗粒剂，100 万 U。注射剂，50 万 U、100 万 U。

第二节　糖肽类
Glycopeptides

09-03

万古霉素 *
Vancomycin

- -

【其他名称】

稳可信、Vancocin。

【研发】

美国 Lilly（礼来）公司。

【上市日期】

1958 年美国。

【药理作用】

本品是从东方链霉菌 Streptomyces Orientalis 发酵液中分离而得的一种糖肽类抗生素。特点是对革兰阳性球菌有强大的抗菌活性。如金黄色葡萄球菌、表皮葡萄球菌、化脓性链球菌、肺炎链球菌等。对消化链球菌、难辨梭状芽孢杆菌、炭疽杆菌、放线菌等厌氧菌及草绿色链球菌、粪肠球菌、奈瑟菌等也有一定的抗菌作用。但是对多数革兰阴性菌、分枝杆菌、拟杆菌、立克次体、衣原体、真菌等耐药。

本品可与细菌细胞壁肽聚糖的前体丙氨酰丙氨酸结合，从而抑制了细胞壁肽聚糖的合成。同时，也可改变细菌细胞壁的通透性，选择性地抑制 RNA 合成，发挥抗菌作用。

口服不吸收。静脉滴注 0.5g、1g，T_{max} 1~2h，C_{max} 分别为 10~30μg/mL 和 25~ 50 μg/mL，血浆蛋白结合率为 55%，$t_{1/2}$ 约 6h，肾功能低下半衰期延长。药物吸收后，体内分布广泛。可通过胎盘屏障，但不易通过正常血脑脊液屏障，当脑膜发炎时，可进入脑脊液，其浓度为血药浓度的 10%~20%。本品在体内不被代谢，24h 内给药量的 80%~90% 以药物原形经肾随尿液排出，少量随胆汁经粪便排出。

【临床应用】

用于治疗由革兰阳性球菌引起的严重感染。尤其对其他抗生素产生耐药或耐甲氧西林金黄色葡萄球菌（MRSA）、表皮葡萄球菌、肠球菌引起的严重感染，如肺炎、心内膜炎、脑膜炎、骨髓炎、皮肤软组织感染及败血症等。也用于甲硝唑治疗无效的由难辨梭状芽孢杆菌引起的假膜性肠炎。

【不良反应与注意事项】

① 对本品或对其他糖肽类抗生素药物过敏者禁用。② 本品可通过胎盘屏障，进入胎儿体内，对胎儿听神经、肾脏发育产生损伤，孕妇禁用。FDA 对本品妊娠用药的安全性分级为 C 级。③ 本品可从乳汁分泌，哺乳期妇女用药应停止供乳。1 月龄以下婴儿禁用。④ 肾功能低下或听力障碍者、高龄老人慎用。⑤ 偶有皮疹、瘙痒、药物热、嗜酸性粒细胞增多。⑥ 有耳鸣、眩晕、听力下降等耳毒性反应。⑦ 蛋白尿、管型尿、血尿、少尿、间质性肾炎等肾功能损伤。⑧ 若与氨基糖苷类抗生素药物联用，对肠球菌有协同的抗菌作用，同时也增加了耳毒性和肾毒性。⑨ 本品不宜肌肉注射或静脉注射。静脉滴注时应避免药液外漏，防止发生血栓性静脉炎或注射部位组织坏死。⑩ 用药期间应进行肾功能和听力监测，也应进行血药浓度监测。

【用法与用量】

静脉滴注。成人每次 7.5mg/kg，每 6h 1 次，或每次 15mg/kg，每 12h 1 次。儿童（1 月龄以上）每次 10mg/kg，每 6h 1 次，或每次 20mg/kg，每 12h 1 次。

【制剂与规格】

注射剂，0.5g、1g。

09-04

去甲万古霉素 *
Norvancomycin

【其他名称】

万迅、Demethylvancomycin。

【研发】

中国华北制药厂。

【上市日期】

1968 年中国。

【药理作用】

本品为糖肽类抗生素。抗菌谱与万古霉素相似，抗菌作用强于万古霉素。对各种革兰阳性球菌有强大的抗菌活性，MIC 多为 0.05~5 μg/mL。对金黄色葡萄球菌（包括 MRSA）、表皮葡萄球菌（包括 MRSE）、化脓性链球菌、肺炎链球菌等革兰阳性球菌有很强的抗菌活性。对消化链球菌、难辨梭状芽孢杆菌、炭疽杆菌、放线菌等厌氧菌及淋病奈瑟菌、白喉杆菌等也很敏感。但是对革兰阴性杆菌、拟杆菌、分枝杆菌、立克次体、真菌等耐药。

作用机制同万古霉素，可与细菌细胞壁肽聚糖的前体丙氨酰丙氨酸结合，阻碍了肽聚糖合成。从而抑制了细菌细胞壁的合成，发挥抗菌作用。

口服不吸收。成人 0.5g 静脉滴注，C_{max} 10~25 μg/mL，血浆蛋白结合率为 55%，$t_{1/2}$ 约 6h，肾功能低下半衰期延长。吸收后体内分布广泛。可通过胎盘屏障，不易通过血脑脊液屏障，当脑膜发炎时，可渗入脑脊液，药物浓度可达 1.2~4.8 μg/mL。24h 内，给药量的 80% 以原形经肾随尿液排出。

【临床应用】

用于对青霉素、头孢菌素过敏或耐药的金黄色葡萄球菌（包括 MRSA）等引起的心内膜炎、肺炎、软组织感染、败血症等严重感染的治疗及难辨梭状芽孢杆菌引起的假膜性肠炎的治疗。

【不良反应与注意事项】

① 对本品或对其他糖肽类抗生素药物过敏者禁用。② 可通过胎盘屏障进入胎儿体内，妊娠妇女不宜应用。婴幼儿不宜应用。③ 可从乳汁分泌，哺乳期妇女用药应停止供乳。④ 听力低下者、肾功能不全者、老年人慎用。⑤ 偶有皮疹、瘙痒、药物热等过敏症状。⑥ 耳鸣、耳饱满感、听力下降等耳毒性表现。⑦ 个别患者有蛋白尿、管型尿、血尿、BUN 升高等肾毒性表现。严重可发生肾衰竭。⑧ 不宜与一代头孢菌素类药物或氨基糖苷类抗生素药物联用，否则会增加肾毒性。⑨ 用药期间应对听力、肾功能进行监测，也应行血药浓度监测。⑩ 静脉滴注时应避免药液外漏，稀释用溶媒量勿低于 200mL，滴注时间勿少于 60min。

【用法与用量】

静脉滴注。成人 0.8~1.6g/d，分 2~3 次给予。儿童 16~24mg/（kg·d），分 2~3 次给予。

【制剂与规格】

注射剂，0.4g、0.8g。

第三节　脂肽类

Lipopeptides

09-05

替考拉宁 *

Teicoplanin

- -

【其他名称】

太古霉素、肽可霉素、他格适、Targocid。

【研发】

法国 Aventis（安万特）公司研发，其于 2004 年被法国 Sanofi（赛诺菲）公司收购，重组后称 Sanofi-Aventis（赛诺菲 - 安万特）公司。

【上市日期】

1989 年意大利法国。2000 年 12 月 CFDA 批准中国上市。

【药理作用】

本品为脂肽类抗生素。对金黄色葡萄球菌的抗菌作用略强于万古霉素，对表皮葡萄球菌的作用与万古霉素相似。对肠球菌的作用弱于去甲万古霉素。

由于对本品产生的耐药菌株少，即使对 β - 内酰胺类、四环素类、大环内酯类等抗生素药物产生耐药的革兰阳性菌，本品依然有效。抗菌谱似万古霉素。对需氧及厌氧的革兰阳性菌均有良好的抗菌活性，MIC 小于或等于 4 μg/mL。对金黄色葡萄球菌（包括 MRSA）、链球菌、肠球菌、李斯特菌、白喉杆菌等革兰阳性菌及难辨梭状芽孢杆菌、消化球菌等厌氧菌均有较强的抗菌活性。但是对多数革兰阴性菌、分枝杆菌、拟杆菌、立克次体、衣原体等耐药。

作用机制同万古霉素，可与敏感菌细胞壁肽聚糖前体丙氨酰丙氨酸结合，阻碍了构成细菌细胞壁的肽聚糖的合成，进而阻断了细菌细胞壁的生物合成，而呈现杀菌作用。

口服不吸收。成人静脉注射3mg/kg和6mg/kg，5min时血药峰浓度分别为 C_{max} 53.5μg/mL 和 C_{max} 111.8μg/mL，血浆蛋白结合率90%~95%。吸收后，体内分布广泛，在皮肤、骨、腹腔、肝、胆、肾、支气管、肺、黏膜等组织与体液中均可达有效药物浓度，但不易通过血脑脊液屏障。$t_{1/2}$ 为45~70h，肾功能低下者半衰期延长。本品在体内几乎不被代谢，给药量的80%以药物原形经肾随尿液排出。

【临床应用】

用于治疗由革兰阳性菌引起的严重感染，尤其是对青霉素、头孢菌素、大环内酯类抗生素等耐药的金黄色葡萄球菌所致感染，如肺炎、肺脓肿等呼吸系统感染。蜂窝组织炎等皮肤软组织感染。骨髓炎等骨与关节感染。泌尿道感染及感染性心内膜炎等。

【不良反应与注意事项】

①对本品或对其他糖肽类或脂肽类抗生素药物过敏者禁用。②虽然尚不明确本品是否通过胎盘和自乳汁分泌，因其耳毒性、肾毒性，妊娠妇女不宜应用。哺乳期妇女用药应停止供乳。③本药的耳毒性、肾毒性远低于万古霉素，但是肾功能不全者、听力低下者仍应慎用。④有皮疹、瘙痒、药物热、血管神经性水肿等过敏症状。⑤有恶心、呕吐、腹泻、食欲减退等胃肠道反应。⑥偶有一过性ALT、AST、ALP和血清肌酐升高。⑦偶有耳鸣、听力减退、眩晕、步态不稳等听神经和前庭功能障碍。⑧长期用药，易致菌群失调，引发二重感染。⑨长期或大剂量用药，应进行血常规、肝功能、肾功能监测，并应对血药浓度监测。

【用法与用量】

肌肉注射或静脉滴注。成人：①复杂性皮肤软组织感染、复杂性泌尿系统感染、肺炎等呼吸道感染：负荷剂量每次400mg（6mg/kg），每12h1次，共3次；维持剂量每次400mg（6mg/kg），每日1次。②骨与关节感染：负荷剂量每次400~800mg（6~12mg/kg），每12h1次，共3~5次；维持剂量每次400~800mg（6~12mg/kg），每日1次。③感染性心内膜炎：负荷剂量每次400~800mg（6~12mg/kg），每12h1次，共3~5次；维持剂量每次400~800mg（6~12mg/kg），每日1次。

儿童每次10mg/kg，每12h1次，共3次，继之每次10mg/kg，每日1次。

【制剂与规格】

注射剂，200mg、400mg。

09-06

达托霉素 *
Daptomycin

【其他名称】

达帕霉素、克必信、Cidecin、Cubicin。

【研发】

美国 Lilly（礼来）公司研发，1997年 Lilly 将其转让 Cubist（库比斯特）制药公司开发上市，2014年Cubist被默沙东公司收购。

【上市日期】

2003年9月美国首市。2010年CFDA批准中国进口，2021年6月江苏奥赛康药业生产的本品制剂获NMPA批准上市。

【药理作用】

本品是从Streptomices Roseosporus链霉菌发酵液中提取出的一种脂肽类抗生素。抗菌谱窄，仅对革兰阳性菌敏感，如对甲氧西林敏感的金黄色葡萄球菌（MSSA）、甲氧西林耐药的金黄色葡萄球菌（MRSA），对苯唑西林耐药的金黄色葡萄球菌和表皮葡萄球菌，对青霉素敏感和耐药的肺炎链球菌，肠球菌，嗜酸乳酸杆菌，万古霉素敏感的粪肠球菌和万古霉素耐药的粪肠球菌（VRE）等有较强的抗菌活性。其抗菌效果强于万古霉素或替考拉宁。对革兰阴性菌几乎无抗菌活性。

本品可干扰菌细胞膜对氨基酸运转，从而阻碍细菌细胞壁肽聚糖的生物合成，尚能改变细菌细胞膜的通透性，致细胞的内容物外漏，抑制细菌细胞壁的合成，发挥抗菌作用。

本品分别静脉给药4mg/kg、6mg/kg、8mg/kg，T_{max}分别是0.8h、0.5h、0.5h。C_{max}分别为58μg/mL、94μg/mL和123μg/mL。血浆蛋白结合率为90%~93%，药物吸收后，体内分布广泛，在各组织与体液中可达有效药物浓度，不易通过血脑屏障和胎盘屏障。消除半衰期约8h，肾功能低下者半衰期延长。给药量的78%以药物原形经肾随尿液排出。少量伴胆汁经粪便排出。

【临床应用】

用于治疗由敏感菌引起的复杂性皮肤软组织感染、感染性心内膜炎和败血症等。

【不良反应与注意事项】

①对本品或对其他糖肽或脂肽类抗生素药物过敏者禁用。②孕妇慎用。FDA对本品妊娠用药的安全性分级为B级。③哺乳期妇女用药应停止供乳。④1岁以下儿童用药的安全性尚未得到确认，不推荐应用。⑤有皮疹、瘙痒等皮肤过敏症状。⑥有恶心、呕吐、腹胀、腹泻或便秘、消化不良等胃肠道反应。⑦头痛、头晕、焦虑、失眠等中枢神经系统症状。⑧偶有低血钾、低血镁、血清碳酸盐增加和血糖升高。⑨ALP、LDH和CPK升高，偶见黄疸。⑩肌肉痛、肌痉挛和肌无力。⑪偶有嗜酸性粒细胞增多、血小板减少、贫血。⑫本品不宜与普伐他汀等HMG-CoA还原酶抑制剂类药物同用，防止发生肌病风险。⑬用药期间应进行血常规、血生化等检测。⑭本品宜用等渗氯化钠注射液稀释，静脉注射持续时间2min，静脉滴注持续时间30min。

【用法与用量】

静脉注射或静脉滴注。通常每次4~6mg/kg，每日1次，疗程7~14d。金黄色葡萄球菌血症每次6mg/kg，每日1次。若CrCl < 30mL/min者，每次6mg/kg，每48h1次。复杂性皮肤软组织感染每次4mg/kg，每日1次。若CrCl < 30mL/min者，每次4mg/kg，每48h1次。

【制剂与规格】

注射剂，350mg、500mg。

替拉万星
Telavancin

【其他名称】

特拉万星、维巴替夫、Vibativ。

【研发】

美国 Theravance 公司。

【上市日期】

2013 年。

【药理作用】

本品为脂肽类抗生素，是万古霉素衍生物。特点是对革兰阳性菌有较强的抗菌活性。如对甲氧西林敏感或耐药的金黄色葡萄球菌、表皮葡萄球菌、链球菌、肠球菌、单核细胞增多性李斯特菌等抗菌活性强于万古霉素、达托霉素、利奈唑胺、莫西沙星、氨苄西林和苯唑西林。对梭状芽孢杆菌和炭疽杆菌亦具有抗菌活性。对革兰阴性菌无抗菌作用。

本品的作用机制是可抑制细菌转肽酶活性，阻碍构成细菌细胞壁的肽聚糖的合成，同时也能改变细菌细胞膜的通透性而发挥抗菌作用。

口服吸收差。静脉滴注给药后，体内分布广泛，血浆蛋白结合率为 93%，$t_{1/2}$ 约 9h，肾功能低下者半衰期延长。给药量的 76% 经肾随尿液排出。

【临床应用】

用于治疗由耐甲氧西林金黄色葡萄球菌（MRSA）引起的复杂性皮肤软组织感染。也用于治疗由金黄色葡萄球菌（含 MRSA）、肺炎链球菌引起的社区获得性肺炎（CAP）。

【不良反应与注意事项】

① 对本品或对其他糖肽类或脂肽类抗生素药物过敏者禁用。② 孕妇不宜应用。FDA 对本品妊娠用药的安全性分级为 C 级。③ 哺乳期妇女用药应停止供乳。④ 恶心、呕吐、腹泻、食欲减退等胃肠道反应。⑤ 可干扰临床凝血检测。由于本品能延长凝血酶原时间（PT）和延长活化部分凝血活酶时间（APTT）。所以，在应用本药之前，须对 PT 和 APTT 进行检测。⑥ 偶有一过性血清肌酐升高。⑦ 本品肾毒性大于万古霉素，用药期间应监测肾功能。⑧ 若给药速度过快，易引发红人综合征。表现在颜面部、颈部、躯干上部潮红，斑丘疹样红斑、瘙痒、高热、心动过速、血压下降等。此频发于万古霉素等糖肽类抗生素药物，多因用药剂量大或滴注速度过快所致。

【用法与用量】

静脉滴注。成人每次 10mg/kg，每 24h 1 次，疗程 7~14d，滴注时间不应少于 60min。

【制剂与规格】

注射剂，200mg、750mg。

达巴万星
Dalbavancin

【其他名称】
达贝万星、达巴霉素、道古霉素、Dalvance。

【研发】
美国 Vicuron 制药公司研发，2005 年该公司被 Pfizer（辉瑞）公司收购，Pfizer 又将该项目转售给美国 Durata 公司。

【上市日期】
2014 年 5 月 Durata 公司生产的达巴万星以商品名 Dalvance 获 FDA 批准上市。

【药理作用】
本品为半合成脂肽类抗生素。由于在结构上引入一个亲脂侧链，抗菌活性强于万古霉素。对甲氧西林敏感的金黄色葡萄球菌（MSSA）、甲氧西林耐药的金黄色葡萄（MRSA）、化脓性链球菌、无乳链球菌、咽峡炎链球菌、凝固酶阴性葡萄球菌等有较强的抗菌活性。对青霉素和头孢曲松耐药的肺炎链球菌，某些肠球菌及厌氧菌也有良好抗菌活性。

作用机制同其他脂肽类抗生素药物，可与细菌肽聚糖的前体 D- 丙氨酰 - 丙氨酸结合，从而抑制了构成细胞壁的肽聚糖的合成，则细菌细胞壁的生物合成受阻而发挥抗菌作用。

静脉滴注 1g，7d 内，血药浓度约 35 μg/mL，血浆蛋白结合率为 93%，$t_{1/2}$ 为 8.5~10d。给药量的大部分以原形或羟基代谢物的形式伴胆汁经粪便及经肾随尿液排出。

【临床应用】
用于治疗由敏感菌引起的皮肤软组织感染及与导管相关的血源性感染。

【不良反应与注意事项】
① 对本品或对其他糖肽或脂肽类抗生素药物过敏者禁用。② 孕妇不宜应用。FDA 对本品妊娠用药的安全性分级为 C 级。③ 动物实验表明本品可分泌至乳汁，尚不知是否分泌至人乳汁中，哺乳期妇女用药应停止供乳。④ 儿童用药的安全性尚不明确，不推荐应用。⑤ 有皮疹、荨麻疹、瘙痒等皮肤过敏症状。偶可发生超敏反应。⑥ 有恶心、呕吐、腹痛、腹泻、食欲减退等胃肠道反应。⑦ 有头痛、头晕等不适感。⑧ 偶尔有白细胞减少、中性粒细胞减少、血小板减少、嗜酸性粒细胞增多、贫血。⑨ 个别患者有氨基转移酶升高。⑩ 偶可致胃肠出血，出现黑色粪便。⑪ 偶可引发二重感染，出现念珠菌性口腔炎，念珠菌性阴道炎。⑫ 偶可发生由梭状芽孢杆菌引起结肠炎、腹泻。⑬ 本品非细胞色素 P450 酶底物、抑制剂和诱导剂，不影响泮托拉唑等质子泵抑制剂、洛伐他汀等 HMG-CoA 还原酶抑制剂等药物的正常代谢。⑭ 静脉滴注速度不宜过快，否则易引发红人综合征。表现在面部、颈部、上肢潮红，伴丘疹、荨麻疹、瘙痒等。⑮ 肾功能低下者应调低给药剂量。⑯ 临用时，本品用适量注射用水溶解，然后用等渗葡萄糖注射液稀释至 1~5mg/mL 浓度，滴注时间不应少于 60min。

【用法与用量】

　　静脉滴注。成人首剂 1000mg，1 周后 500mg，1 次给予。对 CrCl < 30mL/min 及不定期血液透析者，剂量调整为首剂 750mg，1 周后 375mg。

【制剂与规格】

　　注射剂，500mg。

09-09

奥利万星
Oritavancin

【其他名称】

　　Orbactiv。

【研发】

　　美国 Medicines Company 公司。

【上市日期】

　　2014 年 8 月。

【药理作用】

　　本品为脂肽类抗生素。对革兰阳性菌有很强的抗菌活性。MIC 小于或等于 0.12 μg/mL。对甲氧西林敏感的金黄色葡萄球菌（MSSA）、甲氧西林耐药的金黄色葡萄球菌（MRSA）、化脓性链球菌（GAS）、无乳链球菌（GBS）、咽峡炎链球菌、粪肠球菌（限万古霉素敏感菌株）等均有良好抗菌活性。

　　作用机制同其他脂肽类抗生素药物，可与肽聚糖前体丙氨酰丙氨酸结合，抑制了构成细菌细胞壁的肽聚糖的合成，最终抑制了细菌细胞壁的生物合成发挥杀菌作用。本品须静脉滴注给药。血浆蛋白结合率为 80%，体内消除速度慢，$t_{1/2}$ 约 10d。

【临床应用】

　　用于治疗由敏感的革兰阳性菌（包括 MRSA）引起的复杂性皮肤软组织感染等。

【不良反应与注意事项】

　　本品耐受良好，不良反应轻微，停药后可恢复正常。① 对本品或对其他糖肽或脂肽类抗生素药物过敏者禁用。② 孕妇不宜应用。FDA 对本品妊娠用药的安全性分级为 C 级。③ 可从乳汁分泌，哺乳期妇女用药应停止供乳。④18 岁以下未成年人用药的安全性尚不明确，不推荐应用。⑤ 轻、中度肝肾功能受损者无须调整给药剂量。⑥ 偶有皮疹、荨麻疹、瘙痒、多形性红斑和血管神经性水肿等过敏症状。⑦ 有恶心、呕吐、腹泻、厌食等消化道反应。⑧ 有一过性 ALT、AST 升高，偶见低血糖。⑨ 偶可出现难辨梭状芽孢杆菌引起的腹泻、结肠炎。⑩ 本品可致华法林呈较高暴露，有增加出血风险，避免同用。⑪ 静脉滴注时，一旦发生急性超敏反应，须停止用药，并进行相应急救处置。

【用法与用量】

　　静脉滴注。成人单剂量 1200mg，1 次给予。

本品为冻干粉针剂，临用时以 40mL 注射液用水溶解，再用等渗葡萄糖注射液稀释至 1000mL（浓度约 1.2mg/mL），滴注时间约 3h。

【制剂与规格】

注射剂，400mg。

第十章 其他类抗生素

Other Antibiotics

磷霉素 *
Fosfomycin

【其他名称】

福赐美仙、Fosmicin。

【研发】

日本 Meiji Seika（明治制果）株式会社。

【上市日期】

1968 年。

【药理作用】

本品最初是从 Streptomyces Fradiace 及 Streptomyces Wedmorensis 等多种链霉菌发酵液中提取的一种抗生素。现今已人工合成。本药抗菌谱广。对金黄色葡萄球菌、表皮葡萄球菌、肺炎链球菌等革兰阳性菌及大肠埃希菌、沙雷菌属、志贺菌、淋病奈瑟菌等革兰阴性菌均有较强的抗菌活性。对铜绿假单胞菌、变形杆菌、产气杆菌、肺炎杆菌及部分厌氧菌也有一定抗菌活性。但是脆弱拟杆菌和厌氧革兰阳性球菌对本品耐药。本品毒性低，更适合肝肾功能低下者的治疗用药。而且与其他抗生素药物之间无交叉耐药。

作用机制是本品可抑制细菌细胞壁的早期合成。因为本品的分子结构与磷酸烯醇丙酮酸相似，可竞争同一转移酶，从而致细菌细胞壁的合成受阻。本品属繁殖期杀菌剂。

成人口服 0.5g、1g 和 2g，T_{max} 2~4h，C_{max} 分别是 3.5μg/mL、5.3μg/mL 和 7μg/mL。每 6h 口服 0.5g，稳态血药浓度 6~8μg/mL。肌肉注射本品 0.5g 和 1g，T_{max} 1h，C_{max} 分别是 17μg/mL 和 28μg/mL。每 6h 肌肉注射 1g，稳态血药浓度为 30~40μg/mL。本品几乎不与血浆蛋白结合。$t_{1/2}$ 为 1.5~2h。药物吸收后，广泛分布于各组织与体液中，其中肾脏居高。可通过血脑脊液屏障和胎盘屏障，也能分泌至乳汁中。给药量的 90% 以原形经肾随尿液排出。

【临床应用】

口服给药用于治疗由敏感菌引起的轻、中度呼吸道感染、泌尿道感染、肠道感染、皮肤软组织感染及五官部位感染。

注射给药适于治疗由敏感菌引起严重的呼吸系统、泌尿系统、皮肤软组织感染及骨髓炎、脑膜炎、败血症等。若与 β－内酰胺类、氨基糖苷类、糖肽或脂肽类抗生素药物联用，可有协同的抗菌作用。并可减少或延缓细菌耐药发生。

【不良反应与注意事项】

① 对本品过敏者禁用。② 可通过胎盘屏障进入胎儿体内，孕妇慎用。FDA 对本品妊娠用药的安全性分级为 B 级。③ 可从乳汁分泌，哺乳期妇女用药应停止供乳。④ 婴幼儿用药的安全性尚不明确，5 岁以下不宜应用。5 岁以上幼童慎用。⑤ 偶有皮疹、瘙痒和嗜酸性粒细胞增多。⑥ 偶有恶心、呕吐、腹泻、腹部不适、食欲减退等胃肠道反应。⑦ 一过性 ALT 和 AST 升高。⑧ 本品与含钙、镁等金属盐类药、抗酸药存在配伍禁忌，避免合用。⑨ 静脉滴注速度过快或药液浓度过高，易发生血栓性静脉炎。滴注时间宜 1~2h。⑩ 本品供口服用为钙盐，供注射用为钠盐。

【用法与用量】

口服。成人 2~4g/d，分 3~4 次给予。儿童 50~100mg/（kg·d），分 3~4 次给予。

静脉滴注。成人 4~12g/d，分 2~3 次，严重感染可增至 16g/d，分 2~3 次给予。
儿童 100~300mg/（kg·d），分 2~3 次给予。

【制剂与规格】

片剂，0.1g、0.2g、0.5g。胶囊剂，0.1g、0.125g、0.25g、0.5g。注射剂，1g、
2g、4g。

10-02

利福昔明
Rifaximin

【其他名称】

欧克双、Normix、Rifaxidin。

【研发】

意大利 Alfa Wassermann（阿尔法韦士曼）公司。

【上市日期】

1987 年意大利。

【药理作用】

本品是利福霉素衍生物。抗菌谱广，抗菌作用强。对革兰阳性需氧菌中的金黄
色葡萄球菌、表皮葡萄球菌、粪链球菌，革兰阴性需氧菌中的大肠埃希菌、沙门菌
属、志贺菌属，小肠结肠炎耶尔森菌及革兰阴性厌氧菌中的拟杆菌属等均有较强的
抗菌活性。

作用机制为本品可与细菌 RNA 聚合酶的 β-亚单位不可逆结合，抑制细菌蛋
白质合成，表现杀菌作用。本品口服几乎不被吸收，肠道内有极高浓度，对治疗肠
道感染疗效显著。

【临床应用】

用于治疗由敏感菌引起的急性与慢性肠道感染，腹泻综合征，小肠结肠炎等。

【不良反应与注意事项】

①对本品或对利福霉素过敏者禁用。②妊娠妇女用药宜权衡利弊。③6 岁以
下幼儿不推荐应用。④有皮疹、荨麻疹、瘙痒等过敏症状。⑤偶有恶心、呕吐、
腹痛、腹胀等胃肠道反应。⑥长期大剂量用药或肠黏膜受损时，会有少量药物被
吸收而致尿液呈粉红色。

【用法与用量】

口服。成人每次 200mg，每日 3~4 次，疗程不超 7d。儿童 12 岁以上剂量同成
人；6~12 岁每次 100~200mg，每日 4 次，疗程不超 7d。

【制剂与规格】

片剂，200mg。胶囊，200mg。颗粒剂，200mg。

夫西地酸 *
Fucidic Acid

【其他名称】
　　甾酸霉素、褐霉素、褐霉酸、立思丁、Fucidin、Ramycin。

【研发】
　　丹麦 LEO laboratories Limited（利奥）制药公司于 1962 年研发。

【药理作用】
　　本品是从梭链孢酸酯球菌的发酵液中提取出的一种具有甾体结构的梭链孢酸类抗生素。对金黄色葡萄球菌（包括 MRSA）有强大的抗菌活性。对链球菌、肠球菌、白喉杆菌、梭状芽孢杆菌、痤疮丙酸杆菌、结核分枝杆菌、奈瑟菌等也有较强的抗菌活性。但是对多数革兰阴性菌的作用微弱。本品毒副作用低微，耐药屏障高，安全性能好。
　　作用机制是可抑制细菌蛋白质合成，起到杀菌作用。口服本品 500mg，T_{max} 2~3.5h，C_{max} 14.5~33.3 μg/mL，$t_{1/2}$ 约 9h。吸收后，体内分布广泛。不易通过血脑脊液屏障，但是可通过胎盘屏障，也可分泌至乳汁。本品主要在肝脏代谢，给药量的大部分随胆汁经粪便排出。

【临床应用】
　　用于治疗由耐甲氧西林金黄色葡萄球菌（MRSA）引起的肺炎，急、慢性骨髓炎，化脓性关节炎及皮肤软组织感染等。对甲氧西林敏感的金黄色葡萄球菌（MSSA）引起的上述感染，应首选耐酶的 β-内酰胺类抗生素药物。对严重感染或疗程较长，应与其他抗感染药物联用，以增加疗效。乳膏剂外涂，用于治疗痤疮、脓包疮、毛囊炎等皮肤感染。

【不良反应与注意事项】
　　① 对本品过敏者禁用。② 动物实验表明本品具胎毒性，虽然在人类中未经证实，且本药可通过胎盘屏障，妊娠妇女禁用。③ 可从乳汁分泌，哺乳期妇女用药应停止供乳。④ 本品易致新生儿发生胆红素脑病，2 岁以下幼儿禁用。⑤ 肝功能不全者禁用。⑥ 有皮疹、红斑、瘙痒等皮肤过敏症状。⑦ 有恶心、呕吐、腹痛、腹泻、食欲减退等消化道症状。⑧ 偶有氨基转移酶升高，胆汁淤积性黄疸。⑨ 偶有中性粒细胞减少，血小板减少。⑩ 不宜与阿伐他汀同用，因可致彼此血药浓度升高，CPK 升高，表现肌肉痛、肌无力。⑪ 不宜与 HIV 蛋白酶抑制剂利托那韦同时应用，因可致两药血药浓度上升，增加肝毒性。

【用法与用量】
　　口服。成人每次 500mg，每日 3 次。儿童 2 岁以上 20mg/（kg·d），分 3 次给予。
　　静脉滴注。成人每次 7mg/kg，每日 3 次。儿童 2 岁以上 20mg/（kg·d），分 3 次给予。

【制剂与规格】
　　片剂，250mg。注射剂，500mg。乳膏剂，2%-15g。

10-04-1

莫匹罗星 *
Mupirocin

【其他名称】

百多帮、假单胞菌酸、Bactroban、Pseudomonic Acid。

【研发】

美国 Smithkline（史克）公司于 1985 年研发。

【上市日期】

1987 年美国首市。1993 年中国上市。

【药理作用】

本品是假单胞菌产生的一种抗生素。对金黄色葡萄球菌、表皮葡萄球菌、化脓性链球菌等革兰阳性球菌有很强的抗菌活性。对耐药的金黄色葡萄球菌也有良好抗菌作用。大肠埃希菌、流感嗜血杆菌、奈瑟菌等部分革兰阴性菌对本品也很敏感。

本品可与细菌异亮氨酸合成酶结合，阻碍细菌细胞内异亮氨酸的蛋白质合成，发挥抗菌作用。

【临床应用】

用于治疗由革兰阳性球菌引起的毛囊炎、疖肿、脓疱疮、溃疡及外伤后感染等。

【不良反应与注意事项】

① 对本品过敏者勿用。② 孕妇慎用。FDA 对本品妊娠用药的安全性分级为 B 级。③ 偶有瘙痒、灼热感等皮肤刺激症状。④ 避免本品与眼、口等黏膜部位接触。

【用法与用量】

外用。外涂每日 2 次，疗程 5d，必要时可重复一个疗程。

【制剂与规格】

软膏剂，2%，5g。

10-04-2

来法莫林
Lefamulin

【其他名称】

拉法姆林、Xenleta。

【研发】

总部设在都柏林的 Nabriva Therpeutics（纳布里瓦）生物制药公司研发。其于 2018 年授权仑胜医药（上海）大中华地区的研发及商业化权利。2021 年 5 月 Nabriva 与仑胜公司又授权住友（苏州）制药。住友（Sumitomo）获 Lefamulin 中国独家研发、市场销售权。

【上市日期】

2019 年 9 月美国。2020 年 7 月欧盟。2021 年 11 月 24 日 NMPA 受理住友 Lefamulin 中国上市申请。

【药理作用】

本品为半合成截短侧耳素（PIeuromutilin）类抗生素。抗菌谱广，抗菌活性强，耐药屏障高。对甲氧西林敏感的金黄色葡萄球菌（MSSA）、甲氧西林耐药的金黄色葡萄球菌（MRSA）、万古霉素耐药的金黄色葡萄球菌（VRSA）、肺炎链球菌（包括PRSP）、流感嗜血杆菌、淋病奈瑟菌、肺炎支原体、肺炎衣原体、嗜肺军团菌等均有良好抗菌活性。但是对铜绿假单胞菌、鲍曼不动杆菌、肠杆菌等无效。

作用机制是本药可与细菌核糖体 50s 亚基的肽基转移酶中心（PTC）相结合，抑制细菌蛋白质合成。

【临床应用】

用于治疗由金黄色葡萄球菌，肺炎链球菌，肺炎支原体，肺炎衣原体，嗜肺军团菌，包括多重耐药菌（MDRO）等引起的社区获得性细菌性肺炎（CABP）及复杂性皮肤软组织感染。

【不良反应与注意事项】

① 对本品或对其他截短侧耳素类药物过敏者禁用。② 动物实验表明本品具有胎毒性，妊娠妇女禁用。③ 本品可经乳汁分泌，哺乳期妇女用药期间及用药后 2d 内停止供乳。④ 未成年人用药的安全性尚不明确，不推荐应用。⑤ 中、重度肝损伤（Child-Pugh B 或 C）者不宜应用口服剂型。轻度肝损伤者无须调整口服用药剂量。⑥ 重度肝损伤（Child-Pugh C）者静脉滴注用药宜每次 150mg，每 24h 1 次。轻度及中度肝损伤者无须调整静脉滴注给药剂量及每日用药次数。⑦ 长期用药易发生由难辨梭状芽孢杆菌引起的假膜性肠炎。⑧ 有恶心、呕吐、腹泻等胃肠道反应。⑨ 偶有头痛、头晕或失眠。⑩ 偶有 ALT、AST 升高及低血钾。⑪ 本品经 CYP450 酶代谢，利福平等肝药酶强诱导剂可加速本品体内代谢，致本品血药浓度下降，疗效降低，避免同时应用。⑫ 本品不宜与可致 QT 间期延长的药物同用，防止发生心律失常。

【用法与用量】

口服（餐前 1h 或餐后 2h）。成人每次 600mg，每 12h 1 次，疗程 5d。

静脉滴注。每次 150mg，每 12h 1 次，疗程 5~7d（滴注时间应在 60min 以上）。

【制剂与规格】

片剂，600mg。注射剂，150mg。

第十一章 恶唑烷酮类抗菌药

Oxazolidinones Antiseptics

利奈唑胺 *
Linezolid

【其他名称】

利奈唑酮、斯沃、Zyvox。

【研发】

美国 Upjohn（普强）公司于 1993 年研发。1995 年与美国 Pharmacia（珐玛西亚）重组为 Pharmacia & Upjohn（珐玛西亚 – 普强）公司，其于 2002 年被美国 Pfizer（辉瑞）公司收购。

【上市日期】

2000 年 4 月。2007 年 CFDA 批准中国上市。

【药理作用】

本品为人工合成的恶唑烷酮类抗菌药物。对万古霉素耐药的粪肠球菌（VRE）和万古霉素耐药的金黄色葡萄球菌（VRSA），甲氧西林敏感的金黄色葡萄球菌（MSSA）和甲氧西林耐药的金黄色葡萄球菌（MRSA），化脓性链球菌、草绿色链球菌、肺炎链球菌等有较强的抗菌活性。对卡他莫拉菌、流感嗜血杆菌、淋病奈瑟菌等也具良好的抗菌活性。对支原体、衣原体、结核分枝杆菌也有一定的抑制作用。对难辩梭状芽孢杆菌的作用与万古霉素相似。对革兰阴性菌的作用微弱。肠杆菌科、铜绿假单胞菌等对本品耐药。

作用机制是本品可与细菌核糖体 50s 亚基结合，抑制细菌蛋白质合成发挥抗菌作用。

成人口服 600mg，T_{max} 1.28h，C_{max} 12.7μg/mL，$t_{1/2}$ 约 4.26h。静脉给药 600mg，T_{max} 0.5h，C_{max} 12.9μg/mL，$t_{1/2}$ 约 4.4h，血浆蛋白结合率为 31%。吸收后，体内分布广泛，给药量的大部分经粪便排出，部分经肾随尿液排出。

【临床应用】

用于治疗对万古霉素耐药的粪肠球菌（VRE）引起的感染、败血症等。由金黄色葡萄球菌（包括 MSSA 和 MRSA）、肺炎链球菌（包括对多种药物耐药菌株）引起的社区获得性肺炎（CAP）、医院获得性肺炎（HAP）及由敏感菌引起的复杂性皮肤软组织感染。也用于治疗广泛耐药结核杆菌（XDR-TB）感染。

【不良反应与注意事项】

① 对本品过敏者禁用。② 孕妇不宜应用，FDA 对本品妊娠用药的安全性分级为 C 级。③ 哺乳期妇女用药应停止供乳。④ 有皮疹、瘙痒、发热等过敏症状。⑤ 周围神经和视神经病变。四肢感觉异常，麻木、疼痛、视觉模糊等。可能是本品所致线粒体功能异常。⑥ 白细胞减少、血小板减少、贫血。⑦ 偶可致乳酸性酸中毒，用药期间应监测血碳酸氢盐水平。⑧ 本品不宜与舍曲林、氟西汀、帕罗西汀、西酞普兰等 5- 羟色胺再摄取抑制剂类药物同用，防止发生 5- 羟色胺综合征。表现精神兴奋、意识模糊、幻觉、焦虑、恶心、呕吐、震颤、出汗、高热、心动过速及 CPK 升高等。⑨ 本品应严格限于适应证，防止用药不当致细菌耐药。目前，本品是对万古霉素耐药的肠球菌（VRE）最敏感的药物。

【用法与用量】

口服。成人及 12 岁以上青少年每次 600mg，每 12h 1 次，疗程 10~14d。儿童每次 10mg/kg，每 12h 1 次，疗程 10~14d。

静脉滴注。成人及 12 岁以上青少年每次 600mg，每 12h 1 次，疗程 10~14d。儿童每次 10mg/kg，每 12h 1 次，疗程 10~14d。严重感染，成人 12 岁以上青少年及儿童，静脉给药疗程 14~28d，用药剂量同上。

【制剂与规格】

片剂，600mg。注射剂，200mg、600mg。

11-02

特地唑胺 *

Tedizolid

【其他名称】

磷酸特地唑胺、泰地唑胺、赛威乐、Tedizolid Phosphate、Sivextro。

【研发】

韩国 Dong-A Pharmaceutical（东亚制药）研发，后转让给美国 Cubist（库比斯特）公司。Cubist 授权 Bayer（拜耳）公司市场商业开发。Cubist 公司于 2015 年 1 月被美国 Merck（默克）公司收购。

【上市日期】

2014 年 6 月 FDA 批准上市，2019 年 3 月 NMPA 批准拜耳申请，中国上市。

【药理作用】

本品系利奈唑胺衍生物，为人工合成的第二代恶唑烷酮类抗菌药。对万古霉素耐药的粪肠球菌（VRE）、甲氧西林敏感的金黄色葡萄球菌（MSSA）、甲氧西林耐药的金黄色葡萄球菌（MRSA）、甲氧西林耐药的凝固酶阴性葡萄球菌（MRCNS）、耐青霉素肺炎链球菌（PRSP）、无乳链球菌（GBS）、化脓性链球菌、草绿色链球菌等革兰阳性菌均有良好抗菌活性。而且对多重耐药的结核分枝杆菌也具良好抗菌作用。本药抗菌活性强，半衰期长，每日仅给药 1 次，疗程短。骨髓抑制作用低于利奈唑胺。

作用机制是本药可与细菌核糖体 50s 亚基结合，抑制细菌蛋白质合成。

【临床应用】

用于治疗万古霉素耐药的粪肠球菌（VRE）引起的感染，金黄色葡萄球菌（含 MSSA 和 MRSA）、青霉素敏感的肺炎链球菌（PSSP）、耐青霉素的肺炎链球菌（PRSP）、化脓性链球菌等革兰阳性菌引起的社区获得性肺炎（CAP），医院获得性肺炎（HAP）及复杂性皮肤软组织感染。也用于治疗广泛耐药结核杆菌（XDR-TB）所致的感染。

【不良反应与注意事项】

① 对本品或对其他恶唑烷酮类抗菌药过敏者禁用。② 妊娠妇女用药的安全性尚不明确，不宜应用。③ 哺乳期妇女用药应停止供乳。④12 岁以下儿童用药的安全性不详，不推荐应用。⑤ 偶有头痛、眩晕等中枢神经系统症状。⑥ 偶有恶心、呕吐、腹痛、腹泻等胃肠道不适。⑦ 偶有白细胞减少、血小板减少及贫血等骨髓

抑制指征。⑧ 供静脉滴注用溶媒不能用含有钙离子的复方氯化钠注射液,因存在配伍禁忌。滴注时间 60min 为宜。⑨ 如果漏服距下次服药时间在 8h 以上,应尽快补服,如不足 8h,则不应补服。

【用法与用量】

12 岁以上青少年及成人口服。每次 200mg,每日 1 次,疗程 6d。

静脉滴注。每次 200mg,每日 1 次,疗程 6d。

【制剂与规格】

片剂,200mg。冻干粉针,200mg。

11-03

康替唑胺 *
Contezolid

- -

【其他名称】

优喜泰。

【研发】

中国盟科药业。

【上市日期】

2021 年 6 月 NMPA 批准中国上市。

【药理作用】

本品是利奈唑胺衍生物,为人工合成的恶唑烷酮类抗菌药。对万古霉素耐药的粪肠球菌(VRE)、万古霉素耐药的金黄色葡萄球菌(VRSA)、甲氧西林敏感的金黄色葡萄球菌(MSSA)、甲氧西林耐药的金黄色葡萄球菌(MRSA)、青霉素耐药的肺炎链球菌(PRSP)、无乳链球菌(GBS)、化脓性链球菌、甲氧西林耐药的凝固酶阴性葡萄球菌(MRCNS)等革兰阳性菌有良好的抗菌活性。而且对广泛耐药结核杆菌(XDR-TB)也有一定的抗菌活性。本品对骨髓抑制作用低于利奈唑胺,抗菌活性强,是目前临床抗 VRE 和 MRSA 等多重耐药革兰阳性菌的主要药物之一。

本品可与细菌核糖体 50s 亚基结合,抑制细菌蛋白质合成所必需的 70s 起始复合体的形成,致细菌蛋白质合成受阻,细菌的生长繁殖受到抑制。

【临床应用】

用于治疗由金黄色葡萄球菌(含 MRSA)、无乳链球菌(GBS)、化脓性链球菌等多重耐药的革兰阳性菌引起的复杂性皮肤及软组织感染。

【不良反应与注意事项】

① 对本品或对其他恶唑烷酮类药物过敏者禁用。② 妊娠妇女用药的安全性尚未明确,不宜应用。③ 尚不确定本品是否经乳汁分泌,哺乳期妇女用药应停止供乳。④ 偶可有头痛、头晕。⑤ 恶心、呕吐等胃肠道不适。⑥ 虽然本品对骨髓抑制作用低于利奈唑胺,用药期间仍应关注 WBC、PLT 等检测数据。

【用法与用量】

口服。成人每次 800mg,每 12h 1 次。

【制剂与规格】

片剂,400mg。

第十二章 喹诺酮类抗菌药

Quinolones Antiseptics

第一节　第一代喹诺酮类药物

12-01

萘啶酸
Nalidixic Acid

【研发】

美国 Sterling-Winthrop 研究所。

【上市日期】

1962 年。

本品为首个喹诺酮类药物，尽管在临床治疗中作用有限，却为后来一系列喹诺酮类药物的研发奠定了良好的基础。本品抗菌谱窄，仅对革兰阴性菌有抗菌活性。临床局限于肠道、尿路感染的治疗。吸收差，血药浓度低，抗菌活性弱，不良反应多，于 20 世纪 60 年代末渐被吡哌酸取代而退市。

12-02

吡哌酸 *
Pipemidic Acid

【其他名称】

吡卜酸、Pipedac、PPA。

【上市日期】

1969 年。

【药理作用】

本品为第一代喹诺酮类抗菌药。抗菌作用较萘啶酸强，副作用少。仅对大肠埃希菌、克雷白菌属、沙雷菌属、志贺菌属、变形杆菌等革兰阴性杆菌有较好的抗菌活性。对铜绿假单胞菌也有一定的抗菌作用。但是对葡萄球菌属、链球菌、肠球菌等革兰阳性菌耐药。对厌氧菌无作用。

作用机制是本品可抑制细菌 DNA 螺旋酶活性，干扰细菌 DNA 复制，阻碍细菌蛋白质合成。

空腹口服本品 1g 和 2g，T_{max} 2h，C_{max} 分别为 5.4 μg/mL 和 10.3 μg/mL，血浆蛋白结合率为 30%，$t_{1/2}$ 约 3h。吸收后，体内分布广泛，在肝、胆、肾及尿液中的浓度高于同期血药浓度。可通过胎盘屏障，在体内几乎不被代谢。24h 内，给药量的 90% 以药物原形经肾随尿液排出。

【临床应用】

用于治疗由敏感菌引起的尿路感染，肠道或胆道等感染。

【不良反应与注意事项】

① 对本品或对其他喹诺酮类药物过敏者禁用。② 可通过胎盘屏障进入胎儿体内，妊娠妇女不宜应用。③ 可从乳汁分泌，哺乳期妇女用药应停止供乳。④ 本品可影响软骨发育，18 岁以下未成年人禁用。⑤ 肝肾功能不全者慎用。⑥ 有皮疹、瘙痒等皮肤过敏症状。用药后避免阳光或紫外线照射，防止发生光敏性皮炎。⑦

恶心、呕吐、食欲减退等胃肠道反应。⑧ 偶有一过性 ALT、AST 升高。⑨ 偶有血肌酐、BUN 和 WBC 升高。

【用法与用量】

口服。成人每次 0.5~1g，每日 2 次，疗程 5~7d。

【制剂与规格】

片剂，0.25g、0.5g。

第二节　第二代喹诺酮类药物

12-03

诺氟沙星 *
Norfloxacin

【其他名称】

力醇罗、氟哌酸、淋克星、Lexinor。

【研发】

日本 Kyorin（杏林）制药株式会社。

【上市日期】

1979 年日本。

【药理作用】

本品为第二代喹诺酮类抗菌药。较第一代抗菌谱广，抗菌作用强，比萘啶酸、吡哌酸强 10~20 倍。对大肠埃希菌、枸橼酸杆菌、志贺菌属、沙雷菌属、奇异变形杆菌、铜绿假单胞菌等革兰阴性菌有很强的抗菌活性。对青霉素耐药的淋病奈瑟菌、流感嗜血杆菌也有良好抗菌活性。对支原体、衣原体等也有一定的作用。对厌氧菌耐药。

作用机制是本品可抑制细菌 DNA 螺旋酶活性，阻断细菌 DNA 复制，抑制蛋白质合成。低浓度抑菌，高浓度具有杀菌作用。

口服吸收快。单次口服 400mg，800mg，T_{max} 1~2h，C_{max} 分别为 1.5 μg/mL 和 2.5 μg/mL，$t_{1/2}$ 为 3~4h，肾功能低下半衰期延长。血浆蛋白结合率为 14%。吸收后，体内分布广泛，在生殖道、精液、脐带、羊水、前列腺等组织与体液中可达有效药物浓度。给药量的 30%~40% 以药物原形或部分代谢物经肾随尿液排出，部分随胆汁经粪便排出。

【临床应用】

用于治疗由敏感菌引起的肾盂肾炎、膀胱炎、前列腺炎、淋菌性尿道炎及胃肠炎、菌痢、胆囊炎等感染。

【不良反应与注意事项】

① 对本品或对其他喹诺酮类药物过敏者禁用。② 可通过胎盘屏障进入胎儿体内，孕妇禁用。FDA 对本品妊娠用药的安全性分级为 C 级。③ 可从乳汁分泌，哺乳期妇女用药应停止供乳。④ 本品可影响软骨发育，18 岁以下未成年人禁用。⑤ 肝肾功能低下者慎用。有癫痫病史者禁用。⑥ 有皮疹、瘙痒、面部潮红等皮肤过敏症状。用药期间避免阳光或紫外线过度照射，防止发生光敏性皮炎。⑦ 有恶心、

呕吐、腹痛、腹泻、食欲减退等胃肠道反应。⑧ 偶有一过性 ALT、AST、ALP 升高。⑨ 偶有血肌酐、BUN 升高，剂量过大，易出现结晶尿、血尿。⑩ 偶有头痛、头晕、嗜睡或失眠等神经系统症状。⑪ 个别患者有关节痛、肌肉震颤等。⑫ 含有钙、镁等金属离子制酸剂可影响本品吸收，避免同用。

【用法与用量】

口服。通常剂量每次 0.1~0.2g，每日 3~4 次。由大肠埃希菌、克雷白菌或奇异变形杆菌引起的急性、单纯性下泌尿道感染每次 0.4g，每日 2 次，疗程 3d。

静脉滴注。每次 0.2g，每日 2 次，每次用等渗葡萄糖注射液 250mL 稀释，滴注时间 1.5~2h。

【制剂与规格】

胶囊，0.1g。注射剂，0.1g、0.2g。

12-04

培氟沙星 *
Pefloxacin

【其他名称】

甲磺酸培氟沙星、甲氟哌酸、培福新、Pefloxacin Mesylate、Peflacine。

【研发】

法国 Bellon（贝朗）公司。

【上市日期】

1985 年 3 月。

【药理作用】

本品为第二代喹诺酮类抗菌药。较第一代抗菌谱广。对大肠埃希菌、克雷白菌属、沙门菌属、沙雷菌属、志贺菌属、枸橼酸杆菌、流感嗜血杆菌、变形杆菌、淋病奈瑟菌等革兰阴性菌有较强的抗菌活性。对金黄色葡萄球菌、铜绿假单胞菌也有良好抗菌活性。对金黄色葡萄球菌的抗菌作用是诺氟沙星的 2~4 倍。对链球菌、肠球菌作用微弱。对厌氧菌耐药。

作用机制同诺氟沙星等其他喹诺酮类药物，作用于细菌 DNA 螺旋酶，抑制细菌 DNA 的复制与蛋白质合成，发挥杀菌作用。口服吸收良好，生物利用度高。单剂量 400mg 口服，T_{max} 1.5h，C_{max} 4μg/mL，血浆蛋白结合率 30%。吸收后，体内分布广泛。在扁桃体、支气管、骨骼、肌肉、前列腺、脑脊液、腹膜液等组织器官与体液中均可达有效药物浓度。其中在心、肝、肺和软组织中的浓度是同期血药浓度的 3~5 倍。可通过血脑脊液屏障。$t_{1/2}$ 为 10~12h，肾功能低下者半衰期延长。给药量的 70% 以药物原形或部分代谢物经肾随尿液排出，约 25% 伴胆汁随粪便排出。

【临床应用】

用于治疗由敏感菌引起的呼吸系统感，胆道感染，腹腔内感染，泌尿生殖系统感染，骨与关节感染，皮肤软组织感染，耳、鼻、喉感染，细菌性心内膜炎、脑膜炎及败血症等。

【不良反应与注意事项】

① 对本品或对其他喹诺酮类药物过敏者禁用。② 本品可通过胎盘屏障进入胎

儿体内，妊娠妇女禁用。③ 可从乳汁分泌，哺乳期妇女用药应停止供乳。④ 可影响软骨发育，18 岁以下未成年人禁用。⑤ 严重肝肾功能低下者慎用。⑥ 有皮疹、荨麻疹、瘙痒等过敏症状。⑦ 有恶心、呕吐、腹痛、腹泻、食欲减退等胃肠道反应。⑧ 偶有白细胞减少、血小板减少、嗜酸性粒细胞增多。⑨ 偶有一过性 BUN 升高，用量大可出现结晶尿。⑩ 偶可发生肌肉痛、关节痛、跟腱炎。⑪ 西咪替丁等组胺 H2 受体阻滞剂可延缓本品排泄，致本药清除率下降，不宜合用。⑫ 含有钙、镁、铝等金属离子制酸剂可减少本药的口服吸收，不宜合用。⑬ 用药期间应避免阳光或紫外线照射，防止发生光敏反应。⑭ 本品与氯化钠或其他含氯离子的药液存在配伍禁忌，静脉滴注稀释液应选等渗葡萄糖注射液。滴注时间应不少于 60min。⑮ 若口服给药宜多饮水，保持 24h 排尿量在 1200mL 以上，防止出现结晶尿。

【用法与用量】

口服。每次 200~400mg，每日 2 次。

静脉滴注。每次 400mg，每 12h 1 次。

【制剂与规格】

片剂，200mg、400mg。胶囊，200mg。注射剂，400mg。

12-05

依诺沙星 *
Enoxacin

【其他名称】

氟啶酸、复克、Flumark。

【研发】

日本 Dainippon（大日本）制药株式会社研发，2005 年并入 Sumitomo（住友）制药株式会社。

【上市日期】

1985 年 8 月。

【药理作用】

本品为第二代喹诺酮类抗菌药。抗菌谱近似氧氟沙星。对大肠埃希菌、志贺菌属、克雷白菌属、沙雷菌属、流感嗜血杆菌、铜绿假单胞菌、变形杆菌、不动杆菌等革兰阴性菌及金黄色葡萄球菌、军团菌等均有良好抗菌活性。对链球菌不敏感。厌氧菌耐药。

作用机制同诺氟沙星等其他喹诺酮类药物，可作用于细菌 DNA 螺旋酶，抑制细菌 DNA 复制及蛋白质合成，发挥杀菌作用。

口服 400mg，T_{max} 1~3h，C_{max} 3.7μg/mL。吸收后，体内分布广泛，在各组织与体液中的药物浓度高于同期血药浓度。$t_{1/2}$ 约 3.5h。48h 内给药量的 50%~60% 经肾随尿液排出，约 18% 随胆汁经粪便排出。

【临床应用】

用于治疗由敏感菌引起的呼吸道感染，胆道、肠道感染，泌尿与生殖系统感染，骨与关节感染，皮肤软组织感染及败血症等。

【不良反应与注意事项】

① 对本品或其他喹诺酮类药物过敏者禁用。② 可通过胎盘屏障进入胎儿体内，孕妇禁用。FDA 对本品妊娠用药的安全性分级为 C 级。③ 可从乳汁分泌，哺乳期妇女用药应停止供乳。④ 本品可影响软骨发育，18 岁以下未成年人禁用。⑤ 肝肾功能低下者慎用。⑥ 有皮疹、瘙痒、多形性红斑、血管神经性水肿。⑦ 有恶心、呕吐、腹痛、腹泻、腹部不适等胃肠道反应。⑧ 头痛、头晕、嗜睡或失眠、烦躁等神经系统症状。⑨ 偶有关节痛、肌肉痛、甚至发生跟腱炎。⑩ 偶有一过性 BUN 升高、结晶尿、血尿。⑪ 白细胞减少，嗜酸性粒细胞增多。⑫ 一过性血清氨基转移酶升高。⑬ 含有镁、钙、铝等金属离子制酸剂可影响本品的口服用药吸收，避免同用。⑭ 用药期间避免阳光或紫外线照射，防止发生光敏性皮炎。⑮ 口服给药宜多饮水，保持 24h 排尿量在 1200mL 以上，防止出现结晶尿。

【用法与用量】

口服。每次 0.2~0.4g，每日 2 次。

静脉滴注。每次 0.2g，每日 2 次。

【制剂与规格】

片剂，0.1g、0.2g。注射剂，0.2g。

12-06

氧氟沙星 *
Ofloxacin

【其他名称】

氟嗪酸、泰利必妥、Tarivid。

【研发】

日本 Daiichi（第一制药）株式会社。

【上市日期】

1985 年 6 月。

【药理作用】

本品为第二代喹诺酮类抗菌药。较第一代抗菌谱广，对革兰阳性菌中的葡萄球菌属、化脓性链球菌及革兰阴性菌中的大肠埃希菌、克雷白菌属、枸橼酸菌属、志贺菌属、沙门菌属、奈瑟菌、流感嗜血杆菌、不动杆菌等有较强的抗菌活性。对铜绿假单胞菌、分枝杆菌也具有一定的抗菌活性。而且对支原体、衣原体、军团菌等非典型致病菌也很敏感。对厌氧菌的抗菌活性差，作用机制同其他喹诺酮类药物，对细菌 DNA 螺旋酶有抑制作用，阻碍细菌 DNA 复制及蛋白质合成而发挥抗菌作用。

口服吸收完全，生物利用度 90% 以上。口服 200mg，300mg 和 400mg。T_{max} 1h，C_{max} 分别为 2.47μg/mL、4.37μg/mL 和 5.60μg/mL。吸收后体内分布广泛，在全身各组织与体液中可达有效药物浓度。其中，在胆汁中的浓度居高，约为同期血药浓度的 7 倍。血浆蛋白结合率为 20%~25%，$t_{1/2}$ 为 5~7h。给药量的 70%~80% 以药物原形经肾随尿液排出。

【临床应用】

用于治疗由敏感菌引起的咽炎、扁桃体炎、急性支气管炎、慢性支气管炎急性发作、肺炎等呼吸系统感染，胆道、胃肠道等消化系统感染，肾盂肾炎、膀胱炎、细菌性前列腺炎、淋菌性尿道炎、盆腔炎等泌尿生殖系统感染，骨与关节感染、皮肤软组织感染及败血症等。

【不良反应与注意事项】

① 对本品或对其他喹诺酮类药物过敏者禁用。② 可通过胎盘屏障进入胎儿体内，孕妇禁用。FDA 对本品妊娠用药的安全性分级为 C 级。③ 可从乳汁分泌，哺乳期妇女用药应停止供乳。④ 本品可影响软骨发育，18 岁以下未成年人禁用。⑤ 肝肾功能不全者慎用。⑥ 偶有皮疹、瘙痒、血管神经性水肿。⑦ 有恶心、呕吐、腹痛、腹泻或便秘、食欲减退等胃肠道反应。⑧ 偶有转氨酶升高、白细胞减少、血小板减少、嗜酸性粒细胞增多。⑨ BUN 升高、血清肌酐升高，用药时间长或用药剂量大，易出现结晶尿。⑩ 偶有头痛、头晕、失眠等神经系统症状。⑪ 含有钙、镁、铝等金属离子制酸剂，会影响本药吸收，避免同用。⑫ 用药期间，避免过度暴露于阳光、紫外线下，防止发生光敏反应。⑬ 用药期间除避用碱性药物外，还须多饮水，保持 24h 排尿量在 1200mL 以上。

【用法与用量】

口服。每次 0.1~0.2g，每日 2 次，疗程 7~14d，急性单纯性淋病 0.4g 顿服。
静脉滴注。每次 0.2g，每日 2 次，疗程 7~14d。

【制剂与规格】

片剂，0.1g、0.2g。胶囊，0.1g。注射剂，0.2g。滴眼剂，15mg/5mL。

12-07

环丙沙星 *
Ciprofloxacin

【其他名称】

环丙氟哌酸、西普乐、悉复欢、特美力、Cifran、Ciproxin。

【研发】

德国 Bayer（拜耳）公司。

【上市日期】

1986 年 10 月。

【药理作用】

本品为第二代喹诺酮类抗菌药，是诺氟沙星的衍生物。抗菌谱广，抗菌作用强。对大肠埃希菌、枸橼酸菌属、克雷白菌属、志贺菌属、沙门菌属、变形杆菌、流感嗜血杆菌、淋病奈瑟菌等革兰阴性菌有很强的抗菌活性。对革兰阳性菌中的葡萄球菌（包括 MRSA、MRSE）也有良好抗菌活性。但是对溶血性链球菌、粪肠球菌仅有中等抗菌活性。对铜绿假单胞菌的抗菌活性比诺氟沙星、氧氟沙星强 4~8 倍。对支原体、衣原体、军团菌和分枝杆菌等也有一定的抑制作用。对厌氧菌的作用不明显。本品与其他抗生素药物之间无交叉耐药性。因此，对氨基糖苷类或第三代头孢菌素类抗生素药物产生耐药的菌株，本品依然敏感。

作用机制同诺氟沙星等其他喹诺酮类药物，可抑制细菌 DNA 螺旋酶，阻碍细菌 DNA 的复制，抑制细菌蛋白质合成，发挥杀菌作用。

本品静脉滴注 200mg 和 400mg，T_{max} 1h，C_{max} 2.1μg/mL 和 4.6μg/mL，血浆蛋白结合率为 20%~40%。$t_{1/2}$ 约 4h，肾功能低下半衰期延长。药物吸收后，体内分布广泛，在前列腺、泌尿生殖道、肺组织、痰液等组织与体液中可达有效药物浓度。其中在胆汁中的浓度最高，约为同期血药浓度的 10 倍或以上。给药量的 40%~ 50% 以药物原形经肾随尿液排出。约 15% 经胆汁随粪便排出。

【临床应用】

用于治疗由敏感菌引起的咽炎、扁桃体炎、急性支气管炎、肺炎等呼吸系统感染，胆囊炎、胆管炎、菌痢等消化系统感染，肾盂肾炎、膀胱炎、淋菌性尿道炎、前列腺炎、盆腔炎等泌尿生殖系统感染，蜂窝组织炎等皮肤软组织感染及结膜炎、鼻窦炎、中耳炎等。

【不良反应与注意事项】

① 对本品或对其他喹诺酮类药物过敏者禁用。② 可通过胎盘屏障进入胎儿体内，孕妇禁用。FDA 对本品妊娠用药的安全性分级为 C 级。③ 可从乳汁分泌，哺乳期妇女用药应停止供乳。④ 可影响软骨发育，18 岁以下未成年人禁用。⑤ 有皮疹、荨麻疹、瘙痒、药物热等过敏症状。偶有喉头水肿、呼吸困难、过敏性休克。⑥ 有恶心、呕吐、腹痛、腹泻、食欲减退等胃肠道反应。⑦ 偶有 ALT、AST、ALP 和胆红素升高。⑧ 有头痛、头晕、嗜睡或失眠、感觉异常、焦虑、抑郁、共济失调等神经系统症状。⑨ 偶有 BUN 和肌酐升高，剂量大，可出现结晶尿。⑩ 白细胞减少、血小板减少、嗜酸性粒细胞增多。⑪ 长期用药易致菌群失调，引发二重感染。⑫ 含有钙、镁、铝等金属离子制酸剂，可减少本品口服用药的吸收，避免同时应用。⑬ 用药期间应避免阳光或紫外线的照射，防止发生光敏反应。⑭ 用药期间除避用碱性药物外，还须多饮水，保持 24h 尿量在 1200mL 以上，防止出现结晶尿。

【用法与用量】

口服。每次 0.25~0.5g，每日 2 次，淋病或淋菌性尿道炎每次 0.5~1g，每日 1 次，连续 3d。

静脉滴注。每次 0.1~0.2g，每日 2 次，滴注时间不少于 30min。

【制剂与规格】

片剂，0.25g、0.5g。胶囊剂，0.25g、0.5g。注射剂，0.1g、0.2g。

12-08

洛美沙星
Lomefloxacin

【其他名称】

罗氟酸、美西肯、倍诺、Maxaquin。

【研发】

日本北陆与盐野义制药株式会社合作研发。

【上市日期】

1990 年 5 月。

【药理作用】

本品为长效第二代喹诺酮类抗菌药。抗菌谱与氧氟沙星相似。对金黄色葡萄球菌及克雷白杆菌、枸橼酸杆菌、大肠埃希菌、志贺菌、变形杆菌、流感嗜血杆菌、铜绿假单胞菌、淋病奈瑟菌等革兰阴性菌均有较强的抗菌活性。链球菌对本品不敏感。厌氧菌、支原体等对本品耐药。

作用机制是本品可作用于细菌 DNA 螺旋酶，抑制细菌 DNA 合成与复制，起到杀菌作用。

口服吸收良好，生物利用度达 90%~98%。单剂量 400mg 口服，T_{max} 1.5h，C_{max} 3.5~5.2 μg/mL。吸收后，体内分布广泛。在肝、肾、前列腺和肌肉等组织中的药物浓度高于同期血药浓度。$t_{1/2}$ 为 7~8h，肾功能低下半衰期延长。48h 内，给药量的 60%~80% 以原形经肾随尿液排出，约 10% 随胆汁经粪便排出。

【临床应用】

用于治疗由敏感菌引起的咽炎、扁桃体炎、急性支气管炎、慢性支气管炎急性发作、肺炎等呼吸系统感染，肠炎、胆囊炎、胆管炎等消化系统感染，肾盂肾炎、膀胱炎、淋菌性尿道炎、盆腔炎等泌尿生殖系统感染，蜂窝组织炎等皮肤软组织感染，骨与关节感染及角结膜炎、角膜溃疡、中耳炎、鼻窦炎等。

【不良反应与注意事项】

① 对本品或对其他喹诺酮类药物过敏者禁用。② 可通过胎盘屏障进入胎儿体内，孕妇禁用。FDA 对本品妊娠用药的安全性分级为 C 级。③ 可从乳汁分泌，哺乳期妇女用药应停止供乳。④ 本品可影响关节软骨发育，18 岁以下未成年人禁用。⑤ 肝肾功能低下者、有癫痫病史者慎用。⑥ 有皮疹、瘙痒等过敏症状。光敏反应发生率较其他喹诺酮类药物高。⑦ 有恶心、呕吐、腹痛、腹泻、味觉改变等胃肠道反应。⑧ 偶有 ALT、AST、ALP 升高。⑨ 偶有头痛、头晕、嗜睡或失眠、焦虑、抑郁等神经系统症状。发生率低于 1%。⑩ 本品可增强华法林等抗凝药的抗凝作用，若合用，须监测凝血酶原时间。⑪ 含有钙、镁、铝等金属离子制酸剂，可降低本品口服用药的吸收，AUC 下降可达 30%，避免合用。⑫ 用药期间，避免阳光、紫外线过度照射，防止发生光敏反应。⑬ 用药期间宜多饮水，保持 24h 排尿量在 1200mL 以上，防止出现尿结晶。

【用法与用量】

口服。每次 0.4g，每日 1 次，或每次 0.2g，每日 2 次，疗程 7~14d。

静脉滴注。每次 0.2g，每日 2 次，疗程 7~14d。

【制剂与规格】

片剂，0.1g、0.2g。胶囊，0.1g、0.2g。注射剂，0.1g、0.2g。滴眼剂，6mL。滴耳剂，5mL。软膏剂，10g。

12-09

芦氟沙星
Rufloxacin

【其他名称】

卡力、Qari。

【研发】

意大利 Mediolan（迈地朗）公司。

【上市日期】

1992 年意大利。

【药理作用】

本品为长效第二代喹诺酮类抗菌药。对大肠埃希菌、志贺菌属、沙雷菌属、沙门菌属、克雷白菌属、流感嗜血杆菌、淋病奈瑟菌等革兰阴性菌有较强的抗菌活性。对金黄色葡萄球菌（MRSA 除外）、肺炎链球菌、化脓性链球菌等革兰阳性菌也有一定的抗菌活性。对铜绿假单胞菌、厌氧菌、耐甲氧西林金黄色葡萄球菌（MRSA）耐药。

本药的特点是对细菌性前列腺炎有明显疗效，且耐受良好。

本品可抑制细菌 DNA 螺旋酶，阻碍细菌 DNA 复制与蛋白质合成发挥抗菌作用。

口服吸收良好。单剂量 400mg 口服，T_{max} 3~4h，C_{max} 4μg/mL，血浆蛋白结合率为 60%，$t_{1/2}$ 约 35h。吸收后，体内分布广泛，可渗入前列腺和炎性液体中。组织液中的药物浓度是同期血药浓度的 2~3 倍。给药量的 50% 经肾随尿液排出，约 20% 随胆汁经粪便排出。

【临床应用】

用于治疗由敏感菌引起的淋菌性尿道炎、前列腺炎、肾盂肾炎等泌尿系统感染及支气管炎、肺炎等下呼吸道感染。

【不良反应与注意事项】

① 对本品或对其他喹诺酮类药物过敏者禁用。② 本品可影响胎儿及少年儿童软骨发育，妊娠妇女及 18 岁以下未成年人禁用。③ 哺乳期妇女用药应停止供乳。④ 肝肾功能不全者、有癫痫病史者及高龄老人慎用。⑤ 有皮疹、荨麻疹、瘙痒、发热、血管神经性水肿等过敏反应。⑥ 有恶心、呕吐、腹痛、腹泻等胃肠道反应。少见假膜性肠炎。⑦ 有一过性血清氨基转移酶升高。⑧ 偶有 BUN 升高。剂量大可出现结晶尿。⑨ 偶有肌肉痛、关节痛、肌腱炎。⑩ 偶有头痛、头晕、失眠、焦虑等神经系统症状。⑪ 含有钙、镁、铝等金属离子抗酸剂可影响本药吸收，避免合用。⑫ 用药期间避免阳光或紫外线过度照射，否则易发生光敏反应。颜面暴露部位可有红斑、水肿、瘙痒等。愈后，会有较长一段时间的皮肤色素沉着。⑬ 用药期间宜多饮水，保持 24h 排尿量在 1200mL 以上，防止出现尿结晶。

【用法与用量】

口服。每次 200mg，每日 1 次，首次剂量加倍（400mg），疗程 5~10d，前列腺炎疗程 4 周。

【制剂与规格】

片剂，100mg、200mg。胶囊，200mg。

氟罗沙星*

Fleroxacin

【其他名称】

多氟沙星、多氟哌酸、天方罗欣、麦佳乐杏、Megalocin。

【研发】

日本 Kyorin（杏林）制药株式会社。

【上市日期】

1992 年 1 月。

【药理作用】

本品为长效第二代喹诺酮类抗菌药。比第一代抗菌谱广，抗菌作用强。对革兰阳性菌的 MIC 为 0.1~3.13 μg/mL，革兰阴性菌的 MIC 为 0.025~0.39 μg/mL。抗菌活性与诺氟沙星，环丙沙星，氧氟沙星等同或超过。对大肠埃希菌、克雷白菌属、沙门菌属、志贺菌属、枸橼酸杆菌、变形杆菌、流感嗜血杆菌、脑膜炎奈瑟菌、淋病奈瑟菌等革兰阴性菌有较强的抗菌活性。对甲氧西林敏感的葡萄球菌属、链球菌属等革兰阳性菌也有较好的抗菌活性。高浓度时，对铜绿假单胞菌也有一定的抗菌活性。

作用机制同其他喹诺酮类药物，可抑制细菌 DNA 螺旋酶，阻碍细菌 DNA 复制与合成，发挥杀菌作用。口服吸收完全，生物利用度 90%~100%。成人口服 0.1g，0.2g，T_{max} 1~2h，C_{max} 分别为 1.6 μg/mL 和 2.9 μg/mL，$t_{1/2}$ 约 10h。吸收后体内分布广泛，在肝、肾、肺、心脏、膀胱等组织器官药物浓度居高。可通过胎盘屏障，并可分泌至乳汁。72h 内，给药量的 70% 以药物原形及代谢产物经肾随尿液排出。

【临床应用】

用于治疗由敏感菌引起的咽炎、扁桃体炎、急性支气管炎、慢性支气管炎急性发作、肺炎、支气管扩张并发感染等。肾盂肾炎、膀胱炎、前列腺炎、附睾炎、淋菌性尿道炎、子宫内膜炎、附件炎等泌尿生殖系统感染。毛囊炎、疖肿、乳腺炎、蜂窝组织炎等皮肤软组织感染。菌痢等肠道感染。骨与关节感染等。

【不良反应与注意事项】

①对本品或对其他喹诺酮类药物过敏者禁用。②可通过胎盘屏障进入胎儿体内，妊娠妇女禁用。③本品可自乳汁分泌，哺乳期妇女禁用，如果用药，应停止供乳。④本品可影响软骨发育，18 岁以下未成年人禁用。⑤肝肾功能低下者、有癫痫病史者、高龄老人慎用。⑥有皮疹、荨麻疹、瘙痒，偶有渗出性、多形性红斑，血管神经性水肿。⑦有恶心、呕吐、腹痛、腹泻、食欲减退等胃肠道反应。⑧偶有 ALT、AST 升高，白细胞减少、血小板减少、嗜酸性粒细胞增多。⑨偶有 BUN 升高、血肌酐升高、血尿等间质性肾炎表现，剂量大易发生结晶尿。⑩偶有肌肉痛、关节痛。⑪含有钙、镁等金属离子制酸剂可与本品发生配位反应，影响本药吸收，避免同用。⑫用药期间，避免阳光、紫外线过度照射，防止发生光敏反应。⑬用药期间宜多饮水，保持 24h 排尿量在 1200mL 以上，防止出现结晶尿。⑭静脉滴注速度不宜过快。每 100mL 药液滴注时间应不少于 60min。

【用法与用量】

口服。每次 200mg，每日 1~2 次，疗程 7~14d。

静脉滴注。每次 200~400，每日 1 次。

【制剂与规格】

片剂，100mg。胶囊，100mg、200mg。注射剂，200mg、400mg。

第三节　第三代喹诺酮类药物

12-11

托氟沙星
Tosufloxacin

【其他名称】

托磺沙星、托舒沙星、Tosuxacin。

【研发】

日本 Toyama Chemical（富山化学）株式会社。

【上市日期】

1990 年 4 月。

【药理作用】

本品为第三代喹诺酮类抗菌药。抗菌谱广，对革兰阴性菌、革兰阳性菌、厌氧菌均有较强抗菌活性。对革兰阴性菌的作用与环丙沙星相当，如大肠埃希菌、肺炎克雷白杆菌、沙门菌、流感嗜血杆菌、淋病耐瑟菌等有良好的抗菌作用。对金黄色葡萄球菌的抗菌作用及对支原体、衣原体的作用强于环丙沙星和氧氟沙星。

本品可抑制细菌 DNA 螺旋酶，阻碍细菌 DNA 合成与复制发挥抗菌作用。口服吸收良好，吸收率达 90%~99%，且不受食物影响。口服 150mg，T_{max} 1.5~2.5h，C_{max} 0.65 μg/mL，$t_{1/2}$ 约 3.6h，肾功能低下者半衰期延长。吸收后，体内分布广泛，在前列腺、睾丸、子宫、脓液、泪液、房水、唾液等均可达一定药物浓度。24h 内给药量 45.8% 以原形经肾随尿液排出。

【临床应用】

用于治疗由敏感菌引起的咽炎、扁桃体炎、急性支气管炎、慢性支气管炎急性发作、肺炎、支气管扩张并发感染等呼吸系统感染。肾盂肾炎、膀胱炎、细菌性前列腺炎、淋菌性尿道炎、子宫内膜炎、附件炎等泌尿生殖系统感染。胆囊炎、胆管炎、菌痢、感染性肠炎等消化系统感染。毛囊炎、蜂窝组织炎等皮肤软组织感染。骨与关节感染及眼、耳、鼻等感染。

【不良反应与注意事项】

① 对本品或对其他喹诺酮类药物过敏者禁用。② 妊娠妇女禁用，哺乳期妇女用药应停止供乳。③ 可影响软骨发育，18 岁以下未成年人禁用。④ 本品有抑制 γ-氨基丁酸的作用，可诱发癫痫发作，有癫痫病史者慎用，肾功能不全者、高龄老人慎用。⑤ 有皮疹、瘙痒等皮肤过敏症状。⑥ 有恶心、呕吐、腹痛、腹泻、食欲减退等胃肠道反应。⑦ 个别患者有 ALT、AST、ALP 和胆红素升高。⑧ 偶有白细胞减少、血小板减少、嗜酸性粒细胞增多。⑨ 偶有 BUN 和血肌酐升高。⑩ 有头

痛、眩晕、失眠、倦怠等神经系统症状。⑪ 含有钙、镁等金属离子制酸剂可影响本药吸收，不宜合用。

【用法与用量】

口服。每次 150mg，每日 2~3 次。

【制剂与规格】

片剂，75mg、150mg。胶囊，150mg。

12-12

左氧氟沙星 *
Levofloxacin

【其他名称】

左旋氧氟沙星、可乐必妥、利复星、来立信、Cravit。

【研发】

日本 Daiichi（第一制药）株式会社。

【上市日期】

1993 年 1 月。

【药理作用】

本品为氧氟沙星左旋异构体，属于第三代喹酮类抗菌药。抗菌谱广，抗菌作用强。其抗菌活性是氧氟沙星的 2 倍，对葡萄球菌和链球菌的抗菌活性是环丙沙星的 2~4 倍，对肠杆菌科细菌的抗菌活性与环丙沙星相当。本品对葡萄球菌、肺炎链球菌、化脓性链球菌等革兰阳性菌及沙雷菌属、沙门菌属、克雷白菌属、志贺菌属、大肠埃希菌、枸橼酸杆菌、变形杆菌、不动杆菌、流感嗜血杆菌、铜绿假单胞菌、淋病奈瑟菌等革兰阴性菌均有较强的抗菌活性。对支原体、衣原体、军团菌等病原体也有良好活性。但是对厌氧菌不敏感。

本品可作用于细菌 DNA 螺旋酶，抑制细菌 DNA 的合成与复制，发挥杀菌作用。

口服吸收快而完全。生物利用度近 100%。口服 100mg 和 200mg，T_{max} 1h，C_{max} 分别为 1.36μg/mL 和 3.06μg/mL，$t_{1/2}$ 为 5~7h。吸收后体内分布广泛，在组织与体液中的药物浓度高于同期血药浓度。48h 内，给药量的 80%~85% 以药物原形经肾随尿液排出。

【临床应用】

用于治疗由敏感菌引起的急性咽炎、扁桃体炎、急性支气管炎、慢性支气管炎急性发作、支气管扩张并发感染、肺炎等呼吸系统感染。肾盂肾炎、膀胱炎、细菌性前列腺炎、急性附睾炎、淋菌性尿道炎、子宫内膜炎、宫颈炎、附件炎等泌尿生殖系统感染。菌痢、感染性肠炎、胆囊炎、胆管炎等消化系统感染。毛囊炎、脓疱疮、肛周围脓肿、蜂窝组织炎等皮肤软组织感染。骨与关节感染及中耳炎、鼻窦炎、结膜炎、泪囊炎等感染。

【不良反应与注意事项】

① 对本品或对其他喹诺酮类药物过敏者禁用。② 可通过胎盘屏障进入胎儿体内，孕妇禁用。FDA 对本品妊娠用药的安全性分级为 C 级。③ 哺乳期妇女禁用，

如果用药，应停止供乳。④ 本品影响软骨发育，18 岁以下未成年人禁用。⑤ 肾功能低下者、有癫痫病史者及高龄老人慎用。⑥ 偶有皮疹、荨麻疹、瘙痒等皮肤过敏症状。⑦ 有恶心、呕吐、食欲减退、腹部不适等胃肠道反应。⑧ 白细胞减少、血小板减少和嗜酸性粒细胞增多。⑨ 一过性 ALT、AST 和 BUN 升高。⑩ 本品不宜与含有金属离子制酸剂合用，防止与钙、镁等离子发生配位反应，影响本药的吸收。⑪ 有偶致跟腱炎、跟腱断裂的报道。⑫ 静脉滴注给药时，滴注时间应不少于 60min。

【用法与用量】

口服。每次 100mg，每日 2~3 次，严重感染每次 200mg，每日 2~3 次。

静脉滴注。每次 100~200mg，每日 2 次。

【制剂与规格】

片剂，100mg、200mg。胶囊剂，100mg、200mg。注射剂，100mg、200mg、500mg。滴眼剂，15mg/5mL。

12-13

加替沙星

Gatifloxacin

- -

【其他名称】

格替沙星、天坤、悦博、Tequin。

【研发】

日本 Kyorin（杏林）制药株式会社研发，后将其转让美国 Squibb（施贵宝）公司。

【上市日期】

2000 年。

【药理作用】

本品为第三代喹诺酮类抗菌药。抗菌谱广，抗菌作用强。对金黄色葡萄球菌（MRSA 除外）、肺炎链球菌、化脓性链球菌等革兰阳性菌及大肠埃希菌、变形杆菌、卡他莫拉菌、肺炎克雷白菌、流感嗜血杆菌、副流感嗜血杆菌、淋病奈瑟菌等革兰阴性菌及支原体、衣原体和军团菌均有很强的抗菌活性。对肠球菌、产气肠杆菌、阴沟肠杆菌、枸橼酸杆菌、铜绿假单胞菌、不动杆菌的抗菌活性不及环丙沙星。耐甲氧西林的金黄色葡萄球菌（MRSA）、难辨梭状芽孢杆菌对本品耐药。

本品可抑制细菌 DNA 螺旋酶和拓扑异构酶Ⅳ、阻断细菌 DNA 复制及蛋白质合成。

口服吸收良好，生物利用度约 96%。静脉滴注 400mg，T_{max} 1h，C_{max} 约 4.6μg/mL，血浆蛋白结合率为 20%，$t_{1/2}$ 为 7~14h。药物吸收后，广泛分布于各组织与体液中。在体内几乎不被代谢，48h 内，给药量的 70% 以药物原形经肾随尿液排出，部分伴胆汁随粪便排出。

【临床应用】

用于治疗由敏感菌、支原体、衣原体等引起的中、重度感染。如急性鼻窦炎、急性支气管炎、慢性支气管炎急性发作、社区获得性肺炎（CAP）等呼吸系统感染。急性肾盂肾炎、膀胱炎、淋菌性尿道炎、淋菌性宫颈炎等泌尿生殖系统感染。

【不良反应与注意事项】

① 对本品或对其他喹诺酮类药物过敏者禁用。② 孕妇禁用。FDA 对本品妊娠用药的安全性分级为 C 级。③ 哺乳期妇女禁用，如果用药，应停止供乳。④ 喹诺酮类药物可影响软骨正常发育，18 岁以下未成年人禁用。⑤ 肾功能不全者、有癫痫病史者、高龄老人慎用。⑥ 本品可干扰糖代谢而致血糖异常，禁用于糖尿病患者。⑦ 有 QT 间期延长、低血钾或急性心肌缺血者禁用。⑧ 偶有皮疹、瘙痒等过敏症状。⑨ 有恶心、呕吐、腹痛、腹泻、食欲减退、胃肠胀气等胃肠道反应。⑩ 一过性 ALT、AST 和 ALP 升高。⑪ 头痛、头晕、失眠、焦虑等神经系统症状。⑫ 本品与含金属离子制酸剂存在配伍禁忌，因其所含钙、镁等离子可与本药发生配位反应，影响本品口服药物吸收。避免同用。⑬ 本品静脉给药须用等渗氯化钠或等渗葡萄糖注射液稀释至 2mg/mL 浓度缓慢静脉滴注，滴注时间应不少于 60min。

【用法与用量】

口服。每次 400mg，每日 1 次，疗程 7~10d。

静脉滴注。每次 400mg，每日 1 次，疗程 7~10d。

【制剂与规格】

片剂，100mg、200mg。胶囊，100mg、200mg。注射剂，200mg、400mg。

12-14

普卢利沙星
Prulifloxacin

【其他名称】

普芦沙星。

【研发】

日本 Nippon Shinyaku（新药）与 Meiji Seika（明治制果）制药株式会社联合研发。

【上市日期】

2002 年 10 月。

【药理作用】

本品为第三代喹诺酮类抗菌药。抗菌谱广，抗菌活性强。对革兰阳性菌的抗菌活性与氧氟沙星、环丙沙星相当。低于托氟沙星和司帕沙星。对甲氧西林敏感的金黄色葡萄球菌、表皮葡萄球菌、化脓性链球菌和粪肠球菌均有一定的抗菌活性。对革兰阴性菌的作用与托氟沙星、环丙沙星相当。但是强于氧氟沙星、司帕沙星。对沙雷菌属、肠杆菌等革兰阴性菌有较强的抗菌活性。其中对铜绿假单胞菌的抗菌活性为喹诺酮类药物中最强。对厌氧菌的抗菌活性与环丙沙星相近似。

作用机制为本品可抑制细菌 DNA 螺旋酶，阻碍细菌 DNA 复制与蛋白质合成。口服 100mg，200mg 和 400mg，T_{max} 0.5~1.25h，C_{max} 分别为 0.7 μg/mL、1.1 μg/mL 和 1.9 μg/mL，血浆蛋白结合率为 45%，$t_{1/2}$ 为 7~9h。吸收后，体内分布广泛。在胆道、子宫肌层、子宫内膜、宫颈、阴道、卵巢等器官组织中的药物浓度高于同期血药浓度。给药量的 40%~50% 经肾随尿液排出，部分随粪便排出。

【临床应用】

用于治疗由敏感菌引起的咽喉炎、扁桃体炎、急性支气管炎、慢性支气管炎急性发作、肺炎等呼吸系统感染。胆囊炎、胆管炎、菌痢、感染性肠炎等胆道与肠道感染。肾盂肾炎、膀胱炎、细菌性前列腺炎、尿道炎、子宫内膜炎、宫颈炎、附件炎等泌尿生殖系统感染。毛囊炎、疖肿、肛周围脓肿、烫伤、创伤继发感染等皮肤软组织感染。

【不良反应与注意事项】

① 对本品或对其他喹诺酮类药物过敏者禁用。② 妊娠妇女禁用。哺乳期妇女用药应停止供乳。③ 本品可影响软骨正常发育，18 岁以下未成年人禁用。④ 肾功能不全者、有癫痫病史者慎用。⑤ 有皮疹、荨麻疹、瘙痒等皮肤过敏症状。⑥ 有恶心、呕吐、腹痛、腹泻、厌食等胃肠道反应。⑦ 偶有 ALT、AST、ALP、LDH 和胆红素升高。⑧ 白细胞减少、血小板减少、嗜酸性粒细胞增多。⑨ 偶见 BUN 和肌酐升高。⑩ 含有钙、镁、铝等金属离子的药物可与本药发生配位反应，影响本药吸收。避免合用。

【用法与用量】

口服。每次 200mg，每日 2 次，肺炎链球菌、沙门菌、厌氧菌感染的推荐剂量每次 300mg，每日 2 次，疗程 7d。

【制剂与规格】

片剂，100mg。

12-15

帕珠沙星

Pazufloxacin

- -

【其他名称】

帕苏沙星、Pasil。

【研发】

日本 Toyama Chemical（富山化学）株式会社。

【上市日期】

2003 年。

【药理作用】

本品为第三代喹诺酮类抗菌药。抗菌谱广，抗菌作用强。对葡萄球菌、链球菌、肠球菌等革兰阳性菌及大肠埃希菌、变形杆菌、阴沟肠杆菌、枸橼酸杆菌、克雷白菌、流感嗜血杆菌、铜绿假单胞菌等革兰阴性菌均有较强的抗菌活性。而且对产气荚膜杆菌、痤疮丙酸杆菌、脆弱拟杆菌等厌氧菌也有良好的抗菌活性。

作用机制同其他喹诺酮类药物，可抑制细菌 DNA 螺旋酶，阻碍细菌 DNA 合成与复制，发挥杀菌作用。

本品 300mg 和 500mg 静脉滴注，T_{max} 0.5h，C_{max} 分别为 9 μg/mL 和 11 μg/mL，$t_{1/2}$ 为 1.65~1.88h。吸收后，体内分布广泛，在耳、鼻、喉、肺、胆囊、皮肤软组织、女性生殖器官及胸膜液、腹腔积液、痰液、脓液、前列腺液、胆汁等组织与体液中均可达有效药物浓度。24h 内，给药量的 80%~85% 经肾随尿液排出。

【临床应用】

用于治疗由敏感菌引起的急性支气管炎、慢性支气管炎急性发作、支气管扩张并发感染、肺炎等呼吸系统感染。肾盂肾炎、膀胱炎、细菌性前列腺炎等复杂泌尿系统感染。胆囊炎、胆管炎、肝脓肿、腹膜炎、腹腔内脓肿等胆道与腹腔内感染。子宫内膜炎、附件炎、盆腔炎等女性生殖系统感染及蜂窝组织炎等皮肤软组织感染。

【不良反应与注意事项】

① 对本品或对其他喹诺酮类药物过敏者禁用。② 喹诺酮类药物可通过胎盘屏障进入胎儿体内，妊娠妇女禁用。③ 本品可从乳汁分泌，哺乳期妇女用药应停止供乳。④ 本药影响软骨发育，18 岁以下未成年人禁用。⑤ 严重肝肾功能不全者、有癫痫病史者、有哮喘等过敏性疾病史者慎用。⑥ 有皮疹、荨麻疹、颜面皮肤潮红、瘙痒等过敏症状。⑦ 有恶心、呕吐、腹泻、腹胀等胃肠道反应。⑧ 偶有 ALT、AST、ALP、LDH 和胆红素升高。⑨ 偶有 BUN 和肌酐升高、蛋白尿、管型尿、血尿等肾损伤表现。⑩ 头痛、头晕、短暂意识障碍等神经系统症状。

【用法与用量】

静脉滴注。每次 300mg，每日 2 次，疗程 7~14d。

【制剂与规格】

注射剂，150mg、300mg。

12-16

贝西沙星
Besifloxacin

【其他名称】

Besivance、Optura。

【研发】

美国博士伦公司。

【上市日期】

2009 年 5 月。

【药理作用】

本品为第三代喹诺酮类抗菌药。特点是对引发角结膜炎的革兰阳性菌、革兰阴性菌和厌氧菌有很强的抗菌活性。同时对局部炎症有免疫调节作用。对金黄色葡萄球菌、表皮葡萄球菌、链球菌、流感嗜血杆菌、结膜炎摩拉克菌等均有良好抗菌活性。即使对某些其他喹诺酮类药物产生耐药或对 β - 内酰胺类、大环内酯类、氨基糖苷类等抗生素药物产生耐药的细菌本品依然敏感。

作用机制是抑制细菌 DNA 螺旋酶和拓扑异构酶Ⅳ。阻碍细菌 DNA 复制及蛋白质合成。发挥抗菌作用。动物实验表明，浓度 0.6% 的本品滴眼液在眼内有良好通透性，其有效药物浓度在眼前角组织中可持续 24h 以上。本品滴眼液滴眼，每日 3 次，人体血液中的药物浓度低于 0.15 μg/mL。

【临床应用】

用于治疗细菌性角结膜炎。

【不良反应与注意事项】

① 本品与其他喹诺酮类药物存在交叉耐药。② 眼睛有刺激性疼痛，发生率约10%。③ 有视觉模糊和眼涩感。④ 可有结膜炎性眼睛发红。⑤ 治疗期间勿配戴隐形眼镜。⑥ 用药时间长，易发生二重感染。一旦发生，应及时更换其他治疗药物。⑦ 本滴眼剂为混悬液，每次用前宜轻轻摇匀。⑧ 开启后，应于 7d 内用毕，防止细菌滋生。

【用法与用量】

滴眼。每次 1 滴，每 4~12h 1 次。

【制剂与规格】

滴眼剂，0.6%–5mL。

第四节 第四代喹诺酮类药物

12–17

司帕沙星
Sparfloxacin

【其他名称】

司氟沙星、司巴乐、Spara。

【研发】

日本 Dainippon（大日本）制药株式会社研发，其于 2005 年与 Sumitomo（住友）公司重组。

【上市日期】

1993 年 3 月。

【药理作用】

本品为第四代喹诺酮类抗菌药。抗菌谱广、抗菌作用强、长效。对革兰阳性菌、革兰阴性菌、厌氧菌、衣原体、支原体、分枝杆菌均有较强的抗菌活性。抗菌作用强于诺氟沙星、依诺沙星、环丙沙星、氧氟沙星等，即使对青霉素、头孢菌素类药物产生耐药的肺炎链球菌，本品依然有效。对金黄色葡萄球菌、表皮葡萄球菌、肠球菌等革兰阳性菌。大肠埃希菌、克雷白菌属、志贺菌属、沙门菌属（伤寒、副伤寒杆菌除外）、枸橼酸杆菌、变形杆菌、不动杆菌、铜绿假单胞菌、奈瑟菌等革兰阴性菌及支原体、衣原体、军团菌、厌氧菌、分枝杆菌等均有良好的抗菌活性。

本品可作用于细菌 DNA 螺旋酶，抑制细菌 DNA 的合成与复制，发挥杀菌作用。

口服吸收良好。单剂量 200mg 口服，T_{max} 4.7h，C_{max} 约 0.65 μg/mL，血浆蛋白结合率为 42%，$t_{1/2}$ 约 19h。吸收后体内分布广泛。在肝、肾、脾、前列腺中浓度较高，胆囊中的药物浓度约为血浆浓度的 7 倍，在脓液、皮肤中也有较高浓度。本品主要在肝脏代谢。72h 内，给药量的 60% 以药物原形经粪便排出，约 40% 以原形或无活性的葡萄糖苷酸结合物经肾随尿液排出。

【临床应用】

用于治疗由敏感菌引起的急性咽炎、扁桃体炎、急性支气管炎、支气管扩张并发感染、肺炎等呼吸系统感染。胆囊炎、胆管炎、细菌性痢疾、感染性肠炎等胆道与肠道感染。

蜂窝组织炎、疖肿、痤疮、毛囊炎、乳腺炎等皮肤软组织感染。肾盂肾炎、膀胱炎、淋菌性或非淋菌性尿道炎、子宫内膜炎、宫颈炎、前庭大腺炎、附件炎等泌尿生殖系统感染。也用于治疗中耳炎、鼻窦炎、牙周炎等感染。

【不良反应与注意事项】

① 对本品或对其他喹诺酮类药物过敏者禁用。② 可通过胎盘屏障，影响胎儿骨关节发育，孕妇禁用。FDA 对本品妊娠用药的安全性分级为 C 级。③ 可从乳汁分泌，哺乳期妇女用药应停止哺乳。④ 因可影响儿童软骨的正常发育，18 岁以下未成年人禁用。⑤ 肝肾功能不全者、有癫痫病史者、高龄老人慎用。⑥ 有皮疹、荨麻疹、瘙痒、血管神经性水肿等过敏症状。偶可发生光敏反应。⑦ 有恶心、呕吐、腹痛、腹泻、腹胀、食欲减退等胃肠道反应。少见假膜性肠炎。⑧ 一过性 ALT、AST、ALP 和胆红素升高。⑨ 偶有白细胞减少、红细胞减少、血小板减少和嗜酸性粒细胞增多。⑩ 偶可致关节痛、肌肉痛、甚至跟腱损伤。⑪ 有头痛、头晕、失眠、焦虑等神经系统症状。⑫ 若与含钙、镁、铝等金属离子制酸剂同时应用，可发生配位反应，生成配合物，减少本药吸收，避免合用。⑬ 用药期间，避免阳光或紫外线过度照射，防止发生光敏反应。

【用法与用量】

口服。每次 200~300mg，每日 1 次，疗程 5~10d。每日最高剂量勿超 400mg。

【制剂与规格】

片剂，100mg、200mg。

12-18

莫西沙星 *
Moxifloxacin

【其他名称】

莫昔沙星、拜复乐、阿瓦洛斯、Avelox。

【研发】

德国 Bayer（拜耳）公司。

【上市日期】

1999 年 9 月。

【药理作用】

本品为第四代喹诺酮类抗菌药。抗菌谱广，抗菌作用强。对金黄色葡萄球菌（包括 MRSA）、肺炎链球菌（包括 PRSP）、化脓性链球菌等革兰阳性菌，流感嗜血杆菌（包括产 β - 内酰胺酶菌株）、副流感嗜血杆菌、肺炎克雷白杆菌、卡他莫拉菌、大肠埃希菌、变形杆菌、阴沟杆菌等革兰阴性菌均有较强的抗菌作用。对厌氧菌、嗜肺军团菌、肺炎支原体、肺炎衣原体等也具良好活性。

作用机制是可抑制细菌拓扑异构酶 II 和拓扑异构酶 IV，阻断细菌 DNA 复制与蛋白质合成发挥杀菌作用。

口服吸收良好，生物利用度 90%。每日 400mg 口服，3d 后血药浓度可达稳态，平均浓度 5 μg/mL，血浆蛋白结合率为 30%~50%，$t_{1/2}$ 约 12h。吸收后，体内分布广泛，在炎性渗出液、痰液、胆汁、前列腺、女性生殖器官、皮肤软组织等体液与组织中均可达有效药物浓度。本品主要在肝脏以葡萄糖苷酸结合物及硫酸盐结合物的形式代谢。其中给药量的 14% 以葡萄糖苷酸结合物经尿液排出，38% 以硫酸盐结合物随粪便排出。给药量的 45% 以药物原形随尿液或粪便排出。

【临床应用】

用于治疗由敏感菌引起的急性细菌性鼻窦炎、急性支气管炎、慢性支气管炎急性发作、社区获得性肺炎（CAP）。由金黄色葡萄球菌、化脓性链球菌引起的复杂性皮肤软组织感染，复杂性腹腔内感染。由淋病奈瑟菌或衣原体引起的无并发症淋病、子宫颈炎、尿道炎等泌尿生殖系统感染。

【不良反应与注意事项】

① 对本品或对其他喹诺酮类药物过敏者禁用。② 孕妇禁用。FDA 对本品妊娠用药的安全性分级为 C 级。③ 哺乳期妇女禁用，如果用药应停止供乳。④ 喹诺酮类药物可影响关节软骨的正常发育，18 岁以下未成年人禁用。⑤ 严重肝功能损伤者、有癫痫病史者慎用。⑥ 有重症肌无力、肌腱炎病史者勿用。⑦ 偶可致 QT 间期延长，有心电图显示 QT 间期延长者、低血钾、心律失常或急性心肌缺血者勿用。⑧ 偶有皮疹、荨麻疹、瘙痒等皮肤过敏症状。⑨ 有恶心、呕吐、腹痛、腹泻、腹胀、消化不良等胃肠道反应。⑩ 偶见白细胞减少、血小板减少、嗜酸性粒细胞增多。⑪ 一过性 ALT、AST、ALP、LDH 升高。⑫ 有头痛、头晕、失眠、焦虑等中枢神经系统症状。⑬ 含有钙、镁、铝、铁等金属离子药物会与本药发生配位反应，生成配合物，影响本品口服用药的吸收。避免同用。⑭ 用药期间避免阳光、紫外线过度照射，防止发生光敏反应。

【用法与用量】

口服。每次 400mg，每日 1 次，疗程 5~10d。

静脉滴注。每次 400mg，每日 1 次，疗程 5~10d。

【制剂与规格】

片剂，400mg。注射剂，400mg。

12-19

吉米沙星 *

Gemifloxacin

【其他名称】

甲磺酸吉米沙星、吉速星、Factive、Gemifloxacin Mesylate。

【研发】

美国 Smithkline Beecham（史克必成）公司与 LG 生命科学公司合作研发。

【上市日期】

1999 年。2015 年丽珠医药集团获 CFDA 批准生产。

【药理作用】

本品是含有吡咯烷基羧酸氟萘结构的第四代喹诺酮类抗菌药。该结构增强了其抗革兰阳性菌的作用。但对革兰阴性菌仍然有良好的抗菌活性。抗菌谱广，对多重耐药的肺炎链球菌等革兰阳性菌引起感染的疗效优于环丙沙星、司帕沙星、莫西沙星等。本品除对革兰阳性菌（包括 PRSP、MSSA 和 MRSA）有较强的抗菌作用外，对流感嗜血杆菌、卡他莫拉菌、肠球菌及厌氧菌也有良好的抗菌活性。

可抑制细菌 DNA 螺旋酶，阻碍细菌 DNA 合成与复制发挥抗菌作用。

每日 320mg1 次口服，3 日可达稳态。T_{max} 0.5~2h，C_{max} 平均 1.61 $\mu g/mL$，血浆蛋白结合率为 60%~70%，$t_{1/2}$ 约 7h。吸收后，体内分布广泛，在支气管黏膜、肺、巨噬细胞、上皮细胞的药物浓度高于同期血药浓度。约给药量的 61% 经粪便排出，36% 经肾随尿排出。

【临床应用】

用于治疗由肺炎链球菌、耐甲氧西林的金黄色葡萄球菌（MRSA）、流感嗜血杆菌等引起的慢性支气管炎急性发作、肺炎等呼吸道感染。由肺炎链球菌、流感嗜血杆菌、肺炎支原体、肺炎衣原体、厌氧菌等引起的社区获得性肺炎（CAP）及泌尿生殖系统感染和皮肤软组织感染等。

【不良反应与注意事项】

① 对本品或对其他喹诺酮类药物过敏者禁用。② 孕妇禁用。FDA 对本品妊娠用药的安全性分级为 C 级。③ 哺乳期妇女用药应停止供乳。④ 可影响软骨正常发育，18 岁以下未成年人禁用。⑤ 严重肝肾功能不全者、高龄老人慎用。⑥ 有皮疹、荨麻疹、瘙痒等皮肤过敏症状。⑦ 有恶心、呕吐、腹痛、腹泻、腹胀、食欲减退等胃肠道反应。⑧ 一过性 ALT、AST、ALP 升高。⑨ 偶有头痛、眩晕等中枢神经系统症状。⑩ 含有钙、镁、铝、锌、铁等金属离子药物可与本品发生配位反应，降低本药疗效，避免同时应用。

【用法与用量】

口服。慢性支气管炎急性发作每次 320mg，每日 1 次，疗程 5d。社区获得性肺炎（CAP）每次 320mg，每日 1 次，疗程 7d。

【制剂与规格】

片剂，320mg。

12-20

巴洛沙星

Balofloxacin

【其他名称】

巴罗沙星。

【研发】

日本 Chugai（中外）制药株式会社。

【上市日期】

2002 年。

【药理作用】

本品为第四代喹诺酮类抗菌药。抗菌谱广，对革兰阳性菌、革兰阴性菌、厌氧菌等均有良好的抗菌活性。对葡萄球菌、链球菌的抗菌作用强于氧氟沙星和托氟沙星，与司帕沙星相当。对金黄色葡萄球菌（包括 MRSA）、表皮葡萄球菌、肺炎链球菌、肠球菌等革兰阳性菌有较强的抗菌活性。对大肠埃希菌、沙雷菌属、克雷白菌属、肠杆菌属、枸橼酸杆菌、变形杆菌、流感嗜血杆菌等革兰阴性菌，消化链球菌等厌氧菌，支原体、衣原体等非典型致病菌也均有良好抗菌活性。

本品可抑制细菌拓扑异构酶 II 和拓扑异构酶 IV 活性，阻碍细菌 DNA 合成与复制而发挥抗菌作用。

成人口服 100~400mg，1 日 2 次，T_{max} 1~1.2h，C_{max} 1~3.7 μg/mL，$t_{1/2}$ 为 7~8h，肾功能不全半衰期延长。吸收后，体内分布广泛。在唾液、泪液、前列腺液、女性器官组织、肺、肾等组织器官与体液中的药物浓度是同期血药浓度的 6~8 倍，其中子宫的药物浓度与血药浓度相当。给药量的 70%~80% 以药物原形经肾随尿液排出。

【临床应用】

用于治疗由敏感菌引起的慢性支气管炎急性发作等呼吸系统感染。膀胱炎、尿道炎、盆腔炎等泌尿生殖系统感染。

【不良反应与注意事项】

① 对本品或对其他喹诺酮类药物过敏者禁用。② 妊娠妇女禁用，哺乳期妇女用药应停止供乳。③ 喹诺酮类药物可影响儿童软骨正常发育，18 岁以下未成年人禁用。④ 有重症肌无力病史者、肌腱炎病史者禁用。⑤ 本品可致 QT 间期延长。低血钾、心律失常、缺血性心脏病者慎用。⑥ 肝肾功能不全者、有癫痫病史者、高龄老人慎用。⑦ 有皮疹、红斑、颜面红肿、瘙痒等皮肤过敏症状。罕见 Stevens-Johnson 综合征。⑧ 有恶心、呕吐、腹痛、腹泻、腹胀、消化不良、食欲减退等胃肠道反应。少见假膜性肠炎。⑨ 偶有 BUN、血清肌酐升高。⑩ 有一过性 ALT、AST、ALP、LDH 升高。偶见黄疸。⑪ 白细胞减少、血小板减少、嗜酸性粒细胞增多。⑫ 有头痛、头晕、失眠、焦虑、抑郁、幻觉等中枢神经系统症状。⑬ 不宜与非甾体类抗炎药合用，否则有发生惊厥风险。⑭ 制酸剂中的铝、镁等金属离子可与本药发生配位反应，减少本药吸收，不宜同时服用。

【用法与用量】

口服。每次 0.1g，每日 2 次。

【制剂与规格】

片剂，0.1g。胶囊，0.1g。

12-21

安妥沙星
Antofloxacin

- -

【其他名称】

优朋。

【研发】

中国上海药物研究所。

【上市日期】

2009 年 4 月。

【药理作用】

本品为第四代喹诺酮类抗菌药。是左氧氟沙星的衍生物。抗菌谱广，抗菌作用强。对甲氧西林敏感的金黄色葡萄球菌（MSSA）、甲氧西林耐药的金黄色葡萄球菌（MRSA）、甲氧西林敏感的表皮葡萄球菌（MSSE）、甲氧西林耐药的表皮葡萄球菌（MRSE）、化脓性链球菌、肺炎链球菌、粪肠球菌等革兰阳性需氧菌及大肠埃希菌、肠杆菌属、肺炎克雷白杆菌、卡他莫拉菌、枸橼酸杆菌、沙门菌属、沙雷菌属、志贺菌、变形杆菌、流感嗜血杆菌、副流感嗜血杆菌、淋病奈瑟菌、铜绿假单胞菌等革兰阴性需氧菌有良好的抗菌活性。对厌氧菌和嗜肺军团菌、支原体、衣原体等也有很好的抗菌活性。

同其他喹诺酮类药物，可抑制细菌 DNA 螺旋酶，干扰细菌 DNA 的合成与复制发挥抗菌作用。

口服本品 300mg、400mg 和 500mg。T_{max} 分别是 1.1h、1.4h 和 1.6h。C_{max} 分别为 2.91μg/mL、3.53μg/mL 和 4.32μg/mL。血浆蛋白结合率 17.5%，$t_{1/2}$ 为 16~24h。吸收后，体内分布广泛，在胃、肠、脾、肾、肺内的药物浓度高，在肝脏、卵巢中也有较高浓度。72h 内，给药量的 40%~45% 以药物原形经肾随尿液排出。

【临床应用】

用于治疗由敏感菌引起的急性支气管炎、慢性支气管炎急性发作、肺炎等呼吸系统感染。急性肾盂肾炎、急性膀胱炎、尿道炎、盆腔炎等泌尿生殖系统感染。蜂窝组织炎、创伤感染等皮肤软组织感染。

【不良反应与注意事项】

① 对本品或对其他喹诺酮类药物过敏者禁用。② 妊娠、哺乳期妇女禁用。哺乳期妇女如果用药，应停止供乳。③ 动物实验表明，喹诺酮类药物可影响软骨的正常发育，18 岁以下未成年人禁用。④ 有肌腱炎病史者，重症肌无力病史者禁用。⑤ 肝肾功能不全者、有癫痫病史者慎用。⑥ 心电图显示 QT 间期延长、低血钾、心律失常或缺血性心脏病者禁用。⑦ 有皮疹、瘙痒等过敏症状。⑧ 有恶心、呕吐、腹痛、腹胀、口干、食欲减退等胃肠道反应。⑨ 有一过性 ALT、AST、LDH、GGT 和胆红素升高。⑩ 偶有白细胞减少、血小板减少、嗜酸性粒细胞增多。⑪ 有头痛、眩晕、嗜睡、焦虑等中枢神经系统症状。⑫ 含有铝、镁等金属离子制酸剂可与本药发生配位反应，影响本药的吸收，避免合用。

【用法与用量】

口服。每次 200mg，每日 1 次，首次剂量加倍（400mg），疗程 7~14d。

【制剂与规格】

片剂，100mg。

12-22

奈诺沙星 *
Nemonoxacin

【其他名称】

太捷信。

【研发】

美国宝洁公司与中国台湾太景生物公司共同研发。

【上市日期】

2014 年 3 月。2016 年 6 月 CFDA 批准上市、2021 年 6 月浙江医药获 NMPA 批准生产。

【药理作用】

本品为第四代喹诺酮类抗菌药，属无氟喹诺酮类药物。抗菌谱广，抗菌作用强。对肺炎链球菌（包括耐药菌株）、金黄色葡萄球菌（包括 MRSA）等革兰阳性菌、流感嗜血杆菌、副流感嗜血杆菌、肺炎克雷白杆菌、卡他莫拉菌等革兰阴性菌、厌氧菌、及嗜肺军团菌、肺炎支原体、肺炎衣原体等非典型病原菌均有良好抗菌活性。且不易产生耐药。但是对铜绿假单孢菌和分枝杆菌活性低。

本品可抑制细菌拓扑异构酶Ⅱ和拓扑异构酶Ⅳ的活性，阻碍细菌 DNA 合成与复制发挥抗菌作用。

口服吸收良好。单剂量 500mg 口服，T_{max} 1.14h，C_{max} 约 5.9 μg/mL，血浆蛋白结合率为 16%，$t_{1/2}$ 约 12.8h。给药量的 70% 经肾随尿液排出。

【临床应用】

用于治疗由敏感菌（包括对其他喹诺酮类药物产生耐药的菌株）引起的社区获得性肺炎（CAP）。

【不良反应与注意事项】

① 对本品过敏者禁用。② 孕妇禁用。FDA 对本品妊娠用药的安全性分级为 C 级。③ 哺乳期妇女禁用。如果用药，应停止供乳。④ 可影响儿童软骨正常发育，18 岁以下未成年人禁用。⑤ 偶有皮疹、红斑、瘙痒等皮肤过敏症状。⑥ 有恶心、呕吐、腹痛、腹泻、味觉改变等胃肠道反应。⑦ 一过性 ALT、AST 升高。⑧ 偶有白细胞减少、中性粒细胞减少。⑨ 本品对 QT 间期延长的影响小于莫西沙星，对低血钾、心律不齐者，仍应慎用，防止发生心律过缓或急性心肌缺血。

【用法与用量】

口服。每次 500mg，每日 1 次，疗程 5~7d。

【制剂与规格】

片剂，250mg。

12-23

加诺沙星
Garenoxacin

【其他名称】

加雷沙星、加仑沙星、甲磺酸加诺沙星、Garenoxacin Mesylate、Geninax。

【研发】

日本 Toyama（富山）与 Taisho（大正）制药株式会社合作研发。

【上市日期】

2007 年 9 月。2019 年 7 月 NMPA 批准中国上市。

【药理作用】

本品与奈诺沙星同属第四代（亦有将其划分为第五代）喹诺酮类抗菌药，属无氟喹诺酮类药物。抗菌谱广，抗菌活性强。对金黄色葡萄球菌（包括 MRSA）、表皮葡萄球菌（包括 MRSE）、化脓性链球菌、肺炎链球菌、粪肠球菌（包括 VRE）等革兰阳性菌，卡他莫拉菌、肠杆菌属、克雷白杆菌、大肠埃希菌、流感嗜血杆菌、耐环丙沙星的铜绿假单胞菌等革兰阴性菌，脆弱拟杆菌等厌氧菌及嗜肺军团菌、肺炎支原体、肺炎衣原体等病原微生物均有较强的杀灭作用。即使对青霉素、其他喹诺酮类及大环内酯类产生耐药的细菌或支原体等病原微生物，本品仍具良好活性。

作用机制是本药可抑制细菌 DNA 拓扑异构酶Ⅱ和拓扑异构酶Ⅳ，阻碍细菌蛋白质合成而发挥抗菌作用。

【临床应用】

用于治疗由敏感菌引起的严重咽炎、喉炎、急性支气管炎、慢性支气管炎急性发作及肺炎等呼吸系统感染，蜂窝组织炎等皮肤软组织感染，肾盂肾炎、膀胱炎、尿道炎、盆腔炎等泌尿生殖系统感染，社区获得性肺炎（CAP）及中耳炎、鼻窦炎等。

【不良反应与注意事项】

①对本品或对其他喹诺酮类药物过敏者禁用。②妊娠妇女禁用。③哺乳期妇女禁用，如果用药应停止供乳。④喹诺酮类药物可影响软骨的正常发育，18 岁以下未成年人不宜应用。⑤本品可致口腔黏膜、皮肤显示可逆性的紫或紫红色着色。⑥有癫痫、糖尿病史或低血压、心律不齐、重症肌无力者慎用。⑦偶有恶心、腹泻、头痛、头晕、水肿、手足震颤和 QT 间期延长。

【用法与用量】

口服。成人每次 200~400mg，每日 1 次。

【制剂与规格】

片剂，200mg。

12-24

西他沙星 *
Sitafloxacin

【其他名称】

西他沙星水合物、沙拉沙星、格雷必妥、Gracevit、Sitafloxacin Hydrate。

【研发】

日本 Daiichi-Sankyo（第一制药 - 三共）制药株式会社。

【上市日期】

2008 年 4 月。2019 年 2 月中国上市，2021 年 6 月江苏柯菲平药业获 NMPA 批准投产。

【药理作用】

本品是具有 N-1- 氟环丙基胺结构的第四代喹诺酮类抗菌药。抗菌谱广，对金黄色葡萄球菌（含 MRSA）、表皮葡萄球菌（含 MRSE）、肠球菌等革兰阳性菌，铜绿假单胞菌、流感嗜血杆菌、奈瑟菌、肺炎克雷白菌、大肠埃希菌等革兰阴性菌，脆弱类拟杆菌等厌氧菌，肺炎支原体，衣原体，嗜肺军团菌等病原微生物均有较强的抑制、杀灭作用。即使对其他喹诺酮类药物产生耐药的菌株，本品依然敏感。本药的抗菌活性强于氧氟沙星、洛美沙星、司帕沙星，莫西沙星。作用机制同其他喹诺酮类药物。

口服吸收良好，生物利用度高于 70%。单剂量 25~200mg 口服，T_{max} 1~1.3h，C_{max} 0.29~1.86 μg/mL，血浆蛋白结合率约为 50%，消除半衰期 4.4~5h。48h 内，给药量的 69%~74% 经肾随尿液排出，少量经粪便排出。

【临床应用】

用于治疗由敏感菌引起的严重难治的咽炎、喉炎、扁桃体炎、急性支气管炎、慢性支气管炎急性发作、肺炎等呼吸系统感染，肾盂肾炎、膀胱炎、尿道炎、盆腔炎等泌尿生殖系统感染，腹膜炎等腹腔内感染，皮肤软组织感染及口腔、耳、鼻、喉等感染。

【不良反应与注意事项】

由于本药结构中有顺式氟环丙胺基团，具良好药代动力学特性，不良反应相对少而轻。① 对本品或对其他喹诺酮类药物过敏者禁用。② 妊娠妇女禁用。③ 尚不知本品是否从乳汁分泌，哺乳期妇女用药应停止供乳。④ 喹诺酮类药物可影响软骨的正常发育，未成年人不宜应用。⑤ 偶有皮疹、瘙痒等过敏症状。⑥ 个别有腹泻等胃肠道反应。⑦ 偶有 ALT、AST 升高及嗜酸性粒细胞增多。⑧ 含有钙、镁、铁、铝等金属离子药物可影响本药吸收，如需用药，服用时间宜间隔 2h。⑨ 本品不宜与吲哚美辛等芳基乙酸类非甾体类抗炎药合用，因存在发生惊厥风险。

【用法与用量】

口服。成人每次 50~100mg，每日 2 次。

【制剂与规格】

片剂，50mg，100mg。

第十三章　磺胺类与甲氧苄啶抗菌药

Sulfanilamides and Trimethoprim Antiseptics

德国 Bayer（拜耳）公司微生物学家 Gerhard Domagk（格哈德·多马克）于 1932 年研发了第一个磺胺类药物百浪多息（Prontosil），从而奠定了化学合成系列磺胺类药物的基础。鉴于该成果对医药学的重大贡献，多马克获 1947年诺贝尔医学奖。

13-01

磺胺嘧啶 *
Sulfadiazine

【其他名称】

SD。

【药理作用】

本品为中效磺胺类药物。抗菌谱广，对多数革兰阳性菌和革兰阴性菌敏感。在革兰阳性菌中，对肺炎链球菌高度敏感。葡萄球菌中度敏感。炭疽杆菌、破伤风杆菌、部分李斯特菌也较敏感。在革兰阴性菌中，脑膜炎奈瑟菌、淋病奈瑟菌、流感嗜血杆菌、鼠疫杆菌高度敏感。大肠埃希菌、痢疾杆菌、伤寒杆菌、布氏杆菌、奇异变形杆菌、霍乱弧菌呈中度敏感。此外，本品对衣原体、放线菌、疟原虫也较敏感。在磺胺类药物中，本品血浆蛋白结合率低，但通过血脑脊液屏障率最高。所以对预防和治疗流行性脑膜炎有突出疗效。本品在尿中溶解度低，易出现结晶尿，不适宜尿路感染的治疗。

作用机制是：细菌蛋白质合成须有四氢叶酸，而四氢叶酸是由对氨基苯甲酸（PABA）在二氢叶酸合成酶的作用下形成。由于磺胺类药物在结构上与对氨基苯甲酸相似，可与 PABA 竞争性地作用于细菌体内的二氢叶酸合成酶，则细菌蛋白质合成所需的四氢叶酸生成受阻，最终致细菌蛋白质合成受到抑制而发挥抗菌作用。

口服易吸收。单剂量 2g 口服，T_{max} 3~6h，C_{max} 为 30~60 µg/mL，血浆蛋白结合率为 38%~48%，$t_{1/2}$ 约 10h。吸收后广泛分布于胸膜液、腹膜液、滑膜液、房水、唾液、尿液和胆汁中。易通过血脑脊液屏障，可通过胎盘屏障，并可分泌至乳汁中。48~72h 内，给药量的 60%~85% 经肾随尿液排出。药物排泄量与尿液 pH 相关，若尿液呈碱性，则药物排泄量增加。

【临床应用】

主要用于预防和治疗流行性脑脊髓膜炎，也用于治疗由敏感菌引起的呼吸系统、肠道和皮肤软组织感染。

【不良反应与注意事项】

① 对本品或对其他磺胺类药物过敏者禁用。② 可通过胎盘屏障，动物实验表明有致畸作用。孕妇不宜应用。FDA 对本品妊娠用药的安全性分级为 B 级（妊娠早期、中期）和 D 级（妊娠晚期）。③ 可从乳汁分泌，易致 G-6-PD 缺乏的新生儿发生溶血性贫血。哺乳期妇女禁用。如果用药，应停止供乳。④ 本品可与胆红素竞争血浆蛋白的结合部位，存在发生高胆红素血症和新生儿黄疸的风险，2 个月以下的乳儿禁用。⑤ 肝肾功能低下者、高龄老人慎用。⑥ 有皮疹、药物热、瘙痒、关节痛、肌肉

痛等血清样反应。⑦ 有恶心、呕吐、腹泻、食欲减退等胃肠道反应。⑧ 偶见肝功能减退和黄疸。⑨ 粒细胞减少、血小板减少和再生障碍性贫血。⑩ 本品及其乙酰化代谢产物溶解度低，尤其尿液呈酸性时易损伤肾小管及尿道上皮细胞而致结晶尿、血尿。严重时可发生少尿、尿痛，甚至尿毒症。为预防肾脏损伤，用药时应服用等量碳酸氢钠碱化尿液，并多饮水，增加药物溶解。⑪ 用药期间应定期检测血常规和尿常规。

【用法与用量】

口服。成人一般感染每次 1g，每日 2 次，首次剂量加倍；流脑每次 1g，每日 4次，首次剂量加倍。儿童 150mg/（kg·d），分 4 次给予。

静脉滴注。成人一般感染每次 1~1.5g，每日 3 次；流脑 100mg/（kg·d），分3~4 次给予，首剂 50mg/kg。儿童一般感染 50~75mg/（kg·d），分 2 次给予；流脑100~150mg/（kg·d），分 3~4 次，药液浓度不高于 5%。

【制剂与规格】

片剂，0.5g。注射剂，0.4g、1g。

13-02

磺胺嘧啶银 *
Sulfadiazine Silver

【其他名称】

烧伤宁、SD-Ag。

【药理作用】

本品为磺胺类抗菌药。特点是对铜绿假单胞菌有较强的抑制作用。银盐本身又具有收敛作用，可使烧伤创面干燥，结痂，促进愈合。抗菌谱广，对多数革兰阳性菌和革兰阴性菌有较强的抗菌作用。对酵母菌等真菌也有一定的抑制作用。在革兰阳性菌中，对链球菌高度敏感。葡萄球菌中度敏感。炭疽杆菌、破伤风杆菌也较敏感。在革兰阴性菌中，奈瑟菌、流感嗜血杆菌、鼠疫杆菌高度敏感。大肠埃希菌、痢疾杆菌、伤寒杆菌、布氏杆菌、奇异变形杆菌等中度敏感。

作用机制同其他磺胺类药物。可与细菌体内的 PABA 竞争二氢叶酸合成酶，从而阻碍细菌体内二氢叶酸的合成，则细菌蛋白质合成受阻，发挥了抑菌作用。

本品为外用药。部分药物可局部吸收。通常吸收量低于给药量的 1/10，血液中磺胺嘧啶的浓度为 10~20μg/mL。若创面广泛，用药剂量大时，吸收量会相应增加，血药浓度也会增高。本品中银的吸收量不超过其含量的 1%。本药对坏死组织的穿透力差。

【临床应用】

用于预防和治疗Ⅱ度、Ⅲ度烧伤创面继发感染。

【不良反应与注意事项】

① 对本品或对其他磺胺类药物过敏者禁用。② 本品有局部轻微刺激感。如短暂疼痛等。③ 新生儿不宜应用，因经皮肤吸收后有致核黄疸发生。④ 若药物经局部吸收，偶可出现磺胺嘧啶的不良反应，具体可参阅磺胺嘧啶相关内容。

【用法与用量】

局部外用。每日用量不超过 30g。

【制剂与规格】

散剂，20g。软膏剂，1%。乳膏剂，1%。

13-03

磺胺嘧啶锌 *
Sulfadiazine Zinc

【其他名称】

SD-Zn。

【药理作用】

本品为磺胺类抗菌药。抗菌谱广。对多数革兰阳性菌和革兰阴性菌敏感。对酵母菌等其他真菌也有较好的抗菌作用。在革兰阳性菌中，对链球菌高度敏感，对葡萄球菌呈中度敏感，对炭疽杆菌、破伤风杆菌等也较敏感。在革兰阴性菌中，奈瑟菌、流感嗜血杆菌、鼠疫杆菌高度敏感，对大肠埃希菌、痢疾杆菌、布氏杆菌、伤寒杆菌、奇异变形杆菌等呈中度敏感。

本品同其他磺胺类药物，可与细菌的 PABA 竞争性地作用于二氢叶酸合成酶，从而抑制了细菌以 PABA 为原料合成四氢叶酸，阻抑了细菌蛋白质的合成，发挥抑菌作用。

本品为锌盐，有收敛和促进表皮生长作用。可使创面干燥、结痂和早期愈合。具有抗菌和收敛的双重作用。本品为局部外用药。吸收量低于给药量的 1%，血液中磺胺嘧啶浓度为 $10\sim20\,\mu g/mL$，若创面广泛，用药量大，吸收量会相应增加，血药浓度也会增高。本品对坏死组织渗透性差。吸收的药物主要经肾随尿液排出。

【临床应用】

用于治疗 Ⅱ 度、Ⅲ 度烧伤继发感染。包括枸橼酸杆菌、阴沟杆菌、大肠埃希菌、克雷白菌、变形杆菌、不动杆菌、铜绿假单胞菌、葡萄球菌、肠球菌、念珠菌等感染。

【不良反应与注意事项】

① 对本品或对其他磺胺类药物过敏者禁用。② 局部应用时，可有轻度刺激感，偶可发生短暂性疼痛。③ 药物经局部吸收，偶可出现磺胺嘧啶的不良反应。具体可参阅磺胺嘧啶相关内容。

【用法与用量】

局部外用。每日用量不超 50g。

【制剂与规格】

散剂，20g。软膏剂，5%。

13-04

磺胺甲噁唑
Sulfamethoxazole

【其他名称】

磺胺甲基异噁唑、新诺明、SMZ。

【研发】

日本 Shionogi（盐野义）制药株式会社。

【药理作用】

本品为中效磺胺类抗菌药。抗菌谱广。对革兰阳性菌、革兰阴性菌均具抗菌活性。目前临床多数细菌对本品耐药，其中以葡萄球菌、奈瑟菌、肠杆菌属等耐药菌株居多。

本品同其他磺胺类药物，有类似 PABA 结构，可与 PABA 竞争性地作用于菌体内的二氢叶酸合成酶，阻碍了细菌叶酸合成，抑制细菌繁殖而发挥抑菌作用。

口服吸收良好，可达给药量的 90% 以上。单剂量 2g 口服，T_{max} 2~4h，C_{max} 61~123 μg/mL，血浆蛋白结合率为 60%~68%，$t_{1/2}$ 约 10h。药物吸收后，在肝、肾、脑、消化道等组织均有广泛分布。在胸膜液、腹膜液、滑膜液、唾液、房水、胆汁等体液中可有较高浓度。本品易通过血脑脊液屏障，在脑膜炎时，脑脊液中的药物浓度可达血药浓度的 80%~90%。也可通过胎盘屏障，并可分泌至乳汁中。24h 内，给药量的 20%~40% 以药物原形和给药量的 30% 以无抗菌活性的乙酰化物经肾随尿液排出。部分伴胆汁随粪便排出。

【临床应用】

用于治疗由敏感菌引起的单纯性尿路感染。由流感嗜血杆菌、肺炎链球菌等敏感菌引起的呼吸系统感染。也用于预防敏感的脑膜炎奈瑟菌引起的流行性脑脊髓膜炎。

【不良反应与注意事项】

① 本品与其他磺胺类药物存在交叉过敏，对本品或对其他磺胺类药物过敏者禁用。② 可通过胎盘屏障进入胎儿体内。动物实验表明本药可致畸，表现为腭裂。孕妇禁用。FDA 对本品妊娠用药的安全性分级为 C 级。③ 可从乳汁分泌，易致葡萄糖 -6- 磷酸脱氢酶（G-6-PD）缺乏的新生儿发生溶血性贫血。哺乳期妇女不宜应用。如果用药，应停止供乳。④ 磺胺类药物可与胆红素竞争血浆蛋白结合部位，致游离胆红素增加，而新生儿肝功能尚不完善，易发生高胆红素血症、新生儿黄疸。2 个月以下婴儿禁用。⑤ 肝肾功能低下者、老年人慎用。⑥ 有药疹、多形性红斑、瘙痒、药物热等过敏反应。严重时可发生剥脱性皮炎及光敏反应。⑦ 有恶心、呕吐、腹泻、食欲减退等胃肠道反应，常表现轻微。少见假膜性肠炎。⑧ 偶有粒细胞减少、血小板减少、再生障碍性贫血。⑨ 有结晶尿、管型尿和血尿。严重时少尿、尿痛、甚至肾衰竭。偶可发生间质性肾炎或肾小管坏死等严重不良反应。⑩ 用药期间宜多饮水，保持成人日尿量不少于 1500mL。必要时可加服碳酸氢钠以碱化尿液，增加药物溶解度，防止出现结晶尿。⑪ 对疗程长者，应定期检测血象和肾常规。⑫ 自从甲氧苄啶问世后本品已很少单独使用，现多与甲氧苄啶（TMP）组合应用，明显增强疗效。

【用法与用量】

口服。成人一般感染每次 1g，每日 2 次，首次剂量加倍（2g）；严重感染每次 1g，每日 3 次，首次剂量加倍（2g）。儿童每次 25~30mg/kg，每日 2 次，首剂加倍（50~60mg/kg），每日总量应不超 2g。

【制剂与规格】

片剂，0.5g。

复方磺胺甲恶唑 *
Compound Sulfamethoxazole

【其他名称】

复方新诺明、磺胺甲恶唑 / 甲氧苄啶。

【药理作用】

本品为磺胺甲恶唑（SMZ）与甲氧苄啶（TMP）按 5∶1 组成的复方制剂。其中 SMZ 可作用于细菌二氢叶酸合成酶，致二氢叶酸生成减少，则四氢叶酸生成受阻。而 TMP 为二氢叶酸还原酶抑制剂，可抑制二氢叶酸还原成四氢叶酸，则细菌蛋白质合成受到抑制。两药组合后，可使细菌的叶酸合成与代谢受到双重阻断，呈现协同作用。增强了 SMZ 的抗菌作用，减少耐药发生。抗菌谱广，对多数革兰阳性菌和革兰阴性菌有抗菌作用。对链球菌、葡萄球菌敏感。抗菌作用较单独应用 SMZ 明显增强。对大肠埃希菌、克雷白菌属、沙门菌属、志贺菌、奇异变形杆菌、普通变形杆菌、流感嗜血杆菌、百日咳杆菌等革兰阴性菌均有抗菌作用。尤其对大肠埃希菌、流感嗜血杆菌的抗菌作用较单独应用 SMZ 强 4~8 倍。而且不易产生耐药。

本品口服吸收后，体内分布良好。甲氧苄啶脂溶性高，具有更大的分布容积，主要集中于前列腺液、阴道液等相对酸性介质中。T_{max} 约 2h，$t_{1/2}$ 约 10h。24h 内，给药量的 40%~60% 以药物原形和代谢物经肾随尿液排出。

【临床应用】

用于治疗由敏感的流感嗜血杆菌、肺炎链球菌、肺炎杆菌等引起的呼吸系统感染及儿童急性中耳炎等。由大肠埃希菌、克雷白菌属、变形杆菌等引起的单纯性尿路感染及肠道感染。也用于预防脑膜炎奈瑟菌引起的脑膜炎。

【不良反应与注意事项】

① 对磺胺甲恶唑、甲氧苄啶或其他磺胺类药物过敏者禁用。② 本品可通过胎盘屏障，进入胎儿体内。动物实验表明，磺胺甲恶唑有致畸作用，孕妇禁用。FDA 对 SMZ 妊娠用药安全性分级为 C 级。③ 本品可经乳汁分泌，易致 G-6-PD 缺乏的新生儿发生溶血性贫血。哺乳期妇女禁用。如果用药，应停止供乳。④ 肝肾功能低下者、老年患者慎用。⑤ 本品可与胆红素竞争血浆蛋白结合部位，致游离胆红素增高。新生儿乙酰转移酶系统发育尚不完善，易发生高胆红素血症、新生儿黄疸，2 个月以下婴儿禁用。⑥ 有皮疹、渗出性多形性红斑、药物热、瘙痒、剥脱性皮炎、肌肉痛、关节痛等血清样反应。⑦ 有恶心、呕吐、腹泻、食欲减退等胃肠道反应。⑧ 可有中性粒细胞减少、血小板减少，偶可发生再生障碍性贫血。⑨ 偶见结晶尿、管型尿、血尿，严重时少尿、尿痛。甚至肾衰竭。⑩ 偶可致肝功能减退、黄疸。⑪ 长疗程者，应定期检查血象和尿常规。⑫ 对严重感染者，应进行血药浓度监测，总磺胺血药浓度不应超 200 μg/mL。⑬ 用药期间宜多饮水，必要时加服碳酸氢钠以碱化尿液，防止出现结晶尿。

【用法与用量】

口服。成人每次 1g（SMZ 800mg、TMP 160mg），每日 2 次。儿童（2 个月以上，体重 40kg 以下）每次 SMZ 20mg/kg、TMP 4mg/kg，每日 2 次。

【制剂与规格】

片剂，SMZ100mg/TMP20mg、SMZ400mg/TMP80mg。

13–06

磺胺多辛*
Sulfadoxine

【其他名称】

磺胺邻二甲氧嘧啶、周效磺胺、Sulfadimoxin、Sulfamethoxine、SDM。

【药理作用】

本品为长效磺胺类药物。抗菌谱广，对金黄色葡萄球菌、溶血性链球菌等革兰阳性菌及志贺菌属、沙门菌属、大肠埃希菌、变形杆菌等革兰阴性菌均有较强的抗菌活性。此外，尚有抗疟原虫的作用。

作用机制同其他磺胺类药物，可与对氨基苯甲酸（PABA）竞争性地作用于细菌体内二氢叶酸合成酶，则四氢叶酸不能合成，细菌的蛋白质合成受阻，最终，细菌的生长繁殖受到抑制。

口服本品 0.5g，T_{max} 2~6h，C_{max} 50~75μg/mL，血浆蛋白结合率为 90%~95%，$t_{1/2}$ 约 170h。药物吸收后，体内分布广泛。可通过胎盘屏障，并少量分泌至乳汁中。本品主要以药物原形或代谢物经肾随尿液排出。24h 内，可排出给药量的 8%，7d 内排出 30%。

【临床应用】

临床常用本品与乙胺嘧啶联合，用于防治疟原虫引起的恶性疟疾。在 20 世纪 60 年代，本品曾被用于治疗由溶血性链球菌、肺炎链球菌、志贺菌等引起的呼吸道或肠道等感染。如今，已少见在这一领域应用。

【不良反应与注意事项】

① 本品与其他磺胺类药物存在交叉过敏，对本品或对其他磺胺类药物过敏者禁用。② 可通过胎盘屏障，并可致畸，妊娠妇女禁用。③ 可少量从乳汁分泌，哺乳期妇女禁用，如果用药应停止供乳。④2 个月以下的婴儿禁用。因本品可致体内游离胆红素增高，而新生儿肝功能尚不完善，易发生高胆红素血症和新生儿黄疸。⑤ 肝肾功能低下者、巨幼红细胞贫血者、G-6-PD 缺乏者禁用。⑥ 有药疹、渗出性多形性红斑、剥脱性皮炎、关节痛、肌肉痛等血清样反应。⑦ 有恶心、呕吐、腹泻、食欲减退等胃肠道反应。偶可发生由难辨梭状芽孢杆菌引起的假膜性肠炎，一经发生，停止用药。⑧ 偶可发生肝功能减退、黄疸、严重可发生急性重型肝炎。⑨ 偶有中性粒细胞减少、血小板减少、再生障碍性贫血。⑩ 有结晶尿、蛋白尿、管型尿、血尿，偶可发生间质性肾炎或肾小管坏死。⑪G-6-PD 缺乏者易发生溶血性贫血及血红蛋白尿。小儿的发生较成人多见。⑫ 用药期间应多饮水，保持 24h 排尿量不少于 1200~1500mL，防止出现结晶尿。

【用法与用量】

口服（餐前 1h 或餐后 2h）。成人预防疟疾每次磺胺多辛 0.5g/ 乙胺嘧啶 25mg，每周 1 次；治疗恶性疟疾每次磺胺多辛 1~1.5g/ 乙胺嘧啶 50~70mg，每周 1 次。儿童首剂 30~40mg/kg，以后每次 15~30mg/kg，每周 1 次。

【制剂与规格】
　　片剂，0.5g。

13-07

甲氧苄啶*
Trimethoprim

【其他名称】
　　甲氧苄胺嘧啶、三甲氧苄胺嘧啶、三甲氧普林、磺胺增效剂、TMP、Trimethoxyprim。

【药理作用】
　　本品为磺胺增效剂。抗菌谱广，对多数革兰阳性菌和革兰阴性菌敏感。

　　在革兰阳性菌中，对链球菌、肺炎链球菌敏感。在革兰阴性菌中，对大肠埃希菌、沙门菌属、奇异变形杆菌、肺炎杆菌、痢疾杆菌、伤寒杆菌、百日咳杆菌等均有抗菌活性。但是对铜绿假单胞菌、奈瑟菌的抗菌作用不明显。本品单独应用易产生耐药，通常与 SMZ 等磺胺类药物组合，抗菌作用增强，对磺胺类药物产生耐药的菌株依然敏感。

　　本品为二氢叶酸还原酶抑制剂。当二氢叶酸还原酶受抑制，二氢叶酸便不能转换为四氢叶酸，没有四氢叶酸，细菌的核酸与蛋白质合成便不能进行。若与磺胺类药物组合，可对细菌四氢叶酸的合成产生双重抑制作用，抗菌作用增强，也减少了耐药的发生。

　　口服吸收良好。单剂量100mg 口服，T_{max} 1~4h，C_{max} 1 μg/mL，血浆蛋白结合率为 30%~46%，$t_{1/2}$ 为 8~10h。吸收后体内分布广泛。在肝、肾、肺、痰液、前列腺液、阴道分泌物中的浓度高，甚至超过同期血药浓度。本品可通过血脑脊液屏障和胎盘屏障，并可分泌至乳汁中。24h 内，给药量的 40%~60% 以药物原形经肾随尿液排出，少量随胆汁经粪便排出。

【临床应用】
　　本品通常与磺胺甲噁唑组成复方制剂用于治疗由敏感菌引起的呼吸系统感染、泌尿道和肠道等感染。

【不良反应与注意事项】
　　① 对本品或对与本品组合的磺胺类药物过敏者禁用。② 磺胺类药物有致畸可能，且可通过胎盘屏障，进入胎儿体内，妊娠妇女禁用。③ 哺乳期妇女、新生儿禁用。④ 严重肝肾功能不全者、有血液病史者慎用。⑤ 中性粒细胞减少、血小板减少，偶致再生障碍性贫血。⑥ 本品不宜与抗肿瘤药物或其他二氢叶酸拮抗剂药物合用，避免发生骨髓再生不良或巨幼红细胞贫血。⑦ 有皮疹、瘙痒等过敏症状。⑧ 有恶心、呕吐、腹泻、食欲不振等胃肠道反应。⑨ 偶有蛋白尿、管型尿、血尿等肾功能损伤。⑩ 大剂量或长疗程，须定期检测血象和尿常规。

【用法与用量】
　　口服。成人每次 100~200mg，每日 2 次。儿童每次 2.5~5mg/kg，每日 2 次。

【制剂与规格】
　　片剂，100mg。

第十四章　硝基呋喃类抗菌药

Nitrofurans Antiseptics

14-01

呋喃妥因 *
Nitrofurantoin

【其他名称】

硝基呋喃妥因、呋喃坦啶、Furadantin。

【上市日期】

1952 年。

【药理作用】

本品为人工合成的硝基呋喃类抗菌药。抗菌谱广。对大肠埃希菌、痢疾杆菌、伤寒杆菌、淋病奈瑟菌、肠球菌、金黄色葡萄球菌等有较强的抗菌活性。对变形杆菌、克雷白菌属、沙雷菌属、阴沟肠杆菌等活性弱。对铜绿假单胞菌几乎无抗菌活性。

本品可干扰细菌酶系统，抑制乙酰辅酶 A，干扰细菌正常代谢，阻碍细菌 DNA 合成发挥抗菌作用。口服吸收后，在体内很快被灭活，血药浓度低。血浆蛋白结合率为 60%。$t_{1/2}$ 为 0.3~1h。肾中药物浓度较高，尿液中的浓度可达有效治疗浓度。可通过胎盘屏障，也可少量分泌至乳汁中。给药量的 40%~50% 以药物原形经肾随尿液排出。

【临床应用】

主要用于治疗由敏感菌引起的尿道炎等泌尿系统感染。

【不良反应与注意事项】

① 对本品或对其他硝基呋喃类药物过敏者禁用。② 可通过胎盘屏障进入胎儿体内，因胎儿的酶系统发育不完善，易发生溶血性贫血，孕妇慎用。FDA 对本品妊娠用药的安全性分级为 B 级。③ 本品可从乳汁分泌，若乳儿 G-6-PD 缺乏，则易发生溶血性贫血。哺乳期妇女不宜服用。如用药，应停止供乳。1 个月以下的婴儿禁用。④ 严重肾功能低下者、G-6-PD 缺乏者禁用。⑤ 有皮疹、瘙痒、药物热等过敏症状。⑥ 有恶心、呕吐、腹泻、食欲减退等胃肠道反应。⑦ 偶有中性粒细胞减少、嗜酸性粒细胞增多。⑧ 本品在酸性环境中抗菌活性强，不宜与碳酸氢钠等碱性药物合用。⑨ 宜餐时服用，可减少胃肠道反应。⑩ 连续用药不宜超过 2 周。

【用法与用量】

口服。成人每次 50~100mg，每日 4 次。儿童 5~7mg/（kg·d），分 4 次给予。

【制剂与规格】

肠溶片，50mg。

14-02

呋喃唑酮 *
Furazolidone

【其他名称】

痢特灵、Furoxone、Nifurazolidone。

【上市日期】

1956 年。

【药理作用】

本品为硝基呋喃类抗菌药。抗菌谱广，对革兰阳性菌中的金黄色葡萄球菌、化脓性链球菌及革兰阴性菌中的大肠埃希菌、沙门菌属、志贺菌属、肠杆菌属、克雷白菌属、霍乱弧菌等均有良好的抗菌活性。对毛滴虫、贾第鞭毛虫、幽门螺杆菌等也有较强的抑制作用。

作用机制是，本品对乙酰辅酶 A 等多种酶有抑制作用，可干扰细菌正常代谢。本品口服吸收少，仅为给药量的 5%。但在肠道内浓度高。部分吸收的药物经肾随尿液排出。

【临床应用】

用于治疗由敏感菌引起的细菌性痢疾、肠炎、霍乱、伤寒、副伤寒、滴虫病、贾第鞭毛虫病及幽门螺杆菌引起的胃窦炎等。

【不良反应与注意事项】

① 对本品或对其他硝基呋喃类药物过敏者禁用。② 孕妇禁用，FDA 对本品妊娠用药的安全性分级为 C 级。③ 哺乳期妇女用药应停止供乳。④ 肾功能不全者、有哮喘等过敏性疾病史者慎用。⑤ 有皮疹、荨麻疹、瘙痒等过敏症状。⑥ 有恶心、呕吐、腹泻、食欲减退等胃肠道反应。⑦G-6-PD 缺乏者用药后易发生溶血性贫血。⑧ 本品为乙醛脱氢酶抑制剂，可抑制乙醛脱氢酶活性，致乙醛不能继续氧化成乙酸，则乙醛在体内积蓄，继而发生双硫仑样反应。表现皮肤潮红、瘙痒、发热、头痛、恶心、心动过速、血压下降等。所以用药期间和用药前 1 周、停药后 1 周内勿饮酒和饮用含有乙醇的饮品。

【用法与用量】

口服。成人每次 100mg，每日 3~4 次，肠道感染疗程 5~7d，贾第鞭毛虫病疗程 7~10d，日总剂量不超 400mg，疗程总剂量不超 3000mg。

【制剂与规格】

片剂，100mg。

第十五章　硝基咪唑类抗菌药

Nitroimidazoles Antiseptics

甲硝唑 *
Metronidazole

【其他名称】
甲硝哒唑、甲硝羟乙唑、灭滴灵。

【研发】
美国 Pfizer（辉瑞）公司旗下 Searle（西尔）公司。

【上市日期】
1960 年。1978 年 FDA 批准用于抗厌氧菌。

【药理作用】
本品为硝基咪唑衍生物。对厌氧菌有强大的抗菌作用。作用机制是抑制厌氧菌 DNA 合成，阻碍其生长、繁殖。对阿米巴原虫、阴道毛滴虫、贾第鞭毛虫等也有较强的杀灭作用。对阿米巴原虫的作用机理是，可使原虫氮链发生断裂。体外实验显示，药物浓度在 $1\sim2\,\mu g/mL$ 时，溶组织阿米巴于 $6\sim20h$ 可发生形态改变，24h 内可全部被杀灭。

口服或直肠给药，吸收快而完全。生物利用度 $90\%\sim100\%$。吸收后广泛分布于各组织与体液中。在乳汁、胆汁、胎盘中的浓度与同期血药浓度相近。在肺、胸膜液、唾液、羊水、精液、尿液、阴道液等组织与体液中，可达有效药物浓度。

于 20min 内静脉滴注本品 500mg，T_{max} 0.5h，C_{max} 27 $\mu g/mL$，血浆蛋白结合率为 10%，$t_{1/2}$ 为 $5\sim10h$。本品可通过血脑屏障和胎盘屏障。在肝脏被氧化代谢。给药量的 70% 以药物原形或代谢产物经肾随尿液排出。部分经其他途径排出。

【临床应用】
用于治疗由厌氧菌引起的败血症、心内膜炎、腹腔感染、盆腔感染、假膜性肠炎及由厌氧菌引起的牙龈炎、牙周炎、口腔溃疡等。阿米巴痢疾、阿米巴肝脓肿等肠内或肠外阿米巴病。也用于治疗阴道滴虫感染和由幽门螺杆菌引起的胃炎、胃溃疡。丙酸杆菌引起的痤疮、酒渣鼻。贾第鞭毛虫感染。也用于阑尾、结肠、妇产科、口腔科手术前预防用药等。

【不良反应与注意事项】
① 对本品或对其他硝基咪唑类药物过敏者禁用。② 妊娠 3 个月内的孕妇禁用。FDA 对本品妊娠用药的安全性分级为 B 级。③ 可从乳汁分泌，哺乳期妇女用药，应停止供乳。④ 肾功能不全者慎用。⑤ 偶有皮疹、荨麻疹、瘙痒等皮肤过敏症状。⑥ 有恶心、呕吐、腹部不适、食欲减退、口腔金属味等胃肠道反应。⑦ 长疗程或大剂量用药，可有头痛、失眠、肢体麻木、共济失调等神经系统症状。⑧ 本品为乙醛脱氢酶抑制剂。可影响乙醇代谢，阻止乙醛氧化，致乙醛在体内积聚，继而发生双硫仑反应。所以，用药期间及用药前 1 周、停药后 1 周内勿饮酒或饮用含酒精饮品。⑨ 本品代谢物可染红尿液，应与血尿鉴别。

【用法与用量】
成人：① 滴虫病，口服。每次 0.2g，每日 3 次，疗程 7~10d，应与栓剂或泡腾片联用。阴道栓。每次 0.5g，每晚 1 次，置于阴道深部，疗程 7~10d。阴道泡腾片。每次 0.2g，每晚 1 次，置于阴道深部，疗程 7~10d。② 厌氧菌感染，口服。每次 0.5g，每日 3 次，疗程不少于 7d。静脉滴注。每次 0.5g，每日 2 次，疗程不少于 7d。③ 肠道阿米巴病，口服。每次 0.4~0.6g，每日 3 次，疗程 7d。④ 肠外阿米巴病，口服。每次 0.6~0.8g，每日 3 次，疗程 10d。⑤ 贾第鞭毛虫病，口服。每次 0.4g，每日 3 次，疗程 5~10d。⑥ 幽门螺杆菌感染，口服。每次 0.5g，每日 3 次，疗程 7~14d。

儿童：① 厌氧菌感染，口服。25~50mg/（kg·d），分 3 次给予，疗程 7d。静脉滴注。每次 7.5mg/kg，每日 2 次，疗程 7d。② 滴虫病，口服。15~25mg/（kg·d），分 3 次给予，疗程 7~10d。③ 贾第鞭毛虫病，口服。15~25mg/（kg·d），分 3 次给予，疗程 10d。④ 阿米巴痢疾，口服。35~50mg/（kg·d），分 3 次给予，疗程 10d。

【制剂与规格】

片剂，0.1g、0.2g、0.5g。注射剂，0.1g、0.2g、0.5g。阴道栓，0.5g。阴道泡腾片，0.2g。

15-02

塞克硝唑
Secnidazole

【其他名称】

力普康、Flagentyl、Secnidal。

【研发】

法国 Rhone Poulenc（罗纳普朗克）公司。

【上市日期】

1980 年。

【药理作用】

本品为硝基咪唑类药物。对阿米巴原虫、阴道毛滴虫、贾第鞭毛虫的杀灭作用与甲硝唑相当。

口服吸收完全，生物利用度近 100%。单次口服 2g，T_{max} 2h，C_{max} 46μg/mL，血浆蛋白结合率为 15%。有效浓度可维持 48h。给药量的大部分以原形经肾随尿液排出。

本品可作用于细菌硝基还原酶，硝基被还原成氨基，其可抑制 DNA 转录与复制，阻碍 DNA 合成，致细菌死亡。

【临床应用】

主用于治疗阿米巴痢疾、阿米巴肝脓肿、阴道滴虫病、贾第鞭毛虫病。

【不良反应与注意事项】

① 对本品或对其他硝基咪唑类药物过敏者禁用。② 妊娠妇女及 3 岁以下幼儿禁用。③ 哺乳期妇女用药，应停止供乳。④ 有皮疹、荨麻疹、瘙痒等皮肤过敏症状。⑤ 有恶心、呕吐、腹痛、腹泻、口腔金属味等胃肠道不适。⑥ 偶有头痛、头晕等神经功能紊乱。⑦ 利福平、异烟肼、苯妥英钠、卡马西平等肝药酶诱导剂可促进本品代谢，致血药浓度下降，避免同用。⑧ 本品可抑制华法林的代谢，致凝血酶原时间长，从而增强华法林的抗凝作用。⑨ 本品可影响乙醇代谢，抑制乙醛脱氢酶活性，致乙醛在体内积聚，进而发生双硫仑样反应。所以在用药期间及用药

前 1 周与停药后 1 周内勿饮酒或饮用含酒精饮品。

【用法与用量】

口服。成人阿米巴痢疾每次 2g，每日 1 次，连服 3d；阿米巴肝脓肿每次 1.5g，每日 1 次，连服 5d；阴道毛滴虫病 2g，单次顿服。儿童阿米巴痢疾每次 30mg/kg，每日 1 次，连服 3d；阿米巴肝脓肿每次 30mg/kg，每日 1 次，连服 5d；贾第鞭毛虫病 30mg/kg，单次顿服。

【制剂与规格】

片剂，0.25g。胶囊，0.25g。

15-03

替硝唑 *
Tinidazole

【其他名称】

替尼达唑、服净、Fasigin、Fasigyn。

【研发】

美国 Pfizer（辉瑞）公司。

【上市日期】

1982 年。1993 年中国上市。

【药理作用】

本品为第二代硝基咪唑类抗菌药。其抗厌氧菌、抗原虫的活性强于甲硝唑，副作用低于甲硝唑。若与同等剂量的甲硝唑相比较，本品的血药浓度高，药效持续时间长。

对厌氧菌的作用机制是抑制细菌 DNA 转录与复制，阻碍细菌 DNA 合成。抑制细菌生长与繁殖。对原虫，可抑制其氧化还原反应，致原虫氮链发生断裂，起到杀灭作用。

成人单剂量 2g 口服，T_{max} 2h，C_{max} 40~50 μg/mL，血浆蛋白结合率为 12%，$t_{1/2}$ 为 9~11h。吸收后，体内分布广泛。在胆汁和唾液中的浓度与同期血药浓度相当。可通过血脑屏障和胎盘屏障。口服本品 2g 后，脑脊液中的药物浓度可达同期血药浓度的 88%，明显高于甲硝唑。有效药物浓度可持续 48~72h。给药量的大部分经肾随尿液排出，少量经粪便排泄。

【临床应用】

用于治疗由敏感厌氧菌引起的呼吸系统感染、腹腔感染、皮肤软组织感染、口腔感染、败血症等。用于直肠、妇科、口腔等手术前、后预防厌氧菌感染给药。也用于治疗阿米巴痢疾、阿米巴肝脓肿、阴道滴虫病、贾第鞭毛虫病及幽门螺杆菌引起的胃窦炎、消化道溃疡等。

【不良反应与注意事项】

① 对本品或对其他硝基咪唑类药物过敏者禁用。② 可通过胎盘屏障进入胎儿血液循环，孕妇禁用。FDA 对本品妊娠用药的安全性分级为 C 级。③ 本品可自乳汁分泌，哺乳期妇女禁用，如果用药，应停止供乳。④ 12 岁以下儿童禁用，肝肾功能不全者慎用。⑤ 有皮疹、荨麻疹、瘙痒等皮肤过敏症状。⑥ 有恶心、呕吐、

腹泻、食欲减退、口腔金属味等胃肠道反应。⑦ 大剂量用药，可发生头痛、头晕、肢体麻木、共济失调等神经功能紊乱。⑧ 本品可干扰 ALT、LDH、TG、HK 检测结果，致测定值偏低。⑨ 本品代谢物可使尿液显红色，应与血尿鉴别。⑩ 用本药治疗幽门螺杆菌感染时，应与克拉霉素，阿莫西林，H2 受体阻滞剂或质子泵抑制剂类药物联用。

【用法与用量】

成人口服。① 厌氧菌感染每次 1g，每日 1 次，首剂加倍，疗程 5d。② 阴道滴虫病、贾第鞭毛虫病 2g 单次顿服，必要时 3~5d 重复 1 次。③ 腹腔、盆腔、口腔手术前预防厌氧菌感染用药，术前 12h，2g 顿服。④ 阿米巴痢疾每次 0.5g，每日 2 次，疗程 5~10d。⑤ 阿米巴肝脓肿每次 1.5~2g，每日 1 次，疗程 3d。⑥ 幽门螺杆菌所致胃窦炎、胃溃疡每次 0.5g，每日 2 次。

静脉滴注。① 厌氧菌感染每次 0.8g，每日 1 次，疗程 5d。② 腹腔、盆腔手术前、后预防厌氧菌感染，总量 1.6g，1 次或分 2 次，第一次于术前 2~4h 给予，第二次于术后 12~24h 给予。阴道用栓。每次 0.2g，每晚 1 次，置入阴道深处，疗程 7d。阴道用泡腾片。每次 0.2g，每晚 1 次，置入阴道深处，疗程 7d。

儿童口服。① 厌氧菌感染 12 岁以上按成人剂量。② 肠道阿米巴病每次 50mg/kg，每日 1 次，疗程 3d。③ 阴道滴虫、贾第鞭毛虫，50mg/kg，1 次顿服。

【制剂与规格】

片剂、胶囊剂，0.25g、0.5g。注射剂，0.2g、0.4g。阴道栓，0.2g。阴道泡腾片，0.2g。

15-04

奥硝唑 *
Ornidazole

【其他名称】

氯丙硝唑、氯醇硝唑、圣诺安。

【研发】

美国 Hoffer.M 研发，后将该专利转让瑞士 Roche 公司。

【上市日期】

1977 年。

【药理作用】

本品为甲硝唑衍生物，属第三代硝基咪唑类抗菌药。对脆弱拟杆菌、普通拟杆菌、卵圆拟杆菌、口腔拟杆菌、牙龈拟杆菌、梭状芽孢杆菌、消化球菌、消化链球菌等厌氧菌及幽门螺杆菌均有良好的抗菌活性。对毛滴虫、贾第鞭毛虫、阿米巴原虫也有很强的杀灭作用。

作用机制同替硝唑等其他硝基咪唑类抗菌药，可抑制细菌 DNA 的转录、复制，发挥杀菌作用。口服本品 1.5g，T_{max} 2h，C_{max} 30μg/mL，$t_{1/2}$ 约 14h。吸收后，体内分布广泛，在各组织与体液中可达有效药物浓度。主要在肝脏代谢，给药量的 63% 经肾随尿液排出，约 22% 经粪便排泄。

【临床应用】

用于治疗由敏感厌氧菌引起的口腔感染、腹腔感染、盆腔感染及败血症等。用于毛滴虫、贾第鞭毛虫感染。阿米巴原虫所致的阿米巴痢疾和阿米巴肝脓肿。也用于腹腔、口腔、直肠、妇科手术前、后预防厌氧菌感染用药。

【不良反应与注意事项】

① 对本品或对其他硝基咪唑类药物过敏者禁用。② 虽然未见本品有致畸报道，妊娠妇女用药宜权衡利弊，尤其妊娠早期，妊娠初始 3 个月内禁用。③ 哺乳期妇女慎用。④3 岁以下幼儿不宜应用。⑤ 可有皮疹、荨麻疹、瘙痒等过敏症状。⑥ 有恶心、呕吐、食欲减退、味觉改变等胃肠道反应。⑦ 有头痛、头晕、疲乏、肢端麻木、震颤、癫痫发作、共济失调等神经系统障碍。⑧ 巴比妥及西咪替丁等 H2 受体阻断剂类药物可加速本品消除，致血药浓度下降，疗效减低。避免合用。⑨ 本品可抑制双香豆素类抗凝血药物的代谢，从而增强双香豆素的抗凝作用，有发生出血风险。⑩ 本品对乙醛脱氢酶无抑制作用。

【用法与用量】

成人口服。① 厌氧菌感染每次 0.5g，每日 2 次。② 滴虫感染急性 1.5g 单次顿服，慢性每次 0.5g，每日 2 次，疗程 5d。③ 贾第鞭毛虫感染 1.5g 单次顿服，必要时次日重复用药 1 次。④ 阿米巴痢疾每次 1.5g，每日 1 次，疗程 3d。⑤ 阿米巴肝脓肿每次 0.5g，每日 2 次。

静脉滴注。① 厌氧菌感染每次 0.5g，每 12h 1 次，疗程 3~6d。② 手术前、后预防厌氧菌感染术前 2h 1g，术后 12h 0.5g，术后 24h 0.5g。③ 阿米巴原虫感染每次 0.5g，每日 2 次，疗程 3~6d。

儿童口服。① 厌氧菌感染每次 10mg/kg，每日 2 次。② 滴虫感染每次 25mg/kg，每日 1 次。③ 贾第鞭毛虫病每次 40mg/kg，每日 1 次，服用 1~2d。④ 阿米巴痢疾每次 40mg/kg，每日 1 次，连服 3d。⑤ 阿米巴肝脓肿每次 25mg/kg，每日 1 次，连服 5d。

静脉滴注。① 厌氧菌感染每次 10mg/kg，每 12h 1 次。② 阿米巴病每次 10~15mg/kg，每 12h 1 次，疗程 3~6d。

【制剂与规格】

片剂，0.25g。分散片，0.25g。胶囊，0.25g。注射剂，0.25g、0.5g。

15-05

左奥硝唑 *
Levornidazole

【其他名称】

优诺安。

【研发】

中国圣和药业与华山抗生素研究所。

【上市日期】

2009 年 1 月中国。

【药理作用】

本品为奥硝唑左旋体，属第三代硝基咪唑类抗菌药。对脆弱拟杆菌、普通拟杆菌、卵形拟杆菌、口腔拟杆菌、牙龈拟杆菌、梭状芽孢杆菌、梭杆菌（无芽孢）、消化球菌、消化链球菌、韦荣氏球菌等厌氧菌及幽门螺杆菌等有较强的抗菌活性。奥硝唑为消旋体，除含本品外，尚含有一定神经毒性的右旋奥硝唑，而本品为左旋体，则不良反应低微，仅是奥硝唑的 1/15。

作用机制同奥硝唑，即本品分子中的硝基在无氧条件下被还原成氨基，其可与细菌细胞的成分发生作用，抑制其蛋白质合成，导致细菌等微生物死亡。

成人静脉滴注本品 0.5g、1g 和 1.5g，滴注时间 60min，C_{max} 和 AUC 与给药剂量呈线性关系。吸收后体内分布广泛，在各组织与体液可达有效药物浓度。给药量的大部分经肾随尿液排出。

【临床应用】

用于治疗由敏感厌氧菌引起的如下感染。① 腹腔内脓肿、肝脓肿等腹腔感染。② 子宫内膜炎、输卵管炎、卵巢脓肿等盆腔感染。③ 牙周炎、尖周炎、冠周炎、急性溃疡性牙龈炎。④ 伤口感染、褥疮感染、气性坏疽、蜂窝组织炎等皮肤软组织感染。⑤ 脑膜炎、脑脓肿、败血症或菌血症等严重感染。⑥ 手术前、后预防厌氧菌感染用药。

【不良反应与注意事项】

① 对本品或对其他硝基咪唑类药物过敏者禁用。② 妊娠早期（初始 3 个月）禁用。中、晚期用药，亦应权衡利弊。③ 哺乳期妇女禁用。如果用药，应停止供乳。④ 3 岁以下或体重低于 6kg 的幼儿慎用。如果用药，须在医生指导下进行。⑤ 肝肾功能低下者、有癫痫病史者、造血功能低下者慎用。⑥ 有皮疹、瘙痒等过敏症状。⑦ 偶有恶心、呕吐、口干、食欲减退等胃肠道反应。⑧ 常见头痛、头晕、疲倦、嗜睡、谵妄等神经系统症状。⑨ 偶有白细胞减少。⑩ 本品可抑制华法林代谢，致其血药浓度升高，增强华法林抗凝血作用，存在出血倾向。宜适当调整华法林给药量，并应监测凝血酶原时间。⑪ 虽然本品对乙醛脱氢酶无抑制作用，但是用药期间还是不宜饮酒。

【用法与用量】

静脉滴注。成人：① 治疗厌氧菌感染每次 0.5g，每 12h 1 次，首剂加倍，疗程 5~10d。② 术前、术后预防厌氧菌感染给药，术前 1h 1g，术后 12h、24h 各给药 0.5g。

儿童每次 10~15mg/kg，每 12h 1 次。

【制剂与规格】

注射剂，0.5g/100mL。

15-06

吗啉硝唑 *
Morinidazole

【其他名称】

迈灵达。

【研发】

中国豪森药业。

【上市日期】

2014 年中国。

【药理作用】

本品为硝基咪唑类抗菌药。对脆弱拟杆菌、普通拟杆菌、卵形拟杆菌、口腔拟杆菌、牙龈拟杆菌、消化链球菌、消化球菌等厌氧菌有良好的抗菌活性。

作用机制是本品分子中的硝基在无氧状态下被还原成氨基或形成自由基，其可与细菌细胞内成分相作用，从而抑制了细菌 DNA 复制、转录，最终抑制了细菌蛋白质合成。

静脉滴注本品 0.5g，45min 时的 C_{max} 11 ± 1.9 μg/mL，血浆蛋白结合率为 22%~27%，$t_{1/2}$ 为 5.6~6.4h。药物吸收后，广泛分布于体内各组织与体液中。36h 内，给药量的 70% 以药物原形或代谢物的形式经肾随尿液排出。

【临床应用】

主要用于治疗由敏感厌氧菌引起的子宫内膜炎、输卵管炎、卵巢脓肿等盆腔感染及腹膜炎、化脓性阑尾炎等腹腔感染。

【不良反应与注意事项】

① 对本品或对其他硝基咪唑类药物过敏者禁用。② 妊娠妇女用药的有效性、安全性尚不明确，不宜应用。③ 尚不知是否经乳汁分泌，哺乳期妇女禁用，如果用药，应停止供乳。④18 岁以下未成年人用药的安全性尚不明确，不推荐应用。⑤ 有皮疹、瘙痒、颜面部黄染等。⑥ 有恶心、呕吐、口腔苦味感、口干、食欲减退等胃肠道反应。⑦ 可有头痛、头晕、疲倦、乏力、口唇麻木感等中枢神经系统症状。⑧ 偶有 ALT、AST 升高，WBC 计数下降。⑨ 硝基咪唑类药物可引起外周神经病变，如肢体麻木感、感觉异常、癫痫发作等。⑩ 本品可抑制乙醛脱氢酶活性，致乙醛在体内积聚，发生双硫仑样反应。用药期间及用药前 1 周及停药后 1 周内勿饮酒或饮用含乙醇的饮品。

【用法与用量】

静脉滴注。① 女性盆腔感染每次 0.5g，每日 2 次，疗程 14d。② 化脓性、坏疽性阑尾炎每次 0.5g，每日 2 次，疗程 5~7d。

【制剂与规格】

注射剂，0.5g。

第十六章　抗真菌药

Antifungal Agents

第一节　多烯类

Polyenes

16-01

两性霉素 B*

Amphotericin B

- -

【其他名称】

两性霉素乙、庐山霉素、Fungilin、Fungizone。

【研发】

美国 Squibb（施贵宝）公司。

【上市日期】

1965 年 11 月。

【药理作用】

本品为多烯类抗真菌药。对念珠菌、隐球菌、荚膜组织胞浆菌、皮炎芽生菌、球孢子菌等多种真菌有抗菌活性。对大多数真菌的 MIC 为 0.02~1 μg/mL。但是对部分曲霉菌、皮肤癣菌、毛发癣菌等多表现耐药。

本品可与真菌细胞膜上的甾醇结合，导致细胞内钾离子、核苷酸、氨基酸等重要成分外漏，破坏了细胞正常代谢，阻碍了真菌的繁殖生长。

本品口服不易吸收，须静脉滴注给药。吸收后，体液中的药物浓度低，通常只有同期血药浓度的 50%，脑脊液中的浓度更低，为血药浓度的 2%~4%。血浆蛋白结合率为 91%~95%，$t_{1/2}$ 约 24h。7d 内给药量的 40% 经肾随尿液排出。停止用药后，本品继续经尿液排出，约持续 7 周。

【临床应用】

用于治疗全身深部真菌感染。如隐球菌性脑膜炎、念珠菌病、球孢子菌病、荚膜组织胞浆菌病及皮炎芽生菌、曲霉菌等感染。

【不良反应与注意事项】

① 对本品或对其他多烯类抗真菌药物过敏者禁用。② 孕妇慎用，FDA 对本品妊娠用药的安全性分级为 B 级。③ 哺乳期妇女用药应停止供乳。④10 岁以下儿童用药的安全性尚不明确，不宜应用。⑤ 本药具有肾毒性。高龄老人、肝肾功能不全者慎用。如果用药，应监测血清肌酐清除率。⑥ 有皮疹、瘙痒、面部潮红等过敏症状。⑦ 有恶心、呕吐、腹痛、腹泻、厌食等胃肠道反应。⑧ 用药期间，尿中可见 RBC、WBC、蛋白、管型及 BUN 升高、血清肌酐值升高。甚至发生肾小管性酸中毒（RTA）。⑨ALT、AST、ALP 和胆红素升高。⑩ 白细胞和血小板减少。⑪本药不能用氯化钠注射液溶解稀释，以免产生沉淀。宜选用等渗葡萄糖注射液稀释，滴速不超过每分钟 30 滴。药液浓度不超 0.1mg/mL。⑫ 不宜与妥布霉素等氨基糖苷类，多黏菌素、万古霉素等肽类，头孢唑林等一代头孢菌素类抗生素药物同时应用，否则会增加肾毒性。⑬ 本品可致低血钾，增加神经肌肉阻滞作用，避免与可致 QT 间期延长的药物同用。

【用法与用量】

静脉滴注。成人首先按每次 0.02~0.1mg/kg 给予，以后依耐受情况，每日或隔日增加 5mg，递增至每次 0.6~0.7mg/kg，成人每日最高剂量不应超过 1mg/kg。每日或隔日给药 1 次，累积总剂量 1.5~3g，疗程 1~3 个月，依据病情，疗程可延长至 6 个月。通常念珠菌感染的疗程总剂量为 1g。隐球菌脑膜炎的疗程总剂量为 3g。

【制剂与规格】

注射剂，5mg（0.5 万 U）、25mg（2.5 万 U）、50mg（5 万 U）。

16-02

两性霉素 B 脂质体 *
Amphotericin B Liposome

【其他名称】

安必素、安必松、锋可松、Ambisome、Ampholipad、Liposomal Amphotericin B。

【研发】

美国 Nexstar 公司研发，Nexstar 后被美国 Gilead（吉利德）公司收购。

【上市日期】

1997 年 8 月。

【药理作用】

本品为两性霉素 B 的脂质体剂型，属多烯类广谱抗真菌药。本品为脂类，更容易分布于肝、脾、肺等组织中，减少本药在肾脏中的浓度，明显降低肾毒性。

作用机制同两性霉素 B，即可与真菌细胞膜上的甾醇结合，破坏细胞细胞膜的通透性，导致细胞内的核苷酸、葡萄糖、氨基酸等重要物质外漏，阻碍了细菌蛋白质合成，发挥抗真菌作用。本品对念珠菌、隐球菌、荚膜组织胞浆菌、皮炎芽生菌、球孢子菌等大多数真菌有良好的抗菌作用。但是对细菌、病毒无抑制或杀灭作用。

【临床应用】

用于治疗由敏感真菌引起的全身性深部感染。如脑膜炎、心内膜炎、腹腔感染、呼吸系统感染、泌尿系统感染及败血症等。尤其适用于因两性霉素 B 的肾毒性或疗效欠佳中止治疗者。也用于治疗由利什曼原虫引起的黑热病。

【不良反应与注意事项】

① 对本品或对其他多烯类抗真菌药过敏者禁用。② 孕妇慎用，FDA 对本品妊娠用药的安全性分级为 B 级。③ 哺乳期妇女用药应停止供乳。④10 岁以下儿童用药的安全性尚未明确，不推荐应用。⑤ 有皮疹、斑丘疹、瘙痒等皮肤过敏症状。⑥ 有恶心、呕吐、腹痛、腹泻、消化不良、食欲减退等胃肠道反应。⑦ 有 ALT、AST、LDH 和胆红素升高。⑧ 肾毒性较两性霉素 B 轻微。偶有 BUN 和血清肌酐升高，出现蛋白尿、管型尿，甚至肾衰竭。⑨ 本品可致低血钾。增加神经肌肉阻滞作用，表现肌肉痛、关节痛或心律失常，室性心动过速、室性期外收缩、体位性低血压等。⑩ 本品须用等渗葡萄糖注射液稀释。药液浓度 1mg/mL，滴速不超每分钟 30 滴。

【用法与用量】

静脉滴注。① 系统性真菌感染每次 3~5mg/kg，每日 1 次。②HIV 感染者所患隐球菌性脑膜炎每次 6mg/kg，每日 1 次。③ 内脏利什曼原虫病，免疫功能正常者，第 1 日至第 5 日每次 3mg/kg，每日 1 次，第 14 日、21 日分别各给药 1 次，剂量同前。免疫功能缺陷者，第 1 日至第 5 日每次 4mg/kg，每日 1 次，第 17 日、24 日、31 日、38 日分别各给药 1 次，剂量同前。

【制剂与规格】

注射剂，50mg、100mg。

16-03

制霉菌素 *
Nystatin

【其他名称】

米可定、制霉素、Fungicidine、Mycostatin。

【上市日期】

1957 年。

【药理作用】

本品为多烯类广谱抗真菌药。除对念珠菌有较强的作用外，对隐球菌、曲霉菌、毛霉菌、荚膜组织胞浆菌、皮炎芽生菌、球孢子菌、毛癣菌、表皮癣菌、小孢子菌等也有良好的抗菌活性。

作用机制是本品可与真菌细胞膜上的甾醇结合，改变了细胞膜的通透性，导致细胞内氨基酸、葡萄糖等重要物质外漏，真菌的生长繁殖受到阻抑而发挥抗菌作用。由于本药在胃肠道几乎不被吸收，所以对全身的深部感染没有治疗作用。

【临床应用】

主要用于治疗消化道念珠菌感染、口腔念珠菌感染、皮肤黏膜念珠菌感染及阴道念珠菌感染。

【不良反应与注意事项】

① 对本品或对其他多烯类抗真菌药过敏者禁用。② 孕妇不宜应用。FDA 对本品妊娠用药的安全性分级为 C 级。③ 哺乳期妇女用药应停止供乳。④5 岁以下幼童禁用。⑤ 口服用药，可有恶心、呕吐、腹痛、腹泻等胃肠道反应。⑥ 局部外用有刺激感，偶可致接触性皮炎。⑦ 阴道用药偶可引起白带增多。

【用法与用量】

① 消化道念珠菌感染，片剂口服。成人每次 50 万 ~100 万 U，每日 3 次，疗程 7~10d。② 口腔念珠菌感染，口含片。每次 20 万 ~40 万 U，每日 4 次。含漱剂，每次 40 万 ~60 万 U，每日 4 次。③ 皮肤念珠菌感染，乳膏剂。软膏剂局部外涂，每日 2 次。④ 阴道念珠菌感染，阴道栓。每次 10 万 U，每日 1~2 次。阴道泡腾片。每次 10 万 U，每日 1~2 次，置于阴道深部。

【制剂与规格】

片剂，10 万 U、20 万 U、50 万 U。阴道栓剂，10 万 U、含漱液 10 万 U/mL。乳膏，10 万 U/g。软膏剂，10 万 U/g。

16-04

那他霉素 *
Natamycin

【其他名称】

纳他霉素、匹马霉素、田纳西霉素、那特真、Natacyn、Natafucin、Pimafucin、Pimafugin。

【研发】

美国 Alcon Laborateries。

【药理作用】

本品是由纳他链霉菌产生的一种多烯类抗真菌药。对念珠菌、隐球菌、曲霉菌、荚膜组织胞浆菌等真菌有良好的抑制活性。本品可与真菌细胞膜上的甾醇结合，改变真菌细胞膜的通透性，导致细胞内重要物质外漏，真菌的生长繁殖受到抑制。

【临床应用】

用于治疗真菌性眼睑炎、结膜炎、角膜炎等。

【不良反应与注意事项】

①对本品过敏者禁用。②药液滴眼后有异物感、刺激感、瘙痒、疼痛、结膜水肿、充血等，多为一过性。③本药宜于 2~8℃环境存放，避免冰冻与光照。

【用法与用量】

滴眼。每次 1 滴，每 2h 1 次，3~4d 后，每次 1 滴，每日 6~8 次，疗程 2~3 周。

【制剂与规格】

滴眼剂，5%–15mL。

16-05

美帕曲星
Mepartricin

【其他名称】

甲帕霉素、克霉灵、益列康宁、孟曲星、Ipertrofan、Montricin。

【研发】

日本 Takeda（武田）制药株式会社。

【上市日期】

1975 年。

【药理作用】

本品是由链霉菌产生的一种多烯类抗真菌药。特点是对白色念珠菌有较强的抑制作用，对阴道毛滴虫也有明显抑制作用。另外，本品在肠、肝循环中可与睾酮、胆固醇等形成复合物排出体外，减少了固醇类物质对前列腺增生上皮的刺激作用，对早期前列腺增生症状有所改善。

作用机制同制霉菌素，可与真菌细胞膜上的甾醇结合，破坏了真菌细胞膜的通透性，干扰真菌正常代谢，抑制其生长繁殖。本品是美帕曲星与十二烷基硫酸钠组成的复合制剂。其中十二烷基硫酸钠为助吸收剂，可促进美帕曲星快速进入体内血液循环。本品吸收后，体内分布广泛，在肾脏浓度较高。给药量的大部分经粪便排泄，停止用药后 30h 基本从体内消除。

【临床应用】

用于治疗肠道念珠菌感染、念珠菌性阴道炎及滴虫性阴道炎。也用于治疗早期前列腺增生。

【不良反应与注意事项】

① 对本品或对其他多烯类抗真菌药物过敏者禁用。② 妊娠妇女不宜应用，尤其妊娠初期 3 个月内禁用，儿童忌用。③ 有恶心、呕吐、腹胀、食欲减退等胃肠道反应。

【用法与用量】

口服。念珠菌感染，成人每次 10 万 U，每 12h 1 次，疗程 3d，病情复杂可适当延长或重复疗程。

【制剂与规格】

肠溶片，5 万 U。

第二节　咪唑类
Imidazoles

16-06

克霉唑 *
Clotrimazole

- -

【其他名称】

氯三苯甲咪唑、Chlortritylimidazole。

【研发】

德国 Bayer（拜耳）公司。

【上市日期】

1969 年。

【药理作用】

本品为咪唑类抗真菌药。抗菌谱广，对念珠菌、皮肤癣菌、曲霉菌、隐球菌、孢子菌等真菌有较强的抑制作用。

本品可抑制真菌细胞膜主要成分麦角甾醇合成酶，则麦角甾醇合成受阻，从而改变细胞膜的通透性，致细胞内容物外漏，真菌的生长、繁殖受到抑制。口服吸收差，血药浓度低。主要在肝脏代谢，给药量的大部随胆汁经粪便排泄，少量经肾随尿液排出。

【临床应用】

用于治疗由敏感真菌引起的口腔、皮肤、阴道等部位感染。

【不良反应与注意事项】

① 对本品或对其他咪唑类抗真菌药物过敏者禁用。② 孕妇慎用，FDA 对本品妊娠用药的安全性分级为 B 级。③ 本品可经乳汁分泌，哺乳期妇女用药应停止供

乳。④3 岁以下幼儿用药的有效性、安全性尚不明确，禁用。⑤12 岁以下女童禁用本品的阴道栓剂和阴道用片剂。⑥因本品口服吸收差，不良反应多，不做全身深部真菌感染的治疗。⑦局部用药后，有瘙痒、烧灼感、皮肤可见红斑、丘疹、脱屑等。⑧应用阴道栓剂者，偶有尿频、阴道烧灼感、下腹痉挛性疼痛。

【用法与用量】

①口、咽部念珠菌感染，锭剂含服。每次 0.01g，每日 5 次，疗程 14d。②皮肤真菌感染，乳膏剂。外涂，每日 2~3 次。③念珠菌性阴道炎，阴道栓。每次 0.15g，每晚 1 次，疗程 7d。阴道片。0.5g，睡前单次给予，必要时可行二次给药。

【制剂与规格】

锭剂，0.01g。阴道栓，0.15g。阴道片，0.5g。乳膏剂，1%-10g、3%-10g。

16-07

咪康唑 *
Miconazole

【其他名称】

双氯苯咪唑、达克宁、Daktarin。

【研发】

比利时 Janssen（杨森）公司。

【上市日期】

1971 年 6 月。

【药理作用】

本品为咪唑类抗真菌药。具有安全、高效、广谱抗真菌特性。对临床致病的真菌几乎均有抑制作用。对表皮癣菌、念珠菌、隐球菌等均有良好的抑制作用。而且对葡萄球菌、链球菌等革兰阳性球菌和炭疽杆菌等革兰阳性杆菌也有抗菌活性。但是对曲霉菌和部分白色念珠菌的作用差。

本品可抑制真菌细胞膜中的麦角甾醇合成酶，从而抑制麦角甾醇的生物合成，改变了真菌细胞膜的通透性，阻碍菌体对营养物质的摄取，致真菌死亡。

本品口服吸收差，口服 1g，C_{max} 1 μg/mL，血浆蛋白结合率 90%，$t_{1/2}$ 约 2.1h。吸收后体内分布广泛，主要在肝脏代谢。给药量的 50% 经粪便排泄，14%~22% 经肾随尿液排出。

【临床应用】

用于治疗由敏感的皮肤癣菌、念珠菌等引起的头癣、手足癣、体癣、股癣、花斑癣、指（趾）甲癣等，也用于念珠菌性阴道炎或男性外生殖器真菌感染及真菌性角膜溃疡。本品注射给药用于真菌引起的呼吸系统、泌尿生殖系统、消化系统、败血症等全身感染的治疗。

【不良反应与注意事项】

①对本品或对其他咪唑类抗真菌药物过敏者禁用。②孕妇不宜应用。FDA 对本品妊娠用药的安全性分级为 C 级。③哺乳期妇女用药安全性尚未确立，如果用药应停止供乳。④乳膏剂、栓剂外用后，有局部烧灼感、红肿等刺激症状。⑤静脉滴注全身给药后，可有皮疹、瘙痒等皮肤过敏症状。⑥有恶心、呕吐、食欲减

退等胃肠道反应。⑦ 偶有血小板减少、白细胞减少和氨基转移酶升高。⑧ 滴注速度过快可引起心律失常，但是现在临床已少见注射用药。⑨ 栓剂在高温环境中易变软，须冷藏存放。

【用法与用量】

真菌引起的呼吸等全身感染，静脉滴注。成人 600mg/d 或［10mg/（kg·d）］1 次或分次于 24h 内给予。

皮肤真菌感染，乳膏外涂。每日 1~2 次，疗程 10d。

念珠菌性阴道炎，阴道栓剂。每次 0.2g，每晚 1 次，疗程 7~14d。

【制剂与规格】

注射剂，200mg。乳膏剂，2%–15g。阴道栓剂，200mg。

16-08

益康唑 *
Econazole

【其他名称】

氯苯咪唑、氯苯甲氧咪唑、派瑞松、Ecostatin、Spectazole。

【研发】

比利时 Janssen（杨森）公司。

【上市日期】

1974 年 1 月。

【药理作用】

本品为咪唑类抗真菌药。抗菌谱广，除对皮肤癣菌、酵母菌、念珠菌等真菌有较强的抗菌活性外，对葡萄球菌、链球菌等革兰阳性菌也有一定的抗菌作用。本药毒性小，副作用少，抗菌作用强。皮肤癣菌的 MIC 为 1 μg/mL，念珠菌、隐球菌的 MIC 为 100 μg/mL。

本品对真菌细胞膜中的麦角甾醇合成酶有抑制作用，则麦角甾醇不能合成，从而影响真菌细胞膜的通透性，致细胞内重要内容物质外漏，发挥抗真菌作用。

【临床应用】

用于治疗由皮肤癣菌引起的体癣、股癣、手足癣、花斑癣及由念珠菌引起的阴道炎等感染。

【不良反应与注意事项】

① 对本品或对其他咪唑类抗真菌药物过敏者禁用。② 妊娠妇女禁用本品栓剂。FDA 对本品妊娠用药的安全性分级为 C 级。③ 哺乳期妇女禁用本品栓剂。④ 局部用药后，有瘙痒、灼热感、充血等局部刺激症状。

【用法与用量】

外用。皮肤癣症及皮肤念珠菌感染，乳膏外涂，每日 2 次，疗程 14d。念珠菌性阴道炎，阴道栓剂，每次 50mg，每晚 1 次，疗程 15d，或每次 150mg，每晚 1 次，疗程 3d。

【制剂与规格】

乳膏剂，1%–10g。阴道栓剂，50mg、150mg。

酮康唑 *
Ketoconazole

【其他名称】
采乐、金达克宁。

【研发】
比利时 Janssen（杨森）公司。

【上市日期】
1981 年 4 月。1988 年中国批准进口上市。

【药理作用】
本品为咪唑类抗真菌药。对表皮癣菌、毛发癣菌、小孢子菌等皮肤癣菌及念珠菌等有良好的抑制和杀灭作用。对金黄色葡萄球菌等部分革兰阳性菌也有一定抗菌活性。

作用机制同其他咪唑类抗真菌药，可抑制真菌细胞膜中的麦角甾醇合成酶，阻碍麦角甾醇合成，从而改变了真菌细胞膜通透性，致细胞内重要物质外漏，最终抑制了真菌的生长、繁殖。

【临床应用】
用于治疗由皮肤癣菌引起的手癣、足癣、体癣、股癣、花斑癣、头皮糠疹、脂溢性皮炎等。

【不良反应与注意事项】
① 对本品或对其他咪唑类抗真菌药物过敏者禁用。② 妊娠、哺乳期妇女、12 岁以下幼童用药宜在医生指导下进行。③ 局部用药后，偶有红斑、皮疹、瘙痒、灼热感等皮肤刺激症状。④ 禁用于皮肤破溃处。

【用法与用量】
乳膏外涂。体癣、股癣、花斑癣、皮肤念珠菌感染每日 1~2 次，疗程 2~4 周；手癣、足癣疗程 4~6 周；洗剂、花斑癣每日 1 次，疗程 5d；头皮糠疹、脂溢性皮炎每周 2 次，疗程 2~4 周。

【制剂与规格】
乳膏剂，2%–10g。洗剂，2%–50mL。

噻康唑
Tioconazole

【其他名称】
妥善、替可那唑、Gyno–Trosyd、Trosyd。

【研发】
美国 Pfizer（辉瑞）公司。

【上市日期】
1983 年 3 月。1989 年中国进口上市。

【药理作用】

本品为咪唑类广谱抗真菌药。对毛发癣菌、小孢子菌、表皮癣菌等皮肤癣菌及酵母菌、念珠菌等真菌均有良好的抗菌活性。而且对革兰阳性菌、阴道嗜血杆菌、毛滴虫、沙眼衣原体等也有抑制作用。

同其他咪唑类抗真菌药，可抑制真菌细胞膜中的麦角甾醇合成酶，则麦角甾醇合成受阻，从而影响细胞膜的通透性，细胞内主要内容物外漏，致真菌死亡。

【临床应用】

用于治疗由皮肤癣菌引起的手癣、足癣、体癣、股癣等。也用于治疗皮肤念珠菌病，如指（趾）间糜烂症、乳儿真菌性红斑及花斑糠疹等。念珠菌性阴道炎及阴道毛滴虫感染。

【不良反应与注意事项】

① 对本品或对其他咪唑类抗真菌药过敏者禁用。② 妊娠、哺乳期妇女禁用。③ 女性月经期，勿用阴道栓剂。④ 本品外用时，偶有瘙痒、红肿、灼热感等局部刺激症状。⑤ 应用时，避免接触眼角膜、结膜等部位。

【用法与用量】

外用。皮肤真菌感染，乳膏外涂，每日 2~3 次；花斑癣疗程 1 周；严重足癣：疗程 6 周；其他部位皮肤真菌感染疗程 2~4 周。念珠菌性阴道炎，阴道栓，每次0.1g，每晚 1 次，疗程 3~6d 或 14d。

【制剂与规格】

乳膏剂，2%-20g。阴道栓剂，0.1g。

16-11

联苯苄唑 *
Bifonazole

【其他名称】

苯苄咪唑、孚琪、美克、霉克、Mycospor。

【研发】

德国 Bayer（拜耳）公司。

【上市日期】

1983 年 11 月。

【药理作用】

本品为咪唑类广谱抗真菌药。对毛发癣菌、小孢子菌、表皮癣菌等皮肤癣菌、酵母菌、念珠菌等有较强的杀灭作用。当药物浓度小于 5 μg/mL，对 90% 的致病真菌有抑制作用。当药物浓度超过 5 μg/mL 时，对真菌呈明显的杀灭作用。而且对葡萄球菌、链球菌等革兰阳性菌也有一定的抗菌活性。对顽固性手、足癣的治疗有效率在 91% 以上。对体癣、股癣、花斑癣的疗效也在 90% 以上。

本品低浓度时，可抑制真菌麦角甾醇合成，致真菌细胞形成受阻。高浓度时，可与真菌细胞膜的磷脂发生特异性结合，致真菌细胞膜结构及功能受损发挥抗菌作用。

【临床应用】

用于治疗由皮肤癣菌引起的手癣、足癣、体癣、股癣、花斑癣、阴囊癣及由短小棒状杆菌引起的红癣等。也用于治疗由念珠菌引起的阴道炎。

【不良反应与注意事项】

① 对本品或对其他咪唑类抗真菌药过敏者禁用。② 妊娠早期（初始 3 个月内）、哺乳期妇女禁用。③ 儿童用药的安全性尚不明确。④ 皮肤有糜烂、渗出液慎用。⑤ 应用时避免接触眼、口腔、鼻腔等黏膜部位。⑥ 偶有一过性瘙痒、灼热感等局部刺激症状。

【用法与用量】

外用。乳膏局部涂抹，每日 1 次；足癣疗程 3 周；手癣体癣、股癣疗程 2~3周；花斑癣、红癣疗程 2~4 周。念珠菌性阴道炎，阴道栓，每晚 0.15g，疗程 10d。

【制剂与规格】

乳膏剂，1%–15g。阴道栓剂，0.15g。

16–12

硫康唑
Sulconazole

【其他名称】

硝酸硫康唑、Sulcosyn。

【研发】

日本 Tanabe Seiyaku（田边）制药株式会社。

【上市日期】

1985 年。

【药理作用】

本品为咪唑类广谱抗真菌药。对皮肤癣菌、酵母菌、念珠菌等真菌有良好的抗菌作用。对金黄色葡萄球菌、表皮葡萄球菌等革兰阳性菌也有抗菌活性。

作用机制同其他咪唑类抗真菌药物，可抑制真菌麦角甾醇合成酶，则麦角甾醇合成受阻，从而影响了真菌细胞膜的通透性，致细胞内容物外漏，最终导致真菌死亡。

【临床应用】

用于治疗体癣、股癣、手癣、足癣、婴儿真菌性红斑、指（趾）间糜烂、甲沟炎、花斑糠疹等皮肤真菌感染。

【不良反应与注意事项】

① 对本品或对其他咪唑类抗真菌药物过敏者禁用。② 妊娠初始 3 个月内者慎用。③ 婴、幼儿用药的安全性尚不明确，不推荐应用。④ 偶有瘙痒、灼热等局部刺激感，少见接触性皮炎。⑤ 用药时避免接触眼睛、口腔、鼻腔等黏膜部位。

【用法与用量】

外用。乳膏涂布患处，每日 2~3 次，疗程 1 周，为防止复发可继续治疗 2~3 周。

【制剂与规格】

乳膏剂，1%–10g。

16-13

芬替康唑
Fenticonazole

【其他名称】

芬康唑、Fentigyn。

【研发】

意大利 Rocordi 公司。

【上市日期】

1987 年 2 月。

【药理作用】

本品为咪唑类抗真菌药。抗真菌谱广。对皮肤癣菌、酵母菌、念珠菌等可致皮肤感染的真菌有较强的杀灭作用。本品可阻碍真菌细胞膜麦角甾醇的合成，改变真菌细胞膜通透性，抑制真菌生长繁殖。

【临床应用】

用于治疗由皮肤癣菌引起的体癣、股癣、手足癣、花斑癣及念珠菌引起的皮肤感染和念珠菌性阴道炎等。

【不良反应与注意事项】

① 对本品或对其他咪唑类抗真菌药过敏者禁用。② 妊娠初始者勿用。③ 婴、幼儿用药的安全性尚未明确。④ 女性月经期间勿用阴道栓剂。⑤ 皮肤糜烂或渗出液部位勿用。

【用法与用量】

外用。体癣、股癣、花斑癣，乳膏涂于患处，每日 1~2 次。念珠菌性阴道炎，阴道栓，0.2g，每晚 1 次，置入阴道深处。

【制剂与规格】

乳膏剂，2%。阴道栓剂，0.2g。

16-14

舍他康唑
Sertaconazole

【其他名称】

寿大康唑、卓兰、Dermofix。

【研发】

西班牙 Ferre 公司。

【上市日期】

1992 年 9 月。

【药理作用】

本品为咪唑类广谱抗真菌药。对毛发癣菌、表皮癣菌、小孢子菌等皮肤癣菌，念珠菌，曲霉菌，荚膜组织胞浆菌等真菌均有良好的抗菌活性。而且对葡萄球菌等革兰阳性菌和毛滴虫也有抑制和杀灭作用。对白色念珠菌的活性类似克霉唑、咪康唑，强于酮康唑、联苯苄唑。本药皮肤穿透性强，但吸收甚微。

作用机制同其他咪唑类抗真菌药，可改变真菌细胞膜通透性，抑制其生长繁殖。

【临床应用】

用于治疗手癣、足癣、体癣、股癣、花斑癣等皮肤真菌感染及念珠菌性阴道炎。

【不良反应与注意事项】

① 对本品或对其他咪唑类抗真菌药物过敏者禁用。② 妊娠、哺乳期妇女慎用。③ 偶有瘙痒、红肿、灼热感等局部刺激症状。

【用法与用量】

外用。皮肤浅表真菌感染，乳膏外涂，每日 2~3 次，疗程 7d。念珠菌性阴道炎，阴道栓，0.5g，每晚 1 次，置入阴道深处。

【制剂与规格】

乳膏剂，2%–10g。阴道栓剂，0.5g。

16-15

卢利康唑
Luliconazole

【其他名称】

路利特、Lulicon。

【研发】

日本 Nihon Nohyaku（农药）株式会社。

【上市日期】

2005 年 4 月。

【药理作用】

本品为咪唑类抗真菌药。对表皮癣菌、孢子菌、毛癣菌等皮肤癣菌及念珠菌有良好的抗菌活性，如对皮肤癣菌的 MIC 为 0.00012~0.004 μg/mL。对酵母菌、曲霉菌等其他病原性真菌也有较强的抗菌活性。

作用机制同其他咪唑类抗真菌药，可抑制真菌麦角甾醇合成酶活性，阻碍麦角甾醇的生物合成，改变真菌细胞膜通透性，发挥抗菌作用。

【临床应用】

用于治疗由敏感真菌引起的足癣、体癣、股癣、花斑癣等皮肤浅表感染及皮肤念珠菌感染。

【不良反应与注意事项】

① 对本品或对其他咪唑类抗真菌药过敏者禁用。② 妊妊、哺乳期妇女用药尚不明确，若用药宜权衡利弊。③ 儿童用药安全性尚未确立，不推荐应用。④ 用药部位偶有皮疹、瘙痒、红斑等局部刺激症状。少见接触性皮炎。

【用法与用量】

外用。乳膏涂于患处，每日 1 次。

【制剂与规格】

乳膏剂，1%–5g、1%–10g。

第三节　三唑类

Triazoles

特康唑

Terconazole

【其他名称】

曲康唑、Tercospor、Triaconazole。

【上市日期】

1987 年。

【药理作用】

本品为三唑类抗真菌药。对皮肤癣菌、念珠菌有一定的抗菌活性。作用机制是可抑制真菌细胞膜的主要成分麦角甾醇合成酶，使麦角甾醇生物合成受阻，则真菌细胞膜的形成受抑，阻碍了真菌的生长繁殖。本品剂型是阴道栓剂，可有 5%~16% 的药物被吸收，经肝脏代谢后随粪便和尿液排出。

【临床应用】

用于治疗念珠菌性阴道炎。

【不良反应与注意事项】

① 对本品或对栓剂中的赋形剂过敏者禁用。② 妊娠妇女用药安全性尚未明确慎用。③ 本品应用时有一过性灼烧感、瘙痒等局部刺激症状。④ 月经期间勿用。⑤ 本品剂型为栓剂，宜冷藏存放。

【用法与用量】

念珠菌性阴道炎，阴道栓剂。每次 80mg，每晚 1 次，置入阴道深部，疗程 7d。

【制剂与规格】

阴道栓剂，40mg、80mg。

伊曲康唑 *

Itraconazole

【其他名称】

斯皮仁诺、Sporanox。

【研发】

比利时 Janssen（杨森）公司。

【上市日期】

1988 年 7 月。1992 年中国上市。

【药理作用】

本品为三唑类广谱抗真菌药。对毛癣菌、小孢子菌、表皮癣菌等皮肤癣菌及念珠菌、新型隐球菌、糠秕孢子菌、曲霉菌、荚膜组织胞浆菌均有较强的抗菌活性。

本品可抑制真菌细胞膜主要成分麦角甾醇合成酶活性，从而抑制麦角甾醇的合成，最终抑制了真菌的生长繁殖。本品口服吸收良好。服药后 1.5~4h 血药浓度达峰值。每日口服 200mg，15 日后达稳态血药浓度，约 0.6μg/mL。吸收后体内分布广泛，在皮脂、皮肤、头发、女性生殖道等组织中的浓度较高。本品具高亲脂性，在皮肤脂肪组织和指甲中的浓度高于同期血药浓度约 10 倍以上。停药后 4 周，在角质层中仍可检测出本品。血浆蛋白结合率约 95%，$t_{1/2}$ 约 20h。本品主要在肝脏代谢。给药量的 35% 以无活性的代谢物经肾随尿液排出，部分以药物原形随粪便排出。

【临床应用】

用于治疗：① 手癣、足癣、体癣、股癣、花斑癣等浅表真菌感染。② 真菌性角膜炎和口腔念珠菌感染。③ 念珠菌性阴道炎。④ 深部真菌感染的治疗。目前临床仍以两性霉素 B 或氟康唑为首选。

【不良反应与注意事项】

① 对本品或对其他三唑类抗真菌药过敏者禁用。② 动物实验显示，本品大剂量可致畸，孕妇禁用。FDA 对本品妊娠用药的安全性分级为 C 级。③ 可从乳汁分泌，哺乳期妇女禁用。如果用药，应停止哺乳。④ 儿童用药的安全性尚不明确，不推荐应用。⑤ 有皮疹、瘙痒、发热等皮肤过敏症状。⑥ 有恶心、呕吐、腹痛、腹泻、厌食等胃肠道反应。⑦ 偶有一过性 ALT、AST 升高。⑧ 本品可抑制氨氯地平等钙拮抗剂的药物代谢，致其血药浓度升高，增强其降血压作用。避免合用。⑨ 组胺 H2 受体阻滞剂、质子泵抑制剂、胃酸中和剂可使胃液 pH 升高，影响本品口服给药的吸收，致本品血药浓度下降，生物利用度降低，避免合用。⑩ 红霉素、克拉霉素等大环内酯类抗生素药物可抑制细胞色素 CYP3A4 酶对本品代谢，致本品血药浓度增高，应避免合用或调整本品给药剂量。⑪ 不宜与两性霉素 B 联用，存在药效学拮抗作用。因可致两性霉素 B 的作用降低并增加肝毒性。⑫ 利福平、异烟肼、苯妥英等肝药酶诱导剂可促进本品在体内的代谢，致本品血药浓度下降，疗效降低，避免合用。

【用法与用量】

口服。① 手癣、足癣、体癣、股癣每次 100mg，每日 1 次，疗程 15d。② 甲癣每次 100mg，每日 1 次，疗程 3~6 个月。③ 花斑癣每次 200mg，每日 1 次，疗程 7d。④ 念珠菌性阴道炎每次 200mg，每日 1 次，疗程 3d。⑤ 真菌性角膜炎每次 200mg，每日 1 次，疗程 21d。

静脉滴注。全身真菌感染，如曲霉菌病、念珠菌病、隐球菌病、荚膜组织胞浆菌病，第 1 日、第 2 日，每次 200mg，每日 2 次，第 3 日开始每次 200mg，每日 1 次，滴注时间不少于 60min。

【制剂与规格】

片剂、胶囊剂，100mg。注射剂，200mg。

16-18

氟康唑 *
Fluconazole

- -

【其他名称】

大扶康、Diflucan。

【研发】

美国 Pfizer（辉瑞）公司。

【上市日期】

1988 年 8 月。

【药理作用】

本品为三唑类广谱抗真菌药。对表皮癣菌、小孢子菌、毛癣菌等皮肤癣菌及荚膜组织胞浆菌、白色念珠菌、隐球菌等真菌均有极强的抗菌作用。

本品可抑制真菌细胞膜的主要成分麦角甾醇合成酶，致麦角甾醇合成受阻，真菌细胞膜便不能形成，最终阻抑了真菌的生长繁殖。

本品口服吸收良好，生物利用度 90%。口服给药，吸收不受食物影响。服药后，0.5~1.5h 达血药峰浓度，血浆蛋白结合率为 11%~12%，$t_{1/2}$ 约 30h。吸收后，体内分布广泛，在各组织与体液中可达有效药物浓度。可通过血脑脊液屏障。在真菌性脑膜炎患者脑脊液中的药物浓度约为同期血药浓度的 80%。约给药量的 80% 以原形经肾随尿液排出。

【临床应用】

用于治疗由敏感真菌引起的下列感染。① 隐球菌性脑膜炎、肺炎。② 全身念珠菌感染。如念珠菌性菌血症、念珠菌脑膜炎、念珠菌肺炎及念珠菌引起的尿路感染等。③ 口腔、咽部、食管、皮肤等黏膜感染。④ 阴道念珠菌感染。⑤ 预防化疗或放疗过程中的真菌感染。⑥ 手癣、足癣、体癣、股癣、指（趾）癣等皮肤真菌感染。⑦ 真菌性结膜炎、角膜炎、睑缘炎等。

【不良反应与注意事项】

① 对本品或对其他三唑类抗真菌药过敏者禁用。② 本品具胎毒性，孕妇禁用。FDA 对本品妊娠用药的安全性分级为 C 级。③ 可经乳汁分泌，哺乳期妇女禁用。如果用药，应停止供乳。④ 小儿用药的安全性尚不明确，不推荐应用。⑤ 有皮疹、瘙痒等过敏症状，偶见剥脱性皮炎。⑥ 有恶心、呕吐、腹痛、腹泻、腹胀等胃肠道反应。⑦ 有一过性 WBC 和 PLT 减少。⑧ 有一过性 ALT、AST 升高。⑨ 利福平可促进本品代谢，致血药浓度降低，若合用，须增加本药剂量。⑩ 本品可致苯妥英血药浓度升高，如果合并用药，须监测苯妥英血药浓度，减少苯妥英剂量。

【用法与用量】

口服。成人：① 全身念珠菌感染每次 200mg，每日 1 次，首剂加倍，疗程 4 周，症状缓解后，至少再持续给药 2 周。② 食管念珠菌感染每次 100mg，每日 1 次，首剂加倍，疗程 3 周，症状缓解后，再持续 2 周。③ 口腔念珠菌感染每次 100mg，每日 1 次，首剂剂量加倍，疗程 2 周。④ 皮肤真菌感染，手癣、股癣、体癣、花斑癣每次 50mg，每日 1 次，疗程 2~4 周；足癣每次 50mg，每日 1 次，疗程 6 周。⑤ 隐球菌性脑膜炎每次 400mg，每日 1 次，待脑脊液菌检转阴后，改每次 200~400mg，每日 1 次，再持续用药 6~8 周。⑥ 阴道念珠菌感染，150mg，1 次顿服。

静脉滴注。① 念珠菌性败血症每次 200mg，每日 1 次，首次剂量加倍，必要时剂量可增至每日 400mg。② 隐球菌性脑膜炎首日 400mg，以后每日 200~400mg，疗程 6~8 周。③ 阴道念珠菌感染，单剂，150mg，1 次给予。④ 预防真菌感染每次 50mg，每日 1 次。

【制剂与规格】

片剂、胶囊剂，50mg、100mg。注射剂，200mg。

16-19

伏立康唑 *
Voriconazole

- -

【其他名称】

威凡、Vfend。

【研发】

美国 Pfizer（辉瑞）公司。

【上市日期】

2002 年 5 月。

【药理作用】

本品为三唑类广谱抗真菌药。对念珠菌（包括对氟康唑耐药菌株）、曲霉菌、荚膜组织胞浆菌、足放线菌属、镰刀菌属等真菌均有良好抗菌活性。

作用机制同氟康唑，能抑制真菌细胞膜主要成分麦角甾醇合成酶，使麦角甾醇合成受阻，真菌细胞膜难以形成，从而阻碍了真菌的生长与繁殖。

口服吸收良好，生物利用度 96%。达峰时为 1~2h。食物能影响本药吸收，尤其高脂饮食可明显降低本品血药浓度，宜空腹服用。本品主要在肝脏代谢，给药量的大部以无活性的代谢产物经肾随尿液排出。

【临床应用】

主要用于治疗急性危及生命的侵袭性曲霉菌病。对氟康唑耐药的念珠菌引起的侵袭性感染。非中性粒细胞减少者念珠菌所致菌血症。由足放线菌或镰刀菌引起的严重感染等。

【不良反应与注意事项】

① 对本品或对其他三唑类抗真菌药过敏者禁用。② 孕妇用药应权衡利弊。FDA 对本品妊娠用药的安全性分级为 D 级。③ 哺乳期妇女用药应停止供乳。④12 岁以下儿童不推荐应用。⑤ 有皮疹、紫癜、瘙痒、脱发、剥脱性皮炎等，多表现轻至中度。少见光敏反应。⑥ 约有 30% 服者有视觉改变，表现视物模糊、色觉改变、畏光等，多为轻度或一过性。若连续用药超过 4 周，须监测视觉功能。一旦发生视神经炎、视盘水肿，应停止用药。⑦ 有恶心、呕吐、腹痛、腹泻或便秘等胃肠道反应。⑧ 本品可致肝功能异常，氨基转移酶升高的发生率约 12.4%，呈现与剂量的相关性。偶见胆汁淤积性黄疸。用药前及用药期间宜行肝功能监测。⑨ 偶可致 QT 间期延长和心律失常。如室性心动过速、房颤、完全房室传导阻滞等。有潜在心律失常风险者慎用。⑩WBC 和 PLT 减少及贫血等骨髓抑制表现。⑪ 偶可引起 BUN 和血清肌酐升高。血尿、管型尿、肾炎、肾小管坏死、肾积水等。严重可致急性肾衰竭。用药期间应行肾功能监测，并依肌酐清除率调整用药剂量。⑫ 利福平、利福布汀、卡马西平等肝药酶诱导剂可降低本品血药浓度，避免合用。⑬ 本品为肝药酶抑制剂，可影响特非那定、阿斯咪唑、西沙必利、洛伐他汀、咪达唑仑等药物代谢，致上述药物血药浓度升高，避免合用。⑭ 本品口服制剂中含有乳

糖，凡乳糖酶缺乏或葡萄糖–半乳糖吸收不良者不宜应用。

【用法与用量】

口服。负荷剂量，首日，体重 < 40kg 者，每次 200mg，每 12h 1 次；体重 ≥ 40kg 者，每次 400mg，每 12h 1 次。维持剂量，首次用药 24h 后，体重 < 40kg 者，每次 100mg，每 12h 1 次。体重 ≥ 40kg 者，每次 200mg，每 12h 1 次。

静脉滴注。负荷剂量，首日，每次 6mg/kg，每 12h 1 次。维持剂量，首次用药 24h 后，每次 4mg/kg，每 12h 1 次。

【制剂与规格】

片剂，50mg、200mg。胶囊，50mg。注射剂，50mg、100mg、200mg。

16-20

泊沙康唑 *
Posaconazole

【其他名称】

诺科飞、Noxafil。

【研发】

美国 Merck Sharp & Dohme（默沙东）公司。

【上市日期】

2005 年 10 月欧盟。2021 年 1 月 NMPA 批准中国上市。

【药理作用】

本品为三唑类广谱抗真菌药。对酵母菌、曲霉菌、荚膜组织胞浆菌等真菌有强大的抑菌活性。对镰刀菌和球孢子菌也有良好的抑菌作用。

作用机制同氟康唑，可抑制真菌细胞膜主要成分麦角甾醇合成酶，致麦角甾醇的生物合成受阻，真菌细胞膜便难以形成，则真菌的生长繁殖受到抑制。

【临床应用】

用于治疗食道念珠菌感染，曲霉菌感染。预防 13 岁以上免疫系统严重受损者的侵袭性念珠菌感染和曲霉菌感染。也用于治疗镰刀菌病、球孢子菌病。

【不良反应与注意事项】

① 对本品或对其他三唑类抗真菌药过敏者禁用。② 孕妇禁用。FDA 对本品妊娠用药的安全性分级为 C 级。③ 本品可从乳汁分泌，哺乳期妇女禁用，如果用药，应停止供乳。④13 岁以下儿童用药的安全性尚不明确，不推荐应用，⑤ 有皮疹、瘙痒等皮肤过敏症状。⑥ 有恶心、呕吐、腹痛、腹泻或便秘等胃肠道反应。⑦ 有转氨酶升高、胆红素血症。用药剂量大，会有严重肝脏不良反应，如胆汁淤积，甚至肝功能衰竭。用药前及用药期间应实时监测肝功能。⑧ 中性粒细胞减少、血小板减少、贫血等。⑨ 可有血清肌酐升高及尿路感染。⑩ 有头痛、头晕、嗜睡或失眠等中枢神经系统症状。⑪ 偶可致血糖升高，也可致低钾、低钙、低镁血症。⑫ 偶有肌肉、关节等疼痛。⑬ 本品偶可引发 QT 间期延长，潜在心律失常者慎用。⑭ 本品为肝酶 CYP3A 强抑制剂。可增加某些经该酶代谢药物的血药浓度。如特非那定、阿斯咪唑、西沙必利、洛伐他汀等药不宜与本药合用。

【用法与用量】

口服。① 预防侵袭性真菌感染，混悬剂，每次 200mg，每日 3 次。片剂，首日每次 300mg，每日 2 次，第 2 日开始每次 300mg，每日 1 次，疗程依中性粒细胞计数或免疫抑制恢复状况而定。② 口、咽部念珠菌感染，混悬剂，首日每次 100mg，每日 2 次，第 2 日开始，每次 100mg，每日 1 次，疗程 13d。③ 氟康唑或伊曲康唑疗效欠佳的口、咽部念珠菌感染，混悬剂，每次 400mg，每日 2 次，疗程依临床治疗效果而定。④ 曲霉菌感染，初始剂量，每次 400mg，每日 4 次，病情稳定后，改为每次 400mg，每日 2 次。⑤ 食道念珠菌感染每次 400mg，每日 2 次，疗程 2~3 周。

【制剂与规格】

混悬剂，40mg/mL。片剂，100mg。

第四节　丙烯胺类
Allylamines

16–21

萘替芬
Naftifine

- -

【其他名称】

萘夫替芬、Naftifungin、Naftin。

【研发】

瑞士 Sandoz（山度士）公司。

【上市日期】

1988 年 11 月。

【药理作用】

本品为丙烯胺类抗真菌药。对表皮癣菌、小孢子菌、毛发癣菌等皮肤癣菌有较强的抑制作用。皮肤癣菌的 MIC < 0.2 μg/mL。对孢子丝菌、曲霉菌、念珠菌呈中等抗菌活性，其相应的 MIC 依次为 6~8 μg/mL、0.25~12.5 μg/mL 和 1~8 μg/mL。

本品起效快。除具有抗真菌作用外，尚有抗炎作用。所以在治疗伴有炎性或湿疹性皮肤真菌感染时可单独应用。如果与咪唑类抗真菌药同皮质激素类药物的组合比较，同样有效。应用乳膏剂时，有 2%~6% 的本药可经皮肤吸收。本品可选择性地抑制真菌角鲨烯环氧化酶，从而阻碍真菌麦角甾醇的生物合成，发挥抑菌作用。

【临床应用】

用于治疗局部浅表真菌感染。如手癣、足癣、体癣、股癣、头癣、花斑癣等。

【不良反应与注意事项】

① 对本品或对其他丙烯胺类抗真菌药过敏者禁用。② 妊娠、哺乳期妇女慎用。③ 小儿用药的安全全性尚不明确。④ 偶有局部刺激症状或接触性皮炎。⑤ 应用时，避免与眼、鼻、口腔等黏膜接触。

【用法与用量】

外用。① 手癣、足癣、体癣、股癣，乳膏涂于患处，每日 1~2 次，疗程 4~6 周。

② 甲癣，乳膏外涂，每日 2 次，疗程 4~6 个月。

【制剂与规格】

乳膏剂，1%-15g、1%-30g。

16-22

特比萘芬 *
Terbinafine

【其他名称】

特并萘芬、三并萘芬、兰美舒、疗霉舒、Lamisil。

【研发】

瑞士 Sandoz（山度士）公司，后与瑞士 Ciba-Geigy（汽巴·嘉基）重组为 Novartis（诺华）公司。

【上市日期】

1991 年 5 月。

【药理作用】

本品为丙烯胺类广谱抗真菌药。对表皮癣菌、小孢子菌、毛发癣菌等皮肤癣菌及念珠菌等真菌均有较强的抗菌作用。对皮肤真菌、曲霉菌的抗菌活性强于萘替芬、伊曲康唑、益康唑、克霉唑、灰黄霉素和两性霉素 B。但是对酵母菌的活性逊于咪唑类抗真菌药。本品具亲脂性，短时间即可进入皮肤角质层，且留存持久。即使停药之后，本药仍然可在皮肤角质层保持有效抑菌浓度 1 个月。由于杀菌力强，可明显缩短治疗甲癣等慢性真菌感染的疗程。

本品可选择性地抑制真菌细胞膜中的角鲨烯环氧化酶，从而抑制了麦角甾醇的生物合成，改变细胞膜完整性，阻碍真菌的生长繁殖，发挥抗真菌作用。

口服吸收快，具高亲脂性。口服 0.25g 和 0.5g，T_{max} 约 2h，C_{max} 分别为 0.8 μg/mL 和 1.7~2 μg/mL，血浆蛋白结合率 99%，$t_{1/2}$ 为 11~16h。主要在肝脏代谢，给药量的 80% 经肾随尿液排出。

【临床应用】

用于治疗由皮肤癣菌、念珠菌等真菌引起的体癣、股癣、手癣、足癣、头癣、甲癣及阴道念珠菌感染。

【不良反应与注意事项】

① 对本品或对其他丙烯胺类抗真菌药物过敏者禁用。② 孕妇慎用，FDA 对本品妊娠用药的安全性分级为 B 级。③ 可从乳汁分泌，哺乳期妇女用药应停止供乳。④ 3 岁以下幼儿禁用。⑤ 本品主要在肝脏代谢。肝功能不全者慎用，如果用药，剂量减半。⑥ 肾功能不全者慎用，对 CrCl < 50mL/min 者，剂量应减半。⑦ 偶有皮疹、荨麻疹、瘙痒等皮肤过敏症状。⑧ 有恶心、呕吐、轻度腹痛、腹泻、食欲减退等胃肠道反应。⑨ 偶有氨基转移酶升高、胆汁淤积。⑩ 偶见中性粒细胞减少、血小板减少。⑪ 利福平等强肝药酶诱导剂可促进本品代谢与清除，降低本品血药浓度，降低疗效，避免合用。⑫ 口服给药对治疗花斑癣无效。但其乳膏可局部涂抹外用。

【用法与用量】

口服。① 片剂，成人每次 0.25g，每日 1 次；体癣、股癣，2~4 周；手癣、足癣，2~6周；头癣，4周；甲癣，6~12周（可延长至24周）；皮肤念珠菌感染，2~4周；孢子丝菌病每次0.5g，每日2次，持续用药至病灶愈合后，2~4周。②乳膏，涂抹于患处，每日1~2次；体癣、股癣，1~2周；花斑癣，2周；手癣、足癣，2~4周。③阴道泡腾片，念珠菌性阴道炎每次50mg，每晚1次，置入阴道深处，疗程7d。

【制剂与规格】
片剂，125mg、250mg。阴道泡腾片，50mg。乳膏剂，1%–5g、1%–10g。

16-23

布替萘芬 *
Butenafine

【其他名称】
Mentax。

【上市日期】
1992年。

【药理作用】
本品为丙烯胺类广谱抗真菌药。对表皮癣菌、小孢子菌、毛发癣菌等皮肤癣菌及曲霉菌、念珠菌等真菌有良好的抗菌作用。对皮肤真菌、曲霉菌的抗菌活性强于克霉唑，对念珠菌的抗菌作用略弱于克霉唑、联苯苄唑和咪康唑。

本品可抑制真菌细胞膜中的角鲨烯环氧化酶活性，则真菌麦角甾醇的生物合成受阻，从而改变了真菌细胞膜的通透性，抑制真菌的生长与繁殖。

动物实验表明，大鼠一次性经皮肤涂布本药后，T_{max} 24h，$t_{1/2}$ 约38h。本品经皮肤给药后进入血液的 AUC 值约为静脉注射本药后的7%。健康成人经皮肤一次涂布本品后，T_{max} 12h。多次重复涂布本品，12h后稳定的血药浓度仍可保持1~2d。

【临床应用】
用于治疗由皮肤癣菌引起的手癣、足癣、体癣、股癣、花斑癣。也用于治疗念珠菌性阴道炎。

【不良反应与注意事项】
① 对本品或对其他丙烯胺类抗真菌药过敏者禁用。② 孕妇慎用。FDA对本品妊娠用药的安全性分级为B级。③ 哺乳期妇女、幼儿慎用。④ 有瘙痒、灼热感等局部皮肤刺激症状，偶可发生接触性皮炎。⑤ 用药时，避免接触眼、鼻、口腔等黏膜部位及皮肤糜烂或渗出液部位。

【用法与用量】
外用。软膏或溶液涂于患处，每日1次。

【制剂与规格】
软膏剂，1%–10g。溶液剂，1%–100mL。

第五节 棘白菌素类

Echinocandins

16-24

卡泊芬净 *

Caspofungin

【其他名称】

卡净、天铭、科赛斯、Cancidas。

【研发】

美国 Merck Sharp & Dohme（默沙东）公司。

【上市日期】

2002 年。2006 年 CFDA 批准进口，2017 年中国恒瑞、正大天晴厂等国产品先后上市。

【药理作用】

本品为半合成棘白菌素类抗真菌药。抗真菌谱广，抗菌作用强，安全性高，是目前临床一线抗真菌药物。对曲霉菌、念珠菌有良好的抗菌活性。对荚膜组织胞浆菌和肺孢子菌也有一定的抗菌作用。而新型隐球菌对本品天然耐药。对治疗侵袭性念珠菌感染与氟康唑相当。

本品可抑制 β-（1.3）-D- 葡聚糖苷合成酶，则真菌细胞壁糖苷合成受阻，从而破坏了真菌细胞壁的完整性与通透性，导致真菌细胞溶解消亡。

本品 70mg 静脉滴注 1h，结束时即刻的 C_{max} 约 12μg/mL，$t_{1/2}$ 为 9~11h，血浆蛋白结合率 97%。给药量的大部分在体内通过水解和乙酰化被排出。

【临床应用】

用于治疗由念珠菌引起的菌血症、食道念珠菌感染、腹腔内脓肿、腹膜炎、胸膜炎。难治性或对其他治疗不耐受的侵袭性曲霉菌感染等。

【不良反应与注意事项】

① 对本品或对其他棘白菌素类抗真菌药物过敏者禁用。② 本品可通过胎盘屏障，并具胎毒性，孕妇用药应权衡利弊，FDA 对本品妊娠用药的安全性分级为 C 级。③ 尚不知是否从乳汁分泌，哺乳期妇女用药应停止休乳。④3 个月以下婴儿用药的安全性尚不明确，禁止用药。⑤3 个月 ~17 岁按体表面积给药。⑥ 有皮疹、瘙痒、面部肿胀，偶可发生支气管痉挛、呼吸困难等组胺介导症状。罕见 Stevens-Johnson 综合征，⑦ 有恶心、呕吐、腹泻、食欲减退等胃肠道反应。⑧ 偶有 ALT、AST、ALP 和胆红素升高。⑨ 血肌酐升高、尿蛋白增多、红细胞增多。⑩ 中性粒细胞减少、血小板减少、嗜酸性粒细胞增多。⑪ 偶可出现低镁、低钾血症。⑫ 本品在葡萄糖注射液中不稳定，须选择等渗氯化钠注射液稀释。滴注时间不少于 1h。

【用法与用量】

静脉滴注。成人：① 念珠菌性菌血症或其他念珠菌感染首日 70mg，单次给予，次日开始，每次 50mg，每日 1 次，持续 14d，当中性粒细胞恢复正常及临床症状消除后，尚需继续用药 7d，对疗效欠佳，但耐受良好者，日剂量可增至 70mg。

② 侵袭性曲霉菌感染首日 70mg，单次给予，次日开始，每次 50mg，每日 1 次，持续 14d，当中性粒细胞恢复正常及临床症状消除后，尚需继续用药 7d，对疗效欠佳，但对本药耐受良好者，日剂量可增至 70mg，疗程依临床治疗效果而定。

【制剂与规格】

注射剂，50mg、70mg。

16-25

米卡芬净 *
Micafungin

【其他名称】

米开民、恒森、Fungusrd、Mycamine。

【研发】

日本 Fujisawa（藤泽）制药株式会社研发，2005 年其与 yamanouchi（山之内）重组后称 Astellas（安斯泰来）公司。

【上市日期】

2002 年 12 月。2006 年中国引进上市。2018 年 5 月中国豪森药业投产。

【药理作用】

本品为棘白菌素类抗真菌药。抗菌作用强、安全性好，肾功能不全者也无须调整剂量，是当今临床治疗真菌感染的一线药物。对念珠菌、曲霉菌有良好的抗菌活性。即使对氟康唑、伊曲康唑产生耐药的念珠菌仍有较强的杀灭作用。

本品可抑制真菌细胞膜中的 β-（1.3）-D- 葡聚糖的合成，从而破坏了真菌细胞壁的完整性、通透性，导致真菌的细胞溶解、死亡。

口服吸收差。须静脉滴注给药。静脉滴注 150mg，T_{max} 1h，C_{max} 14.3 μg/mL，$t_{1/2}$ 约 14h。吸收后体内分布广泛，在各组织器官与体液中可达有效药物浓度。主要经肝脏代谢，给药量的大部以代谢物形式经粪便排出体外，部分经肾随尿液排出。

【临床应用】

用于治疗由念珠菌、曲霉菌引起的败血症，呼吸道感染，食道感染及念珠菌性腹膜炎、腹腔脓肿等。

【不良反应与注意事项】

① 对本品或对其他棘白菌素类抗真菌药物过敏者禁用。② 孕妇不宜应用。FDA 对本品妊娠用药的安全性分级为 C 级。③ 本品可从乳汁分泌，哺乳期妇女禁用，如果用药应停止供乳。④ 4 个月龄以下婴幼儿禁用。⑤ 有皮疹、荨麻疹、瘙痒等皮肤过敏症状。偶可发生弥漫性潮红、血管神经性水肿、血压下降等，遇此，停止给药，必要时采取抗过敏、抗休克措施。⑥ 有恶心、呕吐、腹痛、腹泻等胃肠道反应。⑦ 偶有 ALT、AST、ALP 和胆红素升高。⑧ 偶见中性粒细胞减少、血小板减少、嗜酸性粒细胞增多及贫血。⑨ 本品稀释用溶媒宜选等渗氯化钠或等渗葡萄糖注射液。⑩ 每次用药剂量 ≤ 75mg 时，滴注时间不少于 30min。剂量 > 75mg 时，滴注时间不少于 60min。⑪ 体重 ≤ 50kg 者，每日剂量不超 6mg/kg。⑫ 输液时，药液应避免阳光直接照射，防止药物分解。

【用法与用量】

　　静脉滴注。成人：① 曲霉菌病每次 50~150mg，每日 1 次，病情严重，剂量可增至每日 300mg。② 预防念珠菌感染每次 50mg，每日 1 次。③ 治疗念珠菌感染每次 100~150mg，每日 1 次，病情严重，剂量可增至每 300mg。

　　儿童（4 个月以上），念珠菌引起的菌血症、腹膜炎、腹腔脓肿每次 2mg/kg，每日 1 次；食管念珠菌感染，体重 ≤ 30kg 者，每次 2.5mg/kg，每日 1 次；体重 > 30kg 者，每次 3mg/kg，每日 1 次。

【制剂与规格】

　　注射剂，50mg。

16-26

阿尼芬净
Anidulafungin

【其他名称】

　　安多芬净、Eraxis。

【研发】

　　美国 Pfizer（辉瑞）制药公司。

【上市日期】

　　2006 年 2 月。

【药理作用】

　　本品为棘白菌素类抗真菌药。对念珠菌属、曲霉菌属真菌有较强的抗菌活性。但是对隐球菌、毛孢子菌、镰孢霉菌没有抗菌作用。

　　本品可抑制真菌细胞壁中的 β-（1.3）-D- 葡聚糖合成酶，阻止细胞壁糖苷的合成，从而改变了真菌细胞壁的通透性、完整性。导致真菌细胞溶解、死亡。

　　约 90% 以上的本药通过生物转化在血液中缓慢降解，形成开环的降解产物伴胆汁经粪便排出。本品不经细胞色素 P450 酶系代谢，肝肾功能不全者无须调整用药剂量。本药 $t_{1/2}$ 约 24h。

【临床应用】

　　用于治疗由念珠菌引起的念珠菌血症、念珠菌性腹膜炎、腹腔脓肿、口腔念珠菌感染、食管念珠菌感染及曲霉菌病等。

【不良反应与注意事项】

　　① 对本品或对其他棘白菌素类抗真菌药过敏者禁用。② 孕妇不宜应用。FDA 对本品妊娠用药的安全性分级为 C 级。③ 本品很少分泌至乳汁中，口服也不易被生物利用。哺乳期妇女用药宜权衡利弊。④ 儿童用药的安全性尚不明确，不推荐应用。⑤ 有皮疹、荨麻疹、瘙痒、面部潮红等皮肤过敏症状。⑥ 恶心、呕吐、腹泻、消化不良等胃肠道反应。⑦ 偶有 ALT、AST、ALP、GGT 升高。⑧ 本品不经细胞色素 P450 酶系代谢，药物配伍禁忌少。若与伊曲康唑、伏立康唑或两性霉素 B 联用，呈现协同抗曲霉菌作用。

【用法与用量】

　　静脉滴注。① 念珠菌血症、念珠菌性腹膜炎、腹腔内脓肿首日 200mg，单次给予，次日开始，每次 100mg，每日 1 次，疗程 14d。② 口腔、食管念珠菌感染每次 50mg，每日 1 次，首次剂量加倍。

【制剂与规格】

注射剂，50mg、100mg。

第六节　其他类抗真菌药

Other Antifungal Agents

16-27

灰黄霉素

Griseofulvin

【其他名称】

灰霉素、Gricin、Grisovin。

【研发】

英国 Glaxo（葛兰素）公司。中科院上海药物研究所谢毓元院士于 20 世纪 60 年代完成灰黄霉素全合成。

【上市日期】

1958 年英国。

【药理作用】

本品是从青霉菌 Penicillin Griseofulvin 培养液中提取的一种抗生素类抗真菌药。对表皮癣菌、小孢子菌、毛发癣菌等皮肤浅表真菌有明显抗菌活性。但是对念珠菌、隐球菌、荚膜组织胞浆菌、球孢子菌、皮炎芽生菌等深部真菌没有抗菌作用。所以仅限于皮肤浅表的真菌感染治疗。作用机制是可干扰真菌的核酸生物合成，发挥抑菌作用。

本品口服吸收少，仅为给药量的 10%。成人口服 1g，T_{max} 4h，C_{max} 1~2 μg/mL，$t_{1/2}$ 为 13~14h，血浆蛋白结合率为 80%。药物吸收后，体内分布广泛，在皮肤、肝脏、脂肪、骨骼肌中含量较高，可沉积于皮肤角质层和毛发新生的角质部分，并可与皮肤毛囊、指（趾）甲角蛋白结合，防止皮肤癣菌继续浸入，继而将存在于浅表角质层的致病真菌连同角质一并脱落。本品可通过胎盘屏障，并可分泌至乳汁中。主要在肝内代谢灭活，给药量的大部分经粪便排出。

【临床应用】

用于治疗头癣、手癣、足癣、甲癣、体癣、股癣等皮肤癣菌引起的浅表感染。

【不良反应与注意事项】

① 对本品过敏者禁用。② 本品可通过胎盘屏障，动物实验显示可致畸，孕妇禁用。FDA 对本品妊娠用药的安全性分级为 C 级。③ 可从乳汁分泌，哺乳期妇女禁用，如果用药，应停止供乳。④ 2 岁以下幼儿禁用。⑤ 严重肝功能低下者禁用。⑥ 肾功能不全者慎用。⑦ 男性患者在用药期间或用药结束后至少 6 个月采取避孕措施。⑧ 有皮疹、荨麻疹、瘙痒、剥脱性皮炎、血管神经性水肿等皮肤过敏反应。⑨ 有恶心、呕吐、腹泻、味觉改变等胃肠道反应。⑩ 部分患者有头痛，开始较重，继续服药，症状渐轻。另表现嗜睡、眩晕、乏力、共济失调及周围神经炎。⑪ 偶

见白细胞减少、蛋白尿、管型尿，可诱发卟啉病和系统性红斑狼疮。⑫ 用药期间及用药前 1 周、停药后 1 周内勿饮酒和饮用含乙醇饮品，防止发生双硫仑样反应。⑬ 为减少胃肠道反应和增加药物吸收，宜于餐时服用。

【用法与用量】

口服。① 足癣每次 0.5g，每 12h 1 次，疗程 4~8 周。② 指甲癣每次 0.5g，每 12h 1 次，疗程 4 个月。③ 趾甲癣每次 0.5g，每 12h 1 次，疗程 6 个月。④ 头癣每次 0.25g，每 12h 1 次或每次 0.5g，每日 1 次，疗程 8~10 周。⑤ 体癣、股癣每次 0.25g，每 12h 1 次或每次 0.5g，每日 1 次，疗程 2~4 周。

【制剂与规格】

片剂，0.1g、0.2g。

16-28

氟胞嘧啶 *
Flucytosine

- -

【其他名称】

5- 氟胞嘧啶、安确治、5-FC、Ancobon、Ancotil。

【研发】

瑞士 Roche（罗氏）制药公司。

【上市日期】

1971 年。

【药理作用】

本品对念珠菌、隐球菌、曲霉菌有良好的抗菌活性。作用机制是氟胞嘧啶进入真菌细胞后转换为氟尿嘧啶，该氟尿嘧啶继之取代真菌所需的尿嘧啶，从而抑制了真菌的脱氧核糖核酸合成。最终阻抑真菌的生长与繁殖。

本品口服吸收快而完全。单剂量 2g 口服，T_{max} 2~4h，C_{max} 30~40 μg/mL，$t_{1/2}$ 为 2.5~6h，肾功能不全，半衰期延长。本品活性成分几乎不与血浆蛋白结合。药物吸收后，广泛分布于心、肝、肺、脾组织，其浓度大于同期血药浓度。可通过血脑脊液屏障。给药量的 80%~90% 以药物原形经肾随尿液排出。

【临床应用】

用于治疗由念珠菌、隐球菌或其他敏感真菌引起的全身性感染。如念珠菌所致肺部感染、消化道感染、泌尿道感染、败血症及由隐球菌所致脑膜炎等。本品单独应用，易产生耐药，在治疗严重深部感染或疗程长时，宜与两性霉素 B 联用，可增加抗真菌效果。

【不良反应与注意事项】

① 对本品过敏者禁用。② 动物实验表明本品可致畸，孕妇禁用。FDA 对本品妊娠用药的安全性分级为 C 级。③ 对新生儿、婴幼儿有潜在的不良反应，哺乳期妇女禁用，如果用药应停止供乳。④ 儿童用药的安全性尚未确立。⑤ 本品具有肝毒性，肝功能低下者慎用。⑥ 肾功能不全者，应依肌酐清除率调整给药剂量。⑦ 有皮疹、瘙痒等皮肤过敏症状。⑧ 有恶心、呕吐、腹泻、腹胀等胃肠道反应。⑨ 有一过性 ALT、AST、ALP 和胆红素升高。⑩ 偶有白细胞减少、血小板减少、嗜

酸性粒细胞增多、骨髓抑制和再生障碍性贫血。此多与药物浓度过高有关。⑪ 与两性霉素 B 联用，表现协同作用。但是两性霉素 B 可增加细胞对氟胞嘧啶的摄取，减少本药排泄，增加本品毒性。⑫ 本品静脉滴注用药时，不能与两性霉素 B 混合滴注。

【用法与用量】

口服。每次 1~1.5g，每日 4 次，疗程数周或数月。

静脉滴注。50~150mg/（kg·d），分 2~4 次给予。

【制剂与规格】

片剂，0.25g、0.5g。胶囊，0.25g、0.5g。注射剂，2.5g。

16-29

环吡酮胺 *
Ciclopirox Olamine

【其他名称】

环吡司胺、环吡酮、环匹罗司、巴特芬、Batrafen。

【研发】

德国 Hoechst（赫司特）公司研发。1999 年与法国 Rhone 重组为安万特公司，其于 2004 年被法国赛诺菲收购，称 Sanofi Aventis（赛诺菲 – 安万特）公司。

【上市日期】

1980 年 6 月。

【药理作用】

本品为吡咯酮类广谱抗真菌药。抗菌作用强，当浓度在 4~8 μg/mL 时，便可抑制皮肤癣菌、酵母菌、念珠菌的生长。同时，对埃希菌、变形杆菌、假单胞菌、金黄色葡萄球菌、溶血性链球菌等也有一定的抗菌活性，MIC 为 15.6~78.5 μg/mL。而且对衣原体、阴道毛滴虫也有抑制杀灭作用。

本品可改变真菌细胞膜的完整性和通透性，使细胞内容物外漏，阻碍真菌蛋白质合成，抑制真菌生长繁殖。

本品有较强的渗透力，可渗透到皮脂腺和毛囊，更可渗透到足底角质层、甲板下和甲床。

【临床应用】

用于治疗浅表皮肤真菌感染，如手癣、足癣、体癣、股癣、花斑癣、甲癣等皮肤癣菌感染，皮肤念珠菌感染，外阴、阴道念珠菌感染等。

【不良反应与注意事项】

① 对本品过敏者禁用。② 孕妇慎用。FDA 对本品妊娠用药的安全性分级为 B 级。③ 哺乳期妇女慎用。④ 儿童用药的安全性尚不明确，不推荐应用。⑤ 用药部位有瘙痒、灼热感等局部刺激症状，偶可发生接触性皮炎。⑥ 用药时，避免与眼、鼻、口等黏膜部位接触。

【用法与用量】

外用。① 皮肤癣菌和皮肤念珠菌感染，乳膏外涂，每日 1~2 次，疗程 2~4 周。② 甲癣，甲涂液外涂，每日 1 次，疗程 3~6 个月。③ 念珠菌性阴道炎，阴道栓，每次 0.1g，每晚 1 次，置入阴道深处，疗程 7~14d。

【制剂与规格】

乳膏剂，1%–10g。甲涂液，0.8g/10mL。阴道栓剂，0.1g。

16-30

阿莫罗芬
Amorolfine

【其他名称】

阿莫洛芬、吗啉罗芬、罗噻尼尔、罗美乐、Loceryl、Pekiron。

【研发】

瑞士 Roche（罗氏）制药公司。

【上市日期】

1991 年。

【药理作用】

本品为吗啉类广谱、高效抗真菌药。对毛发癣菌、表皮癣菌、小孢子菌等皮肤癣菌及念珠菌、皮炎芽生菌、荚膜组织胞浆菌等真菌均有较强的抗菌活性。本品的擦剂或乳膏剂局部涂抹很少全身吸收。甲癣涂药后，药物可向甲板扩散。一次涂药之后，杀菌作用可维持 3d。涂用本品 5% 浓度的药液，其抗菌活性在甲板中可持续 2 周。

本品可抑制真菌细胞膜麦角甾醇的合成，致真菌细胞膜结构和功能受损，抑制真菌生长和繁殖。发挥抑菌作用，高浓度显示杀菌作用。

【临床应用】

用于治疗由敏感的真菌引起的手癣、足癣、体癣、股癣等皮肤真菌感染及念珠菌引起的指（趾）甲感染。

【不良反应与注意事项】

① 对本品过敏者禁用。② 妊娠、哺乳期妇女和小儿禁用。③ 偶有一过性瘙痒、红斑、灼热感等局部皮肤刺激症状。④ 用药时避免接触眼、鼻、口等黏膜部位。

【用法与用量】

外用。① 皮肤真菌感染，乳膏外涂，每日 1 次，疗程不少于 2 周，不超过 4 周。② 指甲真菌感染，溶液外涂，每周 2 次，疗程 6 个月。③ 趾甲真菌感染：溶液外涂，每周 2 次，疗程 9~12 个月。

【制剂与规格】

乳膏剂，0.25%–5g。溶液剂，5%–2.5mL。

16-31

二硫化硒
Selenium Disulfide

【其他名称】

硫化硒、希尔生、Selenium Sulfide、Selsum。

【药理作用】

本品为硒的硫化物。具有抗皮脂溢出的作用，可使表皮细胞更替生成减少，并促进角化。除具有抗真菌作用外，尚有抗菌、抗寄生虫作用。

【临床应用】

用于治疗头皮脂溢性皮炎和花斑癣。

【不良反应与注意事项】

① 对本品过敏者禁用。② 皮肤有炎症、渗出的部位禁用，外生殖器部位禁用。③ 孕妇禁用。FDA 对本品妊娠用药的安全性分级为 C 级。④ 哺乳期妇女用药的安全性尚不明确，用药时应停止供乳。⑤ 儿童慎用，如果用药应该在成人监护下使用。⑥ 本品有剧毒，应用时避免接触眼、鼻、口腔黏膜部位。⑦ 低温环境中，药液会变稠。须温热后使用。用前摇匀。⑧ 本品为硒的二硫化物，使用过程中，勿与其他金属器皿接触，防止影响疗效。⑨ 当用药部位有瘙痒、红肿、灼热感等局部刺激症状，不宜继续用药。⑩ 偶可发生接触性皮炎、头皮干燥、头发脱色等。

【用法与用量】

外用。① 头皮脱屑、头皮脂溢性皮炎，首先用洗发皂或洗发液洗清头发和头皮，将适量药液置于患部，轻轻揉搓，直至产生泡沫，待 3~5min 后，分两次用温水洗净，每周用药 2 次，疗程 2~4 周，必要时，可重复 1~2 个疗程。② 花斑癣，首先洗净患处，取适量药液涂布于患部，待 10~30min 后，用温水洗净，每周用药 2 次，疗程 2~4 周，必要时，可重复 1~2 个疗程。

【制剂与规格】

洗剂，2.5%。

16-32

西卡宁
Siccanin

- -

【其他名称】

蠕孢菌素、癣可宁、Siccayne。

【药理作用】

本品是寄生于黑麦草上的蠕孢菌产生的一种抗真菌抗生素药物。对小孢子菌、表皮癣菌、毛发癣菌等皮肤癣菌有较强的抑制作用。

作用机制同灰黄霉素，可干扰真菌核酸合成，抑制真菌生长繁殖。

【临床应用】

用于治疗由皮肤癣菌引起的手癣、足癣、发癣、体癣、股癣等真菌感染。

【不良反应与注意事项】

① 对本品过敏者禁用。② 偶有用药部位刺激症状。

【用法与用量】

外用。取适量药液涂于患处，每日 2~3 次。

【制剂与规格】

酊剂，1%。

托萘酯
Tolnaftate

【其他名称】

癣退、Tolnactal。

【药理作用】

本品为硫代氨基甲酸萘酯类抗真菌药。对表皮癣菌、小孢子菌、发癣菌和糠秕马拉色菌有明显的抑制作用。但是对念珠菌无抑菌作用。

本品可抑制真菌细胞中角鲨烯环氧化酶，阻碍真菌麦角甾醇合成，从而抑制真菌的生长繁殖。

【临床应用】

用于预防和治疗手癣、足癣、体癣、股癣、花斑癣等皮肤浅表的真菌感染。

【不良反应与注意事项】

① 过敏反应轻微。偶有皮肤局部刺激症状、接触性皮炎。② 由于本品对念珠菌无抗菌活性，所以对指（趾）甲的真菌感染无效。

【用法与用量】

外用。乳膏涂于患处，每日 2~3 次，疗程 2~6 周。

【制剂与规格】

乳膏剂，1%。

利拉萘酯
Liranaftate

【其他名称】

良奇、Zefnart。

【药理作用】

本品为硫代氨基甲酸萘酯类抗真菌药。对表皮癣菌、小孢子菌等皮肤癣菌有很强的抗菌活性，约为托萘酯的 8 倍。对皮肤癣菌的作用强于克霉唑。对托萘酯耐药的曲霉菌，本品依然敏感。

利拉萘酯为角鲨烯环氧化酶抑制剂。可阻碍真菌麦角甾醇生物合成，改变真菌细胞膜的完整性、通透性，从而进一步抑制真菌细胞壁的合成，阻抑真菌生长与繁殖。

【临床应用】

用于治疗由敏感的皮肤癣菌引起的手癣、足癣、体癣、股癣等。

【不良反应与注意事项】

① 对利拉萘酯或乳膏中的赋形剂过敏者禁用。② 妊娠、哺乳期妇女用药的安全性尚不明确，慎用。③ 婴、幼儿用药的安全性不详，不宜应用。④ 用药部位偶有瘙痒、红斑、刺激症状及接触性皮炎。⑤ 禁用于皮肤糜烂或渗出部位。⑥ 应用时避免接触眼、鼻、口腔等黏膜部位。

【用法与用量】

外用。乳膏涂于患处，每日 1 次。

【制剂与规格】

乳膏剂，2%。

16-35

克念菌素
Cannitracin

【其他名称】

Candicidin。

【药理作用】

本品为七烯大环内酯类抗真菌药。对白色念珠菌有较强的抗菌作用。对酵母菌、隐球菌、丝状孢子菌等也有很好的抑制作用。

【临床应用】

主要用于治疗由敏感的真菌引起的口腔、呼吸道、泌尿道、阴道、角膜溃疡等感染。也用于前列腺增生所致尿频、尿急、尿失禁及排尿困难等。也有报道对本品治疗前列腺增生效果持有异议。

【不良反应与注意事项】

① 可有恶心、呕吐等胃肠道反应。② 滴眼后，有短暂的局部刺激性疼痛，多可耐受。

【用法与用量】

① 口腔、呼吸道、泌尿道真菌感染，片剂口服。每次 70mg，每晚顿服，疗程 2~3 个月。② 真菌性角膜溃疡，滴眼。每次 1~2 滴，每 h 2 次。③ 真菌性阴道炎，阴道栓。每次 5mg，每晚 1 次，置入阴道深处。

【制剂与规格】

片剂，35mg。阴道栓剂，5mg。滴眼剂，0.05%。

第十七章　抗结核药

Antituberculotics

17-01

链霉素 *
Streptomycin

详见第五章链霉素相关内容。

17-02

对氨基水杨酸钠 *
Sodium Para-Aminosalicylate

【其他名称】

对氨基柳酸钠、PAS。

【上市日期】

1948 年。

【药理作用】

本品为对位氨基苯甲酸（PABA）类同物。抗菌谱窄，仅对结核杆菌有抑制作用。对其他分枝杆菌、细菌、病毒等均无作用。若与异烟肼或链霉素联用，可增强异烟肼和链霉素的抗结核杆菌作用，并可减缓耐药发生。由于本品在结构上与对氨基苯甲酸（PABA）相似，可与 PABA 竞争性地作用于细菌二氢叶酸合成酶，从而抑制了结核杆菌四氢叶酸的合成，则结核杆菌蛋白质合成受阻，最终抑制了结核杆菌的生长繁殖。

本品口服后，离解释出对氨基水杨酸而被吸收。单剂量 4g 口服，T_{max} 1.5~2h，C_{max} 30~100μg/mL，血浆蛋白结合率为 50%~60%，$t_{1/2}$ 为 3~5h。吸收后，在心、肝、肺、心膜液、腹膜液等组织与体液中均有分布，但不易通过血脑脊液屏障。本品主要在肝脏代谢，经乙酰化或与葡萄糖醛酸结合转变为无活性的代谢物经肾随尿液排出。尿液呈酸性时，易析出本品结晶，碱化尿液可减轻对肾脏损伤，并能增加本药经尿排出量。

【临床应用】

本品与其他抗结核药物联合应用于治疗由结核分枝杆菌引起的肺内及肺外结核病。

【不良反应与注意事项】

① 对本品或对其他水杨酸类药物过敏者禁用。② 有消化性溃疡或严重肝肾功能低下者慎用。③ 孕妇不宜应用，FDA 对本品妊娠用药的安全性分级为 C 级。④ 可从乳汁分泌，哺乳期妇女用药应停止供乳。⑤ 有皮疹、瘙痒等过敏症状，偶见剥脱性皮炎。⑥ 有恶心、呕吐、腹痛、腹泻、食欲减退等胃肠道反应。偶可致胃溃疡与出血。⑦ 偶可出现结晶尿、蛋白尿，甚至血尿。⑧ 常见 ALT、AST 升高。⑨ 本品单独应用会很快产生耐药，应与其他抗结核药物联合应用。⑩ 勿与阿司匹林等水杨酸类药物同时服用，避免增加对胃肠道刺激作用。⑪ 宜餐时或餐后服用。⑫ 本品注射剂临床已少用。

【用法与用量】

口服。每次 2~3g，每日 3~4 次。

【制剂与规格】

肠溶片，0.5g。

17-03

异烟肼 *
Isoniazid

【其他名称】

异烟酰肼、雷米封、Rimifon。

【研发】

瑞士 Roche、德国 Bayer、美国 Squibb 公司同期研发。

【上市日期】

1952 年美国。1953 年 8 月中国自主产品上市。

【药理作用】

本品对结核杆菌有极强的杀菌作用，MIC 为 0.02~0.05 μg/mL。但是对其他细菌、病毒没有作用。本品可抑制结核杆菌细胞膜中磷脂与分枝菌酸合成，导致细菌细胞膜通透性改变，使其失去抗酸性能而致结核菌死亡。

口服吸收快而完全，生物利用度 90%。按剂量 3mg/kg 口服，T_{max} 1~2h，C_{max} 0.6~3.4 μg/mL，吸收后，广泛分布于各组织器官与体液中。可通过血脑脊液屏障和胎盘屏障。在肝脏经乙酰化代谢失活，$t_{1/2}$ 为 1.1~3.1h，肾功能低下者半衰期延长。24h 内，约给药量的 70% 经肾随尿液排出，少量经其他途径排出。

【临床应用】

本品是治疗各种类型结核病的首选药物。用于治疗初始或复治的肺结核、结核性胸膜炎、结核性腹膜炎、结核性心包炎及泌尿生殖系统结核、骨与关节结核、淋巴结核等。

本品单独应用易产生耐药，多与其他抗结核药物联用，可增加疗效，减少耐药发生。

【不良反应与注意事项】

① 对本品过敏者禁用。② 本品与烟酸、吡嗪酰胺等结构相关的药物存在交叉过敏，对上述药物过敏者禁用本药。③ 可通过胎盘屏障进入胎儿体内，孕妇禁用。FDA 对本品妊娠用药的安全性分级为 C 级。④ 可自乳汁分泌，哺乳期妇女用药应停止供乳。⑤ 本品可诱发癫痫发作，有癫痫病史者禁用。⑥ 偶有皮疹、瘙痒、药物热等过敏症状。⑦ 有恶心、呕吐、腹痛、便秘、食欲减退等胃肠道反应。⑧ 若与肝药酶强诱导剂利福平、利福喷汀等药合用，可加速本药代谢，产生更多的单乙酰肼，加重对肝脏损伤。表现转氨酶升高、尿液颜色加深、皮肤巩膜黄染等。⑨ 本品可抑制地西泮等苯二氮䓬类药物代谢，致其血药浓度增高，镇静作用增强。⑩ 含有钙、镁、铝等金属离子药物可减少本品吸收，降低疗效，避免合用。⑪ 用药期间勿食用奶酪、海鱼等酪胺含量较高的食物，防止发生组胺过多的症状，如皮肤潮红、头痛、恶心、心跳加速等。

【用法与用量】

成人口服。每次 200~300mg，每日 1 次。静脉滴注。每次 400~600mg，每日

1 次。

儿童口服。每次 5~10mg/kg，每日 1 次，日剂量不超 300mg。

【制剂与规格】

片剂，100mg。注射剂，100mg。

17-04

利福霉素 *
Rifamycin

- -

【其他名称】

力复霉素、Rifocin。

【研发】

意大利 Lepetit（莱佩替特）公司。

【上市日期】

1957 年。

【药理作用】

本品为半合成利福霉素类抗生素药物。抗菌谱广，对结核杆菌及金黄色葡萄球菌（包括耐青霉素菌株）等革兰阳性菌有很强的抗菌活性。对革兰阴性菌的抗菌作用微弱。本品与其他抗生素或抗结核药物之间未见交叉耐药。

可作用于细菌 RNA 聚合酶，抑制细菌 DNA 转录与复制，阻抑细菌蛋白质合成而发挥抗菌作用。

本品口服吸收差，须注射给药。药物吸收后，在肝脏、胆汁中浓度居高，心、肺、肾、脾等组织器官也可达有效药物浓度。半衰期为 3~4h。给药量的大部分以代谢物形式随胆汁经粪便排出体外。

【临床应用】

用于治疗由结核分枝杆菌及与艾滋病相关的分枝杆菌感染。用于不能接受口服用药的结核病患者的治疗。也用于对金黄色葡萄球菌产生耐药的呼吸道、胆道等感染的治疗。

【不良反应与注意事项】

① 对本品或对其他利福霉素类药物过敏者禁用。② 妊娠妇女不宜应用。③ 哺乳期妇女用药应停止供乳。④ 肾功能不全者慎用。⑤ 有皮疹、瘙痒等过敏症状。⑥ 有恶心、呕吐、厌食等胃肠道反应。⑦ 偶有眩晕、耳鸣、听力下降。⑧ 一过性 ALT、AST 升高。⑨ 偶可出现皮肤、巩膜黄染，⑩ 本品代谢物具色素基团，尿液呈现红色属正常现象。

【用法与用量】

肌肉注射。每次 0.5g，每日 2 次。

静脉注射或静脉滴注。每次 0.5g，每日 2~3 次。

【制剂与规格】

注射剂，0.25g、0.5g。

利福平 *
Rifampicin

【其他名称】

甲哌利福霉素、Rifampin。

【研发】

意大利 Lepetit（莱佩替特）公司。

【上市日期】

1963 年。

【药理作用】

本品为半合成利福霉素类抗结核药物。抗菌谱广。对分枝杆菌（包括结核分枝杆菌和麻风分枝杆菌）有明显的杀灭作用。对金黄色葡萄球菌、表皮葡萄球菌、奈瑟菌、流感嗜血杆菌、嗜肺军团菌等也有一定的抗菌作用。高浓度时对某些病毒、衣原体也有抑制作用。

本品可与细菌 RNA 聚合酶 β - 亚基结合，抑制细菌蛋白质合成，则细菌的生长繁殖受到抑制。发挥本药的抑菌或杀菌作用。

口服吸收良好，生物利用度 90%~95%。成人单剂量 600mg 口服，T_{max} 为 1.5~4h，C_{max} 7~9 μg/mL。吸收后，体内分布广泛，在肝、胆、肾和肺组织中浓度较高，在胸膜腔、腹膜腔、心包液、关节液、房水、胎儿血液中也均有分布。血浆蛋白结合率为 80%~91%，$t_{1/2}$ 为 3~5h。

本品主要在肝脏代谢，其代谢产物去乙酰利福平仍具抗菌活性。给药量的 60%~65% 经粪便排出，6%~15% 以药物原形或代谢物经肾随尿液排出。

【临床应用】

① 通常与其他抗结核药物联合用于结核病的初治与复治。如肺结核、结核性胸膜炎、结核性腹膜炎、结核性心包炎、骨与关节结核、淋巴结核及泌尿生殖系统结核病的治疗。② 用于治疗由麻风分枝杆菌、军团菌引起的感染。③ 用于治疗由耐甲氧西林金黄色葡萄球菌（MRSA）引起的感染及厌氧菌所致的感染。④ 滴眼液用于治疗细菌性眼病、结核性眼病、病毒性眼病及衣原体引起的沙眼等。

【不良反应与注意事项】

① 对本品或对其他利福霉素类抗生素药物过敏者禁用。② 严重肝功能不全者、胆道梗阻者禁用。③ 本品可通过胎盘屏障，动物实验表明有生殖毒性，可致畸，孕妇禁用。FDA 对本品妊娠用药的安全性分级为 C 级。④ 可经乳汁分泌，哺乳期妇女用药应停止供乳。5 岁以下幼儿禁用。⑤ 本品具有肝毒性。表现 ALT、AST 升高、肝大及黄疸。肝损伤多见于与异烟肼合并用药。因本品可加快异烟肼的体内代谢，致异烟肼产生较多的单乙酰肼，结果增加了肝毒性。⑥ 中性粒细胞减少、血小板减少、嗜酸性粒细胞增多、贫血。⑦ 有皮疹、瘙痒、药物热、偶可发生剥脱性皮炎等皮肤过敏反应。⑧ 有恶心、呕吐、腹胀、腹泻、食欲减退等胃肠道反应。⑨ 本品为肝药酶诱导剂，可促进降糖药、双香豆素类抗凝血药、洋地黄类强心药等多种药物的代谢，致上述药物血药浓度下降，疗效降低。如果合用，须调整上述药物的用药剂量。⑩ 对氨基水杨酸钠、巴比妥类药物可减少本品吸收，降低本品

血药浓度，避免合用。⑪ 用药期间，应实时检测肝功能。⑫ 本品代谢物具有色素基团，尿液显橘红色属于正常现象。⑬ 不宜单独使用，因易产生耐药。

【用法与用量】

口服。成人体重 < 55kg 者每次 450mg，每日 1 次；体重 ≥ 55kg 者每次 600mg，每日 1 次，疗程 6 个月。

【制剂与规格】

片剂，150mg。胶囊剂，150mg、300mg。

17-06

利福喷汀 *
Rifapentine

- -

【其他名称】

环戊哌嗪利福霉素、环戊利福平。

【研发】

意大利 Lepetit（莱佩替特）公司。

【上市日期】

1976 年。

【药理作用】

本品为半合成利福霉素类抗生素。抗菌谱广，对结核杆菌、麻风杆菌、革兰阳性菌、革兰阴性菌、某些病毒、衣原体等有较强杀灭作用。而且对利福霉素类之外的其他抗结核药物产生耐药的结核杆菌，本品依然敏感有效。本品对结核杆菌的抑菌活性比利福平强 2~10 倍。MIC 为 0.2~0.4 μg/mL，比利福平高 2~8 倍。MBC 为 0.2~0.78 μg/mL，比利福平高 4~16 倍。

作用机制同利福平。可与细菌 RNA 聚合酶结合，抑制细菌蛋白质的生物合成，发挥杀菌作用。成人按 8mg/kg 剂量口服，C_{max} 8.5 μg/mL，有效血药浓度能维持 5~6d。吸收后，体内分布广泛。在肝、肾、肺中的浓度居高，不易通过血脑脊液屏障。血浆蛋白结合率为 98% 以上，$t_{1/2}$ 约 18h。主要在肝脏代谢，给药量的大部分以药物原形或代谢物形式经粪便排出。部分经肾随尿液排出。

【临床应用】

本品与其他抗结核药物联合用于结核病的初治或复治。如肺结核、结核性胸膜炎、结核性腹膜炎、结核性心包炎、骨关节结核、淋巴结核、泌尿生殖系统结核病等。也用于非结核分枝杆菌的感染治疗，如麻风杆菌感染等。

【不良反应与注意事项】

① 对本品或对其他利福霉素类药物过敏者禁用。② 动物实验表明，本品可致畸具胎毒性，孕妇禁用。FDA 对本品妊娠用药的安全性分级为 C 级。③ 可自乳汁分泌，哺乳期妇女用药应停止供乳。④ 5 岁以下幼儿用药的安全性尚未确立，不宜应用。⑤ 有皮疹、瘙痒、药物热等皮肤过敏症状。⑥ 偶有中性粒细胞减少、血小板减少。⑦ 一过性 ALT、AST 升高，肝大。⑧ 本品若与异烟肼合用，可促进异烟肼的代谢，致异烟肼代谢出更多的单乙酰肼而增加肝毒性。⑨ 含有钙、铝等金属离子的制酸剂可影响本品吸收，降低本品血药浓度，避免合用。⑩ 本品代谢物具

有色基团，尿液显橙红色属正常现象。⑪ 对氨基水杨酸钠可影响本药吸收，避免合用。⑫ 不宜单独应用，因结核杆菌易对本品产生耐药。

【用法与用量】

口服。成人每次 600mg，每周 1 次或每次 450mg，每周 2 次，疗程 6 个月。

【制剂与规格】

片剂，150mg、300mg。胶囊，100mg、150mg、200mg、300mg。

17-07

利福布汀 *
Rifabutin

- -

【其他名称】

安莎霉素、明希欣、Ansamycin。

【研发】

意大利 Farmitalia Carlo Erba 公司。

【上市日期】

1991 年 11 月。

【临床应用】

本品为半合成利福霉素类药物。对结核分枝杆菌有较强的抑制作用，抗菌作用是利福平的 4 倍，对部分利福平耐药的菌株也有抑制作用。抗菌谱广，除对结核等分枝杆菌有较强的抗菌作用外，对金黄色葡萄球菌等革兰阳性菌及大肠埃希菌等革兰阴性菌也有较强的抗菌活性。对部分支原体、衣原体、病毒也有抑制作用。

作用机制同利福平，可抑制细菌 RNA 聚合酶活性，抑制细菌蛋白质生物合成发挥抗菌作用。

单剂量 300mg 口服，T_{max} 2~4h，C_{max} 375ng/mL，生物利用度 53%，血浆蛋白结合率为 85%。吸收后，广泛分布于各组织与体液中。在脑组织中的药物浓度低，但可通过胎盘屏障。本品主要在肝脏代谢，给药量的大部分以代谢物的形式经肾随尿液排出，部分随胆汁经粪便排出。

【临床应用】

主要用于治疗对结核菌耐药及复治的病例。也用于治疗非结核分枝杆菌引起的感染和预防及治疗 HIV 感染者 MAC（鸟结核分枝杆菌）感染。

【不良反应与注意事项项】

① 对本品或对其他利福霉素类药物过敏者禁用。② 本品可通过胎盘屏障，孕妇慎用。FDA 对本品妊娠用药的安全性分级为 B 级。③ 哺乳期妇女用药应停止供乳。④ 肝肾功能不全者慎用。⑤ 有皮疹、瘙痒、药物热等过敏症状。⑥ 有恶心、呕吐、厌食等消化道反应。⑦ ALT、AST 升高，偶见黄疸。⑧ 偶有白细胞减少、血小板减少、嗜酸性粒细胞增多和贫血。⑨ 本品代谢物具有色基团，尿液、唾液呈橙红色属正常现象。⑩ 本品在体内经 CYP3A 代谢，与肝药酶诱导剂合用，会致本品血药浓度和 AUC 下降。⑪ 用药期间，应定期检查血常规。

【用法与用量】

口服。成人每次 300mg，每日 1 次或每次 150mg，每日 2 次。

【制剂与规格】

胶囊剂，150mg。

17-08

乙硫异烟胺
Ethionamide

- -

【其他名称】

乙硫异烟酰胺、乙硫烟胺、Ethimide。

【研发】

美国 Wyeth（惠氏）公司。

【上市日期】

1965 年 4 月。

【药理作用】

本品为异烟酸衍生物。对结核杆菌有抑制作用，MIC 为 0.1~2.5 μg/mL。抗结核杆菌的活性仅是异烟肼的 1/10~1/5。单独应用易产生耐药，须与其他抗结核药物联用，以增加疗效。作用机制是可抑制细菌蛋白质合成。

口服易吸收，药物吸收后体内分布广泛，可渗入全身组织与体液中。可通过血脑脊液屏障和胎盘屏障，其药物浓度与同期血药浓度相近。血浆蛋白结合率 10%，T_{max} 1~3h，有效血药浓度可持续 6h，$t_{1/2}$ 约 3h。主要在肝脏代谢，给药量的大部分以无活性的代谢产物经肾脏随尿液排出。

【临床应用】

为防止耐药发生，本药不单独应用，多与加替沙星、卷曲霉素或乙胺丁醇、吡嗪酰胺联合用于治疗渗出性及浸润性干酪病变的结核病。

【不良反应与注意事项】

① 对本品或对丙硫异烟胺过敏者禁用。② 可通过胎盘屏障进入胎儿体内，妊娠妇女不宜应用。FDA 对本品妊娠用药的安全性分级为 C 级。③ 哺乳期妇女用药应停止供乳。④ 12 岁以下儿童用药的安全性尚未确定，禁用。⑤ 有皮疹、瘙痒等皮肤过敏症状，偶有痤疮、糙皮症。⑥ 有恶心、呕吐、腹痛、腹泻、厌食等胃肠道反应。⑦ 头痛、抑郁、末梢神经炎、女性月经紊乱、男性乳房增大及关节疼痛等。⑧ 常见 ALT、AST 升高及黄疸。⑨ 本品可增加维生素 B_6 的排泄，用药期间应适量补充维生素 B_6。⑩ 本品与环丝氨酸合用，可增加神经系统不良反应发生率，如抽搐等。

【用法与用量】

口服。成人初始每次 0.3g，每日 1 次，剂量可逐渐增加至每次 0.5~0.8g，每日 1 次。12 岁以上儿童依体重每次 4mg/kg，每 8h 1 次。

【制剂与规格】

片剂，0.1g。

17-09

丙硫异烟胺 *
Protionamide

【其他名称】

Prothionamide。

【药理作用】

本品为异烟酸衍生物。对结核杆菌和某些非结核分枝杆菌有较强的抑制作用。本品的结核杆菌的 MIC 为 0.6 μg/mL，高浓度呈杀菌作用。即使对链霉素、异烟肼、PAS、吡嗪酰胺产生耐药的菌株，本品仍有抑制作用。若与异烟肼等其他抗结核药物联用可延缓耐药发生。

本品可抑制结核杆菌细胞壁的分枝菌酸合成，则细菌细胞壁通透性改变，导致细菌细胞破裂而死亡。此外，本品尚能在菌体内转化成替代性异烟酸，干扰烟酰胺腺苷核酸脱氢酶活性，从而抑制结核杆菌 DNA 合成。

口服 0.5g，T_{max} 2~3h，C_{max} 12 μg/mL，有效血药浓度可维持 6h。吸收后，体内分布广泛，在各组织与体液中的浓度与同期血药浓度相近。可通过血脑脊液屏障和胎盘屏障。血浆蛋白结合率为 10%，$t_{1/2}$ 约 3h。主要在肝脏中代谢，给药量的大部分以无活性的代谢物经肾随尿液排出。

【临床应用】

本品不作为结核病治疗药物首选。多与其他抗结核药物联用于治疗一线抗结核药物治疗无效的复治或对其他抗结核药物治疗不耐受的病例。

【不良反应与注意事项】

① 对本品或对与本品结构相似的药物，如异烟肼、烟酸、吡嗪酰胺等过敏者禁用。② 可通过胎盘屏障，具有胎毒性，可致畸，孕妇禁用。③ 哺乳期妇女用药应停止供乳。④12 岁以下儿童用药的安全性尚不明确，不宜应用。⑤ 严重肝功能减退者禁用。⑥ 偶有皮疹、色素沉着、痤疮或脱发。⑦ 有恶心、呕吐、腹痛、腹泻、食欲减退等胃肠道反应。⑧ALT、AST 升高，严重时可见黄疸。⑨ 本品可促进维生素 B_6 的肾脏排泄，用药期间应补充维生素 B_6，防止发生周围神经炎。

【用法与用量】

口服。成人每次 250mg，每日 3 次或 10mg/（kg·d），分 3 次给予。

【制剂与规格】

片剂，100mg、250mg。

17-10

吡嗪酰胺 *
Pyrazinamide

【其他名称】

吡嗪甲酰胺、异烟酰胺、Pyrazide。

【研发】

美国 Merck（默沙东）公司。

【上市日期】

1978 年 7 月。

【药理作用】

本品系烟酰胺衍生物。对人型结核分枝杆菌有良好的抗菌作用，对其他非结核分枝杆菌不敏感。在酸性环境中表现较强的杀菌作用，pH 在 5~5.5 时杀菌作用最强。在中性、碱性环境中几乎没有抑菌作用。

本品可经体内吞噬细胞进入结核杆菌体内，菌体内的酰胺酶可将本品的酰胺基脱去，随之转成吡嗪酸而发挥抗结核杆菌的作用。此外，本品尚可取代烟酰胺，干扰细菌脱氢酶的脱氢作用，影响结核杆菌对氧的利用，影响结核杆菌的正常代谢，致其死亡。

单剂量 1g 口服 T_{max} 2h，C_{max} 45 $\mu g/mL$，$t_{1/2}$ 约 6h。吸收后可广泛分布于体内各组织与体液中，如肝脏、肺脏、肾脏、胆汁等。可通过血脑脊液屏障，脑脊液中的药物浓度与同期血药浓度相近。主要在肝脏代谢。给药量的大部分以代谢物形式经肾随尿液排出体外。

【临床应用】

本品不作为治疗结核病药物首选。多与异烟肼、利福平等抗结核药物联合用于其他抗结核药物治疗无效的复治病例的治疗。也用于结核性脑膜炎的治疗。

【不良反应与注意事项】

① 对本品或对与本品结构相似的药物如异烟肼、烟酸、丙硫异烟胺等过敏者禁用。② 曾有本品致畸的报道。孕妇禁用，FDA 对本品妊娠用药的安全性分级为 C 级。③ 哺乳期妇女用药应停止供乳。④ 本药有一定的毒副作用，儿童不宜应用。⑤ 糖尿病、痛风、肝肾功能不全者慎用。⑥ 有皮疹、荨麻疹、药物热等皮肤过敏症状。⑦ 有恶心、呕吐、腹痛、腹泻、厌食等胃肠道反应。⑧ 可有 ALT、AST 升高，肝大，皮肤和巩膜黄染。若长期、大剂量用药，可发生中毒性肝炎，肝细胞坏死等。⑨ 可致高尿酸血症，痛风性关节炎。表现关节酸痛、肿胀。⑩ 偶可引起痤疮、皮肤色素沉着。⑪ 若与异烟肼、利福平合用，呈现协同作用。⑫ 利福平有减少尿酸重吸收的作用，可减少本药引发的关节痛等不良反应。⑬ 本品可干扰烟酰胺代谢，用药期间宜适当补充维生素 B_2、B_6 等 B 族维生素。⑭ 用药期间应定期检测肝功能及血尿酸浓度。

【用法与用量】

口服。成人每次 0.25~0.5g，每日 3 次，每日剂量不超 1.5g。

【制剂与规格】

片剂、胶囊剂，0.25g。

17-11

环丝氨酸 *
Cycloserine

- -

【其他名称】

氧霉素、东方霉素、赛来星、Oxamycin、Seromycin。

【研发】

瑞士 Roche（罗氏）公司

【上市日期】

1955 年瑞士。1958 年沈阳东北制药总厂研发成功。

【药理作用】

本品为抗生素类抗结核药物。对结核杆菌的抗菌作用较异烟肼等一线抗结核药物弱，须与异烟肼、链霉素、PAS 等其他抗结核药物联用。

本品通过抑制结核杆菌细胞壁肽聚糖的合成发挥抗菌作用。

口服吸收良好，生物利用度 70%~90%。口服 250mg，T_{max} 3~4h，C_{max} 10 μg/mL。吸收后，体内分布广泛，在脑脊液、胸膜液、胎血、母乳中的药物浓度与同期血药浓度相近。可通过血脑脊液屏障和胎盘屏障，也可分泌至乳汁中。$t_{1/2}$ 约 10h，肾功能低下半衰期延长。72h 内，约给药量的 65% 以药物原形经肾随尿液排出。

【临床应用】

本药与其他抗结核药物联合应用于治疗对一线抗结核药物产生耐药的结核杆菌感染。

【不良反应与注意事项】

① 对本品过敏者禁用。② 可通过胎盘屏障进入胎儿体内，孕妇禁用，FDA 对本品妊娠用药的安全性分级为 C 级。③ 可从乳汁分泌，哺乳期妇女用药应停止供乳。④ 有精神病史、癫痫病史者禁用。⑤ 本药易致神经系统损伤，如头痛、眩晕、嗜睡、焦虑、抑郁、精神错乱、感觉异常、语言障碍、震颤等。⑥ 用药剂量大，易发生麻痹性痴呆、昏迷等。若同时饮用含酒精饮品，可促进惊厥发作、加重病情。⑦ $CrCl < 50mL/min$ 者禁用。⑧ 每日用药剂量不超 1g，否则易产生急性中毒。⑨ 本品易致维生素 B_{12} 或叶酸缺乏，引发巨幼红细胞性贫血，用药期间应补充维生素 B_6 和 B_{12}。⑩ 用药期间应监测血药浓度、血红蛋白、血清肌酐、尿素氮水平。

【用法与用量】

口服。成人每次 0.25~0.5g，每 12h 1 次，每日用量不超 1g。儿童 10mg/（kg·d），分 2~4 次服用。

【制剂与规格】

胶囊剂，0.25g。

17-12

卷曲霉素 *
Capreomycin

【其他名称】

卷须霉素、结核霉素、Caprocin、Capromycin。

【研发】

美国 Lilly（礼来）公司。

【上市日期】

1960 年首市。1966 年用于抗结核。1976 年进入中国。

【药理作用】

本品为多肽类抗生素。对结核杆菌的抗菌活性低于链霉素、乙胺丁醇、异烟肼等。单独应用，易产生耐药，多与异烟肼、乙胺丁醇、PAS合用，效果良好。对其他非典型分枝杆菌耐药。作用机制尚不完全明确。可能是本品对结核杆菌的蛋白质合成有抑制作用，阻碍其生长繁殖。

口服不易被吸收，须注射给药。肌肉注射 1g，T_{max} 1~2h，C_{max} 28~32μg/mL，有效药物浓度可维持 12h。吸收后，体内分布广泛，在尿中浓度居高。可通过胎盘屏障，但不易进入脑脊液（CSF）中。$t_{1/2}$ 为 3~6h，肾功能不全，半衰期延长。本品在体内仅部分代谢，给药量的 70%~80% 以药物原形经肾随尿液排出，少量随胆汁经粪便排出。

【临床应用】

由于本品与其他抗结核药物联用呈现较高的治愈率和较低的复发率，常用于经链霉素、异烟肼、乙胺丁醇、利福平等一线抗结核药物治疗效果不佳或产生耐药的结核病治疗。

【不良反应与注意事项】

① 对本品过敏者禁用。② 可通过胎盘屏障，并可致畸，孕妇禁用。③ 哺乳期妇女用药应停止供乳。④ 儿童用药的有效性、安全性尚未确定，不推荐应用。⑤ 肾功能低下、重症肌无力、帕金森病患者及老年人慎用。⑥ 有皮疹、瘙痒等皮肤过敏症状。⑦ 有恶心、呕吐、腹胀、食欲减退等胃肠道反应。⑧ 本药具有明显肾毒性。表现血尿、蛋白尿、管型尿、肌酐值升高、BUN 升高、CrCl 值减低。⑨ 可有耳鸣、听力下降，多发生于用药 2~4 个月时。⑩ 神经肌肉阻滞作用，表现乏力、肌肉痛、肌肉痉挛等。⑪ 用药期间，应进行肾功能、尿常规、听力检测，每周 1~2 次。前庭功能检测每周 1 次。⑫ 用药前及用药期间，应进行血钾测定，每月 1 次。⑬ 本品不宜与氨基糖苷类、多肽、糖肽类等抗生素药物联用，否则会增加肾毒性。⑭ 本品勿与肌肉松弛剂同时应用，防止发生重症肌无力、呼吸抑制。⑮ 呋塞米等强效利尿剂可增加本品的肾毒性、耳毒性，避免同用。

【用法与用量】

肌肉注射。成人每次 1g，每日 1 次，持续 2~3 个月，然后，每次 1g，每周 2~3 次（目前，临床多采用每次 0.75g，每日 1 次的用药方案）。

【制剂与规格】

注射剂，0.5g、0.75g、1g。

17-13

乙胺丁醇 *
Ethambutol

【其他名称】

乙二胺丁醇、Dexambutol、Myambutol、Mycobutol。

【研发】

美国 Wyeth Lederle（惠氏立达）公司。

【上市日期】

1967 年。

【药理作用】

本品为人工合成的抗结核药物。对结核分枝杆菌及其他分枝杆菌有较强的抑制作用。即使对链霉素或异烟肼产生耐药的菌株，本药依然敏感。但是对其他细菌、病毒等无作用。结核杆菌对本品会逐渐产生耐药，若与异烟肼、利福平、吡嗪酰胺等药联用，可延缓和降低对结核杆菌的耐药性。

作用机制尚未完全明确。可能是抑制结核杆菌的正常代谢，干扰细菌 DNA 合成，从而阻碍结核杆菌的生长与繁殖。对繁殖期的结核杆菌表现较强的抑菌活性，对静止期的结核菌几乎没有作用。

口服后，75%~80% 经胃肠吸收。按 15~25mg/kg 口服，T_{max} 2h，C_{max} 5 μg/mL，血浆蛋白结合率为 20%~30%。吸收后，体内分布广泛，在各组织与体液中可达有效药物浓度，且可维持 20h。不易透过血脑脊液屏障，但可通过胎盘屏障。$t_{1/2}$ 约 4h，肾功能低下，半衰期延长。主要在肝脏代谢，给药量的 70% 经肾随尿液排出，10%~20% 经粪便排出。

【临床应用】

本品与其他抗结核药物联合用于治疗肺内结核、肺外结核病。尤其适合于不耐受链霉素注射的病例。

【不良反应与注意事项】

① 对本品过敏者禁用。② 可通过胎盘屏障，孕妇禁用。FDA 对本品妊娠用药的安全性分级为 C 级。③ 可从乳汁分泌，哺乳期妇女用药应停止供乳。④13 岁以下儿童用药的安全性尚不明确，不推荐应用。⑤ 肝肾功能低下者慎用。⑥ 有皮疹、瘙痒、发热等过敏症状。⑦ 有恶心、呕吐、腹泻、厌食等胃肠道反应。⑧ 偶有肝功能障碍、高尿酸血症、中性粒细胞减少、低血钙等。⑨ 视神经损伤是本药严重的毒性反应。发生率与剂量成正比。视力损伤多发生在患者用药时间半年左右，表现视物模糊、眼痛、辨色能力下降，伴有糖尿病者，发生率高。⑩ 氢氧化铝可减少本品经胃肠吸收，不宜同时服用。⑪ 用药期间，应定期对视力、眼底等检查。

【用法与用量】

口服。① 结核病初始治疗每次 15mg/kg，每日 1 次或每次 25mg/kg，每周 3 次。② 结核病复治每次 25mg/kg，每日 1 次，连续 2 个月，自第 3 个月开始每次 15mg/kg，每日 1 次。

【制剂与规格】

片剂、胶囊剂，250mg。

17-14

贝达喹啉 *
Bedaquilin

【其他名称】

斯耐瑞、Sirturo。

【研发】

美国 Johnson & Johnson（强生）公司。

【上市日期】

2012 年 12 月。2016 年 12 月 CFDA 批准中国上市。

【药理作用】

本品是近年开发的二芳基喹啉类抗结核药。对耐多种抗结核药（包括耐利福平）的结核杆菌有明显抑制作用。

本品可抑制分枝杆菌三磷腺苷（ATP）合成酶并与 ATP 合成酶脂白亚基 C 结合，则 ATP 合成受阻，导致细菌死亡。

口服 700mg，T_{max} 5h，C_{max}、AUC 值与剂量成正比。吸收后，体内分布广泛，乳汁中的浓度高于同期血药浓度。给药量的大部分以原形或代谢物形式随胆汁经粪便排出。

【临床应用】

用于年龄 ≥ 18 岁、体重 ≥ 30kg 者耐多药肺结核病的治疗。

本药不适用于：① 结核杆菌所致的潜伏期感染。② 对抗结核药物敏感的肺结核。③ 肺外结核病。④ 非结核杆菌引起的感染。

【不良反应与注意事项】

① 对本品过敏者禁用。② 孕妇慎用，FDA 对本品妊娠用药的安全性分级为 B 级。③ 可自乳汁分泌，哺乳期妇女用药应停止供乳。④ 儿童用药的安全性尚不明确，不宜应用，⑤ 严重肝、肾、心脏功能不全者慎用。⑥ 常见恶心、厌食、头痛、疲倦、关节痛。⑦ 有 ALT、AST、ALP、AMS 升高，肝区压痛、肝大、黄疸等。⑧ 当转氨酶伴胆红素升高大于正常值上限 2 倍时，应停止用药。或转氨酶升高大于正常值上限 8 倍时，停止给药。当转氨酶升高大于正常值上限 5 倍且持续 2 周以上时，停止给药。⑨ 本品可致 QT 间期延长，勿与可延长 QT 间期的药物合用，防止发生叠加的心律不齐等副作用。⑩ 本品通过 CYP3A4 代谢，肝药酶诱导剂可促进本药体内代谢，致本品血药浓度下降，疗效减低，避免合用。⑪ 用药前及用药期间，应监测血清钾、钙、镁浓度及肝酶指标，心电图等。

【用法与用量】

口服（随餐整片吞服）。每次 400mg，每日 1 次，持续 2 周，第 3~24 周每次 200mg，每周 3 次（服药间隔至少 48h）。

【用法与用量】

片剂，100mg。

17-15

德拉马尼 *
Delamanid

【其他名称】

德尔巴、Deltyba。

【研发】

日本 Otsuka（大冢）制药公司。

【上市日期】

2014 年 4 月 EMA 批准欧盟上市。2018 年 2 月 CFDA 批准中国上市。

【药理作用】

本品为近年新上市的抗结核药物。对结核杆菌有良好的抗菌活性，即使对链霉素、异烟肼、乙胺丁醇、吡嗪酰胺等一线抗结核药物耐药的菌株，依然敏感。在低氧环境中其抗菌活性也强于其他抗结核药物。

本品可抑制结核杆菌细胞壁中的分枝菌酸合成，从而改变细胞壁的通透性、完整性，阻抑结核杆菌的生长繁殖，发挥杀菌作用。口服吸收良好，生物利用度高，血浆蛋白结合率约 99.5%，消除半衰期 30~38h。给药量的大部分随胆汁经粪便排出。

【临床应用】

用于治疗成人耐多药肺结核病。

【不良反应与注意事项】

① 对本品或对其中赋形剂过敏者禁用。② 有一定的生殖毒性，妊娠妇女禁用。③ 哺乳期妇女用药应停止供乳。④ 未成年人用药的安全性尚不明确，不推荐应用。⑤ 中、重度肝肾功能损伤者禁用。⑥ 人血白蛋白 < 2.8g/dL 者禁用。⑦ 有皮疹、荨麻疹、瘙痒等过敏症状。偶见痤疮。⑧ 常见恶心、呕吐、腹痛、腹泻、腹部不适、食欲减退等胃肠道反应。⑨ 头晕、疲乏、失眠或嗜睡、焦虑、抑郁、耳鸣、感觉异常、震颤等神经系统症状。⑩ 偶有嗜酸性粒细胞增多和贫血。⑪ 偶有低钾血症、高尿酸血症、高三酰甘油血症。⑫ 肌无力、肌肉痛、关节痛、胸痛、咯嗽、外周水肿。⑬ 本品可致 QT 间期延长，用药前及用药期间应进行白蛋白水平监测，并行心电图检查。⑭ 用药期间应监测血钙、血钾和血镁水平。⑮ 本品不宜与利福平、卡马西平等肝药酶强诱导剂合用，因会致本品血药浓度大幅下降，减低疗效。⑯ 本品制剂中含有乳糖。对遗传性半乳糖不耐受、Lapp 乳糖酶缺乏症或葡萄糖–半乳糖吸收不良者禁用。⑰ 本品不用于结核杆菌所致潜伏期感染治疗、不用于肺外结核病治疗，也不用于非结核分枝杆菌所致感染的治疗。

【用法与用量】

口服。成人每次 100mg，每日 2 次，疗程 24 周。

【制剂与规格】

片剂，50mg。

17-16

帕司烟肼 *
Pasiniazide

【其他名称】

力克肺疾、结核清、对氨基水杨酸异烟肼、Isoniazid Aminosalicylate、Dipasic。

【研发】

瑞士 Geistlich Pharma（吉士德）制药公司。

【上市日期】

1953 年。

【药理作用】

本品是由对氨基水杨酸与异烟肼结合而成的一种化合物。在体内分解成对氨基水杨酸与异烟肼。虽然对氨基水杨酸剂量低，甚至达不到最低抑菌浓度，但其可减缓异烟肼在体内乙酰化，维持异烟肼有效血药浓度，增强抗菌作用，延缓耐药发生。

【临床应用】

本品与其他抗结核药物联合用于治疗各型肺结核、支气管内膜结核与肺外结核。尤其适于复治肺结核及单耐异烟肼的肺结核。也适用于儿童轻型结核病的治疗。

【不良反应与注意事项】

① 对水杨酸或对异烟肼过敏者禁用。② 孕妇不宜应用，FDA 对本品妊娠用药的安全性分级为 C 级。③ 哺乳期妇女用药应停止供乳。④12 岁以下儿童慎用。⑤ 肝肾功能不全者慎用。⑥ 有癫痫、精神病史者慎用。⑦ 消化性溃疡、充血性心力衰竭、G-6-PD 缺乏者慎用。⑧ 有皮疹、瘙痒、发热等过敏症状。⑨ 有恶心、呕吐、腹痛、腹泻、食欲减退等胃肠道反应。⑩ 一过性 ALT、AST 升高，偶见黄疸。⑪ 偶有头痛、头晕、失眠、乏力等。⑫ 本品可增加维生素 B_6 排泄，易致周围神经炎。用药期间应补充维生素 B_6。⑬ 含铝制酸剂可影响本药吸收，避免合用。⑭ 本品不宜与环丝氨酸合用，否则会增加头晕、嗜睡等中枢神经系统不良反应。⑮ 用药期间勿食用酪胺含量较高的食物，如红酒、奶酪、海鱼等。否则会发生皮肤潮红、瘙痒、头痛、心动过速、呼吸困难等组胺积聚引起的反应。

【用法与用量】

口服。成人 10~20mg/（kg·d），分 3~5 次给予，疗程至少 12 周。

【制剂与规格】

片剂，100mg。

17-17

卫非宁 *

Rifinah

【其他名称】

异福、利福马特、利福平 / 异烟肼、Rifamate、Rifampicin/lsoniazid。

【研发】

意大利 Lepetit（莱佩替特）公司。

【药理作用】

本品是由利福平与异烟肼组成的复方制剂。其中利福平对生长缓慢和间歇期的结核杆菌有抗菌活性，异烟对繁殖期的结核杆菌有抗菌活性，该两种药物组合，既可杀灭细胞外结核菌，也可以杀灭细胞内结核菌。

【临床应用】

用于结核病的初治与复治。

【不良反应与注意事项】

详见本章利福平、异烟肼相关内容。

【用法与用量】

口服（空腹）。成人体重 < 50kg 者每次利福平 450mg/ 异烟肼 300mg，每日 1 次；体重 ≥ 50kg 者每次利福平 600mg/ 异烟肼 300mg，每日 1 次，疗程 4 个月。

【制剂与规格】

片剂，利福平 150mg/ 异烟肼 100mg、利福平 300mg/ 异烟肼 150mg。

17-18

卫非特 *
Rifater

- -

【其他名称】

异福酰胺、利福平 / 异烟肼 / 吡嗪酰胺、Rifampicin/Isoniazid/Pyrazinamide。

【研发】

意大利 Lepetit（莱佩替特）公司。

【药理作用】

本品为利福平、异烟肼、吡嗪酰胺组成的复方制剂。其中利福平具有广谱抗菌作用，异烟肼对各种生长状态的结核杆菌均有较强的杀菌作用。而吡嗪酰胺主要作用于细胞内的结核菌，在酸性环境中杀菌作用最强。上述 3 种药物组合对处于各期的结核杆菌表现较强的杀菌作用。

【临床应用】

用于结核病的初治与复治。

【不良反应与注意事项】

详见本章利福平、异烟肼、吡嗪酰胺相关内容。

【用法与用量】

口服（空腹）。成人体重 30~39kg 者每次 3 片，每日 1 次；体重 40~49kg 者每次 4 片，每日 1 次；体重 > 50kg 者每次 5 片，每日 1 次，疗程 2~3 个月。

【制剂与规格】

片剂，利福平 120mg/ 异烟肼 80mg/ 吡嗪酰胺 250mg。

第十八章　抗麻风药

Antileprotics

18-01

氨苯砜 *
Dapsone

【其他名称】

二氨二苯砜、Diaminodiphenylsulfone。

【药理作用】

本品为砜类抗麻风药。对麻风分枝杆菌有较强的抑制作用。作用机制与磺胺类药物相似，为二氢叶酸合成酶抑制剂，可抑制二氢叶酸合成酶活性，干扰细菌叶酸合成，从而抑制了细菌蛋白质合成。

口服吸收良好，每日口服 200mg，T_{max} 4~8h，8 日后平均血药浓度 2.3 μg/mL，血浆蛋白结合率为 50%，$t_{1/2}$ 约 28h。给药量的 70%~85% 以药物原形或代谢物形式经肾随尿液排出，少量经粪便、汗液、痰液排泄。停药后，仍可维持有效浓度 2~3 周。

【临床应用】

本品与其他抗麻风药物联合用于治疗由麻风杆菌引起的各型麻风病。

【不良反应与注意事项】

① 对本品或对其他砜类药物过敏者禁用。② 本品与磺胺类药物存在交叉过敏，对磺胺类药物过敏者慎用。③ 肝肾功能不全者慎用。④ 有精神病、溃疡病史者慎用。⑤ G-6-PD 缺乏者禁用，防止发生溶血性贫血。⑥ 孕妇不宜应用，FDA 对本品妊娠用药的安全性分级为 C 级。⑦ 可经乳汁分泌，哺乳期妇女用药应停止供乳。⑧ 有恶心、呕吐、食欲减退等胃肠道反应。⑨ 治疗初期或增量过快易出现"麻风反应"，表现发热、皮疹、剥脱性皮炎、黄疸、肝大、淋巴结肿胀等。⑩ 本药宜从小剂量开始给予，逐渐增加剂量，避免发生毒性反应。⑪ 用药期间应加服铁剂和维生素 C。实时监测 G-6-PD、AST、ALP、胆红素、肾功能及血象。⑫ 本品单独应用易产生耐药，须与氯法齐明、利福平、丙硫异烟胺、米诺环素、克拉霉素或氧氟沙星等联用。

【用法与用量】

口服。成人每次 12.5~25mg，每日 1 次，以后每 2 周增加 25mg，直至每次 50~100mg，每日 2 次，每日最高剂量 200mg。儿童每次 0.7mg/kg，每日 2 次。

【制剂与规格】

片剂，50mg、100mg。

18-02

醋氨苯砜
Acedapsone

【其他名称】

二乙酰氨苯砜、Diacetyldapsone。

【药理作用】

本品为氨苯砜衍生物。在体内缓慢分解成氨苯砜或单乙酰氨苯砜而发挥抗麻风杆菌的作用。本品具长效作用，肌肉 1 次注射 225mg，可维持有效血药浓度 60~75d。

作用机制同氨苯砜，可抑制细菌二氢叶酸合成酶活性，从而抑制细菌蛋白质合成。

【临床应用】
本品与其他抗麻风杆菌药物联合用于治疗各型麻风病。也用于不能口服砜类药物的麻风患者注射给药。

【不良反应与注意事项】
① 对本品或对其他砜类药物过敏者禁用。② 本品与磺胺类、磺酰脲类、碳酸酐酶抑制剂类药物存在交叉过敏，对上述药物过敏者慎用。③ 孕妇不宜应用，FDA 对本品妊娠用药安全性分级为 C 级。④ 可自乳汁分泌，哺乳期妇女用药应停止供乳。⑤ 肝肾功能低下者、有消化性溃疡病史者、精神病史者慎用。⑥ 本品易致粒细胞减少和溶血性贫血。血红蛋白还原酶缺乏者或葡萄糖 –6– 磷酸脱氢酶（G-6-PD）缺乏者慎用。⑦ 本品制剂为内含 40% 苯甲酸苄酯及 60% 蓖麻油的混悬注射液。

【用法与用量】
肌肉注射。每次 225mg，每 60~70d 1 次（每年 5~6 次）。疗程可达数年。

【制剂与规格】
注射剂，225mg、450mg、900mg。

18-03

氯法齐明 *
Clofazimine

【其他名称】
克风敏、氯苯吩嗪、Cefazimine。

【药理作用】
本品对麻风分枝杆菌有较强的抑制作用。而且对结核分枝杆菌、溃疡分枝杆菌也有很好的抑制作用。即使对砜类药物产生耐药的病例，本品仍具治疗效果。

作用机制是可干扰麻风杆菌核酸代谢，抑制 RNA 聚合酶，阻碍 RNA 合成，进而抑制细菌蛋白合成发挥抗菌作用。

口服吸收不完全，吸收率为 45%~62%。吸收后，组织中的浓度高于血药浓度。在体内很少代谢，给药量的大部分以药物原形伴胆汁粪便排出，少量经肾随尿液排出。$t_{1/2}$ 约 10d，$t_{1/2}\beta$ 长达 70d。

【临床应用】
本品与其他抗麻风药物联合用于各型麻风病和麻风反应的治疗。也用于已经对砜类药物产生耐药的麻风杆菌所引起的感染治疗。

【不良反应与注意事项】
① 对本药过敏者禁用。② 本品可通过胎盘屏障进入胎儿体内，孕妇不宜应用。FDA 对本品妊娠用药的安全性分级为 C 级。③ 可从乳汁分泌，致乳儿皮肤染色，哺乳期妇女禁用，如果用药应停止供乳。④ 肝肾功能低下者、有胃肠病史者及对本药不耐受者慎用。⑤ 有恶心、呕吐、腹痛、腹泻、食欲减退等胃肠道反应。

⑥ALT、AST 和胆红素升高，黄疸，肝炎。⑦ 偶可发生肠梗阻、胃肠出血。⑧ 皮肤黏膜着色是本药的主要不良反应。服药 2 周后，即可出现皮肤、黏膜着色。皮肤先呈微红，渐渐变成赤褐色，麻风损害部位着色更深，可显青灰，甚至发黑。着色深浅程度因人而异，剂量大，用药时间长着色深。也可致尿液、汗液、唾液呈淡红色。停药后经数月或数年缓慢消失。⑨70%~80% 的患者皮肤呈鳞样改变，尤以四肢明显，且冬季多见。停药后，经 3~4 个月有望好转。⑩ 为增强疗效，减少耐药发生，近年来本药多与利福平、利福喷汀、米诺环素、克拉霉素、莫西沙星等药联用，疗效明显。

【用法与用量】

口服（餐时）。① 各型麻风病：成人每次 100mg，每日 1 次，疗程 3 年（须联合用药）。② 伴红斑结节麻风反应的各型麻风：开始每次 100mg，每日 3 次，待反应控制后，剂量缓慢减至每次 100mg，每日 1 次，维持治疗，对反应严重者，开始时段可并用肾上腺皮质激素。

【制剂与规格】

胶囊剂，50mg、100mg。

第十九章　抗病毒药

Antivirotics

第一节 抗流感病毒药
Anti-Influenza virus Agents

一、M2 离子通道阻滞剂
M2-Ion Channel Blockers

19-01

金刚烷胺
Amantadine

【其他名称】
三环葵胺、金刚胺、AMT、Symmetrel。

【研发】
瑞士 Sandoz（山度士）制药公司。

【上市日期】
1966 年。

【药理作用】
本品为环胺类 M2 离子通道阻滞剂，可抑制 A 型流感病毒的复制，发挥抗病毒作用。并可促进脑组织对多巴胺的释放，减少神经细胞对多巴胺再摄取，具有抗震颤麻痹作用。尚有抗乙酰胆碱作用，从而改善帕金森病者的症状。

单剂量 0.2g 口服，T_{max} 2~4h，C_{max} 0.5 μg/mL，$t_{1/2}$ 约 16h。吸收后，体内分布广泛，在肝、肾、肺组织中的浓度居高。可通过胎盘屏障和血脑脊液屏障。在体内几乎不被代谢，约给药量的 90% 以原形经肾随尿液排出。

【临床应用】
目前本药已很少用于治疗由 A 型流感病毒引起的呼吸道感染。现主要用于治疗帕金森病、帕金森综合征、药物诱发的锥体外系疾病、一氧化碳中毒后帕金森综合征及老年人合并有动脉硬化的帕金森综合征。

【不良反应与注意事项】
①对本品过敏者禁用。②可通过胎盘屏障，具生殖毒性，孕妇禁用。FDA 对本品妊娠用药的安全性分级为 C 级。③可自乳汁分泌，哺乳期妇女禁用，如果用药，应停止供乳。④1 岁以下婴幼儿禁用。⑤有恶心、呕吐、腹痛、腹泻、口干、食欲减退等胃肠道反应。⑥有头痛、头晕、失眠、抑郁、焦虑、幻觉、共济失调等神经系统症状。⑦偶有白细胞减少、中性粒细胞减少。⑧对有癫痫病史者、精神错乱者、充血性心力衰竭、肾功能不全、外周血管水肿、直立性低血压者用药应予密切关注。⑨用于治疗帕金森病时，切勿突然停药。⑩本品易产生耐药，且对 B 型流感无效。

【用法与用量】
口服。①防治 A 型流感病毒感染：成人每次 0.2g，每日 1 次或每次 0.1g，每 12h 1 次，疗程 5~7d。②帕金森病、帕金森综合征：成人每次 0.1g，每日 1~2 次，日最大剂量 0.4g。

【制剂与规格】

片剂，0.1g。

19-02

金刚乙胺 *
Rimantadine

【其他名称】

甲基金刚烷甲胺、金迪纳、Meradan、RlM。

【研发】

美国 Squibb（施贵宝）公司。

【上市日期】

1987 年。

【药理作用】

本品为人工合成的环胺类抗病毒药，是金刚烷胺衍生物。对 A 型流感病毒有明显的抑制作用。属 M2 通道阻滞剂，可抑制 A 型流感病毒复制，阻碍其生长繁殖。

口服 0.1g，T_{max} 6h，C_{max} 74 μg/mL，$t_{1/2}$ 约 25h，肾功能低下半衰期延长。主要在肝脏代谢，72h 内，给药量的 74% 以药物原形或羟基代谢物形式经肾随尿液排出。

【临床应用】

用于预防与治疗由 A 型流感病毒引起的呼吸系统感染。

【不良反应与注意事项】

① 对本品或对金刚烷胺过敏者禁用。② 妊娠妇女不宜应用。③ 可经乳汁分泌，哺乳期妇女禁用，如用药应停止供乳。④1 岁以下幼儿禁用。⑤ 肝肾功能不全者、有癫痫病史者慎用。⑥ 偶有皮疹、瘙痒等过敏症状。⑦ 有恶心、呕吐、腹痛、腹泻、厌食、口干等胃肠道反应。⑧ 可有头痛、头晕、乏力、失眠、焦虑等神经系统症状。老年人易出现共济失调。

【用法与用量】

口服 成人或 10 岁以上儿童每次 0.1g，每日 2 次。1~10 岁儿童每次 5mg/kg，每日 1 次，日总剂量不超 150mg。当与流感病毒感染者密切接触，应于 24~48h 内给药，持续 8~10d。

【制剂与规格】

片剂，0.1g。

二、神经氨酸酶抑制剂
Neuraminidase Inhibitors, NAIs

19–03

扎那米韦
Zanamivir

【其他名称】
　　乐感清、Relenza、ZAN。

【研发】
　　英国 Glaxo Smithkline（葛兰素史克）公司。

【上市日期】
　　1999 年 7 月。

【药理作用】
　　本品是唾液酸衍生物，为流感病毒神经氨酸酶抑制剂。可有效地抑制 A 型和 B 型流感病毒的复制。但是对人单纯疱疹病毒（HSV）、巨细胞病毒（CMV）、水痘 - 带状疱疹病毒（VZV）、2 型和 3 型副流感病毒等均无作用。

　　主要经口腔或鼻腔吸入给药。口腔吸入 10mg，T_{max} 1~2h，C_{max} 17~142ng/mL。经口腔吸入给药的生物利用度 4%~17%，血浆蛋白结合率低于 10%，$t_{1/2}$ 为 2.5~5.1h，肾功能不全，半衰期延长。本品在体内几乎不被代谢，给药量的大部以药物原形经肾随尿液排出。

【临床应用】
　　用于治疗由 A 型或 B 型流感病毒引起的流行性感冒。

【不良反应与注意事项】
　　① 对本品过敏者禁用。② 可通过胎盘屏障，孕妇不宜应用。FDA 对本品妊娠用药的安全性分级为 C 级。③ 可自乳汁分泌，哺乳期妇女如果用药，宜停止供乳。④12 岁以下儿童用药的安全性尚未明确，禁止应用。⑤ 偶有恶心、呕吐、腹泻等胃肠道反应。⑥ 有头痛、眩晕等神经系统症状，多表现轻微。⑦ 慢性阻塞性肺疾病患者，因流感应用本品后，偶有呼吸困难、哮喘、甚至发生低氧血症。对此，应慎重用药。如果用药，应备好吸入型速效支气管扩张剂。

【用法与用量】
　　吸入给药。成人或 12 岁以上者每次 10mg，每 12h 1 次，共 2 次，其后每次 5mg，每 12h 1 次，连续 5d。

【制剂与规格】
　　泡囊，5mg。

19-04

奥司他韦 *
Oseltamivir

【其他名称】

奥塞米韦、奥他米韦、达菲、Tamiflu、OTV。

【研发】

美国 Gilead（吉利德）公司研发。1996 年吉利德将其转让瑞士 Roche（罗氏）公司。

【上市日期】

1999 年 10 月。2001 年中国上市。

【药理作用】

本品为流感病毒神经氨酸酶抑制剂。口服后，在体内经肠壁酯酶的作用转变成具有活性的奥司他韦羧酸盐，该羧酸盐可与流感病毒的神经氨酸酶结合，从而阻止流感病毒 A 型和 B 型毒株的复制。本药抗病毒作用具有高度特异性，仅对 A 型、B 型流感病毒有较强的抑制作用，对其他病毒、细菌或人类的神经氨酸酶无抑制作用。

口服吸收良好，生物利用度 80%。T_{max} 3~4h，$t_{1/2}$ 约 7.7h。给药量的大部以活性代谢物，即本品羧酸盐的形式经肾随尿液排出。

【临床应用】

用于治疗由 A 型或 B 型流感病毒引起的感染。

【不良反应与注意事项】

① 对本品或对其他流感病毒神经氨酸酶抑制剂过敏者禁用。② 孕妇不宜应用，FDA 对本品妊娠用药的安全性分级为 C 级。③ 哺乳期妇女用药宜停止供乳。④1 岁以下婴幼儿用药的安全性尚未明确，禁用。⑤ 有头痛、眩晕、失眠、精神错乱等中枢神经系统症状。⑥ 遗传性果糖不耐受者慎用。因易致腹泻、消化不良、消化道出血等消化道反应。⑦ 偶有皮疹等皮肤过敏症状。⑧CrCl < 10mL/min 者禁用。

【用法与用量】

口服。成人及 13 岁以上少年每次 75mg，每日 2 次，疗程 5d；10mL/min < CrCl < 30mL/min 者每次 75mg，每日 1 次，疗程 5d。儿童（1~12 岁）体重 < 15kg 每次 30mg，每日 2 次，疗程 5d；体重 15~23kg 每次 45mg，每日 2 次，疗程 5d；体重 23~40kg 每次 60mg，每日 2 次，疗程 5d；体重 > 40kg 按成人剂量。

【制剂与规格】

胶囊剂，30mg、45mg、75mg。颗粒剂，15mg、25mg。

19-05-1

帕拉米韦 *
Peramivir

【其他名称】

力韦、力纬、帕拉米韦三水合物、Peramivir Trihydrata、Rapivab、PRV。

【研发】

美国 Johnson & Johnson（强生）/Biocryst Pharmaceuticol 制药公司。

【上市日期】

2010 年。2013 年 4 月广州南新制药公司投产。

【药理作用】

本品为环戊烷类抗流感病毒药。是继扎那米韦和奥司他韦之后又一新型流感病毒神经氨酸酶抑制剂。对 A 型、B 型流感病毒有很强的抑制作用。

本品可与流感病毒神经氨酸酶结合，阻碍流感病毒的毒株复制。对奥司他韦产生耐药的患者，仍有很好的治疗效果。本品为注射剂，T_{max} 约 0.5h，$t_{1/2}$ 约 24h。副作用少，安全性高，耐受良好。

【临床应用】

用于治疗由 A 型或 B 型流感病毒引起的感染。

【不良反应与注意事项】

① 对本品过敏者禁用。② 妊娠妇女、哺乳期妇女、幼儿慎用。③ 偶有恶心、呕吐、腹泻等胃肠道反应。④ 个别患者有 ALT 升高、TG 升高。⑤ 偶有头痛、头晕、乏力、咳嗽等。⑥ 偶有中性粒细胞减少或血糖升高。⑦ 本品非预防用药，应于出现症状 48h 内给药。

【用法与用量】

静脉滴注。成人 0.3~0.6g，1 次给予；重症者每次 0.3~0.6g，每日 1 次，持续 1~5d。儿童按体重 10mg/kg，1 次给予，依病情可持续 1~5d，单次最大剂量 0.6g。

【制剂与规格】

注射剂，0.15g。

`19-05-2`

拉尼米韦
Laninamivir

【其他名称】

拉尼米韦辛酸酯、拉尼米韦辛酸酯水合物、辛酸拉尼米韦、Inavir、Laninamivir Octanoate、Laninamivir Octanoate Hydrate。

【研发】

日本 Daiichi–Sankyo（第一制药 – 三共）制药株式会社。

【上市日期】

2010 年 9 月。

【药理作用】

本品为新型、强效流感病毒神经氨酸酶抑制剂，可有效抑制流感病毒（A 型和 B 型）神经氨酸酶活性，即使对奥司他韦产生耐药的流感病毒毒株，本药仍然有良好的抑制作用。且耐受良好。

本品口服吸收差，生物利用度低，在体内代谢迅速，会很快被排出体外。临床采用吸入（鼻腔或口腔）给药。本品吸入后，T_{max} 3h，$t_{1/2}$ 约 41h。

【临床应用】

用于预防和治疗成人或 10 岁以上儿童由 A 型或 B 型流感病毒引起的感染。

【不良反应与注意事项】

① 对本品或对其他神经氨酸酶抑制剂过敏者禁用。② 孕妇不宜应用，FDA 对本品妊娠用药的安全性分级为 C 级。③ 尚不知本品是否经乳汁分泌，哺乳期妇女用药应停止供乳。④10 岁以下儿童用药的安全性尚未确立，不推荐应用。⑤ 偶有恶心、呕吐、腹泻等胃肠道反应。⑥ 偶有头痛、头晕和咳嗽。⑦ 偶感鼻腔不适或出血及喉部不适。

【用法与用量】

吸入（鼻腔或口腔）。成人及 10 岁以上儿童：① 治疗流感病毒引起的感染：单剂量 40mg。② 预防流感病毒感染：20mg，每日 1 次，连续 2d。

【制剂与规格】

干粉吸入剂，20mg、40mg。

三、血凝素抑制剂

Hemagglutinin Inhibitors, HAIs

19-06

阿比多尔 *

Arbidol

- -

【其他名称】

阿比朵尔、壮彤、琦效。

【研发】

原苏联药物化学研究中心。

【上市日期】

1993 年俄罗斯。2006 年中国上市。

【药理作用】

本品为血凝素抑制剂类抗流感病毒药物。可抑制病毒表面的血凝素，阻止流感病毒脂膜与宿主细胞融合，阻断病毒复制。本品对 A 型、B 型流感病毒有明显的抑制作用。同时还有诱导干扰素生成的作用，可增强机体免疫力。

单剂量 0.2g 口服，T_{max} 约 1.6h，C_{max}（417±240）ng/mL，血浆蛋白结合率约为 90%，$t_{1/2}$ 约（10.5±4）h。药物吸收后，体内分布广泛，肝脏中的浓度居高。在肝脏经 CYP3A4 代谢，48h 内，约给药量的 40% 以原形伴胆汁随粪便排出，少量经肾随尿液排出。

【临床应用】

用于预防与治疗 A 型、B 型流感病毒引起的呼吸系统感染。也试用于治疗由 SARS-COV-2 引起的新型冠状病毒性肺炎（COVID-19）。

【不良反应与注意事项】

① 对本品过敏者禁用。② 心动过缓者慎用。③ 肝功能不全者、CrCl < 30mL/min 者慎用。④ 妊娠、哺乳期妇女用药的安全性尚不明确。⑤ 儿童用药的安全性尚未确立，不推荐应用。⑥ 偶有恶心、腹泻、头晕、血清氨基转移酶升高。⑦ 用药期

间，应实时监测肝功、肾功和心功能。⑧含铝制剂可影响本药吸收。⑨丙磺舒可致本品半衰期延长。

【用法与用量】

口服。成人每次 0.2g，每日 3 次，疗程 7d。

【制剂与规格】

胶囊剂，0.1g。

四、RNA 聚合酶抑制剂
RNA-Polymerase Inhibitors

19-07-1

法匹拉韦
Favipiravir

【其他名称】

法维拉韦、阿比刚、Abigan、Avigan。

【研发】

日本 Toyama Chemical（富山化学）株式会社。其于 2008 年被富士胶片公司收购。

【上市日期】

2014 年 3 月。2020 年 2 月浙江海正药业获 NMPA 生产批文。

【药理作用】

本品为核苷类 RNA 聚合酶抑制剂。广谱抗病毒药。对流感病毒、埃博拉病毒、西尼罗病毒、黄热病病毒、狂犬病毒、肠道病毒、手足口病毒、新冠病毒等均有良好的抗病毒作用。本品为前体药，口服后在体内转化为具有活性的法匹拉韦核苷三磷酸肌酐，其结构与嘌呤相似，则与嘌呤竞争病毒 RNA 聚合酶并与其结合，从而阻断病毒的复制与转录。

口服吸收良好。T_{max} 0.5~1h，血浆蛋白结合率 54%，吸收后，体内分布广泛。主要在肝脏代谢。给药量的大部分以无活性的代谢物氢化法匹拉韦经肾随尿液排出。

【临床应用】

用于治疗经其他抗流感病毒药物治疗无效或效果不佳的流感病毒感染者。也试用于治疗新型冠状病毒肺炎（COVID-19），其疗效和安全性尚需进一步验证。据深圳市三院"法匹拉韦治疗患者的安全性和临床研究"课题组研究结果显示，本品耐受良好，无明显不良反应，疗效优于克力芝（洛匹那韦 / 利托那韦），副作用少于克力芝（Kaletra）。

【不良反应与注意事项】

①对本品过敏者禁用。②动物实验表明本品具有生殖毒性，虽然在人类未经证实。妊娠妇女不宜应用。③哺乳期妇女用药应停止供乳。④未成年人用药的安全性尚不明确，不推荐应用。⑤偶有 ALT、AST、ALP 升高、中性粒细胞减少。⑥偶有腹泻等胃肠道不适。⑦茶碱可致本品血药浓度升高，不宜合用。⑧本品可抑制醛氧

化酶活性，易致泛昔洛韦、舒林酸血药浓度下降，避免同用。⑨ 本品与吡嗪酰胺合用，可促进肾小管对尿酸的重吸收，致血尿酸升高。痛风、高尿酸血症者慎用。

【用法与用量】

口服。首日每次 1600mg，每日 2 次，次日开始每次 600mg，每日 2 次，疗程 5d。

【制剂与规格】

片剂，200mg。

五、核酸内切酶抑制剂
Endonuclease Inhibitors

19-07-2

巴洛沙韦酯
Baloxavir Marboxil

【其他名称】

巴洛沙韦、博洛昔韦、玛巴洛韦、速福达、Xofluza。

【研发】

日本 Shionogi（盐野义）制药株式会社与瑞士 Roche（罗氏）制药公司合作研发。

【上市日期】

2018 年 2 月。2021 年 4 月 NMPA 批准罗氏公司中国上市申请。

【药理作用】

本品为病毒核酸内切酶抑制剂，可有效抑制流感病毒帽状（CAP）结构依赖型核酸内切酶活性，抑制病毒 mRNA 合成，从而阻断流感病毒复制。

本品为前体药，口服后被酯酶水解为具有抗病毒活性的巴洛沙韦，其可有效抑制流感病毒的增殖。对流感症状的缓解与奥司他韦相当，而抗流感病毒的效果优于奥司他韦。本品与神经氨酸酶抑制剂、M2 通道阻滞剂无交叉耐药，即使对奥司他韦产生耐药的毒株本品仍具活性。本药抗病毒作用强，若症状出现 48h 内，全程只需服药一次。服药后 24h 内病毒可减少 70%~80%。

口服本品 40mg，T_{max} 约 4h，C_{max} 约（96±4）ng/mL，血浆蛋白结合率为 93%，半衰期平均 79h。在肝脏经 CYP3A4 酶代谢，约给药量的 80% 伴胆汁经粪便排泄，少量经肾随尿液排出。

【临床应用】

用于治疗 12 岁以上，症状出现不超过 48h 的急性无并发症的甲型或乙型流感。

【不良反应与注意事项】

① 对本品过敏者禁用。② 妊娠妇女用药的安全性尚未确立，不宜应用。③ 尚不知本品是否经乳汁分泌，哺乳期妇女用药应停止供乳。④ 12 岁以下儿童用药的安全性尚不明确，不推荐应用。⑤ 偶可致过敏，甚至过敏性休克。⑥ 有致出血的潜在风险。⑦ 本药若与奥司他韦联用，可增加疗效，呈现协同作用。

【用法与用量】

口服。12 岁以上体重 40~80kg 者，40mg，顿服；体重 ≥ 80kg 者，80mg，顿服。

【制剂与规格】

片剂，20mg。

第二节　抗疱疹病毒药
Anti-Herpesvirus Agents

19-08

利巴韦林 *
Ribavirin

- -

【其他名称】

三氮唑核苷、病毒唑、Rebetol、Tribavirin、Virazole、RBV。

【研发】

英国 Viratek 公司研发。后将该专利转让美国 Merck（默克）公司。

【上市日期】

1978 年 1 月。

【药理作用】

本品为核苷类抗病毒药，是单磷酸核苷脱氢酶抑制剂。对呼吸道合胞病毒（RSV）、流感病毒、腺病毒等多种病毒有抑制作用。本品进入被病毒感染的细胞后，可被磷酸化，该磷酸化产物是病毒合成酶竞争性抑制剂，可抑制单磷酸核苷脱氢酶、流感病毒 RNA 聚合酶和 mRNA 鸟苷转移酶，致细胞内三磷酸鸟苷减少，从而影响病毒 RNA 和蛋白质的合成，最终抑制了病毒的复制、转录。

口服吸收迅速。按剂量 2.8~3.1mg/kg 口服，T_{max} 1~1.5h，C_{max} 1~1.5μg/mL，$t_{1/2}$ 为 0.5~2h。本品可通过胎盘屏障，也可分泌至乳汁。72h 内，约给药量的 30%~55% 经肾随尿液排出，部分经粪便排出。

【临床应用】

用于治疗：① 由呼吸道合胞病毒（RSV）引起的病毒性肺炎、支气管肺炎。② 由 A 型或 B 型流感病毒引起的流行性感冒。③ 由水痘 - 带状疱疹病毒（VZV）引起的带状疱疹。④ 流行性出血热。

【不良反应与注意事项】

① 对本品过敏者禁用。② 动物实验表明，本品可致突变具胎毒性，且体内清除缓慢。FDA 对本品妊娠用药的安全性分级为 X 级。③ 可从乳汁分泌，哺乳期妇女禁用。如果用药，应停止供乳。④6 岁以下儿童用药的安全性尚未确立，禁止应用。⑤ 严重贫血者、肝功能低下者慎用。⑥ 有皮疹、瘙痒等过敏症状。⑦ 有恶心、呕吐、食欲减退、消化不良等胃肠道反应。⑧ 偶有可逆性溶血性贫血，RBC、WBC 及 HB 降低。⑨ 有眩晕、头痛、失眠等神经系统症状。⑩ 本品可抑制齐多夫定转变成具有活性的磷酸齐多夫定，从而降低齐多夫定疗效，避免合用。⑪ 治疗呼吸道合胞病毒性肺炎初始 3d 内给予本品通常是有效的，因此应尽早用药。

【用法与用量】

口服。成人：① 病毒性呼吸道感染：每次 150mg，每日 3 次，疗程 7d。② 皮肤疱疹病毒感染：每次 300mg，每日 3 次，疗程 7d。③ 病毒性丙型肝炎：每次 300mg，每日 3 次，宜与干扰素联用。近年来本品多与奥比帕利、达塞布韦联合用于治疗基因 1 型或基因 4 型 HCV 感染，疗效显著。

儿童（6 岁以上）：10mg/（kg·d），分 4 次给予，疗程 7d。

静脉滴注。成人每次 250~500mg，每日 2 次，疗程 3~7d。儿童（6 岁以上）10~15mg/（kg·d），分 2 次给予，疗程 3~7d。

【制剂与规格】

片剂、胶囊剂，50mg、100mg。注射剂，100mg、250mg。

19-09

阿糖腺苷
Vidarabine

【其他名称】

单磷酸阿糖腺苷、腺嘌呤阿糖苷、Vidarabine Monophosphate、VDR。

【研发】

美国 Parke Davis（帕克戴维斯）公司，2009 年被 Pfizer（辉瑞）收购。

【上市日期】

1976 年 11 月。

【药理作用】

本品为核苷类广谱抗病毒药。对单纯疱疹病毒（HSV）Ⅰ型、Ⅱ型及水痘 – 带状疱疹病毒（VZV）作用强。对巨细胞病毒（CMV）、乙肝病毒（HBV）也具有抗病毒活性。但是对天花病毒、腺病毒及某些 RNA 病毒无效。

本品作用机制是可抑制病毒 DNA 多聚酶，阻断病毒 DNA 合成，阻抑病毒复制。

本品口服、肌肉注射、皮下注射吸收均差。静脉给药后，75%~87% 的药物在血液和细胞内被腺苷脱氨酶脱氨，生成肌苷（阿拉伯糖次黄嘌呤），虽其抗病毒活性弱，但可增加阿糖腺苷抗病毒活性。按 10mg/kg 剂量静脉滴注 30min，肌苷的 C_{max} 3~6μg/mL，阿糖腺苷的 C_{max} 0.2~0.4μg/mL。停药后，血药浓度会迅速下降。$t_{1/2}$ 约 3.3h。可通过血脑脊液屏障。24h 给药量的 41%~53% 以次黄嘌呤核苷经肾随尿液排出。

【临床应用】

用于治疗：① 单纯疱疹病毒引起的脑炎、新生儿单纯疱疹病毒感染、带状疱疹。② 免疫功能缺陷者疱疹病毒感染或巨细胞病毒感染。婴儿先天性巨细胞病毒感染。③ 单纯疱疹病毒性角膜炎、结膜炎。碘苷治疗无效或对碘苷过敏的浅表性疱疹病毒性角膜炎。

【不良反应与注意事项】

① 对本品过敏者禁用。② 动物实验表明本品具生殖毒性，可致畸，孕妇禁用。FDA 对本品妊娠用药的安全性分级为 C 级。③ 哺乳期妇女用药应停止供乳。④ 有皮疹、瘙痒等皮肤过敏症状。⑤ 有恶心、呕吐、腹痛、腹泻、食欲减退等胃肠道反应。⑥ 一过性 ALT、AST 和胆红素升高。⑦ 当剂量超过 20mg/（kg·d）时，易致骨髓抑制。可见 WBC、Hb、PLT 减少。⑧ 偶有眩晕、幻觉、意识模糊、震颤、

共济失调等中枢神经系统症状。⑨ 茶碱、别嘌呤醇可抑制黄嘌呤氧化酶，致本品消除减慢而积聚，可发生严重神经系统毒性反应，避免合用。⑩ 用药期间应定期进行血常规及肝、肾功能监测。⑪ 本品注射液不能与含钙药液、含蛋白质药液相混，存在配伍禁忌。

【用法与用量】

静脉滴注。成人：① 单纯疱疹病毒性脑炎：15mg/（kg·d），疗程 10d。② 带状疱疹：10mg/（kg·d），疗程 5d。

【制剂与规格】

注射剂，100mg、200mg。

19-10

阿昔洛韦 *

Aciclovir

- -

【其他名称】

无环鸟苷、无环鸟嘌呤、舒维疗、Acyclovir、Zovirax、ACV。

【研发】

英国 Wellcome（威康）公司。

【上市日期】

1981 年 5 月。

【药理作用】

本品为合成的核苷酸类抗病毒药。对单纯疱疹病毒（HSV）Ⅰ型、Ⅱ型作用最强。对水痘－带状疱疹病毒（VZV）也有一定的抑制作用。但是对巨细胞病毒（CMV）活性差。

作用机制是本品进入被 HSV 感染的细胞后，能选择性的干扰病毒 DNA 聚合酶，从而抑制病毒 DNA 合成。阻止病毒复制。

口服吸收差。生物利用度仅 15%~30%，单剂量 400mg 口服，T_{max} 1~2h，C_{max} 1.2 μg/mL。静脉滴注 200mg，T_{max} 1h，C_{max} 10 μg/mL，$t_{1/2}$ 约 2.5h。肾功能低下，半衰期延长。药物吸收后，体内分布广泛，在心、肝、肺、肾、脑脊髓液中的浓度是血药浓度的 50%。可通过胎盘屏障。主要在肝脏代谢，给药量的大部以药物原形经肾随尿液排出。

【临床应用】

用于治疗：① 单纯疱疹病毒（HSV）感染。如生殖器感染、免疫缺陷者皮肤黏膜感染、单纯疱疹病毒性脑膜炎。② 水痘－带状疱疹病毒（VZV）感染。③ 疱疹病毒性角膜炎。

【不良反应与注意事项】

① 对本品过敏者禁用。② 孕妇慎用，FDA 对本品妊娠用药的安全性分级为 B 级。③ 本品可经乳汁分泌，乳液中的药物浓度是血药浓度的 40%~60%。哺乳期妇女用药应停止供乳。④ 2 岁以下幼儿用药的安全性尚未确定，不宜应用。⑤ 有皮疹、荨麻疹、瘙痒、发热、血管神经性水肿等过敏症状。⑥ 有恶心、呕吐、腹泻、厌食等胃肠道反应。⑦ ALT、AST、ALP 和 LDH 升高。⑧ 可有蛋白尿、血尿

及 BUN、肌酐值升高。偶可发生急性肾衰竭，应予高度重视。⑨ 本品与更昔洛韦、伐昔洛韦、泛昔洛韦等核苷酸类抗病毒药物存在交叉过敏。⑩ 避免与齐多夫定、氨基糖苷类、肽类抗生素、一代头孢菌素类药物合用，防止增加肾脏毒性。⑪ 丙磺舒可使本药排泄减慢，半衰期延长，AUC 增加，致本品体内积蓄。不宜同时应用。⑫ 本药注射剂仅供静脉滴注。不可肌内或皮下注射。⑬ 本品注射液呈碱性，切勿与其他注射液混合滴注。⑭ 用药期间应定期检测肾功能。

【用法与用量】

口服。① 生殖器疱疹：成人每次 200mg，每日 5 次，疗程 7~10d。儿童每次 20mg/kg，每日 4 次，疗程 5d。② 带状疱疹：成人每次 0.8g，每日 5 次，疗程 7~10d。③ 水痘：儿童（2 岁以上）每次 20mg/kg，每日 4 次，疗程 5d，40kg 以上同成人。

静脉滴注。成人每次 5~10mg/kg，每 8h 1 次，疗程 7~10d，滴注时间不少于 1h。儿童（3~12 岁）每次 10mg/kg，每 8h 1 次，疗程 5~10d，滴注时间不少于 1h。

【制剂与规格】

片剂，0.2g。胶囊剂，0.2g。注射剂，0.25g。乳膏剂，5%~5g。

19-11

伐昔洛韦 *
Valaciclovir

【其他名称】

万昔洛韦、缬昔洛韦、明竹欣、维德思、Valtrex、VACV。

【研发】

英国 Wellcome（威康）公司。

【上市日期】

1995 年 1 月英国、爱尔兰。

【药理作用】

本品是阿昔洛韦的前体药 – 阿昔洛韦左旋缬氨酸酯。口服后，在体内快速转化为阿昔洛韦。对 HSV–Ⅰ 和 HSV–Ⅱ 有较强的抑制作用，治疗指数比阿昔洛韦分别高 43% 和 30%。

但是对水痘 – 带状疱疹病毒（VZV）和巨细胞病毒（CMV）的作用弱。

作用机制同阿昔洛韦，可抑制病毒 DNA 聚合酶，阻碍病毒 DNA 合成发挥抗病毒作用。

本品水溶性好，生物利用度 65%，高于阿昔洛韦。药物吸收后，在肝脏被水解转化为阿昔洛韦，该阿昔洛韦的血药浓度高，其比直接口服的阿昔洛韦血药浓度高出 3~5 倍。血浆蛋白结合率为 13.5%~17.9%，$t_{1/2}$ 近 0.5h。主要在肝脏代谢，48h 内，几乎给药量的全部经类便及随尿液排出。

【临床应用】

用于治疗：①HSV–Ⅰ型、HSV–Ⅱ型疱疹病毒引起的感染。包括初始和复发的生殖器疱疹病毒感染。② 水痘 – 带状疱疹病毒（VZV）引起的感染。

【不良反应与注意事项】

① 本品与阿昔洛韦、泛昔洛韦、更昔洛韦等核苷酸类抗病毒药物存在交叉过敏，对本品或对上述药物过敏者禁用。② 可通过胎盘屏障，孕妇慎用。FDA 对本品妊娠用药安全性分级为 B 级。③ 可经乳汁分泌，哺乳期妇女用药应停止供乳。④ 2 岁以下幼儿用药的安全性尚不明确，禁用。⑤ 有皮疹、多形性红斑、瘙痒等过敏症状。偶可发生光敏反应。⑥ 有恶心、呕吐、腹泻、厌食等胃肠道反应。⑦ 有头痛、眩晕、乏力、幻觉、意识模糊、震颤、共济失调等中枢神经系统症状。⑧ 偶有肝功能异常及呼吸困难。⑨ 白细胞减少、中性粒细胞减少、血小板减少性紫癜。⑩ 若与齐多夫定合用，可增加肾毒性。⑪ 用药期间，宜多饮水，防止出现尿结晶，降低对肾脏损伤。⑫ 用药期间，应定期监测肝、肾功能。

【用法与用量】

口服。① 带状疱疹：每次 0.3g，每日 2 次，疗程 10d。② 单纯性疱疹病毒感染：每次 0.3g，每日 2 次，疗程 7d。

【制剂与规格】

片剂，0.1g、0.2g、0.3g。

19-12

喷昔洛韦 *

Penciclovir

- -

【其他名称】

潘昔洛韦、夫坦、丽珠君乐、Denavir、Vectavir、PCV。

【研发】

美国 SmithKline Beecham（史克必成）公司。

【上市日期】

1996 年 9 月。

【药理作用】

本品为核苷类抗病毒药物。对单纯疱疹病毒（HSV-Ⅰ、HSV-Ⅱ型）及水痘 - 带状疱疹病毒（VZV）有明显的抑制作用。但是对巨细胞病毒（CMV）的活性弱。

作用机制与阿昔洛韦相似，即本品吸收后，在病毒感染的细胞内被迅速磷酸化为具有活性的三磷酸喷昔洛韦，其可抑制病毒 DNA 聚合酶，阻碍病毒 DNA 的合成与复制，发挥抗病毒作用。

口服不易吸收。临床用其乳膏局部外涂或用其注射液静脉滴注给药。单剂量 250mg 静脉滴注，T_{max} 约 1h，C_{max} 约 3.6 μg/mL，$t_{1/2}$ 约 1.8h。24h 约给药量的 75% 以药物原形经肾随尿液排出。

【临床应用】

用于治疗单纯疱疹病毒（HSV）Ⅰ型或Ⅱ型、水痘 - 带状疱疹病毒（VZV）、疱疹病毒 4（EBV）等引起的感染。如口、唇及面部的单纯疱疹，生殖器疱疹，水痘及带状疱疹等。

【不良反应与注意事项】

① 对本品或对泛昔洛韦过敏者禁用。② 可通过胎盘屏障，孕妇慎用，FDA 对

本品妊娠用药的安全性分级为 B 级。③ 哺乳期妇女用药应停止供乳。④ 本品注射剂型的儿童用药安全性尚未确立，不宜应用。⑤ 乳膏剂外涂，偶有灼热感、瘙痒、疼痛等局部刺激症状。⑥ 勿将本品乳膏用于口腔、阴道等黏膜部位。⑦ 若药液浓度高或注射速度快，易致肾小管损伤。如肌酐值升高、肾区痛感等肾功能能损伤。每次滴注时间不少于 1h。⑧ 本注射液呈碱性，勿与其他注射液混合，防止发生配伍禁忌。⑨ 经稀释供静脉滴注的药液勿低温冷藏，防止析出药物结晶。⑩ 不宜与齐多夫定合用，否则会增加肾毒性。⑪ 静脉滴注给药期间应监测肾功能。

【用法与用量】

静脉滴注。每次 5mg/kg，每 12h 1 次，疗程 5~7d。

乳膏外涂。每日 4~5 次，疗程 4d。

【制剂与规格】

注射剂，250mg。乳膏剂，1%–5g、1%–10g。

19-13

泛昔洛韦 *
Famciclovir

【其他名称】

法昔洛韦、泛维尔、仙林纳、Famvir、FCV。

【研发】

美国 Smithkline Beecham（史克必成）公司。

【上市日期】

1997 年 5 月英国。

【药理作用】

本品为核苷类抗病毒药，是喷昔洛韦的前体药。口服吸收后，在体内迅速转化为具有抗病毒活性的喷昔洛韦。喷昔洛韦对 HSV–Ⅰ型、HSV–Ⅱ型及 VZV 均有较强的抑制作用。

作用机制是，当本品进入病毒感染的细胞后，被病毒胸苷激酶磷酸化为单磷酸喷昔洛韦，其在病毒细胞激酶作用下，继而转化为三磷酸喷昔洛韦，此三磷酸喷昔洛韦可抑制病毒多聚酶活性。从而阻抑了疱疹病毒的 DNA 合成与复制。

口服吸收良好，生物利用度 75%。吸收后，在体内经去乙酰化和氧化，转换为具有抗病毒活性的喷昔洛韦。单剂量 500mg 口服，T_{max} 1~1.5h，C_{max} 3~4 μg/mL，血浆蛋白结合为 14%~18%，$t_{1/2}$ 约 2.5h。体内分布广泛，约给药量的 73% 以喷昔洛韦药物原形经肾随尿液排出，其余经粪便排出。

【临床应用】

用于治疗带状疱疹和原发性生殖器疱疹。

【不良反应与注意事项】

① 对本品或对喷昔洛韦过敏者禁用。② 可通过胎盘屏障，孕妇慎用。FDA 对本品妊娠用药的安全性分级为 B 级。③ 哺乳期妇女用药应停止供乳。④ 未成年人用药的安全性尚不明确，不推荐应用。⑤ 肾功能不全者慎用。⑥ 有皮疹、瘙痒等皮肤过敏症状。⑦ 有恶心、呕吐、腹泻、腹泻或便秘、厌食、消化不良等胃肠道

反应。⑧ 有头痛、头晕、失眠、嗜睡等中枢神经系统症状。

【用法与用量】

口服。① 带状疱疹：每次 250mg，每 8h 1 次，疗程 7d。② 原发性生殖器疱疹：每次 250mg，每 8h 1 次，疗程 5d。

【制剂与规格】

片剂，125mg、250mg。胶囊剂，125mg。

19-14

膦甲酸钠 *
Foscarnet Sodium

【其他名称】

膦甲酸三钠、可耐、扶适灵、Foscarvir。

【研发】

瑞典 Astra（阿斯特拉）公司。

【上市日期】

1992 年 1 月瑞典。

【药理作用】

本品为人工合成的焦磷酸盐类似物。对单纯疱疹病毒（SHV- Ⅰ 型、SHV- Ⅱ 型）、水痘 - 带状疱疹病毒（VZV）、巨细胞病毒（CMV）、乙型肝炎病毒（HBV）、人免疫缺陷病毒（HIV）均有抑制作用。

本品可阻断病毒 DNA 多聚酶磷酸盐结合部位，防止焦磷酸盐从三磷酸去氧核苷中分离及病毒 DNA 链延长，从而抑制病毒 DNA 合成及复制。

口服吸收差，生物利用度 12%~22%。按 47~57mg/kg 剂量静脉滴注，C_{max} 575mmol/L，血浆蛋白结合率为 14%~17%，$t_{1/2}$ 为 3.3~6.8h。本品在体内几乎不被代谢，给药量的 80%~90% 以原形经肾随尿液排出。

【临床应用】

用于治疗：① 艾滋病（AIDS）者所患巨细胞病毒（CMV）性视网膜炎。② 对阿昔洛韦产生耐药的免疫功能缺陷者所患单纯疱疹病毒（HSV）感染或水痘 - 带状疱疹病毒（VZV）感染。如单纯疱疹病毒性角膜炎等。

【不良反应与注意事项】

① 对本品过敏者禁用。② 孕妇不宜应用，FDA 对本品妊娠用药的安全性分级为 C 级。③ 哺乳期妇女用药应停止供乳。④ 儿童用药的安全性尚未确立，不宜应用。⑤ 肾功能不全者慎用。QT 间期延长者禁用。⑥ 有皮疹、荨麻疹、瘙痒、血管神经性水肿等皮肤过敏症状。⑦ 有恶心、呕吐、腹痛、腹泻、消化不良、食欲减退等胃肠道反应。⑧ 偶有头痛、头晕、焦虑、抑郁、震颤、共济失调等神经系统症状。⑨ 有 ALT、AST、ALP 和 LDH 升高。⑩ 有 WBC 减少、PLT 减少、Hb 下降。⑪ 心电图异常，心律不齐等。⑫ 多见可逆性肾功能损伤。血清肌酐值升高、肌酐清除率下降、结晶尿、急性肾衰竭。此时，应停止给药，1~10 周内血清肌酐可恢复至治疗前水平。⑬ 可发生低钙、低镁、低钠、低钾、低磷血症或高磷血症。用药前及用药期间，应进行钙、镁等监测。⑭ 不宜与庆大霉素等氨基糖苷类、万

古霉素等肽类、两性霉素 B 等药物合用，避免增加肾毒性。⑮ 本品注射液仅用于静脉滴注，且滴速不大于每分钟 1mg/kg。

【用法与用量】

静脉滴注。① 艾滋病患者所患巨细胞病毒（CMV）性视网膜炎：诱导治疗每次 60mg/kg，每 8h 1 次，连续 2~3 周，每次滴注时间不少于 1h。维持治疗 90mg/（kg·d），每次滴注时间不少于 2h。依病情可重复诱导治疗和维持治疗。② 阿昔洛韦耐药的免疫缺陷患者所患单纯疱疹病毒（HSV）性皮肤黏膜感染：每次 40mg/kg，每 8~12h 1 次，连续 2~3 周。每次滴注时间不少于 1h。

滴眼液滴眼。阿昔洛韦耐药的免疫缺陷患者所患单纯疱疹病毒（HSV）性角膜炎：每次 2 滴，每日 6 次，3 日后改为每次 2 滴，每日 4 次，1 个疗程 5d。

乳膏外涂。每日 3~4 次，1 个疗程 5d。

【制剂与规格】

注射剂，2.4g、6g。滴眼剂，3%-5mL。乳膏剂，3%-5g。

19-15

酞丁胺
Ftibamzone

【其他名称】

酞丁安、增光素、Phthiobuzone、Ftibamzole。

【研发】

中国医学科学院药物研究所。

【上市日期】

1976 年 11 月中国。

【药理作用】

本品为隣苯二甲酰胺双缩氨基硫脲与二氧六环的一种包含物。对单纯疱疹病毒（HSV）、水痘 – 带状疱疹病毒（VZV）、人乳头瘤病毒（HPV）等均有良好抑制作用。对沙眼衣原体也有较强的抑制作用，其抑制作用约强于金霉素 10 倍。本品可抑制病毒 DNA 和早期蛋白质合成。

【临床应用】

用于治疗：① 由单纯疱疹病毒（HSV- Ⅰ 、HSV- Ⅱ）及水痘 – 带状疱疹病毒（VZV）引起的角膜炎、结膜炎、皮肤与黏膜等感染。② 由人乳头瘤病毒（HPV）引起的尖锐湿疣。③ 由沙眼衣原体引起的沙眼。

【不良反应与注意事项】

① 对本品或对本品溶液剂中所含二甲基亚砜过敏者禁用。② 本品可致畸，妊娠初期禁用。③ 用药部位有瘙痒等局部刺激症状，多可耐受。④ 供皮肤用的制剂药物浓度较高，勿接触眼、口腔黏膜部位。

【用法与用量】

外用、滴眼或皮肤局部外涂。① 疱疹病毒性角结膜炎、沙眼衣原体所致沙眼：滴眼每次 1~2 滴，每日 2~3 次，疗程 4 周。② 由 HSV、VZV、HPV 引起的皮肤病毒感染如尖锐湿疣、扁平疣等：溶液或软膏局部外涂每日 2~3 次，疗程 1~2 周。

【制剂与规格】

滴眼剂，0.1%–5mL。溶液剂，0.5%–5mL。软膏剂，3%–10g。

第三节　抗巨细胞病毒药

Anti-Cytomegalovirus Agents

19–16

更昔洛韦 *

Ganciclovir

【其他名称】

羟甲基无环鸟苷、赛美维、Cymeven、Cymevene、GCV。

【研发】

英国 Syntex Pharmaceuticals 制药公司。

【上市日期】

1989 年英国。

【药理作用】

本品为核苷类抗病毒药，是阿昔洛韦的衍生物。对单纯疱疹病毒（HSV）、水痘 – 带状疱疹病毒（VZV）有明显的抑制作用。尤其对艾滋病患者合并感染的巨细胞病毒（CMV）有强大抑制作用，其强度约为阿昔洛韦的 50 倍。

抗病毒机制同阿昔洛韦，当本品进入被病毒感染的细胞后，经磷酸化而成单磷酸盐，然后经鸟苷酸激酶和磷酸甘油激酶的作用而转化为三磷酸盐，该三磷酸盐可竞争性地抑制病毒 DNA 聚合酶，从而抑制病毒 DNA 合成而发挥作用。

本品按 5mg/kg 剂量静脉滴注 1h，C_{max} 8.3~9 μg/mL，血浆蛋白结合率仅 1%~2%，$t_{1/2}$ 为 2.5~3.6h。吸收后，体内分布广泛。可通过胎盘屏障和血脑脊液屏障。脑脊液中的药物浓度可达同期血药浓度的 24%~67%。在体内几乎不被代谢，24h 内，给药量的 78% 以原形经肾随尿液排出。

【临床应用】

用于治疗危及生命或视觉的巨细胞病毒（CMV）感染的免疫缺陷患者，如艾滋病、器官移植及肿瘤化疗等有关的外源性免疫抑制者。

【不良反应与注意事项】

① 对本品或对阿昔洛韦等核苷类抗病毒药物过敏者禁用。② 本品具有生殖毒性，孕妇禁用。FDA 对本品妊娠用药的安全性分级为 C 级。③ 哺乳期妇女禁用，如果用药，应停止供乳。④12 岁以下儿童用药的安全性尚未确立，不宜应用。⑤ 有皮疹、荨麻疹、瘙痒、剥脱性皮炎等皮肤过敏症状。⑥ 有恶心呕吐、腹痛、腹泻、食欲减退等胃肠道反应。⑦ 一过性 ALT、AST 升高。⑧ 中性粒细胞减少、血小板减少、贫血等骨髓抑制表现。⑨ 有尿频、CrCl 降低、肾功能异常。⑩ 头痛、头晕、失眠，或嗜睡、焦虑、抑郁等中枢神经系统症状。⑪ 用药期间应定期进行血细胞计数、血小板计数及肌酐清除率测定。⑫ 避免与两性霉素 B、齐多夫定等骨髓抑制和肾毒性强的药物合用，防止增加毒副反应。⑬ 本药注射剂型仅供静脉滴注，一次最大剂量 6mg/kg。滴注时间不少于 1h。⑭ 口服给药宜于餐时服用，以增

加药物吸收。

【用法与用量】

口服。①巨细胞病毒（CMV）性视网膜炎：每次 1g，每日 3 次。②晚期艾滋患者 CMV 感染预防用药：每次 1g，每日 3 次。③器官移植受者 CMV 感染预防用药：每次 1g，每日 3 次。

静脉滴注。①巨细胞病毒（CMV）性视网膜炎：初始剂量每次 5mg/kg，每 12h 1 次，连用 14~21d，维持剂量每次 5mg/kg，每日 1 次。②器官移植受者 CMV 感染预防用药：初始剂量每次 5mg/kg，每 12h 1 次，连用 7~14d，维持剂量每次 5mg/kg，每日 1 次，疗程依免疫抑制的时间和程度确定。

【制剂与规格】

片剂、胶囊剂，0.25g。注射剂，0.05g、0.15g、0.25g。

19-17

缬更昔洛韦
Valganciclovir

【其他名称】

万赛维、Valcyte、VGCV。

【研发】

瑞士 Roche（罗氏）公司。

【上市日期】

2001 年 3 月瑞士。

【药理作用】

本品为核苷类抗病毒药，是更昔洛韦的前体药物左旋缬氨酰酯。口服后在肠道和肝内经酯酶水解释出更昔洛韦，更昔洛韦经磷酸化而成三磷酸更昔洛韦，其可竞争性地抑制病毒 DNA 聚合酶，从而抑制病毒 DNA 合成，阻拍了病毒的复制。本品生物利用度比更昔洛韦高 10 倍，除对疱疹病毒有抑制作用外，对巨细胞病毒也有明显抑制作用。

单剂量 900mg 口服，T_{max} 约 2h，C_{max} 5.6μg/mL，$t_{1/2}$ 约 4h，肾功能低下者半衰期延长。吸收后，体内分布广泛。给药量的大部经肾随尿液排出。

【临床应用】

主要用于治疗免疫功能受损而引起的 CMV 感染。如获得性免疫缺陷综合征患者合并巨细胞病毒（CMV）性视网膜炎。也用于预防实体器官移植患者巨细胞病毒（CMV）感染。

【不良反应与注意事项】

①对本品或对更昔洛韦过敏者禁用。②动物实验表明，本品具胎毒性，虽然在人类中未经证实。妊娠妇女禁用。③哺乳期妇女用药应停止供乳。实际上，不推荐 HIV 感染者母乳喂养婴幼儿。④儿童用药的安全性尚不明确，不宜应用。⑤血液透析者禁用。⑥中性粒细胞 < 500/μL，血小板 < 25000/μL 或血红蛋白 < 80g/L 的患者禁用。⑦肾功能不全者慎用。如果用药，应实时监测肌酐及其清除率。⑧有 ALT、AST、ALP、LDH 升高，黄疸，肝炎。⑨白细胞减少、中性粒细

胞减少、血小板减少、贫血。⑩ 有头痛、疲乏、失眠、发热、感觉异常、幻觉及外周神经障碍。⑪ 有恶心、呕吐、腹痛、腹泻等胃肠道反应。⑫ 偶可发生口腔念珠菌感染。⑬ 不宜与庆大霉素等氨基糖苷类、万古霉素等肽类抗生素药物合用，防止增加肾毒性。⑭ 本品若与亚胺培南合用，存在发生癫痫风险。

【用法与用量】

口服（餐时）。成人：① 治疗巨细胞病毒（CMV）性视网膜炎：活动性 CMV 视网膜炎每次 900mg，每日 2 次，疗程 21d。非活动性 CMV 视网膜炎每次 900mg，每日 1 次，疗程 21d。② 预防接受器官移植 CMV 感染：每次 900mg，每日 1 次（移植后 10d 内开始，至移植后 100d）。

【制剂与规格】

片剂，450mg。溶液剂，5%-100mL（50mg/mL）。

第四节　抗乙型肝炎病毒药
Anti-Hepatitis B Virus Agents

19-18

拉米夫定 *
Lamivudine

【其他名称】

雷米夫定、贺普丁、LAM、3TC、Epivir、Heptodin。

【研发】

英国 Glaxo Smithkline（葛兰素史克）公司。

【上市日期】

1995 年 11 月。1999 年 9 月中国进口上市。

【药理作用】

本品为半合成脱氧核苷酸类抗病毒药。对乙型肝炎病毒（HBV）有较强的抑制作用。口服后，在肝细胞内经磷酸化成为具有活性的拉米夫定三磷酸盐，其可抑制乙肝病毒（HBV）和人免疫缺陷病毒（HIV）DNA 聚合酶，阻止 HBV 及 HIV 的 DNA 合成与复制。同时，可使血清转氨酶降至正常水平，改善肝脏炎性病变，抑制肝纤维化进展。本品单独用于治疗 HIV 感染易产生耐药，若与齐多夫定联用有协同作用。

口服吸收良好。成人单剂量 100mg 口服，T_{max} 1h，C_{max} 1.1~1.5 μg/mL，生物利用度为 80%~85%，血浆蛋白结合率低于 36%，$t_{1/2}$ 为 5~7h。24h 内约给药量的 70% 经肾随尿液排出。

【临床应用】

用于治疗：① 乙型肝炎病毒（HBV）感染。② 代偿期肝硬化者肝功能改善。③ 本品与齐多夫定等 HIV 反转录酶抑制剂类药物联合治疗 HIV 感染。

【不良反应与注意事项】

① 对本品过敏者禁用。② 可通过胎盘屏障进入胎儿体内，妊娠早期禁止用药，妊娠中、晚期亦应权衡利弊。FDA 对本品妊娠用药的安全性分级为 C 级。③ 可自

乳汁分泌，哺乳期妇女禁用。如果用药，应停止供乳。④12 岁以下儿童用药的安全性尚未确认，不宜应用。⑤ 有皮疹、瘙痒等皮肤过敏症状。⑥ 有恶心、呕吐、腹痛、腹泻、食欲减退等胃肠道反应。⑦ALT、AST 和 AMS 升高。⑧ 中性粒细胞减少、血小板减少及贫血。⑨ 偶可有肌肉痛、关节痛。⑩ 本品用药剂量大或与其他 HIV 反转录酶抑制剂合用，易致乳酸性酸中毒，肝硬化及肝脂肪变性。⑪CrCl < 30mL/min 者不宜应用。⑫ 本品不宜单独用于 HIV 感染治疗，应与其他抗反转录酶药物联用，呈协同作用，增加疗效。⑬ 本品被 WHO 划定为抗 HBV 感染二线药物。如果出现耐药，建议选用替诺福韦、替诺福韦艾拉酚胺。

【用法与用量】

口服。① 慢性乙型肝炎：每次 100mg，每日 1 次。② 艾滋病（AIDS）：成人及12 岁以上者每次 150mg，每日 2 次或每次 300mg，每日 1 次。

【制剂与规格】

片剂，150mg、300mg。

19-19

恩替卡韦 *
Entecavir

【其他名称】

博路定、Baraclude、ETV。

【研发】

美国 Squibb（施贵宝）公司。

【上市日期】

2005 年 3 月。2006 年 2 月中国上市。

【药理作用】

本品为核苷类抗病毒药。对乙型肝炎病毒（HBV）有很强的抑制作用。口服后，在肝细胞内被磷酸化为具有活性的三磷酸盐，该磷酸盐可抑制乙肝病毒 DNA 聚合酶活性，从而抑制乙肝病毒 DNA 合成与复制。对拉米夫定耐药者，本品耐药发生率也会相应升高。

口服吸收后，体内分布广泛。T_{max} 0.5~1.5h，每日用药 1 次，6~10d 血药浓度达稳态。食物可延缓本品吸收，C_{max} 降 44%~46%，AUC 可降 18%~20%。$t_{1/2}$ 约 24h，终末清除半衰期（$t_{1/2}\beta$）为 128~149h。约给药量的 62%~73% 以药物原形经肾随尿液排出。

【临床应用】

本品为治疗乙型肝炎的一线药物。主要用于治疗病毒复制活跃、ALT 或 AST 持续升高或肝组织有活动性病变的慢性乙型肝炎。

【不良反应与注意事项】

① 对本品过敏者禁用。② 孕妇不宜应用。FDA 对本品妊娠用药的安全性分级为 C 级。③ 可从乳汁分泌，哺乳期妇女用药应停止供乳。④16 岁以下儿童用药的安全性尚不明确，不推荐用药。⑤ 肾功能低下者慎用。CrCl < 50mL/min 应调整剂量。⑥ 偶有皮疹、瘙痒等皮肤过敏症状。⑦ 有恶心、呕吐、腹痛、腹泻、腹部不适

等消化道反应。⑧有头痛、眩晕、疲乏、睡眠障碍等神经系统症状。⑨本品单独或与其他抗反转录酶药物合用，可偶致乳酸性酸中毒伴脂肪变性的肝大。⑩长期用药（超半年）易产生耐药。⑪本品非细胞色素 P450 酶底物，非肝药酶抑制剂、诱导剂。

【用法与用量】

口服（空腹）。成人或 16 岁以上未成年人每次 0.5mg，每日 1 次。经拉米夫定治疗耐药者每次 1mg，每日 1 次。

【制剂与规格】

片剂、分散片，0.5mg、1mg。

19-20

替比夫定 *

Telbivudine

- -

【其他名称】

素比伏、Sebivo、TBV。

【研发】

瑞士 Novartis（诺华）公司与美国 Idenix 公司联合开发。

【上市日期】

2005 年 10 月。2007 年 2 月中国批准上市。

【药理作用】

本品为人工合成的脱氧核苷酸类抗病毒药。对乙肝病毒（HBV）有较强的抑制作用。本品在细胞激酶作用下，被磷酸化为具有活性的替比夫定 5'- 腺苷，其可与 HBV 天然底物胸腺嘧啶 5'- 腺苷相竞争，从而抑制乙肝病毒 DNA 聚合酶活性，阻止 DNA 链延长，抑制 HBV 的复制。

口服 600mg，T_{max} 2h，C_{max} 约 3.7μg/mL，每日给药 1 次，5~7d 血药浓度达稳态。$t_{1/2}$ 约 40h，食物不影响本药吸收。给药量的大部经肾随尿液排出。

【临床应用】

用于有病毒复制证据及血清氨基转移酶持续升高的慢性乙型肝炎的治疗。

【不良反应与注意事项】

①对本品过敏者禁用。②孕妇慎用，FDA 对本品妊娠用药的安全性分级为 B 级。③可自乳汁分泌，哺乳期妇女用药应停止供乳。④16 岁以下儿童不宜应用。⑤有皮疹、瘙痒等皮肤过敏症状。⑥有恶心、呕吐、腹泻、腹胀、消化不良等胃肠道症状。⑦有 ALT、AST、AMS 升高。⑧偶可致乳酸性酸中毒、肌肉痛、肌无力、头晕、呼吸困难、心律不齐、CPK 升高或伴脂肪变性肝大，可见皮肤、巩膜黄染，茶色尿、胃痛、厌食等。⑨CrCl < 50mL/min 者须调整剂量。⑩本药治疗慢性乙型肝炎疗程长（至少 1 年），用药期间应对患者相关临床指标进行定期监测。⑪虽然本品耐药发生率低于拉米夫定，但还是偏高。若患者对其产生耐药，宜换用替诺福韦、替诺福韦艾拉酚胺。⑫应用本品突然停药可致病情加重，如欲停药，应遵医嘱。

【用法与用量】

口服。成人及 16 岁以上未成年人每次 0.6g，每日 1 次。

【制剂与规格】

片剂，0.6g。

19-21

阿德福韦酯 *
Adefovir Dipivoxil

【其他名称】

代丁、贺维力、Hepsera、ADV。

【研发】

美国 Gilead（吉利德）公司。

【上市日期】

2002 年 9 月。2005 年 5 月 CFDA 批准中国上市。

【药理作用】

本品为核苷类抗病毒药。对乙型肝炎病毒（HBV）有较强的抑制作用。是阿德福韦的前体药物。口服后，在体内经酯酶水解释出阿德福韦，继之，阿德福韦被细胞激酶磷酸化，转化为具有活性的阿德福韦二磷酸盐，其可与病毒天然底物三磷酸脱氧腺苷竞争，从而使乙型肝炎病毒 DNA 聚合酶被抑制，阻碍病毒 DNA 链延长，最终抑制 HBV 复制。

单剂量 10mg 口服，T_{max} 1.75h，C_{max} 16.7 μg/mL，生物利用度为 59%，$t_{1/2}$ 约 7.48h。24h 给药量的 45% 经肾随尿液排出。

【临床应用】

用于治疗 HBV 复制活动期伴血清氨基转移酶持续升高或肝脏有活动性病变的慢性乙型肝炎。

【不良反应与注意事项】

① 对本品过敏者禁用。② 孕妇不宜应用，FDA 对本品妊娠用药的安全性分级为 C 级。③ 哺乳期妇女用药应停止供乳。④ 育龄妇女用药应采取有效避孕措施。⑤12 岁以下儿童用药的安全性尚未确立，不推荐应用。⑥ 有皮疹、瘙痒等皮肤过敏症状。⑦ 有恶心、呕吐、腹痛、腹胀等胃肠道反应。⑧ 本品单独或与其他抗反转录酶药物合用，偶可致乳酸性酸中毒伴脂肪变性的肝大。对此应予密切关注。⑨ 偶可致血清肌酐值升高、血磷降低。⑩ 个别患者停药后发生严重的病情反跳，表现血清氨基转移酶异常升高，并致严重肝损伤。⑪ 用药期间应定期监测肾功能，依检测结果调整给药剂量。

【用法与用量】

口服（餐时）。每次 10mg，每日 1 次。

【制剂与规格】

片剂，10mg。

替诺福韦酯 *
Tenofovir Disoproxil

【其他名称】

泰诺福韦酯、韦瑞德、富马酸替诺福韦二吡呋酯、TDF、Viread、Tenofovir Disoproxil Fumarate。

【研发】

美国 Gilead（吉利德）公司研发。GSK（葛兰素史克）公司具中国上市权。

【上市日期】

2005 年 FDA 批准上市用于抗 HIV。2008 年用于抗 HBV。2013 年 CFDA 批准中国上市。

【药理作用】

本品为核苷类反转录酶抑制剂。对乙型肝炎病毒（HBV）和人类免疫缺陷病毒（HIV）有较强的抑制作用，包括某些对核苷类反转录酶抑制剂药物耐药的毒株。本品是替诺福韦的前体药物，在体内被酯酶水解释出具有活性的替诺福韦，替诺福韦经细胞激酶磷酸化转成仍具活性的二膦酸替诺福韦，其可与病毒天然底物三磷酸脱氧腺苷相竞争，从而抑制 HBV、HIV 反转录酶活性，则病毒复制受到抑制。本品特点是抗病毒活性强、作用快、零耐药率、可逆转肝纤维化。对其他核苷类反转录酶抑制剂耐药或应答不佳的 HBV 感染者宜换用本品。

空腹口服 300mg，T_{max} 1~2h，C_{max}（296±90）ng/mL，$t_{1/2}$ 约 10h，生物利用度为 25%。本品不经 CYP3A 代谢，故与其他药物很少发生相互作用。72h 内给药量的 70%~80% 以原形经肾随尿液排出。

【临床应用】

本品是治疗乙型肝炎的一线药物。用于治疗由乙型肝炎病毒（HBV）引起的慢性乙型肝炎和由人类免疫缺陷病毒（HIV）引起的艾滋病（AIDS）。

【不良反应与注意事项】

① 对本品过敏者禁用。② 孕妇慎用。FDA 对本品妊娠用药的安全性分级为 B 级。③ 哺乳期妇女用药宜停止供乳。④ 用药时间长可致磷酸盐排泄增加，骨密度下降、骨质疏松等低磷骨病，老年人慎用，未成年人忌用。⑤ 偶可致血清肌酐升高、蛋白尿、肾小管损伤。CrCl < 50mL/min 者或有肾损伤的危险因素者，应调整给药周期或剂量，加强肾功能监测。⑥ 偶可致乳酸性酸中毒伴脂肪变性肝大。⑦ HIV 感染者用药，偶可引起 Fanconi（范可尼）综合征。表现肾性糖尿、氨基酸尿、高磷酸尿等近端肾小管再吸收障碍。⑧ 用药前及用药期间，应对骨密度、血清肌酐、肌酐清除率、血磷等进行检测。⑨ 偶有头痛、头晕、乏力等神经系统症状。⑩ 本品可增加地丹诺辛血药浓度，存在发生胰腺炎风险。避免合用。⑪ 丙型肝炎病毒（HCV）NS5A 抑制剂雷迪帕韦可增加本品血药浓度，从而增加本药肾毒性。所以当感染乙肝并同时感染丙肝病毒患者服用夏凡宁（雷迪帕韦/索菲布韦）时，勿服用本品。⑫ 如果用本药治疗人类免疫缺陷病毒（HIV）感染时，须与恩曲他滨、利匹韦林等其他抗 HIV 药物联用。

【用法与用量】
口服。每次 300mg，每日 1 次。
【制剂与规格】
片剂，300mg。胶囊剂，300mg。

19-23-1

替诺福韦艾拉酚胺 *
Tenofovir Alafenamide

【其他名称】
丙酚替诺福韦、韦立得、TAF、Vemlidy、Hepbest。
【研发】
美国 Gilead（吉利德）公司。
【上市日期】
2016 年 11 月日本、欧盟。2018 年 12 月 NMPA 批准中国上市。
【药理作用】
本品为核苷类反转录酶抑制剂，是替诺福韦的前体药。本药进入肝细胞后被水解生成替诺福韦，继而替诺福韦被细胞内磷酸激酶磷酸化成具有活性的二膦酸替诺福韦，其可与病毒反转录酶整合，阻断 HBV、HIV 的 DNA 合成与复制。本品为靶向药，可精准作用于肝脏靶细胞，作用强，疗效好，用药剂量少，25mg 的本品相当于替诺福韦酯 300mg 的药效，本品不易产生耐药，对骨骼、肾脏的毒副作用小，安全性高，是当今治疗慢性乙型肝炎最新的理想药物。
本品口服吸收良好。25mg 口服，T_{max} 0.48h，C_{max} 约 0.18 μg/mL，血浆蛋白结合率为 80%，给药量的大部分经肾随尿液排出。
【临床应用】
用于治疗成人及 12 岁以上且体重 > 35kg 的青少年所患慢性乙型肝炎。也用于治疗 HIV-1 感染。
【不良反应与注意事项】
① 对本品或对替诺福韦酯过敏者禁用。② 孕妇慎用，FDA 对本品妊娠用药的安全性分级为 B 级。③ 哺乳期妇女用药应停止供乳。④12 岁以下或体重 < 35kg 的儿童不宜应用。⑤ 肾功能低下者慎用，CrCl < 15mL/min 者禁用。⑥ 偶有恶心、腹痛、腹胀等胃肠道症状。⑦ 有头痛、头晕、疲乏感。⑧ 有乳酸性酸中毒及脂肪变性肝大的报道。⑨ 本品制剂中含赋形剂乳糖，如有半乳糖不耐受、Lapp 乳糖酶缺乏或葡萄糖－半乳糖吸收不良的患者禁用。⑩ 用于治疗 HIV 感染时多与恩曲他滨、比特拉韦等抗 HIV 药物联用，疗效明显。⑪Hepbest 为印度 Mylan（迈兰）药厂生产的本药商品名。
【用法与用量】
口服（餐时）。成人及 12 岁以上且体重 > 35kg 的少年，每次 25mg，每日 1 次。
【制剂与规格】
片剂，25mg。

艾米替诺福韦 *
Tenofovir Amibufenamide

【其他名称】

艾美酚胺替诺福韦、恒沐、TMF。

【研发】

中国翰林制药。

【上市日期】

2021 年 6 月 NMPA 批准上市。

【药理作用】

本品为核苷类反转录酶抑制剂，是替诺福韦亚磷酰胺前体药物。在肝细胞内经酯酶水解释出替诺福韦，继之替诺福韦在磷酸激酶作用下磷酸化为具有抗病毒活性的二磷酸替诺福韦，其可有效抑制 HBV 复制。本药抗病毒活性强，口服本品 25mg 与口服 300mg 富马酸替诺福韦（TDF）具等同的抗病毒效果。比较之下，本品对骨密度、肾脏影响甚微，更具安全性，是当前抗 HBV 的主要药物。

本品口服吸收良好，给药量的大部分经肾随尿液排出，少量经粪便排出。

【临床应用】

用于治疗成人慢性乙型肝炎。

【不良反应与注意事项】

① 对本品过敏者禁用。② 妊娠妇女用药的安全性尚未明确，不建议用药，只有当孕妇的益处超过胎儿潜在风险时方可应用。③ 尚不知本药是否分泌至乳汁，哺乳期妇女用药应停止供乳。④ 未成年人用药的安全性尚不明确，不推荐应用。⑤ 肾功能低下者慎用，CrCl < 50mL/min 者不宜应用。⑥ 有恶心、呕吐、腹痛、腹泻、食欲减退等胃肠道不适。⑦ 偶有 ALT、AST 升高、甲状旁腺激素升高及低磷血症。⑧ 偶可发生乳酸性酸中毒伴脂肪变性肝大。遇此应停止给药。⑨ 偶可出现横纹肌溶解症，表现肌肉痛，肌酸激酶升高。应定期检测肾功能并关注肌酸激酶等生化指标。⑩ 本品制剂含有乳糖，患有半乳糖不耐受、乳糖酶缺乏或葡萄糖 – 半乳糖吸收不良的罕见遗传性疾病患者禁用。⑪ 如果在正常服药时间 18h 以内漏服，应尽快补服本药 1 片，至正常服药时间。如已超过 18h，则不必补服。

【用法与用量】

口服（餐时）。每次 25mg，每日 1 次。

【制剂与规格】

片剂，25mg。

第五节　抗丙型肝炎病毒药

Anti-Hepatitis C Virus Agents

一、HCV-NS3/4A 蛋白酶抑制剂

NS3/4A-Protease Inhibitors

19-24

博赛普韦

Boceprevir

【其他名称】

伯赛匹韦、波普瑞韦、Victrelis、BOC。

【研发】

美国 Merck（默克）公司。

【上市日期】

2011 年 5 月。

【药理作用】

本品为丙型肝炎病毒（HCV）NS3/4A 蛋白酶抑制剂。可有效抑制丙型肝炎病毒（HCV）在感染的宿主细胞内复制。属第一代丙型肝炎病毒蛋白酶抑制剂。

口服吸收快，食物可使本品吸收增加 65%。主要在肝脏代谢，约给药量的 80% 经粪便排泄，少量经肾随尿液排出。

【临床应用】

本品应与利巴韦林、聚乙二醇干扰素－α 联合，用于治疗慢性丙型肝炎。

【不良反应与注意事项】

① 对本品过敏者禁用。②FDA 对本品妊娠用药的安全性分级为 B 级。但是本品不单独用药，当与聚乙二醇干扰素－α 和利巴韦林联用时，妊娠用药的安全性是 X 级，因干扰素有致流产风险。③ 哺乳期妇女用药应停止供乳。④65 岁以上老年人用药应监测肝肾功能。⑤ 恶心、厌食、味觉改变等胃肠道反应。⑥ 头痛、眩晕、失眠、烦躁、关节疼痛等。⑦ 有中性粒细胞减少、贫血，用药期间应监测血常规。⑧ 若与阿呋唑嗪、特拉唑嗪等肾上腺 α-1 受体拮抗剂合用可致低血压。⑨ 利福平等细胞色素 P450 酶强诱导剂可致本品代谢加快，血药浓度下降，避免合用。⑩ 若与西沙必利等 5-HT4 受体激动剂合用，存在心律失常风险。⑪ 若与西地奈非等 PDE5 抑制剂合用，有视觉异常、低血压、晕厥和延迟勃起等风险。⑫ 本品与辛伐他汀、洛伐他汀等 HMG-CoA 还原酶抑制剂合用，有发生横纹肌溶解症等肌病风险。⑬WHO 发布的丙肝治疗指南（2016 年更新版）已不再推荐本药和替拉普韦等第一代蛋白酶抑制剂用于治疗 HCV 感染方案。

【用法与用量】

口服（餐时）。成人每次 800mg，每日 3 次。① 治疗第 8 周时，患者 HCV-DNA 水平 ≥ 1000iu/mL。② 治疗第 12 周时，患者 HCV-DNA 水平 ≥ 100IU/mL。③ 治疗第 24 周时仍可检测到 HCV-DNA。

【制剂与规格】

　　胶囊剂，200mg。

19-25

替拉普韦
Telaprevir

- -

【其他名称】

　　替拉瑞韦、特拉匹韦、Incivek、TVR。

【研发】

　　美国 Merck（默克）公司。

【上市日期】

　　2011 年 5 月。

【药理作用】

　　本品为丙型肝炎病毒（HCV）NS3/4A 蛋白酶抑制剂。属第一代 HCV 蛋白酶抑制剂。可阻断 HCV 复制，对 HCV–1 型有明显抑制作用。本品不单独应用，须与聚乙二醇干扰素 α 和利巴韦林联用。

【临床应用】

　　用于治疗成人代偿性基因 1 型慢性丙型肝炎。

【不良反应与注意事项】

　　① 对本品过敏者禁用。②FDA 对本品妊娠用药的安全性分级为 B 级。但本品不单独应用，须与聚乙二醇干扰素 α 和利巴韦林联合用药，此时的妊娠用药安全性处于 X 级。因干扰素有致流产风险，利巴韦林具胎毒性，孕妇禁用。③ 哺乳期妇女用药应停止供乳。④ 未成年人用药的安全性尚不明确，不推荐应用。⑤ 严重肝功能受损者忌用。⑥ 有皮疹、瘙痒等皮肤过敏症状。⑦ 有恶心、呕吐、腹泻、食欲减退等胃肠道反应。⑧ 有头痛、失眠、乏力、发热等症状。⑨ 偶有嗜酸性粒细胞增多和贫血。⑩ 本品与西沙必利等 5–HT4 受体激动剂合用，有发生心律失常风险。⑪ 若与西地那非、他达拉非等 PDE5 抑制剂合用，有致视觉异常、低血压、昏厥、延迟勃起等风险。⑫ 本品为 CYP3A 酶抑制剂，若与三唑仑等苯二氮䓬类药物合用可致后者血药浓度升高，镇静作用增强，甚至发生呼吸抑制，避免合用。⑬ 若与辛伐他汀、洛伐他汀等 HMG–CoA 还原酶抑制剂合用，有发生横纹肌溶解症等肌病变风险。⑭ 用药期间应定期检测血常规及生化指标。⑮WHO 发布丙型肝炎治疗指南（2016 年更新版），不再推荐本品及博赛普韦等第一代蛋白酶抑制剂用于治疗 HCV 感染方案，也不推荐普通干扰素或聚乙二醇干扰素联合利巴韦林用于治疗 HCV 感染方案。但对 HCV 基因 3 型感染伴肝硬化者或 HCV 基因 5 型、6 型不伴肝硬化者，推荐：索非布韦 / 聚乙二醇干扰素 / 利巴韦林联合用药为备选方案。

【用法与用量】

　　口服（餐时）。成人每次 1125mg，每 12h 1 次。首先执行本品 / 聚乙二醇干扰素 / 利巴韦林联合用药 12 周。之后，聚乙二醇干扰素 / 利巴韦林继续用药 12~36 周，总疗程 24~48 周。

【制剂与规格】

片剂，375mg。

19-26

西米普韦
Simeprevir

【其他名称】

西米瑞韦、西米匹韦、奥莱森、Olysio、SIM。

【研发】

比利时 Janssen（杨森）公司。

【上市日期】

2013 年 11 月。2017 年 8 月中国上市。

【药理作用】

本品为丙型肝炎病毒（HCV）NS3/4A 蛋白酶抑制剂。可有效抑制 HCV 在宿主细胞内复制。对基因 1 型、4 型 HCV 感染治疗有效，且耐受良好。

【临床应用】

本品与索非布韦等其他抗 HCV 药物联合用于治疗基因 1 型或基因 4 型慢性丙形肝炎。

【不良反应与注意事项】

① 对本品过敏者禁用。② 孕妇不宜应用。FDA 对本品妊娠用药的安全性分级为 C 级。③ 哺乳期妇女用药应停止供乳。④ 儿童用药的安全性尚不明确，不推荐应用。⑤ 有头痛、恶心、发热症状。⑥ 利福平等细胞色素 P450 酶诱导剂可促进本品代谢，致本品血药浓度下降，影响疗效，避免合用。⑦ 红霉素、泰利霉素等大环内酯类药物，氟康唑、泊沙康唑等三唑类抗真菌药均为 CYP3A 酶抑制剂，可延缓本品体内代谢，致本品血药浓度升高，不宜合用。⑧ 本品可抑制西沙必利等 5-HT4 受体激动剂的代谢，致后者血药浓度升高，存在发生心律失常风险。⑨ 本品可抑制辛伐他汀等 HMG-CoA 还原酶抑制剂类药物的代谢，致辛伐他汀等血药浓度升高，易引发横纹肌溶解症等肌病风险。⑩ 可抑制硝苯地平、氨氯地平等钙拮抗剂类药物代谢，致其血药浓度升高，忌合用。⑪ 本品可抑制肠道 CYP3A 酶活性，从而抑制艾司唑仑等苯二氮䓬类药物的代谢，致该类药物血药浓度升高，增强了其镇静作用、加深呼吸抑制，不宜合用。⑫ 本品不单独用药，常与索非布韦联合，呈现协同的抗 HCV 作用。

【用法与用量】

口服。每次西米普韦 150mg/ 索非布韦 400mg，每 24h 1 次，疗程 12 周。

【制剂与规格】

胶囊剂，150mg。

阿桑普韦
Asunaprevir

【其他名称】

阿舒瑞韦、阿那匹韦、速维普、Sunvepra、ASV。

【研发】

美国 Squibb（施贵宝）公司。

【上市日期】

2014 年 7 月。2017 年 6 月中国上市。

【药理作用】

本品为第二代丙型肝炎病毒（HCV）NS3/4A 蛋白酶抑制剂。当病毒 NS3/4A 酶被抑制，HCV 多聚蛋白便不能形成，则丙型肝炎病毒的复制就不能完成。本品对 HCV 基因 1、4、5 和 6 型有较强的抑制作用，对 2、3 型作用差。本药具高度选择性，仅对 HCV 有抑制作用，对其他病毒无效。常与达卡他韦联用，表现协同的抗 HCV 作用。

口服本品 100mg，每日 2 次，联用达卡他韦多次给药，T_{max} 1~4h，C_{max} 642ng/mL，$t_{1/2}$ 为 17~23h。约给药量的 84% 随粪便排出。

【临床应用】

用于治疗成人 1b 型（非肝硬化或代偿期肝硬化）慢性丙型肝炎。

【不良反应与注意事项】

① 对本品过敏者禁用。② 本品具有胎毒性，妊娠妇女禁用。③ 哺乳期妇女用药应停止供乳。④ 育龄妇女用药，应采取有效避孕措施。⑤ 未成年人用药的安全性尚未确立，不推荐应用。⑥ 严重肝功能损伤者忌用。⑦ 有皮疹、瘙痒等皮肤过敏症状。⑧ 有恶心、呕吐、腹泻、食欲减退等胃肠道反应。⑨ 有头痛、头晕、疲倦。⑩ 有 ALT、AST 和胆红素升高。⑪ 用本药治疗之前，应对患者进行 HBV 筛选。检测乙肝表面抗原（HBsAg）和乙肝核心抗体（HBcAb），防止 HBV、HCV 合并感染者在治疗过程中或治疗后发生 HBV 再激活，致肝衰竭等严重肝损伤。⑫ 本品为 CYP3A4 弱诱导剂，可降低咪达唑仑等苯二氮䓬类药物的血药浓度，不宜合用。⑬ 可抑制辛伐他汀等 HMG-CoA 还原酶抑制剂类药物代谢，致该类药物血药浓度增加，存在发生横纹肌溶解症的风险。

【用法与用量】

口服。每次阿桑普韦 100mg/ 达卡他韦 60mg，每日 1 次，疗程 24 周。

【制剂与规格】

胶囊剂，100mg。

格拉瑞韦 *
Grazoprevir

【其他名称】

格佐普韦、格佐匹韦。

【研发】

美国 Merck（默克）公司。

【上市日期】

2016 年 6 月。2018 年 4 月进入中国上市。

【药理作用】

本品为丙型肝炎病毒（HCV）NS3/4A 蛋白酶抑制剂。对 HCV 有较强的抑制作用。不单独应用，常与丙型肝炎病毒 NS5A 抑制剂艾尔巴尔组合，用于治疗基因 1型、4 型 HCV 感染，可有效抑制 HCV 在宿主细胞内复制，治愈率达 98%。

【临床应用】

本品与艾尔巴尔联合用于治疗成人伴或不伴肝硬化基因 1 型、4 型丙型肝炎病毒（HCV）感染。

【不良反应与注意事项】

① 对格拉瑞韦或对艾尔巴尔过敏者禁用。② 妊娠妇女禁用。③ 哺乳期妇女用药应停止供乳。④ 未成年人用药的安全性尚不明确，不推荐应用。⑤ 重度肝损伤（Child–Pugh–C）者禁用，中度肝损伤（Child–Pugh–B）者慎用。⑥ 恶心、腹泻、食欲减退等胃肠道不适。⑦ 头痛、头晕、疲惫等。⑧ 偶有迟发性 ALT 升高，多发生于给药 8~10 周，治疗结束可恢复。⑨ 本品联合艾尔巴尔用药前，应对乙肝病毒（HBV）进行筛查，检测 HBsAg 和 HBcAb，防止 HBV、HCV 合并感染者治疗中或治疗后出现 HBV 再激活，导致肝脏严重损伤。⑩ 利福平等 CYP3A 强诱导剂可促进格拉瑞韦、艾尔巴尔的体内代谢，致其血药浓度下降，疗效降低，避免合用。⑪ 本品制剂中含有乳糖。患有遗传性半乳糖不耐受、Lapp 乳糖酶缺乏或葡萄糖 – 半乳糖吸收不良者禁用。⑫ 若与利巴韦林联用时，应参阅利巴韦林相关内容。

【用法与用量】

口服。① 基因 1 型或 4 型 HCV 感染：初始治疗或经治复发者每次 1 片（格拉瑞韦 100mg/ 艾尔巴尔 50mg），每日 1 次，疗程 12 周。② 基因 1b 型 HCV 感染：经抗病毒治疗失败者每次 1 片（格拉瑞韦 100mg/ 艾尔巴尔 50mg），每日 1次，疗程 12 周。③ 基因 1a 型或 4 型 HCV 感染：经抗病毒治疗失败者每次 1 片（格拉瑞韦 100mg/ 艾尔巴尔 50mg），每日 1 次，疗程 12 周。同时须加服利巴韦林（Ribavirin），其用药剂量依体重确定：体重 < 66kg 者每次 400mg，每日 2 次；体重66~80kg 者每次 500mg，每日 2 次；体重 > 80kg 者每次 600mg，每日 2 次。

【制剂与规格】

片剂，100mg。本品复方制剂（格拉瑞韦 100mg/ 艾尔巴尔 50mg），商品名称择必达（Zepativer）。

19-29

帕利瑞韦
Paritaprevir

- -

【其他名称】

帕利普韦。

【研发】

美国 Abbvie（艾伯维）公司。

【上市日期】

2014 年 12 月。2017 年 9 月中国上市。

【药理作用】

本品为丙型肝炎病毒（HCV）NS3/4A 蛋白酶抑制剂。对 HCV 有较强的抑制作用。本品不单独应用。常与丙肝病毒 NS5A 蛋白酶抑制剂奥比他韦（Ombitasvir）、CYP3A 酶抑制剂利托那韦（Ritonavir）组合，商品名维建乐（Viekirax）。然而在临床治疗中，维建乐又多与丙肝病毒 NS5B 聚合酶抑制剂达塞布韦（Dasabuvir）联用。该组合对丙肝病毒的 NS3/4A、NS5A、NS5B 3 个靶点分别予以强大的多重抑制，阻断 HCV 复制。组方中的利托那韦对 HCV 无抑制作用，作为药代动力学增效剂，可减缓帕利瑞韦、奥比他韦和达塞布韦体内代谢，升高各药血药浓度，增强疗效。该组合治疗方案对基因 1 型初始轻、中度肝纤维化慢性丙型肝炎的疗程可缩短至 8 周，且耐受良好。Viekirax 联合达塞布韦治疗 GT1b 慢性丙型肝炎 12 周的病毒学应答率（SVR12）可达 99.5%~100%。

【临床应用】

① 本品的复方制剂 Viekirax 联合达塞布韦、利巴韦林治疗基因 1 型 HCV 感染。② 本品的复方制剂 Viekirax 联合利巴韦林用于治疗基因 4 型 HCV 感染。

【不良反应与注意事项】

① 对本品或对奥比他韦、利托那韦及联用药物达塞布韦、利巴韦林过敏者禁用。② 妊娠妇女用药宜权衡利弊，尤其联用利巴韦林时，FDA 对利巴韦林妊娠用药安全性分级为 X 级。③ 哺乳期妇女用药应停止供乳。④ 未成年人用药的安全性尚未确立，不推荐应用。⑤ 偶有皮疹、瘙痒等过敏症状。⑥ 恶心、食欲减退等胃肠道反应。⑦ 应用本品复方制剂 Viekirax 或联用达塞布韦（Dasabuvir）前，应进行 HBV 筛查。检测乙肝表面抗原（HBsAg）和乙肝核心抗体（HBcAb），防止 HBV、HCV 合并感染者于治疗中或治疗后发生 HBV 再激活，导致肝衰竭等严重肝损伤，甚至死亡。⑧ 利福平、卡马西平、苯妥英等细胞色素 P450 酶强诱导剂可促进帕利瑞韦、奥比他韦、达塞布韦等体内代谢，致血药浓度下降，疗效降低，避免合用。⑨ 本品复合制剂 Viekirax 不宜与胺碘酮同时应用，防止发生心动过缓。⑩ 余详见本章维建乐（Viekirax），达塞布韦（Dasabuvir），利巴韦林（Ribavirin）相关内容。

【用法与用量】

详见本章维建乐（Viekirax）。

【制剂与规格】

片剂，12.5mg。复方制剂（奥比他韦 12.5mg/ 帕利瑞韦 75mg/ 利托那韦 50mg），商品名称维建乐（Viekirax）。

格卡瑞韦
Glecaprevir

【其他名称】

格卡普韦、格来普韦。

【研发】

美国 Abbvie（艾伯维）公司。

【上市日期】

2017 年 7 月。2019 年 5 月中国上市。

【药理作用】

本品为丙型肝炎病毒（HCV）NS3/4A 蛋白酶抑制剂。对 HCV 有较强的抑制作用。属泛基因抗 HCV 药物。本品不单独用药，常与丙肝病毒 NS5A 蛋白酶抑制剂哌仑他韦组成复方制剂，商品名为艾诺全（Maviret），可靶向作用于 HCV 生命周期中多个步骤，强力抑制 HCV 复制。对泛基因（GT 1~6）初始无肝硬化慢性丙型肝炎治疗 8 周给药方案的病毒学应答率达 99%。且适用于肾功能严重损伤者，耐受良好，疗效显著。

【临床应用】

本品与哌仑他韦（Pibrentasvir）联合用于治疗无肝硬化或伴肝硬化泛基因（GT 1~6）HCV 感染。

【不良反应与注意事项】

① 对本品或对哌仑他韦过敏者禁用。② 妊娠妇女用药的安全性尚不明确，不宜应用。③ 格卡瑞韦、哌仑他韦有不同程度自乳汁分泌，哺乳期妇女用药应停止供乳。④ 未成年人用药的安全性尚未确定，不推荐应用。⑤ 伴有中度肝损伤（Child-Pugh B）或重度肝损伤（Child-Pugh C）者禁用。⑥ 恶心、腹泻、食欲减退等胃肠道反应。⑦ 偶有头痛、疲惫、失眠等神经系统症状。⑧ 本药应用前，应进行 HBV 筛查，检测乙肝表面抗原（HBsAg）和乙肝核心抗体（HBcAb），防止 HBV、HCV 合并感染者治疗中或治疗后发生 HBV 再激活，致肝衰竭等严重肝损伤。⑨ 利福平、卡马西平、苯妥英等细胞色素 P450 酶强诱导剂可促进本品及哌仑他韦体内代谢，致血药浓度下降，疗效减低，避免合用。⑩ HIV 蛋白酶抑制剂阿扎那韦（Atazanavir）可使本品血药浓度升高，并使 ALT 升高，避免合用。⑪ 本品与哌仑他韦组合不宜与洛伐他汀、阿伐他汀等合用，因可致洛伐他汀等血药浓度升高，存在发生横纹肌溶解症的风险。⑫ 本品制剂中含有乳糖。患有遗传性半乳糖不耐受、Lapp 乳糖酶缺乏或葡萄糖 – 半乳糖吸收不良者禁用。

【用法与用量】

口服（餐时整片吞服）。每次 3 片（格卡瑞韦 300mg/ 哌仑他韦 120mg），每日 1 次。① 初始无肝硬化（GT 1~6）HCV 感染疗程 8 周。② 初始伴代偿肝硬化（GT 1、2、4、5、6）HCV 感染疗程 8 周。③ 初始伴代偿肝硬化（GT 3）HCV 感染疗程 12 周。

【制剂与规格】

片剂，100mg。复方制剂（格卡瑞韦 100mg/ 哌仑他韦 40mg），商品名艾诺全（Maviret）。

伏西瑞韦 *
Voxilaprevir

【其他名称】

伏西普韦、伐西普韦、维昔普韦。

【研发】

美国 Gilead（吉利德）公司。

【上市日期】

2017 年 7 月。2019 年 12 月 NMPA 批准中国上市。

【药理作用】

本品为丙型肝炎病毒（HCV）NS3/4A 蛋白酶抑制剂，能有效抑制 HCV 在宿主细胞内复制。本品不单独应用，多与丙肝病毒 NS5A 蛋白酶抑制剂维帕他韦（Velpatasvir）及丙肝病毒 NS5B 聚合酶抑制剂索非布韦（Sofosbuvir）组合，通过对不同靶酶的作用，可对 HCV 产生三重抑制，从而呈现强劲的抗病毒活性。疗效显著，耐受良好。每日口服 1 片（伏西瑞韦 100mg/ 维帕他韦 100mg/ 索非布韦 400mg），用药 12 周的病毒学应答率（SVR12）达 98%。

【临床应用】

本品与维帕他韦、索非布韦联合用于治疗成人泛基因（GT 1~6）慢性丙型肝炎。

【不良反应与注意事项】

① 对本品或对维帕他韦、索非布韦过敏者禁用。② 与本品组合的维帕他韦具生殖毒性，妊娠妇女禁用。③ 与本品联用的维帕他韦、索非布韦的代谢产物可少量经乳汁分泌，哺乳期妇女用药应停止供乳。④ 未成年人用药的安全性尚不明确，不推荐用药。⑤CrCl < 30mL/min 者禁用。⑥ 重度肝功能损伤（Child-Pugh C）禁用。⑦ 服药 1~2 周，偶有皮疹出现，多见于面部、头部，躯干也偶有分布。⑧ 有头痛、乏力或失眠等。⑨ 偶有恶心、呕吐、腹泻、食欲不振等胃肠道反应。⑩ 应用本品组合制剂前，应进行乙肝病毒筛查，检测乙肝表面抗原（HBsAg）和乙肝核心抗体（HBcAb），防止 HBV、HCV 合并感染者治疗期间或治疗后发生 HBV 再激活，出现肝衰竭等严重肝损伤。⑪ 利福平、卡马西平、苯妥英等细胞色素 P450 酶强诱导剂可促进伏西瑞韦、维帕他韦、索非布韦体内代谢，致血药浓度下降，降低抗病毒疗效，避免合用。⑫ 服用本品组合制剂期间忌服胺碘酮（Amiodarone）防止发生心动过缓。

【用法与用量】

口服（餐时）。每次 1 片（伏西瑞韦 100mg/ 维帕他韦 100mg/ 索非布韦 400mg），每日 1 次，疗程 12 周。

【制剂与规格】

片剂，100mg。复方制剂（伏西瑞韦 100mg/ 维帕他韦 100mg/ 索非布韦 400mg），商品名称沃士韦（Vosevi），亦称吉四代。

达诺瑞韦 *
Danoprevir

【其他名称】

戈诺卫、Ganovo、DNV。

【研发】

中国歌礼药业。

【上市日期】

2018 年。

【药理作用】

本品为丙型肝炎病毒（HCV）NS3/4A 蛋白酶抑制剂，属泛基因（GT 1~6）抗 HCV 药物。本品不单独应用，须联合利托那韦、聚乙二醇干扰素 α–2a 及利巴韦林。可抑制 HCV 复制。本品尚有免疫调节功能。利托那韦对 HCV 无抑制作用，因其为 CYP3A 强效抑制剂，作为药代动力学增效剂，可增强达诺瑞韦抗病毒作用。而利巴韦林除对流感病毒、合胞病毒、疱疹病毒有明显抑制作用外，对 HCV 也有明显抑制作用。

【临床应用】

本品与利托那韦、聚乙二醇干扰素 α 及利巴韦林联合应用于治疗成人初始、无肝硬化、基因 1b 型慢性丙型肝炎。

【不良反应与注意事项】

① 对本品或对利托那韦、聚乙二醇干扰素 α–2a、利巴韦林过敏者禁用。② 严重肝功能受损者禁用。③ 本品联用药物利巴韦林具有胎毒性，FDA 对其妊娠用药的安全性分级为 X 级。④ 利巴韦林可自乳汁分泌，哺乳期妇女用药应停止供乳。⑤ 未成年人用药的安全性尚不明确，不推荐应用。⑥ 有皮疹、瘙痒等过敏症状。⑦ 恶心、呕吐、腹泻、厌食等胃肠道反应。⑧ 有头痛、头晕、乏力、失眠等神经系统症状。⑨ALT、AST 和胆红素升高。⑩WBC、PLT 和 Hb 减少。⑪ 胆固醇和三酰甘油升高。⑫ 肌肉痛、关节痛、肌无力。⑬ 不宜与胺碘酮合用，防止发生心动过缓。

【用法与用量】

① 聚乙二醇干扰素 α–2a：皮下注射。每次 180μg，每周 1 次，连用 12 周。② 达诺瑞韦：口服。每次 100mg，每日 2 次，连用 12 周。③ 利托那韦：口服。每次 100mg，每日 2 次，连用 12 周。④ 利巴韦林：口服。体重 ≤ 75kg 者每次 500mg，每日 2 次，连用 12 周；体重 > 75kg 者每次 600mg，每日 2 次，连用 12 周。

【制剂与规格】

片剂，100mg。

二、HCV-NS5A 蛋白酶抑制剂
NS5A-Protease Inhibitors

19-33

奥比他韦
Ombitasvir

【其他名称】

翁比他韦。

【研发】

美国 Abbvie（艾伯维）公司。

【上市日期】

2014 年 12 月。2017 年 9 月中国上市。

【药理作用】

本品为丙型肝炎病毒（HCV）NS5A 蛋白酶抑制剂。对 HCV 有较强的抑制作用。本品不单独应用，常与 NS3/4A 蛋白酶抑制剂帕利瑞韦、药代动力学增效剂利托那韦组合，其商品名称维建乐（Viekirax）。然而，在临床实践中，本品复方制剂 Viekirax 又多与 HCV-NS5B 聚合酶抑制剂达塞布韦联合，从不同靶向对丙肝病毒予以强劲的三重抑制，疗效显著。对 GT 1b 初始、轻度至中度肝纤维化慢性丙型肝炎疗程可缩短至 8 周，且耐受良好。Viekirax 联合达塞布韦治疗 GT 1b 慢性丙型肝炎，12 周的病毒学应答率（SVR12）可达 99.5%~100%。

【临床应用】

① 本品复方制剂 Viekirax 联合达塞布韦、利巴韦林用于治疗 GT 1 丙型肝炎。
② 本品复方制剂 Viekirax 联合利巴韦林用于治疗 GT 4 丙型肝炎。

【不良反应与注意事项】

① 对本品或对本品组合成分帕利瑞韦、利托那韦及联用药物达塞布韦或利巴韦林过敏者禁用。② 妊娠妇女用药宜权衡利弊。因 FDA 对其联合用药利巴韦林的妊娠用药安全性分级为 X 级。③ 哺乳期妇女用药应停止供乳，④ 未成年人用药的安全性尚未确定，不推荐用药。⑤ 有皮疹、瘙痒等过敏症状。⑥ 有恶心、食欲减退等胃肠道反应。⑦ 应用本品组合或联用达塞布韦前，应进行乙型肝炎病毒（HBV）筛查，检测 HBsAg 和 HBcAB。否则 HBV、HCV 合并感染者于治疗中或治疗后，有 HBV 再激活风险，可致肝衰竭等严重肝损伤，甚至危及生命。⑧ 利福平、卡马西平、苯妥英钠等细胞色素 P450 酶强诱导剂可促进本品组合药物及达塞布韦的体内代谢，致各药血药浓度下降，疗效降低，避免合用。⑨ 忌与胺碘酮合用，防止发生心动过缓。⑩ 其余详见本章 Viekirax、达塞布韦、利巴韦林各相关内容。

【用法与用量】

详见本章维建乐（Viekirax）。

【制剂与规格】

片剂，12.5mg。复方制剂（奥比他韦 12.5mg/ 帕利瑞韦 75mg/ 利托那韦 50mg），商品名称维建乐（Viekirax）。

达卡他韦
Daclatasvir

【其他名称】
达拉他韦、百立泽、Daklinza、DCV。

【研发】
美国 Squibb（施贵宝）公司。

【上市日期】
2015 年 5 月。2017 年 4 月中国上市。

【药理作用】
本品为泛基因丙型肝炎病毒 NS5A 蛋白酶抑制剂。对 GT 1、2、3、4 丙肝病毒有较强的抑制作用。可有效抑制 HCV 在宿主细胞内复制。本品多与 HCV–NS5B 聚合酶抑制剂索非布韦组合或与 HCV–NS3/4A 蛋白酶抑制剂阿桑普韦组合，同时分别作用于不同靶位，对病毒产生强大的抑制作用，阻断其复制。疗效显著。

口服 60mg，T_{max} 1~2h，4d 达稳态，$t_{1/2}$ 为 12~15h。约给药量 88% 随粪便排出，少量经肾随尿液排出。

【临床应用】
本品与阿桑普韦联合用于治疗 GT 1 慢性丙型肝炎。与索非布韦联合用于治疗 GT 3 慢性丙型肝炎。

【不良反应与注意事项】
① 对本品或对与本品联用药物阿桑普韦、索非布韦过敏者禁用。② 本品具有胎毒性，妊娠妇女禁用。③ 哺乳期妇女用药应停止供乳。④ 育龄妇女用药，应采取有效避孕措施。⑤ 未成年人用药的安全性尚不明确，不推荐应用。⑥ 有皮疹、瘙痒、发热等过敏症状。⑦ 有恶心、厌食、腹泻等胃肠道反应。⑧ 头痛、乏力、失眠等。⑨ 偶有 ALT、AST 升高。⑩ 治疗前应对乙肝病毒进行筛查，检测乙肝核心抗体（HBcAb）和乙肝表面抗原（HBsAg），防止 HBV、HCV 合并感染者在治疗丙型肝炎过程中或治疗后出现乙型肝炎病毒（HBV）再激活，致肝衰竭等严重肝损伤。⑪ 本品与索非布韦联用时，忌与胺碘酮合用，防止发生心动过缓。⑫ 利福平、卡马西平、苯妥英等 CYP3A 强诱导剂可加速本品体内代谢，致本品血药浓度下降，疗效降低。如果必须同时应用，宜将本品日剂量上调至 90mg。⑬ 克拉霉素等大环内酯类抗生素及伊曲康唑等三唑类抗真菌药为 CYP3A 酶抑制剂，可减缓本品体内代谢，升高本品血药浓度。如果同时应用，须下调本品日剂量至 30mg。

【用法与用量】
口服。① 治疗基因 1 型 HCV 感染：每次达卡他韦 60mg/ 阿桑普韦 100mg，每日 1 次，疗程 24 周。② 治疗基因 3 型 HCV 感染：每次达卡他韦 60mg/ 索非布韦 400mg，每日 1 次，疗程 12 周。

【制剂与规格】
片剂，30mg、60mg。

维帕他韦 *
Velpatasvir

【其他名称】
韦帕他韦 *。

【研发】
美国 Gilead（吉利德）公司。

【上市日期】
2016 年 7 月。2018 年 5 月中国上市。

【药理作用】
本品为泛基因丙型肝炎病毒 NS5A 蛋白酶抑制剂。对 HCV 有较强的抑制作用。本品不单独应用，常与丙肝病毒 NS5B 聚合酶抑制剂索非布韦组合，精准作用于病毒不同靶位，对 HCV 展现强大的双重抑制，有效阻断丙肝病毒在宿主细胞内复制，对 GT1 6 HCV 感染疗效显著。每日服用维帕他韦 100mg/ 索非布韦 400mg，疗程 12 周的病毒学应答率（SVR12）达 98%。

【临床应用】
维帕他韦与索非布韦联合用于治疗成人泛基因（GT 1~6）慢性丙型肝炎。

【不良反应与注意事项】
① 对本品或对索非布韦过敏者禁用。② 妊娠妇女不宜应用。尤其在治疗失代偿期肝硬化 HCV 感染联用利巴韦林时。FDA 对利巴韦林妊娠用药安全性分级为 X 级。③ 哺乳期妇女用药应停止供乳。④ 未成年人用药的安全性尚不明确，不推荐用药。⑤ 严重肝肾功能损伤者慎用，CrCl < 30mL/min 禁用。⑥ 偶有皮疹、瘙痒等过敏症状。⑦ 利福平、苯妥英等 CYP3A 强诱导剂可促进本品在体内代谢，降低本品及索非布韦的血药浓度，致疗效下降，避免同用。⑧ 本品及索非布韦忌与胺碘酮合用，防止发生心动过缓。⑨ 应用本品及索非布韦前，应进行乙肝病毒（HBV）筛查，检测乙肝表面抗原（HBsAg）和乙肝核心抗体（HBcAB）。防止 HBV、HCV 合并感染者在治疗过程中或治疗后发生 HBV 再激活，导致肝衰竭等严重肝损伤。

【用法与用量】
口服。① 无肝硬化或代偿期肝硬化：每日 1 片（维帕他韦 100mg/ 索非布韦 400mg），疗程 12 周。② 失代偿期肝硬化：每日 1 片（维帕他韦 100mg/ 索非布韦 400mg）。同时联用利巴韦林，利巴韦林用药剂量依体重确定。体重 ≤ 75kg 者每次 500mg，每日 2 次；体重 > 75kg 者每次 600mg，每日 2 次，疗程 12 周。

【制剂与规格】
片剂，100mg。复方制剂（维帕他韦 100mg/ 索非布韦 400mg），商品名称丙通沙（Epclusa），亦称吉三代。

哌仑他韦
Pibrentasvir

【其他名称】

匹布他韦。

【研发】

美国 Abbvie（艾伯维）公司。

【上市日期】

2017 年 7 月。2019 年 5 月 NMPA 批准中国上市。

【药理作用】

本品为丙型肝炎病毒（HCV）NS5A 蛋白酶抑制剂。对 HCV 有较强的抑制作用，属泛基因抗丙肝病毒药物。本品常与 HCV-NS3/4A 蛋白酶抑制剂格卡瑞韦组成复方制剂，以精准的靶向对 HCV 产生强大的双重抑制，有效的阻抑 HCV 在宿主细胞内复制。对泛基因（GT 1~6）初始无肝硬化慢性丙型肝炎，8 周给药方案的病毒学应答率（SVR8）达 99%，且适用于严重肾功能损伤者，耐受良好，疗效显著。

【临床应用】

本品与格卡瑞韦联合用于治疗无肝硬化或伴肝硬化泛基因（GT 1~6）慢性丙型肝炎。

【不良反应与注意事项】

① 对本品或对格卡瑞韦过敏者禁用。② 伴有中度或重度肝损伤（Child-PughB 或 C）或有肝代偿史者禁用。③ 妊娠妇女用药的安全性尚不明确，不宜应用。④ 哌仑他韦、格卡瑞韦均可少量自乳汁分泌，哺乳期妇女用药应停止供乳。⑤ 未成年人用药的安全性尚不明确，不推荐应用。⑥ 有瘙痒等皮肤过敏症状。⑦ 有头痛、疲惫、失眠等神经系统症状。⑧ 有恶心、呕吐、食欲减退、腹泻等胃肠道反应。⑨ 用药前，应进行乙型肝炎病毒（HBV）筛查，检测乙肝表面抗原（HBsAg）和乙肝核心抗体（HBcAb），防止 HBV、HCV 合并感染者在治疗过程中或治疗后发生 HBV 再激活，致肝衰竭等严重肝损伤。⑩ 利福平、卡马西平、苯妥英等细胞色素 P450 酶强诱导剂，可促进哌仑他韦和格卡瑞韦体内代谢，致血药浓度下降，疗效减低，避免合用。⑪ 人类免疫缺陷病毒（HIV）蛋白酶抑制剂阿扎那韦可升高本品血药浓度，不宜合用。⑫ 本品和格卡瑞韦可致洛伐他汀、阿伐他汀等 HMG-CoA 抑制剂类药物血药浓度升高，存在发生横纹肌溶解症风险，避免同时应用。⑬ 本品制剂中含有乳糖。患有遗传性半乳糖不耐受、Lapp 乳糖酶缺乏、葡萄糖－半乳糖吸收不良者禁用。

【用法与用量】

口服（餐时整片吞服）。每次 3 片（哌仑他韦 120mg/ 格卡瑞韦 300mg），每日 1 次。疗程：① 初始、无肝硬化、泛基因（GT 1~6），8 周。② 初始、伴代偿肝硬化、GT 1、2、4、5、6，8 周。③ 初始、伴代偿肝硬化、GT 3，12 周。

【制剂与规格】

片剂，40mg。复方制剂（哌仑他韦 40mg/ 格卡瑞韦 100mg），商品名称艾诺全（Mayiret）。

雷迪帕韦 *
Ledipasvir

【其他名称】
来迪帕韦、LED。

【研发】
美国 Gilead（吉利德）公司。

【上市日期】
2014 年 7 月。2018 年 11 月 NMPA 批准中国上市。

【药理作用】
本品为丙型肝炎病毒（HCV）NS5A 蛋白酶抑制剂。对 HCV 有较强的抑制作用。本品不单独应用，常与丙型肝炎病毒（HCV）NS5B 聚合酶抑制剂索非布韦联合，用于治疗 GT1、4、5、6 丙肝病毒感染。由于病毒受到强力的双重抑制，从而阻断其在宿主细胞内的复制，疗效显著。每日口服 1 片（雷迪帕韦 90mg/ 索非布韦 400mg），12 周的治愈率可达 95%~99%。

【临床应用】
本品与索非布韦联合应用于治疗基因 1、4、5、6 型丙型肝炎。

【不良反应与注意事项】
① 对本品或对索非布韦过敏者禁用。② 妊娠妇女不宜应用。③ 哺乳期妇女用药应停止供乳。④ 12 岁以下儿童不宜应用。⑤ CrCl < 30mL/min 者禁用。⑥ 忌与胺碘酮同时应用，防止发生心动过缓。⑦ 用本药治疗 HCV 感染之前，应对患者进行乙型肝炎病毒（HBV）筛查，检测乙肝表面抗原（HBsAg）和乙肝核心抗体（HBcAb）。防止 HBV、HCV 合并感染者在治疗中或治疗结束后发生 HBV 再激活，致肝衰竭等严重肝损伤。⑧ 利福平、卡马西平、苯妥英等 CYP3A 酶强诱导剂可促进本品代谢，致血药浓度下降，疗效降低。

【用法与用量】
口服。每次 1 片（雷迪帕韦 90mg/ 索非布韦 400mg），每日 1 次，疗程 12 周。

【制剂与规格】
片剂，90mg。复方制剂（雷迪帕韦 90mg/ 索非布韦 400mg），商品名称夏凡宁（Harvoni），亦称吉二代。

拉维达韦 *
Ravidasvir

【其他名称】
新力莱、RDV。

【研发】
Presidio 公司最初研发，2014 年授权中国歌礼生物科技公司。

【上市日期】

2020 年 7 月 NMPA 批准中国上市。

【药理作用】

本品为新一代泛基因 HCV–NS5A 蛋白酶抑制剂，有效抑制 HCV 在宿主细胞内复制。本药不单独应用，须与 HCV–NS3/4A 蛋白抑制剂达诺瑞韦（DNV）、药代动力学增效剂利托那韦（RTV）及核苷类抗病毒药物利巴韦林（RBV）组合应用。利巴韦林是单磷酸核苷脱氢酶抑制剂，有效抑制病毒复制。除对呼吸道合胞病毒、流感病毒、疱疹病毒等病毒有抑制作用外，对 HCV、HIV 也有良好的抑制作用。本品与达诺瑞韦等药物组合应用可对 HCV 展现强劲有效的多重抑制，抗病毒活性强、耐药屏障高以及安全性好。该组合治疗方案的 12 周持续病毒学应答率（SVR12）可达 99%~100%。

【临床应用】

拉维达韦联合利托那韦强化的达诺瑞韦及利巴韦林用于初始非肝硬化 GT 1 慢性丙型肝炎治疗。

【不良反应与注意事项】

① 对本品或对与本品联用药物达诺瑞韦、利托那韦、利巴韦林过敏者禁用。② 动物实验表明拉维达韦可致畸（虽然在人类中未经证实），而且联用药物利巴韦林亦具胎毒性，妊娠妇女禁用。③ 哺乳期妇女用药应停止供乳。④ 未成年人用药的安全性尚不明确，不推荐应用。⑤ 贫血或有贫血倾向者慎用。因可致白细胞减少、粒细胞减少、血小板减少、血红蛋白降低及贫血。用药期间应定期检测血常规，监测 Hb 数据。⑥ 应用本品治疗前应进行 HBV 筛查，检测 HBcAb 和 HBsAg，防止 HBV、HCV 合并感染者在治疗中或治疗结束后发生 HBV 再复活，致肝衰竭等严重肝损伤。

【用法与用量】

口服。① 拉维达韦：每次 200mg，每日 1 次，连续 12 周。② 达诺瑞韦：每次 100mg，每日 2 次，连续 12 周。③ 利托那韦：每次 100mg，每日 2 次，连续 12 周。④ 利巴韦林：用药剂量依体重确定。体重 < 75kg 者每次 500mg，每日 2 次，连续 12 周；体重 ≥ 75kg 者每次 600mg，每日 2 次，连续 12 周。

【制剂与规格】

片剂，200mg。

19-37-3

依米他韦 *
Emitasvir

- -

【其他名称】

东卫恩。

【研发】

中国东阳长江药业。

【上市日期】

2020 年 12 月 NMPA 批准中国上市。

【药理作用】

本品为 HCV–NS5A 蛋白酶抑制剂，可有效抑制病毒在宿主细胞中复制。本品不单独用药，须与 HCV–NS5B 聚合酶抑制剂索非布韦联用，从不同的靶向对靶酶展现强力的双重抑制。抗病毒活性强，同时具有良好的安全性及耐受性。联合用药 12 周持续病毒学应答率（SVR–12）高达 99.8%，是目前抗 HCV 的主要药物。

【临床应用】

依米他韦联合索布韦用于治疗成人 GT 1 非肝硬化慢性丙型肝炎。

【不良反应与注意事项】

① 对本品或对与本品联用药物索非布韦过敏者禁用。② 妊娠妇女用药的安全性尚未明确，不推荐应用。③ 哺乳期妇女用药应停止供乳。④ 未成年人用药的安全性尚不明确，不推荐应用。⑤ 有皮疹、瘙痒等过敏症状。⑥ 白细胞减少、中性粒细胞减少、血肌酐升高。⑦ 偶可致低血钾，高胆固醇血症。⑧ 偶有 ALT、AST 升高。⑨ 治疗前应进行 HBV 筛查，检测 HBcAb 和 HBsAg，防止 HBV、HCV 合并感染者于治疗中或治疗结束后发生 HBV 再激活，致肝衰竭等严重肝损伤。⑩ 本药不宜与奥美拉唑等质子泵抑制剂类药物同时应用，否则会减少本药吸收，降低本药血药浓度而影响疗效。⑪ 避免与瑞舒伐他汀等 HMG–CoA 还原酶抑制剂类药物并用，防止瑞舒伐他汀等血药浓度升高引发肌病风险。⑫ 依米他韦及索非布韦应避免与胺碘酮并用，防止发生心动过缓。⑬ 利福平等细胞色素 P450 酶强诱导剂可促进本品体内代谢，致血药浓度下降，疗效降低，避免同时应用。

【用法与用量】

口服（空腹）。① 依米他韦：每次 100mg，每日 1 次，疗程 12 周。② 索非布韦：每次 400mg，每日 1 次，疗程 12 周。

【制剂与规格】

胶囊，100mg。

19-37-4

可洛派韦 *
Coblopasvir

【其他名称】

可洛帕韦、凯力唯。

【研发】

中国凯因格领生物公司。

【上市日期】

2020 年 2 月 NMPA 批准中国上市。

【药理作用】

本品为泛基因（1、2、3、6 型）HCV–NS5A 蛋白酶抑制剂。可靶向作用于丙肝病毒 NS5A 蛋白酶，有效抑制 HCV 复制。本药不单独应用，须与 HCV–NS5B 聚合酶抑制剂索非布韦组合，由于作用于不同靶酶，对 HCV 展现强力的双重抑制，从而阻断 HCV 在宿主细胞内复制。本药联合索非布韦，疗程 12 周给药方案的持续病毒学应答率（SVR12）达 97%。

【临床应用】

可洛派韦联合索非布韦用于治疗初始或干扰素经治的 GT 1、2、3、6 成人慢性丙型肝炎。

【不良反应与注意事项】

① 对本品或对本品组合药物索非布韦过敏者禁用。② 妊娠妇女用药的安全性尚不明确，不建议应用。③ 哺乳期妇女用药应停止供乳。④ 未成年用药的安全性尚未确定，不推荐应用。⑤ 偶有头痛、头晕、乏力等中枢神经系统症状。⑥ 有恶心、腹痛、腹泻等胃肠道反应。⑦ 中、重度肝损伤（Child-Pugh B、C）者忌用。⑧ 偶见中性粒细胞减少，血小板减少。⑨ 用药前应进行 HBV 筛查。检测乙肝表面抗原（HBsAg）和乙肝核心抗体（HBcAB），防止 HBV、HCV 合并感染者在治疗过程中或治疗后发生 HBV 再激活，致严重肝损伤。⑩ 细胞色素 P450 酶强诱导剂可促进可洛派韦、索非布韦的体内代谢，降低血药浓度，从而降低本药疗效，避免同时用药。⑪ 忌与胺碘酮并用，防止发生心动过缓。⑫ 可洛派韦为胶囊剂型，服用时应整粒吞服。

【用法与用量】

口服。① 可洛派韦：每次 60mg，每日 1 次，连续 12 周。② 索非布韦：每次 400mg，每日 1 次，连续 12 周。

【制剂与规格】

胶囊剂，60mg。

19-38

艾尔巴尔 *
Elbasvir

【其他名称】

艾尔巴韦。

【研发】

美国 Merck（默克）公司。

【上市日期】

2016 年 6 月。2018 年 4 月 CFDA 批准中国上市。

【药理作用】

本品为丙型肝炎病毒（HCV）NS5A 蛋白酶抑制剂。对 HCV 有很强的抑制作用。本药不单独应用，常与丙肝病毒（HCV）NS3/4A 蛋白酶抑制剂格拉瑞韦联合，用于治疗 GT1、4 丙肝病毒感染。通过不同的靶位作用，对 HCV 产生强大的双重抑制，有效的阻抑 HCV 在宿主细胞内的复制，疗效显著，治愈率高达98%。

【临床应用】

本品与格拉瑞韦联合用于治疗成人伴或不伴肝硬化基因 1、4 型丙型肝炎。

【不良反应与注意事项】

① 对本品或对格拉瑞韦过敏者禁用。② 重度肝功能损伤（Child-PughC）者禁用，中度肝功能损伤（Child-PughB）者慎用。③ 妊娠妇女禁用。④ 哺乳期妇

第十九章 抗病毒药

319

女用药应停止供乳。⑤ 未成年人用药的安全性尚不明确，不推荐应用。⑥ 有恶心、腹泻、食欲减退等胃肠道反应。⑦ 偶有头痛、头晕、疲倦、失眠、焦虑等神经系统症状。⑧ 偶有迟发性 ALT 升高，多发生于用药 8~10 周，疗程结束可恢复。⑨ 用药之前，应对 HBV 进行筛查，检测乙肝表面抗原（HBsAg）和乙肝核心抗体（HBcAb），防止 HBV、HCV 合并感染者在治疗过程中或治疗后发生 HBV 再激活，致肝衰竭等严重肝损伤。⑩ 利福平、卡马西平等 CYP3A 强诱导剂可加速艾尔巴尔、格拉瑞韦的体内代谢，致其血药浓度下降，疗效降低，避免合用。⑪ 本制剂含有乳糖。患有遗传性半乳糖不耐受、Lapp 乳糖酶缺乏症或葡萄糖 – 半乳糖吸收不良者禁用。⑫ 若与利巴韦林联用时，应参阅本章利巴韦林相关内容。

【用法与用量】

口服。①HCV 基因 1、4 型，初始治疗或经治复发者：每日 1 片（艾尔巴尔 50mg/ 格拉瑞韦 100mg），疗程 12 周。②HCV 基因 1b 型，经抗病毒治疗失败者：每日 1 片（艾尔巴尔 50mg/ 格拉瑞韦 100mg），疗程 12 周。③HCV 基因 1a 型或 4 型，经抗病毒治疗失败者：每日 1 片（艾尔巴尔 50mg/ 格拉瑞韦 100mg），疗程 12 周。同时需加服利巴韦林，其用药剂量依体重确定。体重＜ 66kg 者每次 400mg，每日 2 次；体重 66~80kg 者每次 500mg，每日 2 次；体重＞ 80kg 者每次 600mg，每日 2 次。

【制剂与规格】

片剂，50mg。复方制剂（艾尔巴尔 50mg/ 格拉瑞韦 100mg），商品名称择必达（Zepativer）。

三、HCV-NS5B 聚合酶抑制剂
NS5B-Polymerase Inhibitors

19-39

索非布韦 *
Sofosbuvir

【其他名称】

索磷布韦、索华迪、吉一代、Sovaldi、SOF。

【研发】

美国 Pharmasset 公司研发，其于 2012 年被 Gilead（吉利德）公司收购。

【上市日期】

2014 年 12 月。2017 年 9 月 CFDA 批准中国上市。

【药理作用】

本品为丙型肝炎病毒（HCV）NS5B 聚合酶抑制剂。属泛基因抗丙肝病毒药物，对 GT 1、2、3、4 丙型肝炎病毒有较强的抑制作用。本品不单独应用，常与 HCV-NS5A 蛋白酶抑制剂雷迪帕韦、维帕他韦，HCV-NS3/4A 蛋白酶抑制剂伏西瑞韦及利巴韦林等抗 HCV 药物联合，通过对靶酶的多重抑制，可有效地阻断 HCV 在宿主细胞内的复制，疗效显著。

本品口服后的达峰时为 0.5~2h，血浆蛋白结合率 61%~65%。主要在肝脏代谢，代谢物为具有活性的核苷酸类似物三磷酸尿苷，大部分经肾随尿液排出。

【临床应用】

本品与其他抗 HCV 药物联合用于治疗基因 1、2、3、4 型慢性丙型肝炎。

【不良反应与注意事项】

① 对本品或对与本品组合药物过敏者禁用。② FDA 对本品妊娠用药的安全性分级为 B 级。但是，当与聚乙二醇干扰素、利巴韦林合用时，其妊娠用药的安全性分级为 X 级。③ 本品代谢物可少量经乳汁分泌，哺乳期妇女用药应停止供乳。④ 12 岁以下儿童用药的安全性尚未确立，不推荐应用。⑤ 有皮疹、瘙痒等皮肤过敏症状。⑥ 有恶心、腹痛、腹泻、食欲减退等胃肠道反应。⑦ 头痛、疲倦、失眠、发热或寒战。⑧ 偶有中性粒细胞减少、贫血、肌肉痛。⑨ 利福平等细胞色素 P450 酶强诱导剂可促进本药体内代谢，致血药浓度下降，疗效降低，避免合用。⑩ 若与雷迪帕韦联合治疗 HCV 感染时勿与胺碘酮合用，防止发生心动过缓。⑪ 用药期间，应实时监测血常规和生化指标。

【用法与用量】

口服。每次 400mg，每日 1 次。① 基因 1 型、4 型 HCV 感染：索非布韦 / 利巴韦林 / 聚乙二醇干扰素，疗程 24 周。② 基因 2 型 HCV 感染：索非布韦 / 利巴韦林，疗程 12 周。③ 基因 3 型 HCV 感染：索非布韦 / 利巴韦林，疗程 24 周。④ 基因 1、4、5、6 型 HCV 感染：每日索非布韦 400mg/ 雷迪帕韦 90mg（夏凡宁），疗程 12 周。⑤ 泛基因 HCV 感染：每日索非布韦 400mg/ 维帕他韦 100mg（丙通沙），疗程 12 周。⑥ 泛基因 HCV 感染：每日索非布韦 400mg/ 维帕他韦 100mg/ 伏西瑞韦 100mg（沃士韦），疗程 12 周。

【制剂与规格】

片剂，400mg。复方制剂：① 索非布韦 400mg/ 雷迪帕韦 90mg，商品名称夏凡宁（Harvoni），亦称吉二代。② 索非布韦 400mg/ 维帕他韦 100mg，商品名称丙通沙（Epclusa），亦称吉三代。③ 索非布韦 400mg/ 维帕他韦 100mg/ 伏西瑞韦 100mg，商品名称沃士韦（Vosevi），亦称吉四代。

19-40

达塞布韦
Dasabuvir

- -

【其他名称】

达沙布韦、易奇瑞、Exviera。

【研发】

美国 Abbvie（艾伯维）公司。

【上市日期】

2014 年 12 月。2017 年 9 月 CFDA 批准中国上市。

【药理作用】

本品为丙型肝炎病毒（HCV）NS5B 聚合酶抑制剂。对 HCV 有较强的抑制作用。本品不单独应用，常与 HCV-NS3/4A 蛋白酶抑制剂帕利瑞韦、HCV-NS5A 蛋白酶抑制剂奥比他韦及利托那韦等联合，对 HCV 展现强劲的三重抑制。利托那韦对 HCV 无抑制作用，作为药代动力学增效剂，可减缓上述药物的体内代谢，增加疗效。不论是否伴有偿期肝硬化或既往是否接受过治疗，本品与奥比帕利（维建乐 Viekirax）联合用于基因 1 型慢性丙型肝炎 12 周治疗方案，其病毒学应答率（SVR12）高达 99.5%~100%。疗效卓著。本品口服，T_{max} 4~5h，与奥比帕利（维建乐 Viekirax）多次给药后，血药浓度达稳态，血浆蛋白结合率为 99%，$t_{1/2}$ 约 6h。与空腹相比，伴食物同服的 AUC 可增加 30%。主要在肝脏代谢，代谢物伴胆汁经粪便排出。

【临床应用】

本品与帕利瑞韦等其他抗 HCV 药物联合用于治疗无肝硬化或伴代偿期肝硬化基因 1 型慢性丙型肝炎。也用于治疗 HCV 伴 HIV-1 合并感染。

【不良反应与注意事项】

① 对本品或对与本品联用的帕利瑞韦、奥比他韦、利托那韦、利巴韦林过敏者禁用。② 妊娠妇女不宜应用。③ 动物实验表明本品可进入乳汁，虽然人类未经证实。哺乳期妇女用药，应停止供乳。④ 未成年人用药的安全性尚不明确，不宜应用。⑤ 有瘙痒等过敏症状。罕见血管神经性水肿，未见 Stevens-Johnson 综合征、多形性红斑。⑥ 偶有恶心、呕吐、食欲不振等胃肠道反应。⑦ 偶有失眠、乏力、血红蛋白降低。⑧ 在应用本品和奥比帕利（维建乐 Viekirax）之前，应进行乙肝病毒（HBV）筛查，检测乙肝表面抗原（HBsAg）和乙肝核心抗体（HBcAb）。防止 HBV、HCV 合并感染者在治疗过程中或治疗结束后发生乙肝病毒（HBV）再激活风险，避免发生暴发性肝炎、肝衰竭等严重肝损伤。⑨ 本品与奥比帕利（维建乐 Viekirax）联用，有潜在肝毒性。用药前应检测肝功能。当 ALT 超过 10 倍正常值上限伴胆红素升高，出现肝功能失代偿的体征如腹腔积液、肝性脑病、食道静脉曲张大出血应停止给药。因此，不推荐本品用于失代偿肝硬化的治疗方案。⑩ 本品与奥比帕利（维建乐）联合用药避免同时应用普伐他汀、氟伐他汀类药物，防止发生横纹肌溶解症。⑪ 本品与奥比帕利（维建乐）联用时，勿与非核苷反转录酶抑制剂利匹韦林同用，否则可使利匹韦林暴露量增加，易致 QT 间期延长，引发心律失常。⑫ 利福平、卡马西平等细胞色素 P450 强诱导剂可促进本品体内代谢，致血药浓度下降，疗效减低，避免同用。⑬ 本品制剂中含有乳糖，有遗传性半乳糖不耐受、Lapp 乳糖酶缺乏症、葡萄糖 - 半乳糖吸收不良者禁用。⑭ 本品与奥比帕利（维建乐）组合，不经肾脏排泄，肾功能低下者无须调整剂量。⑮ 本品制剂为缓释片，应整片吞服。

【用法与用量】

口服（餐时）。本品不单独应用，须与奥比帕利（维建乐 Viekirax）、利巴韦林联用。① 达塞布韦：每次 250mg，每日 2 次。② 奥比帕利：每次 2 片（奥比他韦 25mg/ 帕利瑞韦 150mg/ 利托那韦 100mg），每日 1 次。对基因 1a 型慢性丙型肝炎治疗须增加利巴韦林，用药剂量依体重确定。体重 ≤ 75kg 者每次 500mg，每日 2 次；体重 > 75kg 者每次 600mg，每日 2 次。

各基因型对应的治疗方案如下：① 基因 1a 型无肝硬化：达塞布韦 / 奥比帕利 / 利巴韦林疗程，12 周。② 基因 1a 型代偿期肝硬化：达塞布韦 / 奥比帕利 / 利巴韦林疗程，24 周。③ 基因 1b 型无肝硬化或代偿期肝硬化：达塞布韦 / 奥比帕利疗程，8~12 周。④ 基因 1b 型有肝硬化：达塞布韦 / 奥比帕利 / 利巴韦林疗程，12 周。

【制剂与规格】

片剂，250mg。

四、干扰素类
Interferons

19-41

重组干扰素 α-2a*
Recombinant Interferon α-2a

- -

【其他名称】

重组人干扰素 α-2a、基因工程干扰素 α-2a、因特芬、罗扰素、罗荛愫、Roferon-A。

【研发】

瑞士 Roche（罗氏）公司。

【上市日期】

1986 年。

【药理作用】

本品是一种含有多种氨基酸的高纯度蛋白质，具有天然的人 α-2a 干扰素特性。其本身不能灭活病毒，而是通过诱导细胞合成抗病毒蛋白，抗病毒蛋白中的合成酶与蛋白激酶对病毒的复制起到抑制作用。尚有免疫调节功能，可增强吞噬细胞的吞噬作用。还有抗肿瘤细胞增殖的作用，可治疗毛细胞白血病和与艾滋病相关的卡波济氏（Kaposi）肉瘤等。

本品 360 万 U 肌内注射，吸收率超 80%，T_{max} 约 3.8h，C_{max} 约 2 μg/mL，$t_{1/2}$ 约 5.1h。主要在肾代谢清除，部分随胆汁经粪便排出。

【临床应用】

用于治疗：① 乙型肝炎病毒（HBV）、丙型肝炎病毒（HCV）、带状疱疹病毒（VZV）、人乳头瘤病毒（HPV）等病毒感染。② 毛细胞白血病、慢性粒细胞性白血病、多发性骨髓瘤、非何杰金氏淋巴瘤、膀胱癌、肾癌、恶性黑色素瘤及与 HIV 相关的卡波济氏（Kaposi）肉瘤等肿瘤。

【不良反应与注意事项】

① 对本品或对其他干扰素过敏者禁用。② 孕妇禁用。FDA 对本品妊娠用药的安全性分级为 C 级。③ 哺乳期妇女用药应停止供乳。④ 本品制剂中含有苯甲醇，其对婴幼儿有较大毒性，儿童不宜应用。⑤ 严重肝肾功能损伤者禁用。⑥ 本品可诱发心绞痛，加重心肌缺血。有严重心脏疾病或心脏病史者禁用。⑦ 正在接受免疫抑制剂治疗的慢性肝炎患者禁用。⑧ 有皮疹、瘙痒、口唇疱疹，个别患者有轻、中度脱发，停药后可恢复正常。⑨ 有恶心、呕吐、腹痛、腹泻、食欲减退等胃肠道反应。⑩ 中性粒细胞减少、血小板减少和贫血。⑪ 有头痛、眩晕、发热、乏力、肌肉痛、关节痛等流感样症状。⑫ALT、AST、ALP、LDH 和胆红素升高。

【用法与用量】

皮下注射或肌肉注射。① 慢性活动性 HBV：每次 500 万 U，每周 3 次（隔日），疗程 3~6 个月。② 急性或慢性丙型肝炎：每次 300 万~500 万 U，每周 3 次（隔日），疗程 3~6 个月。③ 多发性骨髓瘤：每次 300 万 U，每周 3 次（隔日）。④ 毛细胞白血病：每次 300 万 U，每周 3 次（隔日），持续 1~2 个月，其后可间歇给药。⑤ 慢性粒细胞白血病：每次 300 万 U，每日 1 次，连续用药 3 日，然后每次 600 万 U，每日 1 次，连续给药 3 日，其后从第 2 周开始至第 12 周每次 900 万 U，每日 1 次。⑥ 卡波济氏（Kaposi）肉瘤：每次 1800 万 U（可渐增至 3600 万 U），每日 1 次，持续 12 周，维持剂量每次 1800 万 U，每周 3 次，疗程 12 周。⑦ 恶性黑色素瘤：每次 900~1800 万 U，每周 3 次，至出现疗效改为每次 1800 万 U，每周 3 次，持续 8~12 周。⑧ 尖锐湿疣：每次 100 万~300 万 U，每周 3 次（隔日），疗程 1~2 个月。

【制剂与规格】

注射剂，300 万 U、500 万 U。

19-42

重组干扰素 α-2b*

Recombinant Interferon α-2b

【其他名称】

重组人干扰素 α-2b、基因工程干扰素 α-2b、干扰能、利分能、IntronA。

【研发】

美国 Schering Plough（先灵葆雅）公司。

【上市日期】

1986 年 6 月。

【药理作用】

本品是由大肠埃希菌与人干扰素 α-2b 通过基因工程处理而得到的一种蛋白质。其可与细胞表面的特殊膜受体结合，诱导细胞产生抗病毒蛋白，该蛋白可抑制病毒在被感染的细胞内复制。本品尚有免疫调节功能，可增强巨噬细胞的吞噬能力，对肿瘤细胞的增殖有抑制作用。具广谱抗病毒、抗肿瘤和提高免疫功能作用。

【临床应用】

用于治疗：①HBV、HCV、HPV、VZV 等病毒引起的感染。② 毛细胞白血病、慢性粒细胞性白血病、多发性骨髓瘤、恶性黑色素瘤、喉乳头状瘤、与 HIV 相关的卡波济氏（Kaposi）肉瘤、肾癌、卵巢癌等。

【不良反应与注意事项】

① 对本品或对其他干扰素过敏者禁用。② 孕妇不宜应用。FDA 对本品妊娠用药的安全性分级为 C 级。③ 哺乳期妇女禁用，如果用药，应停止供乳。④ 未成年人用药安全性尚未确立，不推荐应用。⑤ 本品可诱发心律失常或心绞痛，加重心肌缺血，有严重心脏病史者禁用。⑥ 严重肝肾功能低下者或骨髓功能异常者禁用。⑦ 有皮疹、瘙痒等皮肤过敏症状。⑧ 有恶心、呕吐、腹痛、腹泻、食欲减退等胃肠道反应。⑨ 常见发热、寒战、疲倦、头痛、肌肉与关节疼痛等流感样症状。⑩ 用药超过 3 个月时，约 80% 以上患者可发生不同程度的脱发。⑪ 每日用药剂量超过 1000 万 U 时，可有 ALT、AST、ALP、LDH 和血清肌酐升高。白细胞、中性粒

细胞和血小板计数下降。⑫ 皮质激素类药物可降低本药生物活性，忌同时应用。

【用法与用量】

皮下注射、肌肉注射、静脉滴注、局部病灶注射。① 慢性乙型肝炎：每次 500 万 U，每周 3 次（隔日），疗程 3~6 个月。② 慢性丙型肝炎：每次 500 万 U，每周 3 次（隔日），疗程 3~6 个月。③ 慢性丁型肝炎：每次 500 万 U，每周 3 次（隔日），疗程 3~4 个月。④ 多发性骨髓瘤：每次 300 万 U，每周 3 次（隔日），依耐受情况可增加至每次 500 万 U~1000 万 U。⑤ 慢性粒细胞性白血病：每次 400 万 ~500 万 U，每日 1 次，病情控制后，改为隔日 1 次。⑥ 毛细胞白血病：每次 300 万 U，每周 3 次（隔日），出现疗效的中位时间为 1~2 个月，粒细胞、血小板、血红蛋白指标改善可能需要 6 个月或以上。⑦ 恶性黑色素瘤：每次 1000 万 U（隔日 1 次），显示效果的中位时间约 2 个月。⑧ 卡波济氏（Kaposi）肉瘤：静脉滴注每次 500 万 U，每日 1 次，连续用药 5d，间隔 9d 后，再行下一个 5d 疗程。⑨ 人类乳头瘤病毒（HPV）引起的尖锐湿疣：皮下注射每次 100 万 ~300 万 U，每周 3 次，疗程 1~2 个月。局部病灶注射每次 100 万 U（隔日 1 次），持续 3 周。依临床症状、体征、实验室数据，从初始治疗的 4~8 周可行第二个疗程。

【制剂与规格】

注射剂，300 万 U、500 万 U。

19-43

聚乙二醇干扰素 α-2a*
Pegylated Interferon α-2a

【其他名称】

派罗欣、Pegasys。

【研发】

瑞士 Roche（罗氏）公司。

【上市日期】

2002 年 10 月。2005 年 5 月 CFDA 批准中国上市。

【药理作用】

本品为聚乙二醇（PEG）与重组干扰素 α-2a 结合而成的一种长效干扰素。其通过细胞表面特异性受体作用，可使细胞产生抗病毒蛋白，抑制病毒在被感染的细胞内复制，具有广谱抗病毒作用。干扰素还具有免疫调节功能，可增强巨噬细胞活力。此外，尚有抗肿瘤作用。

成人皮下注射 180μg，24~48h 内血药浓度可达峰值 80%，有效血药浓度可持续 72~96h，$t_{1/2}$ 约 80h。干扰素的优点在于不会致肝炎病毒变异，也不会产生耐药。

【临床应用】

本品与利巴韦林联合用于治疗无肝硬化或代偿期肝硬化慢性乙型肝炎和慢性丙型肝炎。

【不良反应与注意事项】

① 对本品或对其他干扰素过敏者禁用。② 妊娠妇女禁用。FDA 对本品妊娠用药的安全性分级为 C 级。③ 哺乳期妇女用药应停止供乳。④ 未成年人用药的安

全性尚不明确，不推荐应用。⑤CrCl < 50mL/min 者禁用。⑥ 肝功能失代偿的肝硬化者禁用，有严重精神病、心脏病、糖尿病、牛皮癣病史者禁用。⑦ 本品制剂含有苯甲醇，不可用于婴幼儿。⑧ 用药前及用药期间应进行血常规和生化指标检测。⑨ 常见疲倦、发热、寒战、肌肉关节疼痛等流感样症状。⑩ 口干、厌食、恶心、呕吐、腹痛、腹泻等胃肠道反应。⑪ 有皮疹、瘙痒等过敏症状。偶可发生光敏反应。⑫ 偶有头痛、头晕、失眠、抑郁、焦虑等神经系统症状。⑬ 偶有三酰甘油（TG）升高，停药后可恢复正常。⑭ 中性粒细胞减少、血小板减少、血红蛋白降低。⑮ 偶可致视网膜病变。如视网膜出血、视网膜动脉或静脉栓塞、棉絮状渗出斑、视神经炎、视盘水肿、视力下降等。⑯ 联用利巴韦林时应参阅本章利巴韦林相关内容。

【用法与用量】

皮下注射。每次 135~180 µg，每周 1 次，疗程 24 周。若病毒负荷仍高，建议停止用药。

【制剂与规格】

135 µg/0.5mL、180 µg/0.5mL。

19-44

聚乙二醇干扰素 α-2b*

Pegylated Interferon α-2b

- -

【其他名称】

佩乐能、PEG-Intron。

【研发】

美国 Schering Plough（先灵葆雅）公司。

【上市日期】

2001 年 EMA 批准上市。2004 年 CFDA 批准中国上市。

【药理作用】

本品为聚乙二醇（PEG）与重组干扰素 α-2b 结合而成的共轭体，具有长效作用。其可抑制被感染细胞内病毒的复制，阻抑病毒增殖。本品也具免疫调节功能，可增强吞噬细胞的吞噬活力。本品抗病毒活性强于派罗欣，约强于派罗欣 25 倍。本药的复发率约 14%，而派罗欣约 31%。本品的安全性也高于聚乙二醇 α-2a。

本品经皮下注射后，血药峰浓度约在给药后 15~44h 出现，有效浓度可持续 48~72h，本品的 C_{max} 和 AUC 呈剂量相关性增加。消除半衰期平均 40h。肾功能低下，肾清除率下降。当 CrCl 处于 10~29mL/min 时，本品的清除率可下降 40%。

【临床应用】

本品与利巴韦林联合应用于治疗成人慢性乙型肝炎和丙型肝炎。

【不良反应与注意事项】

① 对本品或对其他干扰素过敏者禁用。② 严重肝功能损伤、肝功能失代偿者禁用。③ 严重肾功能不全、CrCl < 50mL/min 者禁用。④ 妊娠妇女用药应权衡利弊。干扰素为终止妊娠药。而利巴韦林具生殖毒性，FDA 对其妊娠用药的安全性分

级为 X 级。⑤ 哺乳期妇女用药应停止供乳。⑥18 岁以下未成年人用药的安全性尚不明确，不推荐应用。⑦ 有皮疹、瘙痒等过敏症状，罕见 Stevens-Johnson 综合征。⑧ 有恶心、呕吐、食欲减退、味觉改变、腹痛、腹泻、消化不良、腹胀等胃肠道反应。⑨ 有头痛、头晕、失眠或嗜睡、焦虑、意识障碍等神经系统症状。⑩ 常见乏力、发热、寒战、出汗、咳嗽、咽炎、关节痛、肌肉痛等流感样症状。⑪ 中性粒细胞减少、血小板减少、贫血。⑫ 偶有 TG 升高，应监测血脂数据。⑬ 偶可发生甲状腺功能紊乱，甲状腺功能亢进或低下。应监测促甲状腺素（TSH）水平。TSH 异常，禁止用药。⑭ 偶可致视网膜病变。如视网膜出血、棉絮状渗出斑、视网膜动脉或静脉栓塞、视神经炎、视盘水肿、视物模糊、视敏度丧失等。⑮ 每次注射应更换注射部位。⑯ 本制剂不可冷冻，宜存放于 2~8℃环境。

【用法与用量】

皮下注射。① 慢性乙型肝炎：每次 1 μg/kg，每周 1 次，疗程 24 周。② 慢性丙型肝炎：体重 < 65kg 者每次 40 μg；体重 > 65kg 者每次 50 μg，每周 1 次，疗程 24 周。如果病毒负荷高，宜停止用药。③ 利巴韦林口服用药剂量依体重。体重 < 65kg 者早 450mg，晚 300mg；体重 > 65kg 者早 450mg，晚 450mg。

【制剂与规格】

注射剂，50 μg、80 μg、100 μg、120 μg、150 μg。

五、抗丙型肝炎病毒复方制剂

19-45

夏凡宁 *
Harvoni

【其他名称】

索非布韦 / 雷迪帕韦、吉二代、哈维尼、Sofosbuvir/Ledipasvir。

【研发】

美国 Gilead（吉利德）公司。

【上市日期】

2014 年 7 月。2018 年 11 月 NMPA 批准中国上市。

【药理作用】

本品为索非布韦与雷迪帕韦组成的复方制剂。其中索非布韦是丙肝病毒（HCV）NS5B 聚合酶抑制剂，雷迪帕韦是丙肝病毒（HCV）NS5A 蛋白酶抑制剂。可同时对靶酶进行强力的双重抑制，可有效地阻断 HCV 在宿主细胞中的复制。副作用少，治愈率高达 95%~99%，疗程短。

【临床应用】

用于治疗基因 1、4、5、6 型慢性丙型肝炎。

【不良反应与注意事项】

① 对索非布韦或雷迪帕韦过敏者禁用。②12 岁以下儿童禁用。③CrCl < 30mL/min 者禁用。④ 偶有皮疹、瘙痒、血管神经性水肿等过敏症状。⑤ 有恶心、呕吐、腹痛、腹泻、食欲减退等胃肠道反应。⑥ 有头痛、头晕、疲乏、失眠、烦躁等神经

系统症状。⑦ 偶有 CPK 增高，肌肉痛等。⑧ 偶有胆红素升高、脂肪酶升高。⑨ 应用本品治疗丙型肝炎之前，应进行乙肝病毒（HBV）筛查。检测乙肝表面抗原（HBsAg）和乙肝核心抗体（HBcAB）。防止 HBV、HCV 合并感染者在治疗过程中或治疗结束后，发生 HBV 再激活，致肝衰竭等严重肝损伤。⑩ 利福平、卡马西平、苯妥英等 CYP3A 强诱导剂可促进索非布韦、雷迪帕韦代谢，致本品血药浓度下降，疗效减低。应避免合用。⑪ 本品勿与胺碘酮合用，否则会出现心动过缓。

【用法与用量】

口服。成人及 12 岁以上且体重 ≥ 35kg 者每次 1 片（索非布韦 400mg/ 雷迪帕韦 90mg），每日 1 次，疗程 12 周。

【制剂与规格】

片剂，索非布韦 400mg/ 雷迪帕丰 90mg。

19-46

丙通沙 *

Epclusa

【其他名称】

索非布韦 / 维帕他韦、吉三代、伊柯鲁沙、Sofosbuvir/Velpatasvir。

【研发】

美国 Gilead（吉利德）公司。

【上市日期】

2016 年 7 月。2018 年 5 月 CFDA 批准中国上市。

【药理作用】

本品为索非布韦与维帕他韦组成的复方制剂。其中索非布韦为丙型肝炎病毒（HCV）NS5B 聚合酶抑制剂，对基因 1、2、3、4 型 HCV 有明显的抑制作用。维帕他韦是丙型肝炎病毒（HCV）NS5A 蛋白酶抑制剂，对所有基因型的 HCV 都有良好的抑制作用。索非布韦与维帕他韦联合用药，抗病毒活性强，耐药屏障高，对丙肝病毒产生强大的双重抑制作用，有效阻断 HCV 在宿主细胞内的复制。具有良好的耐受性及高效性。用药 12 周的治愈率达 98%。

【临床应用】

用于治疗成人泛基因（GT 1~6）丙型肝炎。

【不良反应与注意事项】

① 对本品所含索非布韦或维帕他韦过敏者禁用。② 维帕他韦具有一定的生殖毒性，妊娠妇女禁用。③ 索非布韦、维帕他韦可少量经乳汁排泄，哺乳期妇女用药应停止供乳。④ 未成年人用药的安全性尚不明确，禁用。⑤ 严重肝肾功能损伤者慎用。⑥ 约 80% 的索非布韦经肾脏排泄，用药期间应监测肾功能。⑦ 可有头痛、头晕、疲倦、恶心、厌食等症状。⑧ 当本品与利巴韦林联用时，偶有不同程度的 Hb 降低。⑨ 本品勿与胺碘酮合用，防止发生心动过缓、心脏传导阻滞。⑩ 利福平、利福布丁、卡马西平、苯妥英等细胞色素 P450 强诱导剂可明显降低索非布韦和维帕他韦血药浓度，减低本药疗效，避免合用。⑪ 应用本药治疗 HCV 感染之前，应对患者进行乙肝病毒（HBV）筛查，检测乙肝表面抗原（HBsAg）和乙肝核心抗体（HBcAB），防

止 HBV、HCV 合并感染者在治疗过程中或治疗结束后，发生 HBV 再激活，致肝衰竭等严重肝损伤。⑫ 当与利巴韦林联用时，应参阅本章利巴韦林相关内容。

【用法与用量】

口服。每次 1 片（索非布韦 400mg/ 维帕他韦 100mg），每日 1 次，疗程 12 周。① 无肝硬化或代偿期肝硬化者：仅服用本组合制剂。② 失代偿期肝硬化者：除服用本组合制剂外，尚须增加利巴韦林。

【制剂与规格】

片剂，索非布韦 400mg/ 维帕他韦 100mg。

19-47

沃士韦 *
Vosevi

【其他名称】

索磷维伏、索非布韦 / 维帕他韦 / 伏西瑞韦、吉四代、Sofosbuvir/Velpatasvir/Voxilaprevir。

【研发】

美国 Gilead（吉利德）公司。

【上市日期】

2017 年 7 月。2019 年 12 月 NMPA 批准中国上市。

【药理作用】

本品为索非布韦、维帕他韦、伏西瑞韦组成的复方制剂。其中索非布韦为丙肝病毒（HCV）NS5B 聚合酶抑制剂，对 GT 1、2、3、4 HCV 有明显抑制作用。维帕他韦为丙型肝炎病毒（HCV）NS5A 蛋白酶抑制剂，属泛基因抗丙肝病毒药物。伏西瑞韦是丙肝病毒（HCV）NS3/4A 蛋白酶抑制剂，属泛基因抗丙肝病毒药物，对 GT 1、2、3、4、5、6 丙肝病毒均有良好的抑制作用。上述药物组合后，通过对不同靶酶的作用可对丙型肝炎病毒（HCV）展现强劲的三重抑制。有效阻抑 HCV 在宿主细胞内的复制。耐药屏障高、疗效显著，治愈率达 96%~97%。

【临床应用】

本品是治疗丙型肝炎的二线药物。适用于夏凡宁（吉二代）、丙沙通（吉三代）治疗失败的泛基因 HCV 感染的治疗。

【不良反应与注意事项】

① 对索非布韦或对维帕他韦、伏西瑞韦过敏者禁用。②CrCl < 30mL/min 者禁用。③ 中、重度肝功能损伤（Child–PughB、C）者禁用。④ 妊娠妇女不宜应用。⑤ 哺乳期妇女用药应停止供乳。⑥18 岁以下未成年人用药的安全性尚不明确，不推荐应用。⑦ 可有皮疹，常于用药后 1~2 周出现。多发生于头、面部，躯干也有分布。⑧ 有恶心、呕吐、腹泻、食欲减退等胃肠道反应。⑨ 头痛、失眠、疲惫、咽喉不适等，多可耐受。⑩ 应用本品前，应对患者进行乙型肝炎病毒（HBV）筛查，检测乙肝表面抗原（HBsAg）和乙肝核心抗体（HBcAb）。防止 HBV、HCV 合并感染者在治疗过程中或治疗结束后发生乙肝病毒（HBV）再激活，致急性重型肝炎、肝衰竭，甚至死亡。⑪ 避免与胺碘酮（Amiodarone）合用，防止发生严重心动

过缓。⑫利福平、卡马西平、苯妥英等细胞色素 P450 酶强诱导剂，可促进索非布韦、维帕他韦、伏西瑞韦的体内代谢，致血药浓度下降，疗效减低，避免合用。

【用法与用量】

口服（餐时）。每日 1 片，疗程 12 周。

【制剂与规格】

片剂，索非布韦 400mg/ 维帕他韦 100mg/ 伏西瑞韦 100mg。

19-48

择必达 *
Zepatier

【其他名称】

艾尔巴尔 / 格拉瑞韦、Elbasvir/Grazoprevir。

【研发】

美国 Merck（默克）公司。

【上市日期】

2016 年 6 月。2018 年 4 月 CFDA 批准中国上市。

【药理作用】

本品是由艾尔巴尔与格拉瑞韦组成的复方制剂。其中艾尔巴尔为丙肝病毒（HCV）NS5A 蛋白酶抑制剂，对 HCV 有较强的抑制作用。格拉瑞韦是丙肝病毒（HCV）NS3/4A 蛋白酶抑制剂。两药组合后对基因 1、4 型丙型肝炎病毒（HCV）呈现强劲的双重抑制，有效的阻断 HCV 在宿主细胞内复制。疗效明显，治愈率高达 98%。

【临床应用】

用于治疗伴或不伴肝硬化基因 1 型或 4 型丙型肝炎。

【不良反应与注意事项】

① 对艾尔巴尔或对格拉瑞韦过敏者禁用。② 重度肝功能损伤（Child-Pugh C）者禁用。③ 妊娠妇女禁用。④ 哺乳期妇女用药应停止供乳。⑤18 岁以下未成年人用药的安全性尚不明确，不推荐应用。⑥ 有恶心、呕吐、腹痛、腹泻、食欲减退等胃肠道反应。⑦ 有皮肤瘙痒、脱发、肌肉痛、关节疼痛等。⑧ 迟发性 ALT 升高，多发生于用药 8~10 周。治疗结束可恢复。⑨ 本品联用利巴韦林时偶可致 Hb 下降。⑩ 本品应用前，应对患者进行乙型肝炎病毒（HBV）筛查，检测乙肝表面抗原（HBsAg）和乙肝核心抗体（HBcAb）。防止 HBV、HCV 合并感染者在治疗过程中或治疗结束后发生 HBV 再激活，致暴发性肝炎、肝衰竭。⑪ 利福平等 CYP3A 强诱剂可加快艾尔巴尔和格拉瑞韦体内代谢，致血药浓度下降，疗效降低，避免同时应用。⑫HIV 反转录酶抑制剂依曲韦林为中效 CYP3A 诱导剂，也可致本品血药浓度下降，不宜同用。⑬ 本品可致阿伐他汀、氟伐他汀等 HMG-CoA 还原酶抑制剂类药物血药浓度升高，有引发肌肉痛、肌无力等肌病风险。⑭ 本品制剂含有乳糖。患有遗传性半乳糖不耐受、Lapp 乳糖酶缺乏或葡萄糖半乳糖吸收不良者禁用。

【用法与用量】

口服。①HCV 基因 1 或 4 型，初始治疗或经治复发者：每日 1 片，疗程 12

周。②HCV 基因 1b 型，经抗病毒治疗失败者：每日 1 片，疗程 12 周。③HCV 基因 1a 型或 4 型，经抗病毒治疗失败者：每日 1 片，疗程 16 周。同时给予利巴韦林（Ribavirin），利巴韦林用药剂量依体重确定。体重 ≤ 66kg 者每次 400mg，每日 2 次；体重 66~80kg 者每次 500mg，每日 2 次；体重 > 80kg 者每次 600mg，每日 2 次。

【制剂与规格】

片剂，艾尔巴尔 50mg/ 格拉瑞韦 100mg。

19-49

维建乐
Viekirax

【其他名称】

奥比帕利、奥比他韦 / 帕利瑞韦 / 利托那韦、Technivie、Ombitasvir/Paritaprevir/Ritonavir。

【研发】

美国 Abbvie（艾伯维）公司。

【上市日期】

2014 年 12 月。2017 年 9 月 CFDA 批准中国上市。

【药理作用】

本品为奥比他韦、帕利瑞韦、利托那韦组成的复方制剂。其中奥比他韦为丙型肝炎病毒（HCV）NS5A 蛋白酶抑制剂。帕利瑞韦是 HCV NS3/4A 蛋白酶抑制剂。奥比他韦、帕利瑞韦同时作用于不同靶酶，对 HCV 展现强力的双重抑制，有效地阻止病毒在宿主细胞内复制。利托那韦虽然对 HCV 没有抑制作用，但作为 CYP3A 抑制剂可延迟奥比他韦、帕利瑞韦在体内代谢，升高其血药浓度，增加抗 HCV 疗效。呈现良好的协同作用。

本制剂几乎不单独应用，常联合利巴韦林治疗 GT 4 丙肝病毒感染。联合达塞布韦、利巴韦林用于治疗 GT 1 丙肝病毒感染。此治疗方案用于治疗 GT 1b 慢性丙型肝炎，12 周的病毒学应答率（SVR12）达 99.5%~100%。对于 GT 1b 初始轻度至中度纤维化慢性丙型肝炎患者用本治疗方案，疗程可缩短至 8 周。有较好的耐受性、安全性。对基因 1 型慢性丙型肝炎治愈率达 95%~100%。

【临床应用】

本品与达塞布韦联合用于治疗 GT 1 慢性丙型肝炎。与利巴韦林联合用于治疗 GT 4 慢性丙型肝炎。

【不良反应与注意事项】

① 对本品所含奥比他韦、帕利瑞韦、利托那韦过敏或对联用药物达塞布韦、利巴韦林过敏者禁用。② 妊娠妇女禁用。③ 哺乳期妇女用药应停止供乳。④18 岁以下未成年人忌用。⑤ 有皮疹、瘙痒等过敏症状。⑥ 有恶心、呕吐、厌食等胃肠道反应。⑦ 应用本品或与达塞布韦联合用药前，应对患者进行乙型肝炎病毒（HBV）筛查，检测乙肝表面抗原（HBsAg）和乙肝核心抗体（HBcAb）。防止 HBV、HCV 合并感染者治疗过程中或治疗结束后发生乙肝病毒（HBV）再激活，

致急性重型肝炎、肝衰竭等严重肝损伤。⑧ 利福平、卡马西平、苯妥英等 CYP3A 强诱导剂可促进本品中各药物的体内代谢，致血药浓度下降，疗效降低，避免合用。⑨ 不宜与胺碘酮合用，防止发生心动过缓。⑩ 本品不宜与洛伐他汀等 HMG-CoA 还原酶抑制剂类药物合用，防止发生横纹肌溶解症等肌病风险。

【用法与用量】

口服。① 本品（维建乐）：每次 2 片，每日 1 次（早餐时）。② 达塞布韦：每次 250mg，每日 2 次。③ 利巴韦林用药剂量依体重计量。体重 ≤ 75kg 者每次 500mg，每日 2 次；体重 > 75kg 者每次 600mg，每日 2 次。

治疗方案如下：① 基因 1a 型无肝硬化：维建乐 / 达塞布韦 / 利巴韦林，疗程 12 周。② 基因 1a 型代偿期肝硬化：维建乐 / 达塞布韦 / 利巴韦林，疗程 12 周。③ 基因 1b 型无肝硬化或代偿肝硬化：维建乐 / 达塞布韦 / 利巴韦林，疗程 8~12 周。④ 基因 1b 型有肝硬化：维建乐 / 达塞布韦 / 利巴韦林，疗程 12 周。⑤ 基因 4 型无肝硬化或代偿肝硬化：维建乐 / 利巴韦林，疗程 12 周。

【制剂与规格】

片剂，奥比他韦 12.5mg/ 帕利瑞韦 75mg/ 利托那韦 50mg。

19-50

艾诺全
Maviret

【其他名称】

格卡瑞韦 / 哌仑他韦、Glecaprevir/Pibrentasvir、Mavyret。

【研发】

美国 Abbvie（艾伯维）公司。

【上市日期】

2017 年 7 月。2019 年 5 月 NMPA 批准中国上市。

【药理作用】

本品为格卡瑞韦与哌仑他韦组成的复方制剂。格卡瑞韦是丙型肝炎病毒（HCV）NS3/4A 蛋白酶抑制剂，属泛基因抗 HCV 药物。哌仑他韦是丙型肝炎病毒（HCV）NS5A 蛋白酶抑制剂，也属于泛基因抗 HCV 药物。格卡瑞韦与哌仑他韦组合后，可靶向作用于 HCV 生命周期中多个步骤，对泛基因（GT 1、2、3、4、5、6）初始无肝硬化慢性丙肝病毒感染，8 周给药方案的病毒学治愈率达 99%。且适合肾功能损伤者（包括正在透析的患者）。显示安全性高、耐受良好、疗效显著。

【临床应用】

用于治疗初始无肝硬化或伴代偿肝硬化泛基因（GT 1~6）HCV 感染。

【不良反应与注意事项】

① 对格卡瑞韦、派仑他韦过敏者禁用。② 伴中度或重度肝损伤（Child-Pugh B 或 C）者及肝失代偿者禁用。③ 妊娠妇女不宜应用。④ 格卡瑞韦、哌仑他韦可不程度自乳汁分泌，哺乳期妇女用药应停止供乳。⑤ 不推荐 18 岁以下未成年人用药。⑥ 有头痛、失眠、乏力及皮肤瘙痒等症状。⑦ 有恶心、腹泻、食欲减退等胃肠道反应。⑧ 本品应用前，应对患者进行乙型肝炎病毒（HBV）筛查，检测乙

肝表面抗原（HBsAg）和乙肝核心抗体（HBcAb）。防止 HBV、HCV 合并感染者在治疗过程中或治疗结束后，发生 HBV 再激活，引起暴发性肝炎、肝衰竭等严重肝损伤。⑨利福平、卡马西平、苯妥英等 CYP3A 强诱导剂可促进格卡瑞韦、哌仑他韦代谢，致血药浓度下降，疗效减低，避免合用。⑩HIV 蛋白酶抑制剂阿扎那韦（Atazanavir）可明显升高格卡瑞韦、哌仑他韦血药浓度，并可致 ALT 升高，避免合用。⑪本品可抑制洛伐他汀、阿伐他汀等 HMG-CoA 抑制剂类药物体内代谢，致其血药浓度升高，存在发生横纹肌溶解症的风险。⑫本制剂含有乳糖。有遗传性半乳糖不耐受、Lapp 乳糖酶缺乏或葡萄糖 – 半乳糖吸收不良者禁用。

【用法与用量】

口服（餐时吞服）。每次 3 片，每日 1 次。

疗程如下：①初治无肝硬化泛基因（GT 1~6）HCV 感染，疗程 8 周。②初始伴代偿性肝硬化 GT 1、2、4、5、6 HCV 感染，疗程 8 周。③初治伴代偿性肝硬化 GT 3 HCV 感染，疗程 12 周。

【制剂与规格】

片剂，格卡瑞韦 100mg/ 哌仑他韦 40mg。

第六节　抗人类免疫缺陷病毒药
Anti-Human Immunodeficiency Virus Agents

获得性免疫缺陷综合征（Acquired Immunodeficiency Syndrome，AIDS），是由人类免疫缺陷病毒（HIV）引起。HIV 按基因分型有基因 I 型和基因 II 型之分。HIV-1 型主要分布于世界各地，复制能力强，感染概率高，我国流行的主要是 HIV-1 型。HIV-2 型仅流行于非洲，且多见于西非地区。HIV 反转录酶抑制剂、蛋白酶抑制剂、整合酶抑制剂类等药物是目前抗 HIV 的主要药物，分别介绍如下。

一、反转录酶抑制剂
Reverse Transcriptase Inhibitors, RTIs

（一）核苷类反转录酶抑制剂
Nucleoside Reverse Transcriptase Inhibitors, NRTIs

19-51-1

齐多夫定 *
Zidovudine

【其他名称】

叠氮脱氧胸苷、叠氮胸苷、立妥威、Retrovir、ZDV。

【研发】

英国 Glaxo Wellcome（葛兰素威康）公司。

【上市日期】

1987 年 3 月。1999 年中国上市。

【药理作用】

本品为核苷类 HIV 反转录酶抑制剂。可在被 HIV 感染的细胞内经胸苷激酶作用，将本品磷酸化为具有活性的三磷酸齐多夫定，其可竞争性的抑制 HIV 反转录酶，则病毒 DNA 合成受阻，从而抑制 HIV-1 复制。

口服吸收快，生物利用度 52%~75%。按 5mg/kg 剂量口服，T_{max} 1h，C_{max} 1.1~1.6μg/mL，血浆蛋白结合率 34%~38%，$t_{1/2}$ 约 1h。约给药量的 14% 以原形和 74% 以代谢物形式经肾随尿液排出。

【临床应用】

本品常与拉米夫定等其他抗 HIV-1 药物联合用于治疗 HIV-1 感染。

【不良反应与注意事项】

① 对本品过敏者禁用。② 孕妇不宜应用。FDA 对本品妊娠用药的安全性分级为 C 级。③ 可从乳汁分泌，哺乳期妇女用药应停止供乳。④15 个月龄以下婴幼儿的 HIV 抗体阳性，可能是从母体被动获得，而非感染所致的主动免疫反应。因此，该类患儿，尤其无症状者慎用。⑤ 骨髓抑制者、严重肝功能损伤者、有肌病史者，应慎重长期应用本药。⑥ 有皮疹、荨麻疹、瘙痒等皮肤过敏症状。⑦ 有恶心、呕吐、腹痛、腹泻、食欲减退等胃肠道反应。⑧ 白细胞减少、中性粒细胞减少和贫血。⑨ 偶有头痛、眩晕等不适感。⑩ 不宜与肾毒性，骨髓抑制，细胞毒性药物如更昔洛韦、干扰素、两性霉素 B、氟胞嘧啶等合用，防止增加本品不良反应发生率。⑪ 用药后出现呼吸急促、呼吸困难或血清重碳酸盐水平下降，应考虑乳酸性酸中毒发生的可能性，须及时停止用药。⑫ 应用本品后，若出现血清转氨酶快速升高、进行性肝大或不明原因的乳酸性酸中毒应停止给药。

【用法与用量】

口服。每次 300mg，每日 2 次。

【制剂与规格】

胶囊剂，100mg、300mg。

19-51-2

拉米夫定 *
Lamivudine

- -

详见本章第四节拉米夫定相关内容。

19-52

地丹诺辛
Didanosine

- -

【其他名称】

去羟肌酐、双脱氧肌酐、Dideoxyinosine、Videx、DDl。

【研发】

美国 Bristol Myers Squibb（百时美施贵宝）公司。

【上市日期】

1991 年 10 月。2006 年中国上市。

【药理作用】

本品为核苷类 HIV 反转录酶抑制剂。可在被 HIV 感染的细胞中，通过酶的作用转化为具有活性的二脱氧腺苷三磷酸盐，其对 HIV 反转录酶的活性有较强的抑制作用，抑制病毒 DNA 合成，阻断 HIV 复制。

口服吸收良好。按 6mg/kg 剂量空腹口服，T_{max} 1h，C_{max} 1.1 μg/mL，$t_{1/2}$ 平均 16h。生物利用度 40%，食物可致本品吸收率下降约 50%。

【临床应用】

用于治疗 HIV-1 感染（包括齐多夫定治疗不耐受者）。

【不良反应与注意事项】

① 对本品过敏者禁用。② 孕妇慎用，FDA 对本品妊娠用药的安全性分级为 B 级。③ 哺乳期妇女用药应停止供乳。实际上，不推荐 HIV 感染者自身母乳喂养婴幼儿。④ 1 周岁以下婴幼儿禁用。⑤ 有皮疹、瘙痒等皮肤过敏症状。⑥ 有恶心、呕吐、腹痛、腹泻、消化不良、食欲不振等胃肠道反应。⑦ 本品常见的不良反应是胰腺炎和外周神经病变。如视网膜病变、视神经炎等。⑧ 肝肾功能受损、无症状的高尿酸血症者慎用。⑨ 有 ALT、AST、ALP 和胆红素升高及脂肪变性的肝大。⑩ 偶可致肌肉痛、关节痛及乳酸性酸中毒。⑪ 有头痛、头晕、失眠、焦虑等神经系统症状。⑫ 有白细胞减少、血小板减少、贫血等骨髓抑制表现。⑬ 本品制剂含有钙、镁等缓冲剂，可与四环素类、喹诺酮类药物发生配位反应，致四环素、喹诺酮类药物血药浓度下降，疗效减低。避免合用。⑭ 本品不宜与异烟肼同用，否则会加重周围神经病变。⑮ 不宜与利巴韦林同用，否则易引发乳酸性酸中毒。⑯ 不宜与替诺福韦或司他夫定合用，存在发生胰腺炎及肝脏毒性的风险。

【用法与用量】

口服（空腹）。成人体重 ≥ 60kg 者每次 200mg，每日 2 次或每次 400mg，每日 1 次；体重 < 60kg 者每次 125mg，每日 2 次或每次 250mg，每日 1 次。

【制剂与规格】

片剂，25mg、50mg、100mg、150mg。

19-53

扎西他滨
Zalcitabine

- -

【其他名称】

二脱氧胞苷、扎西胞苷、Dideoxycytidine、Hivid、DDC。

【研发】

瑞士 Roche（罗氏）公司。

【上市日期】

1992 年 6 月奥地利。

【药理作用】

本品为合成的核苷类 HIV 反转录酶抑制剂。吸收后在体内 HIV 感染的细胞中经细胞激酶磷酸化成为具有活性的二去氧胞嘧啶核苷三磷酸盐，其可竞争性的抑制 HIV 反转录酶活性，从而抑制了病毒 DNA 合成，阻抑 HIV 复制。抗病毒作用强，比齐多夫定强约 10 倍。

口服吸收良好，生物利用度 80%。成人口服 0.03mg/kg，T_{max} 1~2h，C_{max} 0.02~0.04μg/mL，$t_{1/2}$ 为 1~3h，肾功能低下半衰期延长。本品主要在肝脏代谢，给药量的大部分以药物原形经肾随尿液排出。

【临床应用】

本品与齐多夫定联合用于 HIV 感染的晚期治疗。

【不良反应与注意事项】

① 对本品过敏者禁用。② 可通过胎盘屏障，且具有一定胎毒性，孕妇禁用。FDA 对本品妊娠用药的安全性分级为 C 级。③ 哺乳期妇女用药应停止供乳。④13 岁以下儿童用药的安全性尚不明确，禁用。⑤ 有皮疹、荨麻疹、瘙痒等过敏症状。⑥ 恶心、呕吐、腹痛、腹泻等胃肠道反应。⑦ 白细胞减少、中性粒细胞减少、血小板减少和贫血。⑧ 有外周神经痛。多发生于足部，表现疼痛、麻木感等。⑨ 本品不宜与拉米夫定联用。因可相互抑制在细胞内的磷酸化，致该两种药物血药浓度增高，不良反应增加。⑩ 食物影响本药吸收。可致吸收率下降 50%。⑪ 本品与齐多夫定联合，呈协同作用。

【用法与用量】

口服（空腹）。成人每次 0.75mg，每日 3 次。

【制剂与规格】

片剂，0.375mg、0.75mg。

19-54

司他夫定
Stavudine

【其他名称】

司坦夫定、泽瑞特、赛瑞特、Zerit。

【研发】

美国 Squibb（施贵宝）公司。

【上市日期】

1994 年 6 月。2006 年中国上市。

【药理作用】

本品为人工合成的核苷类 HIV 反转录酶抑制剂。当本品渗入被 HIV 感染的细胞后，经细胞激酶磷酸化转成具有活性的司他夫定三磷酸盐，其可选择性的抑制 HIV 反转录酶活性，从而抑制了病毒 DNA 生物合成，阻止 HIV 复制。

HIV 感染者口服本品 0.67mg/kg，T_{max} 0.5~1.5h，C_{max} 1.2μg/mL，$t_{1/2}$ 为 0.9~1.6h。约给药量的 40% 以药物原形经肾随尿液排出。

【临床应用】

用于治疗对齐多夫定不耐受或经齐多夫定治疗效果欠佳的 HIV 感染。也用于治疗 3 个月 ~12 岁幼儿 HIV 感染。

【不良反应与注意事项】

① 对本品过敏者禁用。② 孕妇不宜应用，FDA 对本品妊娠用药的安全性分级为 C 级。③ 哺乳期妇女用药应停止哺乳。④ 幼儿用药宜慎重。应依肾功能检测数据实时调整剂量或延长用药间隔时间。⑤ 有皮疹、瘙痒等过敏症状。⑥ 有恶心、呕吐、腹痛、腹泻、厌食等胃肠道反应。⑦ 本品单独应用或与其他抗反转录酶药物联用，存在乳酸性酸中毒和伴脂肪变性肝大的风险。如果发生应停止用药。⑧ 偶有白细胞减少、血小板减少和贫血。⑨ 偶有 ALT、AST 升高。⑩ 头痛、发热、寒战或呼吸困难。⑪ 本品易致外周神经病变。表现手、足麻木或刺痛。⑫ 齐多夫定可竞争性的抑制本品在细胞内的磷酸化，致本药疗效下降，存在配伍禁忌。

【用法与用量】

口服。成人体重 > 60kg 者每次 40mg，每日 2 次；体重 < 60kg 者每次 30mg，每日 2 次。儿童体重 > 30kg 者按成人剂量；3 个月以上体重 < 30kg 者每次 1mg/kg，每 12h 1 次。

【制剂与规格】

胶囊剂，20mg、25mg、40mg。

19-55

阿巴卡韦
Abacavir

- -

【其他名称】

阿波卡韦、赛进、Ziagen、ABC。

【研发】

英国 Glaxo Wellcome（葛兰素威康）公司。

【上市日期】

1999 年 5 月。2012 年中国上市。

【药理作用】

本品为 HIV 核苷类反转录酶抑制剂，为无活性的前体药。当进入体内细胞后，在细胞激酶作用下，被磷酸化成具有活性的阿巴卡韦三磷酸酯，其可抑制 HIV 反转录酶活性，抑制病毒 DNA 合成，从而有效的阻抑 HIV 复制。本品对 HIV 有良好的抑制作用，若与地丹诺辛、扎西他滨、拉米夫定或司他夫定合用，抗 HIV 疗效呈相加作用。

口服吸收快而完全，生物利用度 83%。T_{max} 1~1.8h，C_{max} 3~4μg/mL，$t_{1/2}$ 为 2~4h，血浆蛋白结合率为 50%。本品在肝脏中通过乙醇脱氢酶和葡萄糖醛酸转移酶代谢，代谢产物无药物活性。约给药量的 80% 经肾随尿液排出。

【临床应用】

本品与其他抗 HIV 药物联合用于治疗成人及 3 个月以上幼儿、儿童 HIV-1 感染。

【不良反应与注意事项】

① 对本品过敏者禁用。② 孕妇不宜应用，FDA 对本品妊娠用药的安全性分级为 C 级。③ 哺乳期妇女用药应停止哺乳。④ 3 个月龄以下婴幼儿禁用。⑤ 中、重

度肝肾功能损伤者禁用。⑥ 有发热、皮疹、瘙痒等过敏症状。⑦ 本品应用前，应进行白细胞抗原基因检测，即 HLA–B* 5701 基因检测，结果阴性方可用药。如果阳性者用药，易发生 Stevens–Johnson 综合征等严重过敏反应。即使曾经服用过本品且可耐受者，若重新应用本药也可能出现超敏反应，所以再次用药前，仍须进行 HLA–B* 5701 基因检测。⑧ 有恶心、呕吐、腹痛、腹泻、食欲减退等胃肠道反应。⑨ALT、AST 升高。⑩ 偶可发生高乳酸血症、乳酸性酸中毒及进行性肝大，一旦发生应及时停药。

【用法与用量】

口服。成人每次 300mg，每日 2 次。3 个月 ~12 岁幼儿及儿童每次 8mg/kg，每日 2 次。

【制剂与规格】

片剂，300mg。

19–56

恩曲他滨 *
Emtricitabine

【其他名称】

伊曲西他滨、惠尔丁、Emtriva。

【研发】

美国 Gilead（吉利德）公司。

【上市日期】

2003 年 7 月。

【药理作用】

本品为核苷类 HIV 反转录酶抑制剂。对 HIV–1 和 HBV 有较强的抑制作用。本品进入体内细胞后，通过细胞激酶的作用，转化为具有活性的恩曲他滨三磷酸盐，该代谢产物可抑制 HIV 反转录酶和 HBV 聚合酶活性，抑制病毒 DNA 合成，从而阻断 HIV 与 HBV 的复制。

口服吸收良好，生物利用度 93%。成人口服 200mg，T_{max} 1~2h，C_{max} 2.1 μg/mL，$t_{1/2}$ 约 10h。约给药量的 86% 经肾随尿液排出。

【临床应用】

本品多与替诺福韦或替诺福韦艾拉酚胺联用于治疗 HIV 感染。也用于治疗 HCV 感染。

【不良反应与注意事项】

① 对本品过敏者禁用。② 孕妇慎用，FDA 对本品妊娠用药的安全性分级为 B 级。③ 哺乳期妇女用药应停止供乳。实际中，HIV 感染者均被要求非母乳喂养。④12 岁以下幼童用药的安全性尚未确立，禁用。⑤ 肾功能不全者慎用。⑥ 有皮疹、瘙痒等皮肤过敏症状。⑦ 有恶心、呕吐、腹泻、食欲减退等胃肠道反应。⑧ 偶可致乳酸性酸中毒。用药期间应关注临床检验相关数据。⑨ 有应用本药后致手掌、足底色素沉着的报道。

【用法与用量】

口服。成人每次 200mg，每日 1 次。

【制剂与规格】

胶囊剂，200mg。

（二）非核苷类反转录酶抑制剂

Non-Nucleoside Reverse Transcriptase Inhibitors, NNRTls

19-57

奈韦拉平
Nevirapine

【其他名称】

维乐命、Viramune、NVP。

【研发】

德国 Boehringer Ingelheim（勃林格殷格翰）公司。

【上市日期】

1996 年。2003 年 CFDA 批准中国上市。

【药理作用】

本品为非核苷类 HIV 反转录酶抑制剂。可有效抑制 HIV 反转录酶活性，从而阻断 HIV-1 复制。但是对 HIV-2 反转录酶和人类 DNA 聚合酶无抑制作用。

本品口服吸收迅速，生物利用度超过 90%。T_{max} 2~4h，血药浓度与剂量呈线性关系。血浆蛋白结合率为 50%~60%，$t_{1/2}\beta$ 平均 40h。吸收后，体内分布广泛。可通过血脑脊液屏障和胎盘屏障，并可经乳汁分泌。给药量的 70% 以药物原形经肾随尿液排出。

【临床应用】

本品单独应用易产生耐药，常与 HIV 核苷类反转录酶抑制剂药物、HIV 蛋白酶抑制剂类药物联合用于治疗 HIV-1 感染。

【不良反应与注意事项】

① 对本品过敏者禁用。② 孕妇禁用。FDA 对本品妊娠用药的安全性分级为 C 级。③ 本品可从乳汁分泌，哺乳期妇女用药应停止供乳。实际上 HIV 感染者的婴儿均应非母乳喂养。④ 6 岁以下幼童禁用。⑤ 肝肾功能不全者慎用。⑥ 本品具肝毒性。可发生胆汁淤积性肝炎、肝衰竭。用药期间，尤其初始 8~12 周内，应密切关注 ALT、AST 水平。⑦ 皮疹是本品常见的不良反应，偶可发生史蒂文斯 - 约翰逊（Stevens-Johnson）综合征，甚至中毒性表皮坏死溶解症（Toxic Epidermal Necrolysis，TEN），遇此，应即刻永久性停用本药。⑧ 有恶心、呕吐、腹痛、腹泻、食欲不振等胃肠道反应。⑨ 有发热、乏力、嗜睡、肌肉痛、关节痛等。⑩ 有中性粒细胞减少、嗜酸性粒细胞增多。⑪ 若与核苷类 HIV 反转录酶抑制剂如拉米夫定、齐多夫定、地丹诺辛及 HIV 蛋白酶抑制剂如茚地那韦、沙奎那韦等联合用药，对治疗 HIV-1 感染呈协同作用。

【用法与用量】

口服。成人每次 200mg，每日 1 次，连续 14d，然后改为每次 200mg，每日 2 次。儿童 6 岁以上每次 4mg/kg，每日 1 次，连续 14d，然后改为每次 4mg/kg，每日 2 次。成人及儿童每日剂量不超 400mg。

【制剂与规格】

片剂，200mg、400mg。

19-58

地拉韦定
Delavirdine

- -

【其他名称】

地拉夫定、Rescriptor、DLV。

【研发】

英国 Glaxo Smithkline（葛兰素史克）公司。

【上市日期】

1997 年 4 月。

【药理作用】

本品为非核苷类 HIV 反转录酶抑制剂。对 HIV-1 反转录酶有选择性的抑制作用，有效阻断 HIV-1 复制。对核苷类反转录酶抑制类药物产生耐药的 HIV 毒株本品依然有抑制作用，所以与核苷类抗反转录酶药物联用，可有协同的抗 HIV 作用。

口服吸收良好。单剂量 300mg 口服，T_{max} 1h，C_{max} 9 μmol/L，血浆蛋白结合率约为 98%，$t_{1/2}$ 平均 5.8h。主要在肝脏代谢，约给药量的 51% 经肾随尿液排出，约 44% 经粪便排出体外。

【临床应用】

本品与其他抗反转录酶药物联合用于治疗 HIV-1 感染。

【不良反应与注意事项】

① 对本品过敏者禁用。② 孕妇不宜应用。FDA 对本品妊娠用药的安全性分级为 C 级。③ 哺乳期妇女用药应停止供乳。现实中，不推荐患有艾滋病者母乳喂养婴儿。④16 岁以下儿童用药的安全性尚不明确，不宜应用。⑤ 皮疹，是本品常见的不良反应，伴有瘙痒、多形性红斑。多见于治疗开始后 1~2 周出现。偶可发生急性过敏反应，出现喘息、呼吸困难等。⑥ 中性粒细胞减少、血小板减少、血红蛋白降低。⑦ 有恶心、呕吐、腹痛、腹泻、食欲减退等胃肠道反应。⑧ 有 ALT、AST 和胆红素升高。⑨ 偶有蛋白尿和血清肌酐升高。⑩ 头痛、乏力、肌无力、肌肉痛、关节痛、下肢肌肉痉挛等。⑪ 利福平等细胞色素 P450 酶诱导剂可加快本品体内代谢，致血药浓度下降，疗效减低，避免合用。⑫ 含有镁、铝等金属离子制酸剂可减少本药吸收，致生物利用度下降。如需合用，给药时间应间隔 1h。⑬ 本品可抑制西沙必利等 5-HT4 激动剂类药物的代谢，致西沙必利等胃肠动力药血药浓度升高，存在发生心律失常风险。避免合用。⑭ 本品可抑制 HMG-CoA 抑制剂类药物的代谢，致其血药浓度升高，有发生横纹肌溶解症的风险。⑮ 本品可抑制

三唑仑等苯二氮䓬类药物的代谢，致后者血药浓度升高，增强镇静作用或加深呼吸抑制，切勿合用。

【用法与用量】
口服。每次 400mg，每日 3 次。

【制剂与规格】
片剂，100mg、200mg。

19-59

依非韦仑
Efavirenz

【其他名称】
依法韦仑、施多宁、萨斯迪瓦、Stocrin、Sustiva、EFV。

【研发】
美国 Merck（默克）与 Dupont（杜邦）公司联合开发。

【上市日期】
1998 年欧盟。2000 年 11 月 CFDA 批准中国上市。

【药理作用】
本品为非核苷 HIV 反转录酶抑制剂。可有效抑制 HIV-1 反转录酶活性，从而阻断 HIV-1 复制。单独应用易产生耐药，须与核苷类抗反转录酶药物及蛋白酶抑制剂类抗 HIV 药物联合应用，增加疗效。

本品口服用药治疗 HIV 感染起效时间为 2 周。生物利用度为 40%~45%。若与食物同食，血药峰浓度约增高 40%~50%。主要在肝脏经 CYP450 酶系代谢。给药量的大部分以原形随粪便排出，部分以代谢物形式经肾随尿液排出。

【临床应用】
本品宜与 HIV 蛋白酶抑制剂或核苷类反转录酶抑制剂类药物联合用于治疗 HIV-1 感染。

【不良反应与注意事项】
① 对本品过敏者禁用。② 孕妇不宜应用。FDA 对本品妊娠用药的安全性分级为 C 级。③ 3 岁以下幼儿及体重＜ 13kg 者禁用。④ 肝功能低下者慎用。⑤ 有乙型或丙型肝炎病史者，多表现 ALT、AST、GGT 升高。⑥ 有皮疹、瘙痒等过敏症状。偶见多形性红斑或 Stevens-Johnson 综合征。⑦ 有恶心、呕吐、腹痛、腹泻、食欲减退等胃肠道反应。⑧ 有头痛、头晕、乏力、失眠、焦虑、抑郁、偏执、幻觉、躁动等精神症状。⑨ 可致总胆固醇、三酰甘油水平升高。⑩ 偶可发生向心性肥胖。颈背部脂肪堆积（水牛背）、肢体萎缩、面部消瘦、乳房增大。⑪ 本品可抑制西沙必利、莫沙必利等 5-HT4 受体激动剂类药物的代谢，致其血药浓度升高，存在发生心律失常风险。避免合用。⑫ 本品可抑制艾司唑仑、咪达唑仑等苯二氮䓬类药物代谢，致其血药浓度升高，镇静作用增强、加深呼吸抑制。避免合用。

【用法与用量】
口服。成人每次 600mg，每日 1 次。儿童（4 岁以上）且体重 13kg 以上者，体重 13~15kg 每日 200mg；体重 15~20kg 每日 250mg；体重 20~25kg 每日 300mg；

体重 25~32.5kg 每日 350mg。体重 32.5~40kg 每日 400mg；体重 > 40kg 每日 600mg。

【制剂与规格】

片剂，200mg、600mg。胶囊剂，200mg。

19-60

依曲韦林
Etravirine

【其他名称】

英特莱、Intelence、ETR。

【研发】

美国 Johnson&Johnson（强生）公司旗下 Janssen（杨森）公司。

【上市日期】

2008 年 1 月欧盟。2009 年 CFDA 批准中国上市。

【药理作用】

本品为非核苷类 HIV 反转录酶抑制剂。可抑制病毒 DNA 聚合酶活性，从而阻断 HIV-1 复制。其抗病毒作用无须在人体细胞内磷酸化，也不抑制人类 DNA 聚合酶活性。本品不单独应用，须与核苷反转录酶抑制剂类药物联合。

口服吸收良好。T_{max} 2.5~4h，血浆蛋白结合率 99%，$t_{1/2}$ 为 30~40h。给药量的 81%~86% 以药物原形随粪便排出。

【临床应用】

本品与核苷反转录酶抑制剂类药物联合用于治疗：经非核苷抗反转录酶药物或蛋白酶抑制剂类药物治疗后产生耐药的 HIV-1 感染。

【不良反应与注意事项】

①对本品过敏者禁用。②虽然动物实验表明本品不具胎毒性，妊娠妇女用药仍需权衡利弊。③未成年人用药的安全性尚不明确，不推荐应用。④患有乙型或丙型肝炎者，服用本药后可有转氨酶升高。⑤有恶心、呕吐、腹痛、腹泻、腹胀、食欲减退等胃肠道反应。⑥嗜酸性粒细胞增多及药物性皮疹，若表现严重应停止用药。⑦本品主要经细胞色素 P450 酶代谢，利福平、苯妥英等细胞色素 P450 酶诱导剂可加快本品体内消除，降低本品血药浓度，减低疗效。⑧偶可致三酰甘油升高、胆固醇升高。⑨本品不用于 HIV-1 感染的初始治疗。仅用于经非核苷类反转录酶抑制剂、蛋白酶抑制剂类药物治疗后产生耐药的 HIV-1 感染者的治疗。

【用法与用量】

口服。每次 200mg，每日 2 次。

【制剂与规格】

片剂，100mg、200mg。

19-61-1

利匹韦林 *
Rilpivirine

【其他名称】
瑞利匹韦林、恩临、Edurant、RPV。

【研发】
美国 Johnson & Johnson（强生）公司。

【上市日期】
2011 年 8 月。2018 年 11 月 NMPA 批准中国上市。

【药理作用】
本品为第二代非核苷类 HIV 反转录酶抑制剂。是继奈韦拉平、依非韦仑等一代之后的第二代产品。有效的抑制 HIV-1 反转录酶活性，从而阻断 HIV-1 复制。对人类细胞 DNA 聚合酶并无抑制作用。非核苷类抗反转录酶药物不单独应用，须与核苷类抗反转录酶药物联合用于治疗 HIV 感染。

口服吸收良好。T_{max} 4h，血浆蛋白结合率为 99.7%，$t_{1/2}$ 约 50h。在体内主要经 CYP3A4 酶代谢，给药量的大部分随胆汁经粪便排泄。

【临床应用】
用于治疗初始 HIV-1 感染。

【不良反应与注意事项】
① 对本品过敏者禁用。② 孕妇慎用。FDA 对本品妊娠用药的安全性分级为 B 级。③12 岁以下儿童用药的安全性尚未确立，禁用。④ 有皮疹、瘙痒等过敏症状。⑤ 有恶心、呕吐、腹痛、腹泻、腹部不适、食欲减退等胃肠道反应。⑥ 有头痛、焦虑、抑郁、嗜睡等神经系统症状。⑦ 偶可致胆管炎、胆囊炎等肝胆疾患。⑧ 患有乙型或丙型肝炎者服用本品后，易致 HBV 再激活，转氨酶异常升高。⑨ 本品不宜与 CYP3A4 诱导剂或抑制剂合用，因会降低或升高本品血药浓度，影响本药疗效。⑩ 不宜与兰索拉唑、雷贝拉唑等质子泵抑制剂类药物合用，否则会降低本品血药浓度，减低疗效。

【用法与用量】
口服（餐时）。12 岁以上且体重 ≥ 35kg 者每次 25mg，每日 1 次。

【制剂与规格】
片剂，25mg。缓释混悬注射剂，600mg/2mL/ 瓶、900mg/3mL/ 瓶。

19-61-2

多拉韦林 *
Doravirine

【其他名称】
沛卓、Pifeltro、DOR。

【研发】
美国 Merck Sharp & Dohme（默沙东）公司。

【上市日期】

2018 年 8 月。2020 年 11 月 NMPA 批准中国上市。

【药理作用】

多拉韦林为新一代非核苷反转录酶抑制剂（NNRTIs）。可有效抑制人免疫缺陷病毒 DNA 和 RNA 聚合酶活性，阻断 HIV-1 复制。本品肝毒性低，耐药屏障高，尤其对血脂升高和体重增加的影响相对轻微，明显优于同类其他药物。从而降低了 HIV-1 感染者发生高血脂、高血压等心血管疾病的风险。本药清除率低，$t_{1/2}β$ 约 15h，是目前在血脂上有临床获益的新型非核苷类反转录酶抑制剂。

【临床应用】

本品应与拉米夫定等其他抗反转录酶药物联合应用于治疗既往无反转录酶抑制剂类药物治疗史的成年人 HIV-1 感染。

【不良反应与注意事项】

① 对本品过敏者禁用。② 未成年人用药的安全性尚不明确，不推荐应用。③ 偶有皮疹、瘙痒等过敏症状。④ 恶心、腹痛、腹泻、食欲减退等胃肠道不适。⑤ 头痛、头晕、疲倦、睡眠障碍、感觉异常等中枢神经系统症状。⑥ 应用本药之前应进行 HBV 筛查，检测 HBcAb 和 HBsAg，防止伴有 HBV 和 HCV 感染者治疗后发生转氨酶异常升高，致严重肝损伤。⑦ 已经对其他非核苷反转录酶抑制剂类药物产生耐药者不宜应用本品。⑧ 利福平、利福布汀、苯妥英等细胞色素 P450 酶强诱导剂可促进本药体内代谢，降低本品血药浓度，减低疗效，避免合用。

【用法与用量】

每次 100mg，每日 1 次。

【制剂与规格】

片剂，100mg。复方制剂（多拉韦林 100mg/ 拉米夫定 300mg/ 替诺福韦酯 300mg），商品名称 Delstrigo（德思卓）。

19-61-3

艾诺韦林 *

Ainuovirine

【其他名称】

艾帮德、ANV。

【研发】

中国艾迪药业。

【上市日期】

2021 年 6 月 NMPA 批准上市。

【药理作用】

本品为第三代非核苷反转录酶抑制剂（NNRTIs），通过非竞争性与 HIV-1 反转录酶结合，有效阻止病毒的转录与复制。如果与依非韦仑（EFV）、利匹韦林（RPV）等第一、二代非核苷反转录酶抑制剂药物相比较，本品耐药屏障高、对脂肪代谢影响小、肝脏损伤相对轻微、皮肤反应发生率低。临床实践中，非核苷反转录酶抑制剂（NNRTIs）多与核苷类反转录酶抑制剂（NRTIs）药物组合应用，对病毒产生多重有效抑制，表现协同抗病毒作用。

【临床应用】

本品与拉米夫定等核苷反转录酶抑制剂类药物联合用于成人 HIV-1 感染初始治疗。

【不良反应与注意事项】

① 对本品过敏者禁用。② 妊娠妇女用药的安全性尚未确定，不宜应用。③ 尚不知本药是否经乳汁分泌，哺乳期妇女用药应停止供乳。④ 未成年人用药的安全性尚不明确，不推荐应用。⑤ 偶有皮疹、瘙痒等过敏症状。⑥ 偶有头痛、头晕、失眠等神经系统症状。⑦ 用药期间应密切关注甘油三酯、胆固醇水平，防止出现脂代谢异常。⑧ 用药前宜行 HBV 筛查，防止治疗中或治疗结束后发生转氨酶异常升高，致严重肝损伤。⑨ 如果联用拉米夫定、替诺福韦等药物，应参阅各药相关内容。

【用法与用量】

口服（空腹）。每次 150mg，每日 1 次。

【制剂与规格】

片剂，75mg。

二、蛋白酶抑制剂
Protease Inhibitors, Pls

19-62

沙奎那韦
Saquinavir

【其他名称】

因服雷、Invirase、SQV。

【研发】

瑞士 Roche（罗氏）公司。

【上市日期】

1995 年 12 月。

【药理作用】

本品为 HIV 蛋白酶抑制剂。属一代产品。对 HIV-1 和 HIV-2 蛋白酶均有抑制作用，可阻断 HIV 复制。由于本品与核苷类反转录酶抑制剂所作用的靶酶不同，所以不存在交叉耐药。若与齐多夫定、地丹诺辛、扎西他滨等 HIV 反转录酶抑制剂类药物合用，对 HIV 的抑制呈协同作用。且不增加毒性。

【临床应用】

本品与核苷类反转录酶抑制剂类药物联合用于治疗 HIV-1 感染。

【不良反应与注意事项】

① 对本品过敏者禁用。② 孕妇慎用，FDA 对本品妊娠用药的安全性分级为 B 级。③ 不推荐感染 HIV 的哺乳期妇女对婴幼儿行母乳喂养。如果用药，更须停止供乳。④ 严重肝功能损伤者禁用。⑤ 有皮疹、荨麻疹、瘙痒等过敏症状。⑥ 有恶心、呕吐、腹痛、腹胀、味觉改变等胃肠道反应。⑦ 偶有中性粒细胞减少、血小

板减少及贫血。⑧ 肌肉痛、关节痛、肌肉痉挛。⑨ 偶可致血糖升高。糖尿病者慎用。⑩ 偶可出现颈、背脂肪积聚。表现向心性肥胖。⑪ 不宜与利福平、利福布丁、卡马西平、苯妥英等 CYP3A 强诱导剂合用，因其可促进本品体内代谢，致血药浓度下降，疗效减低。否则，利福平可降低本品血药浓度 20%，利福布丁可降低本品血药浓度 40%。⑫ 本品不宜与洛伐他汀、辛伐他汀等 HMG-CoA 还原酶抑制剂类药物合用，防止发生横纹肌溶解症等肌病风险。⑬ 本品勿与 HIV 蛋白酶抑制剂阿扎那韦合用，防止发生心律失常。

【用法与用量】

口服（餐后 2h）。成人及 16 岁以上者每次 600mg，每日 3 次。须同时合用齐多夫定，每次 200mg，每日 3 次；扎西他滨，每次 0.75mg，每日 3 次。

【制剂与规格】

片剂，200mg。

19-63

利托那韦 *
Ritonavir

- -

【其他名称】

雷托那韦、艾治威、Norvir、RTV。

【研发】

美国 Abbvie（艾伯维）公司。

【上市日期】

1996 年 3 月。

【药理作用】

本品为 HIV 蛋白酶抑制剂。对 HIV 蛋白酶的活性有明显的抑制作用，可阻抑病毒聚合蛋白裂解，从而阻断 HIV 复制。本品对 HIV 蛋白酶有选择性的亲和作用。在体外，可拮抗所有实验的 HIV 毒株，对齐多夫定敏感或耐药的毒株，本品依然有抑制作用。因本品作用于 HIV 复制的晚期，且作用的靶酶不同，所以与 HIV 反转录酶抑制剂类药物不存在交叉耐药。

口服吸收良好。单剂量 400mg 口服，T_{max} 2~4h，C_{max} 53 μg/mL，血浆蛋白结合率为 98%，$t_{1/2}$ 为 3~3.5h。本品主要在肝脏经 CYP3A 代谢，其代谢产物仍具抗病毒活性。约给药量的 86% 经粪便排泄，少量经肾随尿液排出。

【临床应用】

本品与核苷类抗反转录酶药物联合用于治疗晚期或非进行性艾滋病（AIDS）。

【不良反应与注意事项】

① 对本品过敏者禁用。② 虽然动物实验未见本品具致畸作用，孕妇用药仍应慎重。FDA 对本品妊娠用药的安全性分级为 B 级。③ 哺乳期妇女用药应停止供乳。④ 尚无 2 岁以下患儿用药的安全性和药代动力学数据，禁用。⑤ 严重肝功能损伤者禁用。⑥ 有皮疹、荨麻疹、瘙痒等过敏症状。⑦ 常见恶心、呕吐、腹痛、腹泻、味觉改变等胃肠道反应。⑧ 有 ALT、AST 和胆红素升高。⑨ 白细胞减少、中性粒细胞减少、血小板减少、溶血性贫血。⑩ 有头痛、头晕、焦虑、抑郁、紧张、行

为异常等神经障碍症状。⑪ 可有肌肉痛、关节痛、肌无力、肌肉痉挛等。⑫ 三酰甘油和胆固醇升高。⑬ 偶可致高血糖症，应监测血糖水平。⑭ 偶可致向心性肥胖。⑮ 本品为 CYP3A 酶强抑制剂，可延迟西沙必利、莫沙必利等 5HT4 受体激动剂类药物代谢，致其血药浓度升高，易引发心律失常，避免合用。⑯ 本品可升高洛伐他汀等 HMG-CoA 还原酶抑制剂类药物血药浓度，存在发生横纹肌溶解症的风险，避免合用。⑰ 勿与胺碘酮或奎尼丁合用，可致心律失常，甚至危及生命。⑱ 由于本品是 CYP3A 酶强抑制剂，常与经该酶代谢的抗 HCV 或抗 HIV 药物组成复方制剂，本身作为药代动力学增效剂，可增强各药抗 HCV、抗 HIV 的作用，增加疗效。

【用法与用量】

口服。成人每次 300mg，每日 2 次，以后每间隔 3~4d，每次剂量增加 100mg，直至达到每次 600mg，每日 2 次。儿童（2 岁以上）按体表面积每次 250mg/m²，每日 2 次，以后每隔 2~3 日，每次剂量增加 50mg/m²，直至达到每次 350mg/m²，每日 2 次，最大剂量不超成人正常剂量。

【制剂与规格】

片剂，100mg。

19-64

茚地那韦
Indinavir

【其他名称】

英地那韦、吲哚那韦、佳息患、Crixivan、IDV。

【研发】

美国 Merck（默克）公司。

【上市日期】

1996 年 3 月。1999 年中国上市。

【药理作用】

本品为 HIV 蛋白酶抑制剂。属一代产品。可抑制 HIV 蛋白酶活性，抑制 HIV 聚合蛋白裂解，从而阻断 HIV 复制。

单剂量 800mg 口服，T_{max} 1h，C_{max} 9μg/mL，血浆蛋白结合率为 61%，$t_{1/2}$ 约 1.8h。主要在肝脏代谢，约给药量的 85% 经粪便排出，部分经肾随尿液排出。

【临床应用】

本品与抗反转录酶药物联合用于治疗成人、儿童 HIV 感染。

【不良反应与注意事项】

① 对本品过敏者禁用。② 孕妇禁用。FDA 对本品妊娠用药的安全性分级为 C 级。③ 哺乳期妇女用药应停止供乳。④3 岁以下婴幼儿禁用。⑤ 有皮疹、荨麻疹、瘙痒、多形性红斑等皮肤过敏症状。⑥ 有恶心、呕吐、腹痛、腹泻、腹胀等消化道症状。⑦ 本品严重的副作用是易致肾结石。用药期间宜多饮水，减低肾结石发生。⑧ 有 ALT、AST 和胆红素升高。⑨ 偶见结晶尿、蛋白尿、间质性肾炎。⑩ 中性粒细胞减少、血小板减少、血红蛋白减少、AMS 升高。⑪ 有肌肉痛、关节痛、肌无力等症状。⑫ 不宜与辛伐他汀、洛伐他汀等 HMG-CoA 还原酶抑制剂类药物

合用，否则有发生横纹肌溶解症风险。⑬ 不宜与莫沙必利等 5H-T4 受体激动剂类药物合用，因有致心律失常发生的可能。⑭ 利福平、利福布丁等细胞色素 P450 酶强诱导剂可促进本品体内代谢，致本品血药浓度下降，疗效减低，避免合用。⑮ 奥美拉唑、雷贝拉唑等质子泵抑制剂类药物，可降低胃液氢离子浓度，胃液 pH 升高，从而减少本品的胃肠吸收，致本品血药浓度下降，疗效减低，避免合用。⑯ 不宜与胺碘酮合用，因有致心律失常发生的风险。⑰ 本品勿与蛋白酶抑制剂阿扎那韦合用，防止增加胆红素血症发生的风险。⑱ 本品副作用大，渐被二代蛋白酶抑制剂类药物取代。

【用法与用量】

口服（餐前 1h 或餐后 2h）。成人每次 800mg，每 8h 1 次。儿童（3 岁及以上）按体表面积，每次 500mg/m²，每 8h 1 次，每次剂量不可超过 800mg。

【制剂与规格】

片剂，200mg。胶囊剂，200mg、400mg。

19-65

奈非那韦
Nelfinavir

【其他名称】

尼非那韦、泛罗赛、Viracept、NFV。

【研发】

美国 Allergan（爱尔健）公司。

【上市日期】

1997 年 3 月。

【药理作用】

本品为 HIV 蛋白酶抑制剂。属一代产品。对 HIV-1 蛋白酶活性有良好的抑制作用。从而阻断 HIV 复制。本品结构与沙奎那韦相似，抗 HIV 作用强于沙奎那韦。若与核苷类反转录酶抑制剂拉米夫定、齐多夫定、司他夫定、扎西他滨等联用，对 HIV 呈协同的抑制作用。

口服吸收良好，生物利用度 40%~50%。T_{max} 2~4h，C_{max} 0.34~1.7 μg/mL，$t_{1/2}$ 为 3.5~5h，血浆蛋白结合率 98%。本品在肝脏主要经细胞色素 P450 酶代谢，代谢物的大部分经粪便排泄，部分经肾随尿液排出。

【临床应用】

本品与抗反转录酶药物联合用于治疗成人或儿童 HIV-1 感染。

【不良反应与注意事项】

① 对本品过敏者禁用。② 孕妇慎用。FDA 对本品妊娠用药的安全性分级为 B 级。③ 哺乳期妇女用药应停止供乳。美国疾病控制中心建议，已感染 HIV 的哺乳期妇女勿给婴幼儿哺乳。④2 岁以下幼儿用药的安全性尚未确立，禁用。⑤ 肝功能低下者慎用。⑥ 本品可升高血糖。糖尿病患者慎用。⑦ 有皮疹、瘙痒等过敏症状。⑧ 有恶心、呕吐、腹痛、腹泻、味觉改变等胃肠道反应。⑨ 可有 ALT、AST 和胆红素升高，CPK 升高。⑩ 中性粒细胞减少、血小板减少、血红蛋白降低。⑪ 偶可

致三酰甘油、高胆固醇血症。⑫ 偶可发生脂肪重分布。颈、背部脂肪积聚（水牛背），面部萎缩等。⑬ 本品可抑制胺碘酮代谢，致其血药浓度升高，易发生心律失常，避免合用。⑭ 利福平、利福喷丁等细胞色素 P450 酶强诱导剂可加速本品体内清除，致本品血药浓度下降，疗效减低，避免合用。⑮ 本品可抑制艾司唑仑、咪达唑仑等苯二氮䓬类药物的体内代谢，致其血药浓度升高，增强镇静作用，加深呼吸抑制，避免合用。⑯ 本品可抑制辛伐他汀、洛伐他汀等 HMG-CoA 还原酶抑制剂类药物的代谢，致其血药浓度升高，存在发生横纹肌溶解症等肌病风险。勿同时应用。

【用法与用量】

　　口服。成人每次 1.25g，每日 2 次或每次 0.75g，每日 3 次。儿童（2~13 岁）每次 45~55mg/kg，每日 2 次或每次 25~35mg/kg，每日 3 次，儿童最大剂量每次 0.75g，每日 3 次。

【制剂与规格】

　　片剂，100mg、250mg、500mg。

19-66

安普那韦
Amprenavir

【其他名称】

　　安波那韦、安瑞那韦、Agenerse、APV。

【研发】

　　英国 Glaxo Smithkline（葛兰素史克）公司。

【上市日期】

　　1999 年 4 月。

【药理作用】

　　本品为 HIV 蛋白酶抑制剂。可抑制 HIV-1 蛋白酶活性，从而抑制了病毒蛋白质合成，阻断 HIV 复制。

　　每次口服本品 1.2g，每日 2 次，约 3 周后生效。T_{max} 1~2h，3 周时的 C_{max} 约 7.66μg/mL，血浆蛋白结合率 90%，$t_{1/2}$ 为 7~10h。在肝脏经 CYP3A4 酶代谢。约给药量的 75% 以代谢物形式随粪便排泄，部分经肾随尿液排出。本品属第一代 HIV 蛋白酶抑制剂。2003 年 GSK 公司又推出第二代 HIV 蛋白酶抑制剂福沙那韦（Fosamprenavir），其为安普那韦的前体药，疗效高，不良反应少，现已取代了本药。

【临床应用】

　　本品与其他 HIV 反转录酶抑制剂类药物联合应用于治疗 HIV-1 感染。

【不良反应与注意事项】

　　① 对本品过敏者禁用。② 孕妇禁用。FDA 对本品妊娠用药的安全性分级为 C 级。③ 哺乳期妇女用药应停止供乳。事实上，已感染 HIV 的哺乳期妇女不宜对婴幼儿行母乳喂养。④ 4 岁以下幼儿用药的安全性尚未确立，禁止应用。⑤ 有皮疹、瘙痒等过敏症状。⑥ 有恶心、呕吐、腹痛、腹泻、食欲减退等胃肠道反应。⑦ 白

细胞减少、中性粒细胞减少、血小板减少及溶血性贫血。⑧ALT、AST 和胆红素升高。⑨ 本品与其他 HIV 蛋白酶抑制剂类药物合用，易发生交叉耐药。⑩ 可抑制辛伐他汀、洛伐他汀等 HMG-CoA 还原酶抑制剂类药物的体内代谢，致其血药浓度升高，存在发生横纹肌溶解症等肌病风险。⑪ 可抑制西沙必利、莫沙必利等 5-HT4 受体激动剂类药物代谢，致其血药浓度升高，易引起心律失常，甚至危及生命。⑫ 本品可抑制三唑仑、艾司唑仑等苯二氮䓬类药物的代谢，致其血药浓度升高，增加镇静作用、加深呼吸抑制，避免合用。⑬ 利福平、利福喷丁等肝药酶诱导剂可加速本品体内代谢，降低本品血药浓度，致疗效减低，不宜合用。

【用法与用量】

口服。成人每次 1200mg，每日 2 次。若联用利托那韦：每次安普那韦 1200mg/利托那韦 200mg，每日 1 次或每次安普那韦 600mg/利托那韦 100mg，每日 2 次。

【制剂与规格】

胶囊剂，50mg、150mg。

19-67

洛匹那韦
Lopinavir

【其他名称】

LPV。

【研发】

美国 Abbvie（艾伯维）公司。

【上市日期】

2000 年 9 月。2007 年中国上市。

【药理作用】

本品为第二代 HIV 蛋白酶抑制剂。可抑制 HIV 蛋白酶活性，阻止 HIV Gag-Pol 多聚蛋白分裂，致其生成不成熟、无感染力的病毒颗粒，从而阻断 HIV 复制。本品多与利托那韦组合用于治疗 HIV 感染。利托那韦亦为 HIV 蛋白酶抑制剂。是 CYP3A 强效抑制剂，作为药代动力学增效剂，可延缓洛匹那韦体内代谢，从而升高本品血药浓度，增加疗效。

口服洛匹那韦 400mg/利托那韦 100mg，T_{max} 4h，C_{max} 12.3μg/mL，血浆蛋白结合率 98%~99%，$t_{1/2}$ 约 6h。本品主要在肝脏经 CYP3A 酶代谢。

【临床应用】

本品联合 HIV 蛋白酶抑制剂利托那韦或 HIV 反转录酶抑制剂类药物用于治疗成人及 2 岁以上儿童的 HIV-1 感染。也用于治疗由 HPV 引起的宫颈癌。

【不良反应与注意事项】

① 对本品过敏者禁用。② 孕妇不宜应用，FDA 对本品妊娠用药的安全性分级为 C 级。③ 哺乳期妇女用药应停止哺乳。④2 岁以下幼儿用药的安全性尚不明确，禁用。⑤ 严重肝功能损伤者禁用。⑥ 有皮疹、瘙痒等过敏症状。⑦ 有恶心、呕吐、腹泻、食欲不振等胃肠道反应。⑧ALT、AST 和胆红素升高。⑨ 本品可升高血糖。偶可致急性酮症酸中毒。用药期间应密切关注血糖监测数据。⑩ 若与 HIV 反

转录酶抑制剂类药物联用，易致高三酰甘油血症、高胆固醇血症。有引发胰腺炎的风险。⑪若与核苷类反转录酶抑制剂类药物联用，偶可致 CPK 增高，存在发生肌肉痛、肌炎等肌病风险。⑫与抗反转录酶药物联用，易发生脂肪再分布。外周脂肪减少，内脏脂肪增多（向心性肥厚），颈、背部脂肪积聚（水牛背），面部瘦削，乳房增大等。⑬本品不宜与维拉帕米等可诱导 QT 间期延长的药物合用，防止发生房室传导阻滞。⑭利福平等强肝药酶诱导剂可促进本品体内代谢，致血药浓度下降，疗效减低。避免合用。⑮本品可延缓洛伐他汀、辛伐他汀等 HMG-CoA 还原酶抑制剂类药物的体内代谢，致其血药浓度升高，存在发生横纹肌溶解等肌病风险。⑯中、晚期艾滋患者或长期接受联合抗 HIV 反转录酶药物治疗的患者，易发生骨坏死。表现关节痛、关节僵硬、行动困难。⑰本品口服溶液内含 42%（v/v）乙醇，服用期间避免服用甲硝唑、替硝唑、呋喃唑酮、头孢菌素类药物，防止发生双硫仑反应。

【用法与用量】

口服。成人每次洛匹那韦 400mg/ 利托那韦 100mg，每日 2 次，疗程不超 10d。儿童（2 岁以上）体重洛匹那韦 / 利托那韦口服溶液，15~20kg，200mg/50mg/ 次，每日 2 次，2.25mL/ 次，每日 2 次；20~25kg，200mg/50mg/ 次，每日 2 次，2.75mL/ 次，每日 2 次；25~30kg，300mg/75mg/ 次，每日 2 次，3.50mL/ 次，每日 2 次；30~35kg，300mg/75mg/ 次，每日 2 次，4.0mL/ 次，每日 2 次。

【制剂与规格】

片剂，100mg。复方片剂（洛匹那韦 100mg/ 利托那韦 25mg、洛匹那韦 200mg/ 利托那韦 50mg），口服溶液（每 mL 含洛匹那韦 80mg/ 利托那韦 20mg），复方制剂商名称克力芝（Kaletra）。

19-68

福沙那韦
Fosamprenavir

【其他名称】

夫沙那韦、Lexiva、FPV。

【研发】

英国 Glaxo Smithkline（葛兰素史克）公司旗下 Viiv Health 公司与 Vertex 公司联合开发。

【上市日期】

2003 年 10 月。

【药理作用】

本品为第二代 HIV 蛋白酶抑制剂，是安普那韦的前体药。口服后，在肠组织上皮细胞中经碱性磷酸酶水解释出安普那韦，其可抑制 HIV 多聚蛋白前体的合成，从而阻断 HIV 复制。本品口服后的 T_{max} 为 1.5~4h，血浆蛋白结合率为 90%，$t_{1/2}$ 约 7h。主要在肝脏经 CYP3A4 酶代谢，给药量的大部分以代谢物形式经粪便排出，部分经肾随尿液排出。

【临床应用】

本品与其他抗 HIV 药物联合用于治疗 HIV-1 感染。

【不良反应与注意事项】

① 对本品过敏者禁用。② 孕妇禁用。FDA 对本品水解产物安普那韦的妊娠用药安全性分级为 C 级。③ 哺乳期妇女用药应停止供乳。④ 有糖尿病史者慎用。⑤ 有皮疹、瘙痒等过敏症状。偶可出现渗出性多形性红斑等严重过敏症状。⑥ 可抑制洛伐他汀、辛伐他汀等 HMG-CoA 还原酶抑制剂类药物代谢，致其血药浓度升高，有发生横纹肌溶解等肌病风险。⑦ 可抑制西沙必利、莫沙必利等 5-HT4 受体激动剂类药物的代谢，致其血药浓度升高，易引发心律失常。避免同用。⑧ 利福平、利福喷汀等细胞色素 P450 酶诱导剂，可促进本品体内代谢，降低本品血药浓度，减低疗效，不宜合用。⑨ 可抑制三唑仑、咪达唑仑等苯二氮䓬类药物代谢，致其血药浓度升高，加强了镇静作用，加深呼吸抑制。避免同时应用。

【用法与用量】

口服。成人每次 1.4g，每日 2 次。

【制剂与规格】

片剂，0.7g。

19-69

阿扎那韦
Atazanavir

【其他名称】

锐艾妥、Reyataz、ATV。

【研发】

瑞士 Novartis（诺华）公司研发，后授权美国 Squibb（施贵宝公司）。

【上市日期】

2003 年 10 月。2005 年中国上市。

【药理作用】

本品为第二代 HIV 蛋白酶抑制剂。可抑制 HIV-1 蛋白酶活性，有效的抑制 HIV-1 多聚蛋白合成，从而阻断 HIV-1 复制。本品与核苷类 HIV 反转录酶抑制剂、HIV 蛋白酶抑制剂、HIV 膜融合抑制剂类药物联合，对 HIV 的抑制作用呈协同、相加作用，且不增加细胞毒性。

口服吸收迅速。T_{max} 2~4h，4~8d 达稳态血药浓度。本品主要在肝脏经细胞色素 P450 酶代谢，其代谢物无抗 HIV 活性。

【临床应用】

本品与核苷类反转录酶抑制剂、膜融合抑制剂等抗 HIV 药物联合用于治疗 HIV-1 感染。

【不良反应与注意事项】

① 对本品过敏者禁用。② 虽然尚未见本品具胎毒性报告，妊娠妇女用药应权衡利弊。③ 哺乳期妇女用药应停止供乳。④ 轻、中毒肝损伤（Child-Pugh A、B）者慎用。重度肝损伤（Child-Pugh C）者禁用。⑤ 若 HBV 或 HCV 感染者用药，易致 ALT 和 AST 升高或肝功能失代偿。⑥ 有恶心、呕吐、腹痛、腹泻、食欲减退等胃肠道反应。⑦ 有皮疹、瘙痒等过敏症状。偶可发生 Stevens-Johnson 综合征、多

形性红斑等严重过敏反应。遇此，须及时停止给药，并采取应急措施。⑧ 偶可致皮肤、巩膜黄染。⑨ 可致血糖升高，诱发糖尿病。也偶致高胆红素血症。⑩ 偶见结晶尿、间质性肾炎。⑪ 本品可致 P-R 间期延长，若与阿托品等延长 P-R 间期药物联用，应予心电监护。⑫ 非核苷 HIV 反转录酶抑制剂依非韦仑为 CYP3A 强诱导剂，可促进本品体内代谢。会致本药 C_{max} 减低 59%，AUC 减低 74%，不宜合用。如果合用，须同时服用利托那韦，因利托那韦是 CYP3A 强抑制剂，可使本品血药浓度增加数倍。

【用法与用量】

口服（餐时）。成人每次 400mg，每日 1 次或每次阿扎那韦 300mg/ 利托那韦 100mg，每日 1 次。

【制剂与规格】

胶囊剂，150mg、200mg、300mg。

19-70

替拉那韦
Tipranavir

【其他名称】

Aptivus、TPV。

【研发】

德国 Boehringer Ingelheim（勃林格·殷格翰）公司。

【上市日期】

2005 年 6 月。

【药理作用】

本品为第二代 HIV 蛋白酶抑制剂。可有效抑制 HIV-1 蛋白酶活性，阻断 HIV-1 复制。本品不单独用药，常与利托那韦合用。口服替拉那韦 500mg/ 利托那韦 200mg，每日 2 次，T_{max} 1~5h，7d 后血药浓度达稳态。$t_{1/2}$ 为 5.5~6h。在肝脏经 CYP3A4 代谢，约给药量的 80% 经粪便排出体外。

【临床应用】

本品与利托那韦联用于经其他抗 HIV 治疗耐药的 HIV-1 感染者的治疗。

【不良反应与注意事项】

① 对本品过敏者禁用。② 妊娠妇女禁用。③ 哺乳期妇女用药应停止供乳。④2 岁以下幼儿用药的安全性尚不明确，禁止应用。⑤ 有皮疹、瘙痒等过敏症状。若过敏症状严重，应停止用药。⑥ 有恶心、呕吐、腹痛、腹泻、食欲低下等胃肠道反应。⑦ 有 ALT、AST 和胆红素升高。肝功能低下者慎用，严重肝功能损伤者禁用。⑧ 发热、头痛、疲倦及中性粒细胞减少、贫血。⑨ 本品可致三酰甘油和胆固醇升高，血糖升高。用药期间应监测血脂、血糖水平。⑩ 勿与 CYP3A 酶强诱导剂合用，防止本品体内代谢加快，血药浓度下降，疗效降低。⑪2~18 岁未成年人用药应依体重或体表面积计量。剂量不超成人。

【用法与用量】

口服（餐时）。成人每次替拉那韦 500mg/ 利托那韦 200mg，每日 2 次。儿童

（2 岁以上）每次替拉那韦 14mg/kg 利托那韦 6mg/kg，每日 2 次。
【制剂与规格】
胶囊剂，250mg。

19-71

达芦那韦 *
Darunavir

【其他名称】
地瑞那韦、辈力、Prezista、DRV。

【研发】
美国 Johnson & Johnson（强生）公司。

【上市日期】
2006 年 7 月。2008 年 7 月中国上市。

【药理作用】
本品为第二代 HIV 蛋白酶抑制剂。可选择性的抑制被感染细胞中 HIV 编码的 Gag-Pol 多聚蛋白裂解，阻止有感染性、成熟的病毒颗粒形成，从而阻断 HIV 复制。在临床实践中，本品须与利托那韦或考比司他等药代动力学增效剂合用，以期增强抗病毒效果。

口服吸收迅速。本品与低剂量利托那韦口服，T_{max} 2.5~4h，血浆蛋白结合率为 95%，$t_{1/2}$ 约 15h。本品主要在肝脏经 CYP3A 酶代谢。给药量的大部分以药物原形随粪便排出。部分经肾随尿液排出。

【临床应用】
本品与利托那韦等增效剂联合用于治疗 HIV-1 感染。也试用于治疗新型冠状病毒肺炎（COVID-19），效果有待证实。

【不良反应与注意事项】
① 对本品或对联用药物利巴韦林或考比司他过敏者禁用。② 本药结构含磺胺基团，对磺胺类药物过敏者禁用。③ 孕妇禁用。哺乳期妇女用药应停止供乳。④3 岁以下儿童禁用。⑤ 未成年人也不推荐应用。⑥ 有皮疹、瘙痒、发热等过敏症状。少见多形性、渗出性红斑。⑦ 有恶心、呕吐、腹泻、厌食、腹部不适等消化道反应。⑧ 偶有氨基转移酶升高、黄疸、尿液颜色变深、肝区压痛、肝大等。⑨ 对接受抗反转录酶药物治疗的 HIV 感染者，本品易致高血糖，尤其有糖尿病史者，甚至发生严重的酮症酸中毒，⑩ 本品与利托那韦均经肝药酶细胞色素 P450 代谢，不宜与利福平、利福喷丁、苯妥英等强肝药酶诱导剂合用，防止本品血药浓度下降，疗效减低。

【用法与用量】
口服（餐时）。成人每次达芦那韦 600mg/ 利托那韦 100mg，每日 2 次。

【制剂与规格】
片剂，600mg、800mg。

三、整合酶（链转移）抑制剂

Integrase Inhibitors, INIs. Integrase Strand Transfer Inhibitors, INSTIs

19-72-1

拉替拉韦

Raltegravir

- -

【其他名称】

雷特格韦、艾生特、Isentress、RAL。

【研发】

美国 Merck（默克）公司。

【上市日期】

2007 年 10 月。2013 年 CFDA 批准中国上市。

【药理作用】

本品为 HIV 整合酶抑制剂。HIV 整合酶通过病毒 DNA 与宿主细胞 DNA 彼此脱水缩合进行病毒复制。而本品可有效地抑制 HIV 整合酶活性，从而阻断 HIV 复制。口服吸收迅速。每次服用 400mg，每日 2 次的给药方案，T_{max} 3h，2d 达稳态血药浓度，血浆蛋白结合率为 83%，$t_{1/2}$ 约 9h。约给药量的 51% 经粪便排泄，32% 经肾随尿液排出。

【临床应用】

本品与其他抗 HIV 药物联合用于治疗 HIV-1 感染。

【不良反应与注意事项】

① 对本品过敏者禁用。② 妊娠期妇女慎用。③ 哺乳期妇女用药应停止供乳。其实，已感染 HIV 的哺乳期妇女不应对婴幼儿行母乳喂养。④ 未成年人用药的安全性尚未确立，不推荐应用。⑤ 有皮疹、斑丘疹、瘙痒等过敏症状。⑥ 有恶心、呕吐、腹痛、腹泻、食欲减退等胃肠道反应。⑦ 有 ALT、AST、ALP 升高。⑧ 偶有头痛、疲倦、失眠或嗜睡、焦虑、精神异常等神经系统症状。⑨ 利福平、卡马西平等 CYP3A 强诱导剂可促进本品体内代谢，致本品血药浓度下降，疗效减低，避免合用。⑩ 制酸剂中的钙、镁、铝等金属阳离子可与本品发生配位反应，致本品疗效降低，避免合用。⑪ 若与 HIV 反转录酶抑制剂类药物联用，抗 HIV 的作用呈现协同。

【用法与用量】

口服。每次 400mg，每日 2 次。

【制剂与规格】

片剂，400mg。

19-72-2

埃替拉韦 *

Elvitegravir

- -

【其他名称】

埃替格韦、艾维雷韦、埃维拉韦、EVG。

【研发】

美国 Gilead（吉利德）公司。

【上市日期】

2012 年 8 月欧盟。2018 年 8 月 CFDA 批准中国上市。

【药理作用】

本品为 HIV 整合酶抑制剂。可有效抑制病毒 DNA 与宿主免疫细胞 DNA 缩合，从而阻断 HIV 复制。本品不单独应用，多与反转录酶抑制剂替诺福韦或丙酚替诺福韦、恩曲他滨及药代动力学增效剂考比司他等药物联用，对 HIV 产生多重抑制。疗效高、副作用少、耐受良好。

【临床应用】

本品与替诺福韦或丙酚替诺福韦、恩曲他滨等核苷类反转录酶抑制剂药物联合用于治疗成人及 12 岁以上未成年人 HIV-1 感染。

【不良反应与注意事项】

由于本药多与其他抗 HIV 药物组合，应用时对不良反应等应综合予以关注。① 对本品过敏者禁用。② 妊娠妇女不宜应用。③ 哺乳期妇女用药应停止供乳。④ 12 岁以下儿童用药的安全性尚不明确，禁用。⑤ 有皮疹、瘙痒等症状。⑥ 恶心、味觉改变、食欲减退等胃肠道反应。⑦ ALT、AST 升高。⑧ 用药前应进行 HBV 筛查，检测 HBcAb 和 HBsAg，防止 HBV、HIV 合并感染者于治疗中或治疗后发生 HBV 再激活，致严重肝损伤。⑨ 不宜与含有钙、镁、铝等金属离子药物合用，防止本品与金属离子发生配位反应致本品血药浓度下降，抗病毒疗效减低。⑩ 其余详见本章丙酚替诺福韦、恩曲他滨、考比司他等相关内容。

【用法与用量】

口服（餐时）。每次 150mg，每日 1 次。

【制剂与规格】

片剂，150mg。复方制剂（埃替拉韦 150mg/ 考比司他 150mg/ 恩曲他滨 200mg/ 丙酚替诺福韦 10mg），商品名称捷复康（Genvoya）。

19-73

多替拉韦

Dolutegravir

【其他名称】

度鲁特韦、德罗格韦、特威凯、Tivicay、DTG。

【研发】

日本 Shionogi（盐野义）制药株式会社研发，后转让 GSK（葛兰素史克）旗下 Viiv Healthcare 公司。

【上市日期】

2013 年 8 月 FDA 认证。2016 年 6 月 CFDA 批准中国上市。

【药理作用】

本品为 HIV 整合酶抑制剂。可有效抑制 HIV 整合酶活性。阻止病毒 DNA 与宿主细胞 DNA 缩合，从而有效阻断 HIV 的复制。

口服吸收迅速。T_{max} 2~3h，连续给药 5d，方达稳态血药浓度。血浆蛋白结合率 99%，$t_{1/2}$ 约 14h。约给药量的 53% 以原形经粪便排出，约 31% 经肾随尿液排出。

【临床应用】

本品与反转录酶抑制剂类药物联合用于治疗成人及 12 岁以上未成年人 HIV-1 感染。

【不良反应与注意事项】

① 对本品过敏者禁用。② 可通过胎盘屏障，孕妇用药应权衡利弊。③ 哺乳期妇女用药应停止供乳。④ 12 岁以下儿童用药的安全性尚不明确，不推荐应用。⑤ 有皮疹、瘙痒等过敏症状。⑥ 有恶心、呕吐、腹痛、腹泻等胃肠道反应。⑦ 有头痛、头晕、失眠等神经系统症状。⑧ 伴 HBV 或 HCV 感染者多有转氨酶升高。⑨ 对接受本品与抗 HIV 反转录酶药物治疗的患者中，偶可发生脂肪再分布或堆积。如向心性肥胖、颈背部脂肪积聚（水牛背）、面部消瘦、乳房增大等。⑩ 本品可增加二甲双胍血药浓度，如果合用，应监测血糖水平，调整二甲双胍用药剂量。⑪ 含有钙、镁、铝、锌、铁等金属离子的药物可与本品发生配位反应，降低本品疗效，避免合用。⑫ 非核苷反转录酶抑制剂奈韦拉平、依非韦仑及蛋白酶抑制剂替拉那韦可降低本品血药浓度，避免合用。

【用法与用量】

口服。成人或 12 岁以上且体重＞ 40kg 未成年人每次 50mg，每日 1 次，如果对第一代整合酶抑制药物耐药者，剂量为每次 50mg，每日 2 次。

【制剂与规格】

片剂，50mg。

19-74-1

比特拉韦
Bictegravir

- -

【其他名称】

比替拉韦、Abmole、BIC。

【研发】

美国 Gilead（吉利德）公司。

【上市日期】

2018 年 6 月。2019 年 8 月 NMPA 批准中国上市。

【药理作用】

本品为新一代 HIV 整合酶抑制剂。可有效抑制 HIV 整合酶，阻止病毒 DNA 与宿主免疫细胞 DNA 缩合，有效阻断 HIV 复制。本药特点是无须与肝药酶抑制剂组合，从而降低肾毒性、骨毒性，且不易产生耐药。本品与丙酚替诺福韦、恩曲他滨组合，是目前最好的抗 HIV-1 感染一线治疗药物。

【临床应用】

本品与丙酚替诺福韦、恩曲他滨联合用于治疗成人及 12 岁以上未成年人 HIV-1 感染。

【不良反应与注意事项】

① 对本品或对与本品组合的丙酚替诺福韦、恩曲他滨过敏者禁用。② 肝肾功能低下者慎用。CrCl < 30mL/min 者禁用。③ 妊娠妇女用药宜权衡利弊。④ 哺乳期妇女用药应停止供乳。⑤12 岁以下儿童用药的安全性尚不明确，禁用。⑥ 有皮疹、瘙痒等过敏症状。⑦ 恶心、厌食、腹泻等消化道反应。⑧ 余详见本章必妥维（Biktarvy）相关内容。

【用法与用量】

口服。每次 1 片（复方制剂），每日 1 次。

【制剂与规格】

片剂，50mg。复方制剂（比特拉韦 50mg/ 丙酚替诺福韦 25mg/ 恩曲他滨 200mg），商品名称必妥维（Biktarvy）。

19-74-2

卡博特韦
Cabotegravir

【其他名称】

卡博特拉韦、卡博格韦、卡特雷韦、Vocabria、CAB。

【研发】

英国 Glaxo Smithskline（葛兰素史克）公司旗下 Viiv Healthcare 公司。

【上市日期】

2020 年 3 月加拿大。

【药理作用】

本品为第二代长效整合酶抑制剂，可有效抑制整合酶链转移，阻止病毒 DNA 与宿主细胞 DNA 缩合，抑制人免疫缺陷病毒 DNA 进入宿主免疫细胞基因组中，从而阻断 HIV 复制。本品抗病毒作用强，且不易产生耐药。卡博特韦联合利匹韦林每月一次注射给药与每日口服 1 片舒发泰（Truvada）相比，对预防 HIV-1 感染，其效果将提升 66%。

本品口服吸收良好，缓释混悬注射药半衰期长。代谢产物主要伴胆汁随粪便排出，部分经肾随尿液排出。

【临床应用】

用于 HIV-1 感染风险高危人群 HIV-1 暴露前的预防给药及对 HIV-1 感染者的治疗。

【不良反应与注意事项】

尚未见严重不良反应报道。多见注射给药后出现注射部位疼痛等局部刺激症状。

【用法与用量】

口服、肌肉注射（臀部）。本品在预防 HIV 暴露给药或对 HIV 感染治疗时，多与非核苷反转录酶抑制剂（NNRTI）利匹韦林联合应用。通常在注射给药前，首先口服卡博特韦和利匹韦林，以评估患者对药物的耐受性。① 口服给药：每日口服卡博特韦 30mg、利匹韦林 25mg，连续服药 4 周。② 首次注射给药：自第 5 周开始，一次性注射卡博特韦缓释混悬注射剂 600mg/3mL、利匹韦林缓释混悬注射剂 900mg/3mL。③ 维持注射给药：自首次注射给药日期计，每月均一次性注射卡博特韦缓释混悬注射剂 400mg/2mL、利匹韦林缓释混悬注射剂 600mg/2mL。

【制剂与规格】
片剂，30mg。缓释混悬注射剂，400mg/2mL/ 瓶、600mg/3mL/ 瓶。卡博特韦缓释混悬注射剂与利匹韦林缓释混悬注射剂的组合商品名称 Cabenuva。

四、融合抑制剂
Fusion Inhibitors, Fls

19-75-1

恩夫韦肽 *
Enfuvirtide

【其他名称】
恩夫韦地、福泽昂、福艾、Fuzeon。

【研发】
瑞士 Roche（罗氏）与美国 Trimeris 公司联合开发。

【上市日期】
2003 年 3 月。

【药理作用】
本品为多肽类 HIV 融合抑制剂。在体内，本品首先与病毒膜蛋白结合，从而阻止了病毒膜蛋白与宿主 T 细胞等免疫细胞的融合，进而阻断 HIV-1 的复制。

皮下注射给药后，生物利用度 84%，T_{max} 4~8h，AUC 48.7μg/（mL·h），Vd 5.5L，血浆蛋白结合率为 92%，$t_{1/2}$ 约 3.8h。主要在肝脏代谢。

【临床应用】
本品与反转录酶抑制剂类药物联合用于治疗成人及 6 岁以上未成年人 HIV-1 感染。

【不良反应与注意事项】
① 对本品过敏者禁用。② 孕妇慎用，FDA 对本品妊娠用药的安全性分级为 B 级。③ 尚不清楚本品是否经乳汁分泌，哺乳期妇女用药应停止供乳。④6 岁以下儿童用药的安全性尚不明确，禁止用药。⑤ 肝肾功能不全者慎用，CrCl < 35mL/min 禁用。⑥ 有皮疹、瘙痒等过敏症状。警惕本品偶可致超敏反应。⑦ 有恶心、腹泻、食欲减退等胃肠道反应。⑧ 有疲惫、失眠、焦虑、抑郁等神经系统症状。⑨ 偶有中性粒细胞减少、血小板减少、嗜酸性粒细胞增多。⑩ 偶有 ALT、AST 升高，血糖升高。⑪ 注射部位多有疼痛、硬结、红斑。

【用法与用量】
皮下注射。成人（包括 CrCl > 35mL/min 者）每次 90mg，每日 2 次。儿童（6 岁以上）每次 2mg/kg，每日 2 次，不可超过成人剂量。

【制剂与规格】
注射剂，90mg。

艾博韦泰 *
Albuvirtide

【其他名称】

艾博韦肽、艾博韦地、艾可宁、ABT。

【研发】

中国前沿生物药业。

【上市日期】

2018 年 8 月中国。

【药理作用】

本品为 HIV 融合抑制剂。即本品在体内首先与病毒的包膜蛋白结合，从而免除了病毒膜蛋白与宿主 T 细胞、巨噬细胞等免疫细胞膜融合，有效阻断 HIV-1 复制。

成人静脉滴注本品 320mg，C_{max}（62±5.6）μg/mL，稳态 C_{max}（57±7.9）μg/mL。AUC 与剂量呈线性关系。药物吸收后，血液中浓度居高，肾脏、卵巢也有良好分布，其余组织器官含量较低。给药量的大部分经肾随尿液排出。

【临床应用】

本品与抗反转录酶药物等联合用于经其他药物治疗效果不佳的 16 岁以上 HIV-1 感染的治疗。

【不良反应与注意事项】

①对本品过敏者禁用。②虽然动物实验未见本品致畸，妊娠妇女仍应禁用。③哺乳期妇女用药应停止供乳。④16 岁以下未成年人用药的安全性尚未确立，不推荐应用。⑤有皮疹、瘙痒等过敏症状。⑥有恶心、腹泻、食欲减退等胃肠道反应。⑦有头痛、头晕、乏力等中枢神经系统症状。⑧ALT、AST、GGT 升高，偶可致胆红素血症。⑨偶可致三酰甘油升高、胆固醇血症。也偶致血尿酸升高。⑩本品非 CYP3A 抑制剂。若与齐多夫定、沙奎那韦合用有协同作用。若与依非韦仑、恩夫韦地合用呈现相加作用。

【用法与用量】

静脉滴注。成人及 16 岁以上者每次 320mg，第 1、2、3、8 日，每日 1 次，此后每周 1 次。

具体操作：取本品 2 支（320mg），分别以 5% 碳酸氢钠注射液约 1.2mL 溶解，然后经等渗氯化钠注射液稀释至 90mL 左右，缓慢静脉滴注，时间约 45min。

【制剂与规格】

注射剂，160mg。

五、CCR5 受体拮抗剂
CCR5-Receptor Antagonists

19-76-1

马拉韦罗
Maraviroc

【其他名称】
马拉维若、马拉维诺、善瑞、Selzentry、Celsentri。

【研发】
美国 Pfizer（辉瑞）与 Glaxo Smithkline（葛兰素·史克）公司联合研发。

【上市日期】
2007 年 8 月。2014 年 3 月 CFDA 批准中国上市。

【药理作用】
本品为 CCR5 受体拮抗剂。在人类细胞的表面存在一种 CCR5 受体分子，当 HIV 入侵宿主细胞时，需要 CCR5 受体分子辅助，而本品具选择性的先于 HIV 与 CCR5 受体结合，阻止了 HIV-GP120 外膜蛋白与 CCR5 受体结合，病毒便不能进入宿主巨噬细胞等免疫细胞中，从而阻断 HIV 复制。本品的特点是在病毒进入靶细胞之前，便发挥了抗病毒作用，而且对多重耐药毒株也有良好的抑制作用。

单剂量 300mg 口服，生物利用度 33%，T_{max} 约 2h，若与高脂食物同服食 C_{max} 可下降 33%。血浆蛋白结合率为 76%。吸收后体内分布广泛。在肝脏经 CYP3A4 酶代谢。约给药量的 76% 随粪便排出，部分经肾随尿液排出。

【临床应用】
本品与反转录酶抑制剂类药物联合应用于治疗曾接受过治疗的 HIV-1 感染。

【不良反应与注意事项】
① 对本品过敏者禁用。② 孕妇慎用。FDA 对本品妊娠用药的安全性分级为 B 级。③ 可从乳汁分泌，哺乳期妇女用药应停止供乳。④ 有皮疹、瘙痒等过敏症状。警惕本品偶致超敏反应。⑤ 有恶心、腹痛、腹泻、腹胀、味觉异常等胃肠道反应。⑥ 偶有头痛、头晕、失眠、乏力等中枢神经系统症状。⑦ 偶可发生呼吸困难、支气管痉挛、肺部感染。⑧CYP3A 酶强诱导剂可加速本品体内代谢，致本品血药浓度下降，而 CYP3A 酶抑制剂可致本品血药浓度升高，如果合用，须相应增加或减少本品给药剂量。⑨ 尚未见本品与 NRTIs、NNRTIs、PIs、FIs 和整合酶抑制剂之间存在拮抗作用。

【用法与用量】
口服。成人每次 150mg，每日 2 次。

【制剂与规格】
片剂，150mg、300mg。

六、药代动力学增效剂
Pharmacokinetic Synergists

19-76-2

考比司他 *
Cobicistat

【其他名称】

克比司他、考比泰特、Tybost。

【研发】

美国 Gilead（吉利德）公司。

【上市日期】

2013 年 9 月美国。2018 年 7 月 CFDA 批准中国上市。

【药理作用】

本品结构与利托那韦相似，自身无抗 HIV 活性，但是对肝药酶 CYP3A 有较强的抑制作用，可有效抑制 CYP3A 对替诺福韦、丙酚替诺福韦、恩曲他滨、达芦那韦、阿扎那韦等抗 HIV 药物的体内代谢，从而升高与本品组合药物的血药浓度，增强了抗 HIV 作用，增加疗效。若与整合酶抑制剂埃替拉韦组合，效果增强更为明显。

【临床应用】

本品为药代动力学增效剂。多与替诺福韦或丙酚替诺福韦、恩曲他滨、埃替拉韦、达芦那韦等药物联合用于治疗 HIV-1 感染。

【不良反应与注意事项】

由于本品不单独用药，多与丙酚替诺福韦等反转录酶抑制剂、达芦那韦等蛋白酶抑制剂、埃替拉韦等整合酶抑制剂药物组合应用，对本品不良反应等宜综合考虑。① 对本品过敏者禁用。② 妊娠妇女不宜应用。③ 哺乳期妇女用药应停止供乳。实际上，已感染 HIV 的哺乳期妇女不应母乳喂养婴幼儿。④12 岁以下儿童用药的安全性不详，不宜应用。⑤ 有皮疹、瘙痒等过敏症状。⑥ 有恶心、食欲减退等胃肠道反应。⑦ 偶见血清氨基转移酶升高。⑧ 其余详见本章替诺福韦、丙酚替诺福韦、恩曲他滨、埃替拉韦、达芦那韦等相关内容。

【用法与用量】

口服。每次 150mg，每日 1 次。

【制剂与规格】

片剂，150mg。复方制剂：① 普泽力 Prezcobix（达芦那韦 / 考比司他）。② 捷扶康 Genvoya（丙酚替诺福韦 / 恩曲他滨 / 埃替拉韦 / 考比司他）。③ 思曲必复 Stribild（替诺福韦 / 恩曲他滨 / 埃替拉韦 / 考比司他）。④Evotaz（阿扎那韦 / 考比司他）。⑤Symtuza（丙酚替诺福韦 / 恩曲他滨 / 达芦那韦 / 考比司他）。

七、抗人类免疫缺陷病毒复方制剂

19-77

双汰芝 *
Combivir

【其他名称】

双太芝、齐多拉米双夫定、齐多夫定 / 拉米夫定、Zidovudine/Lamivudine。

【研发】

英国 Glaxo Smithkline（葛兰素史克）公司。

【上市日期】

1997 年 9 月英国。1999 年中国上市。

【药理作用】

本品是由同为核苷类反转录酶抑制剂的齐多夫定与拉米夫定组成的复方制剂。可有效地抑制人类免疫缺陷病毒（HIV）RNA 聚合酶活性。降低 HIV-1 病毒载量，增加淋巴免疫细胞 CD4 的计数，有效控制病程进展，降低病亡率。同时，本药对乙型肝炎病毒（HBV）也有明显抑制作用。两药合用，可致齐多夫定抗病毒作用增加 13%。

【临床应用】

用于治疗 HIV-1 感染及肝脏有代偿功能的慢性乙型肝炎。

【不良反应与注意事项】

① 对齐多夫定或拉米夫定过敏者禁用。② 孕妇禁用。FDA 对齐多夫定、拉米夫定妊娠用药安全性分级均为 C 级。③ 齐多夫定、拉米夫定均可从乳汁分泌，哺乳期妇女用药应停止供乳。实际上，不建议 HIV 感染者给婴幼儿哺乳。④12 岁以下儿童用药的安全性尚未确立，禁止用药。⑤ 肾功能低下者慎用，CrCl < 30mL/min 者禁用。⑥ 有皮疹、荨麻疹、瘙痒等过敏症状。⑦ 有恶心、呕吐、腹痛、腹泻、食欲减退等胃肠道反应。⑧ 偶有头痛、头晕、失眠、疲倦、发热、关节痛等。⑨ 有一过性 ALT、AST、AMS 升高。⑩ 有潜在的乳酸性酸中毒伴脂肪变性肝大。⑪ 偶可发生贫血、骨髓抑制。表现为白细胞减少、中性粒细胞减少、血小板减少、血红蛋白降低。⑫ 本品应用前，应进行 HBV 筛查，防止伴 HIV 感染者于治疗后出现 HBV 异常升高，致严重肝损伤。对此，应予密切关注。⑬ 用药期间一经确认出现胰腺炎，应停止给药。

【用法与用量】

口服。① 治疗 HIV-1 感染：每次 1 片，每日 2 次。② 治疗慢性 HBV 感染：每次 1 片，每日 1 次。

【制剂与规格】

片剂，齐多夫定 300mg/ 拉米夫定 150mg。

克力芝 *
Kaletra

【其他名称】
洛匹那韦 / 利托那韦、Lopinavir/Ritonavir、Aluvia。

【研发】
美国 Abbvie（艾伯维）公司。

【上市日期】
2000 年 9 月。2007 年中国批准进口上市。

【药理作用】
本品是由洛匹那韦与利托那韦组成的复方制剂。其中洛匹那韦是 HIV 蛋白酶抑制剂，可阻止 HIV Gag-Pol 多聚蛋白分裂，致其产生未成熟且无感染力的病毒颗粒，阻断 HIV 复制。利巴韦林也是 HIV 蛋白酶抑制剂，作用于 HIV Gag-Pol 多聚蛋白前体，导致其生成不成熟且无感染力的病毒颗粒，从而抑制 HIV 复制。两药组合应用，增强抗病毒效果。而且利托那韦又是 CYP3A 强抑制剂，可抑制经 CYP3A 介导的洛匹那韦体内代谢，升高其血药浓度，增加洛匹那韦的药效。

【临床应用】
本品与其他抗反转录酶药物联合用于治疗成人及 2 岁以上未成年人 HIV-1 感染。

本品曾试用于治疗由新型冠状病毒（SARS-COV-2）引起的新型冠状病毒肺炎（COVID-19）。瑞士巴塞尔大学研究结果显示，本品不足以对抗 SARS-COV-2。

【不良反应与注意事项】
① 对洛匹那韦、利托那韦过敏者禁用。② 孕妇不宜应用。FDA 对洛匹那韦妊娠用药的安全性分级为 C 级。③ 本品可从乳汁分泌，哺乳期妇女用药应停止供乳。④ 2 岁以下幼儿用药的安全性尚不明确，禁止应用。⑤ 有皮疹、瘙痒等过敏症状。⑥ 有恶心、呕吐、腹痛、腹泻、食欲不振等胃肠道反应。⑦ 有头痛、头晕、疲惫、失眠等症状。⑧ 可有 ALT、AST 和胆红素升高。⑨ 本品与核苷类反转录酶抑制剂药物联用，易出现高三酰甘油血症、高胆固醇血症。存在发生胰腺炎风险。应监测三酰甘油、胆固醇水平。⑩ 本品与核苷类反转录酶抑制剂药物联用，可有 CPK 增高，出现肌肉痛、肌炎，甚至横纹肌溶解症。⑪ 若与核苷类反转录酶抑制剂药物联用，偶可致脂肪再分布。表现向心性肥胖、颈背部脂肪堆积（水牛背）、面部瘦削、乳房增大等。⑫ 避免与维拉帕米等可引起 PR 间期延长药物同时应用，防止发生房室传导阻滞。⑬ 利福平、利福喷丁、卡马西平等强肝药酶诱导剂可促进洛匹那韦体内代谢，明显降低洛匹那韦血药浓度，减低疗效，避免合用。⑭ 其余详见本章洛匹那韦、利托那韦相关内容。

【用法与用量】
口服（吞服）。成人每次 2 片，每日 2 次。儿童体重 ≥ 40kg 或体表面积 > 1.4m² 者，每次 2 片，每日 2 次；体重 < 40kg 或体表面积在 0.6~1.4m²，推荐服用儿童用片剂或溶液剂。

【制剂与规格】

片剂，洛匹那韦 200mg/ 利托那韦 50mg。溶液剂，每 mL 含洛匹那韦 80mg/ 利托那韦 20mg。

19-79

舒发泰 *
Truvada

【其他名称】

特鲁瓦达、替诺福韦酯 / 恩曲他滨、Tenofovir Disoproxil/Emtricitabine。

【研发】

美国 Gilead（吉利德）公司。

【上市日期】

2004 年 8 月。2012 年 12 月 CFDA 批准中国上市。

【药理作用】

本品为替诺福韦酯与恩曲他滨组成的复方制剂。替诺福韦酯是替诺福韦的前体药，在体内被酯酶水解释出具有活性的替诺福韦，其经细胞激酶磷酸化为仍具活性的二磷酸替诺福韦，可有效抑制 HIV、HBV 反转录酶活性，阻断病毒复制。恩曲他滨与替诺福韦同为核苷类反转录酶抑制剂。两药组合后，对 HIV 和 HBV 有较强抑制作用，可有效抑制病毒复制，且有良好耐受性。

【临床应用】

用于治疗 HIV–1 感染。也用于 HIV 暴露前预防，可将人感染艾滋病的风险降低 70%~90%。

【不良反应与注意事项】

① 对替诺福韦酯或恩曲他滨过敏者禁用。② 孕妇慎用。FDA 对替诺福韦酯、恩曲他滨妊娠用药的安全性分级均为 B 级。③ 有皮疹、瘙痒等过敏症状。④ 有恶心、腹痛、腹泻、腹胀、消化不良、食欲减退等胃肠道反应。⑤ 头痛、头晕、疲倦、失眠等。⑥ 替诺福韦可致血磷水平下降，易引发骨质疏松。⑦ 偶可发生乳酸性酸中毒，伴脂肪变性肝大。⑧ 偶见转氨酶升高、血糖升高、TG 和 CPK 升高。⑨ 肾功能低下者慎用，CrCl < 50mL/min 者不宜应用。如果应用，须调整给药剂量，监测肌酐水平。⑩ 本品多与 HIV 整合酶抑制剂拉替拉韦或多替拉韦合用，疗效显著。⑪ 其余详见本章替诺福韦酯、恩曲他滨相关内容。

【用法与用量】

口服。成人每次 1 片，每日 1 次。

【制剂与规格】

片剂，替诺福韦酯 300mg/ 恩曲他滨 200mg。

康普莱
Complera

【其他名称】

恩曲他滨/利匹韦林/替诺福韦酯、恩曲利替、Eviplera、Emtricitabine/ Rilpivirine/Tenofovir Disoproxil。

【研发】

美国 Gilead（吉利德）与 Johnson & Johnson（强生）公司联合研发。

【上市日期】

2011 年 8 月欧盟。2015 年 12 月 CFDA 批准中国上市。

【药理作用】

本品为核苷类反转录酶抑制剂替诺福韦酯、恩曲他滨与非核苷反转录酶抑制剂利匹韦林组成的复方制剂。以上 3 种药物联合，对 HIV 展现叠加的抑制作用，可有效阻抑 HIV 的复制，增加疗效。

【临床应用】

用于治疗成人及 12 岁以上且体重 ≥ 35kg 未成年人 HIV-1 感染。

【不良反应与注意事项】

①对替诺福韦酯、恩曲他滨或利匹韦林过敏者禁用。②孕妇慎用。FDA 对替诺福韦酯、恩曲他滨、利匹韦林妊娠用药的安全性分级均为 B 级。③12 岁以下儿童用药的安全性尚不明确，不推荐应用。④肝肾功能低下者慎用，严重肝肾功能损伤者禁用。⑤有恶心、呕吐、腹痛、腹泻、腹胀、厌食等胃肠道反应。⑥ALT、AST、AMS 和 CPK 升高。⑦偶有胆固醇和三酰甘油升高。⑧偶可发生乳酸性酸中毒，伴脂肪变性肝大。⑨本品应用前应进行 HBV 筛查，检测乙肝核心抗体（HBcAb）和乙肝表面抗原（HBsAg），防止 HIV 合并 HBV 感染者，应用本药治疗结束后，发生 HBV 再激活，致转氨酶异常升高，肝脏严重受损。⑩利福平、利福布丁等 CYP3A 强诱导剂可促进本品体内代谢，致本品各组分血药浓度下降，抗病毒效果减低，避免合用。⑪奥美拉唑、兰索拉唑、雷贝拉唑等质子泵抑制剂类药物可降低本品所含各药的血药浓度，不宜合用。⑫肾功能低下者慎用，CrCl < 50mL/min 者不宜应用。若用，应调整给药剂量，监测肌酐水平。⑬Eviplera 为欧盟市场商品名称。⑭其余详见本章替诺福韦酯、恩曲他滨、利匹韦林相关内容。

【用法与用量】

口服（餐时整片吞服）。成人或 12 岁以上且体重 ≥ 35kg 未成年人每次 1 片，每日 1 次。

【制剂与规格】

片剂，替诺福韦酯 300mg/ 恩曲他滨 200mg/ 利匹韦林 25mg。

19-81

恩曲必得
Stribild

【其他名称】

替诺福韦酯 / 恩曲他滨 / 埃替拉韦 / 考比司他、Tenofovir Disoproxil/Emtricitabine/Elvitegravir/Cobicistat。

【研发】

美国 Gilead（吉利德）公司。

【上市日期】

2012 年 8 月欧盟。2018 年 7 月 CFDA 批准中国上市。

【药理作用】

本品是由替诺福韦酯、恩曲他滨、埃替拉韦、考比司他组成的复方制剂。其中替诺福韦酯与恩曲他滨为核苷类反转录酶抑制剂，可有效抑制 HIV、HBV 反转录酶活性，抑制病毒复制。而埃替拉韦为整合酶抑制剂，也可有效抑制 HIV 整合酶链转移，抑制病毒 DNA 与宿主免疫细胞 DNA 缩合，有效抑制 HIV 复制。本制剂中各组分作用于 HIV 的不同靶点并予多重抑制，可有效阻断 HIV 复制。考比司他为药代动力学增效剂，可延迟本品所含药物的体内代谢，升高各药血药浓度，增强抗病毒作用，提升疗效。

【临床应用】

用于治疗 HIV-1 感染。

【不良反应与注意事项】

① 对本品所含替诺福韦、恩曲他滨、挨替拉韦或考比司他过敏者禁用。② 孕妇禁用。③ 哺乳期妇女用药应停止供乳。④ 未成年人用药的安全性尚不明确，不推荐应用。⑤ 严重肝肾功能损伤者禁用。⑥ 有皮疹、瘙痒等过敏症状。⑦ 恶心、呕吐、腹痛、腹泻、腹胀、味觉改变、食欲减退等胃肠道反应。⑧ 头痛、头晕、乏力、嗜睡等。⑨ 偶可致血糖升高、三酰甘油升高。⑩ 可有 ALT、AST 升高，AMS、CPK 和肌酐升高。⑪ 偶有 WBC 下降、低血磷和骨质疏松。⑫ 偶可发生脂肪再分布。表现向心性肥胖，颈背部脂肪积聚（水牛背）、面部消瘦及乳房增大等。

【用法与用量】

口服。每次 1 片，每日 1 次。

【制剂与规格】

片剂，替诺福韦酯 300mg/ 恩曲他滨 200mg/ 埃替拉韦 150mg/ 考比司他 150mg。

19-82

绥美凯 *
Triumeq

【其他名称】

多替阿拉巴米、多替拉韦 / 阿巴卡韦 / 拉米夫定、Inbec、Dolutegravir/Abacavir/Lamivudine。

第十九章 抗病毒药

【研发】

英国 Glaxo Smithkline（葛兰素史克）公司旗下 Viiv Healthcare 公司。

【上市日期】

2014 年 8 月 FDA 认证。2018 年 1 月 CFDA 批准中国上市。

【药理作用】

本品是由拉米夫定、阿巴卡韦、多替拉韦组成的复方制剂。其中拉米夫定与阿巴卡韦是核苷类反转录酶抑制剂，可有效抑制人类免疫缺陷病毒（HIV）DNA 聚合酶活性。而多替拉韦是 HIV 整合酶抑制剂，可有效抑制病毒 DNA 与宿主免疫细胞 DNA 缩合，最终阻断 HIV 复制。通过对不同靶酶的抑制作用，本品展现了强劲、高效的抗病毒作用。是当前耐药屏障高、毒副作用小、耐受良好的一线抗 HIV-1 药物。

【临床应用】

用于治疗成人及 12 岁以上且体重＞40kg 青少年 HIV-1 感染。

【不良反应与注意事项】

① 对拉米夫定、阿巴卡韦或多替拉韦过敏者禁用。② 孕妇不宜应用。FDA 对拉米夫定、阿巴卡韦的妊娠用药安全性分级均为 C 级。③ 哺乳期妇女用药应停止供乳。实际上不建议 HIV 感染者自身母乳喂养婴幼儿。④12 岁以下儿童用药的安全性尚未确认，禁止用药。⑤ 肾功能低下者慎用，CrCl＜50mL/min 者不宜应用。⑥HIV、HBV 合并感染者不宜应用。因本品中的阿巴卡韦、多替拉韦对 HBV 无抑制作用，而拉米夫定对 HBV 易产生耐药。⑦ 阿巴卡韦主要经肝脏代谢，中、重度肝损伤（Child-Pugh B、C）者不宜应用，轻度损伤（Child-Pugh A）者慎用。⑧ 应用本品之前，须进行白细胞抗原 B-5701 基因，即 HLA-B* 5701 基因超敏测试，检测结果阴性方可用药。如果阳性患者用药，易致阿巴卡韦引起超敏反应。发生严重的 Stevens-Johnson 综合征，甚至中毒性表皮坏死松解症（Toxic Epidermal Necrolysis，TEN）。即使曾经服用过阿巴卡韦且可耐受者，重新服用阿巴卡韦，也可能发生超敏反应。所以，再次用药前仍需进行 HLA-B* 5701 基因检测。一旦发生超敏反应，将永久不能应用阿巴卡韦。⑨ 本品所含多替拉韦可增加二甲双胍血药浓度。如果合用，须调整二甲双胍用药剂量，并应监测肾功能，防止发生乳酸性酸中毒。⑩ 本品不宜与含有钙、镁、锌、铝等金属阳离子药物合用，因多替拉韦易与金属离子发生配位反应，降低多替拉韦血药浓度，从而减低本品疗效，避免同时应用。⑪ 有恶心、呕吐、腹痛、腹泻、腹胀、食欲减退等胃肠道反应。⑫ 偶有皮疹、瘙痒等过敏症状。⑬ 若漏服本药，且距下次服药时间在 4h 以上，应尽快补服。如果不足 4h，则应等待下次服药时间正常服药。

【用法与用量】

口服。成人及 12 岁以上且体重＞40kg 少年每次 1 片，每日 1 次。

【制剂与规格】

片剂，多替拉韦 50mg/ 阿巴卡韦 600mg/ 拉米夫定 300mg。

捷扶康 *
Genvoya

- -

【其他名称】

艾考恩丙替、埃替拉韦/考比司他/恩曲他滨/丙酚替诺福韦、Elvitegravir/Cobicistat/Emtricitabine/Tenofovir Alafenamide。

【研发】

美国 Gilead（吉利德）公司。

【上市日期】

2015 年 11 月。2018 年 8 月 CFDA 批准中国上市。

【药理作用】

本品为四合一抗 HIV 复方制剂。丙酚替诺福韦（替诺福韦艾拉酚胺）和恩曲他滨是核苷类 HIV 反转录酶抑制剂，除对 HIV 有良好抑制作用外，对 HBV 也有明显抑制作用。

其中丙酚替诺福韦是替诺福韦的前体药，治疗剂量仅为替诺福韦的 1/10，对肾与骨骼的毒副作用明显降低。埃替拉韦是 HIV 整合酶抑制剂，与丙酚替诺福韦、恩曲他滨联合，对 HIV 呈现强劲的三重抑制作用。考比司他虽无抗 HIV 作用，但作为药代动力学增效剂，可减缓丙酚替诺福韦、恩曲他滨和埃替拉韦的体内代谢，提升各药血药浓度，增强抗病毒效果。本品特点是，抗 HIV 作用强、疗效佳、耐药屏障高、对骨骼和肾脏的毒副作用低微。是目前治疗 HIV-1 感染的一线药物。

【临床应用】

用于治疗成人及 12 岁以上且体重＞35kg 青少年 HIV-1 感染。

【不良反应与注意事项】

① 对丙酚替诺福韦、恩曲他滨、埃替拉韦或考比司他过敏者禁用。② 肾功能低下者慎用，CrCl＜30mL/min 者禁用。③12 岁以下儿童用药的安全性尚不明确，不推荐应用。④ 孕妇用药宜权衡利弊。FDA 对替诺福韦、恩曲他滨妊娠用药的安全性分级为 B 级。⑤ 有皮疹、瘙痒等过敏症状。⑥ 有恶心、呕吐、腹痛、腹泻、腹胀、食欲减退等胃肠道反应。⑦ 头痛、头晕、疲倦和抑郁等。⑧ 应用本品之前宜进行乙肝病毒筛查，做乙肝表面抗原（HBsAg）和乙肝核心抗体（HBcAb）检测。防止 HIV、HBV 合并感染者在治疗中或治疗结束后，发生 HBV 再激活，引发严重的肝损伤。⑨ 偶有皮肤、巩膜黄染，茶色尿。⑩ 不宜与含有钙、镁、铝等金属离子药物合用，防止发生配位反应致本品血药浓度下降，疗效减低。

【用法与用量】

口服（餐时）。每次 1 片，每日 1 次。

【制剂与规格】

片剂，埃替拉韦 150mg/ 考比司他 150mg/ 恩曲他滨 200mg/ 丙酚替诺福韦 10mg。

普泽力 *
Prezcobix

【其他名称】
达芦那韦/考比司他、Darunavir/Cobicistat、Rezolsta。

【研发】
美国 Johnson & Johnson（强生）公司。

【上市日期】
2014 年 1 月欧盟。2018 年 7 月 CFDA 批准中国上市。

【药理作用】
本品是由 HIV 蛋白酶抑制剂达芦那韦与 CYP3A 抑制剂考比司他组成的复方制剂。考比司他自身无抗 HIV 活性，其为药代动力学增效剂，可抑制肝药酶对达芦那韦代谢，升高达芦那韦血药浓度，增加其抗 HIV 疗效。本品常与其他抗 HIV 反转录酶药物联合用于治疗 HIV 感染。

【临床应用】
适用于蛋白酶抑制剂初始治疗的 HIV-1 感染。

【不良反应与注意事项】
①对达芦那韦、考比司他过敏者禁用。②达芦那韦的结构含有磺胺基团，对磺胺类药物过敏者慎用。③达芦那韦、考比司他均在肝脏代谢，中度肝功能损伤（Child-Pugh B）者慎用，重度肝功能损伤（Child-Pugh C）者禁用。④考比司他可抑制肌酐自肾小管分泌，降低肌酐清除率。所以 CrCl < 70mL/min 者禁用。⑤妊娠妇女禁用。⑥未成年人用药的安全性尚不明确，不推荐应用。⑦有皮疹、斑丘疹、瘙痒等过敏症状。⑧有恶心、呕吐、腹痛、腹泻、腹胀、消化不良、食欲减退等胃肠道反应。⑨头痛、头晕、疲乏、肌肉痛、关节痛等。⑩偶可致高三酰甘油血症、高胆固醇血症。氨基转移酶升高、血糖升高。⑪利福平、利福布丁、卡马西平等 CYP3A 诱导剂可致本品血药浓度下降，疗效减低，避免合用。⑫若漏服时间尚未达到 12h，应尽快补服。若超过 12h，应待下次服药时间正常服药。切记勿同时服用双倍剂量。⑬Rezolsta 为欧盟市场商品名。

【用法与用量】
口服（餐时整片吞服）。每次 1 片，每日 1 次。

【制剂与规格】
片剂，达芦那韦 800mg/考比司他 150mg。

达可挥
Descovy

【其他名称】
丙酚替诺福韦/恩曲他滨、Tenofovir Alafenamide/Emtricitabine。

【研发】

美国 Gilead（吉利德）公司。

【上市日期】

2016 年 4 月。2018 年 12 月 NMPA 批准中国上市。

【药理作用】

本品是由丙酚替诺福韦与恩曲他滨组成的抗 HIV 复方制剂。丙酚替诺福韦是核苷类反转录酶抑制剂，抗病毒活性强，仅服用相当于 1/10 替诺福韦剂量的本品，便呈现很高的抗病毒效应，且明显改善肾功能与骨骼的安全参数，具有良好的耐药性、安全性。恩曲他滨也是核苷类反转录酶抑制剂，与丙酚替诺福韦联合，对病毒产生双重的抑制作用，有效阻断 HIV、HBV 复制。对肾脏和骨骼的损伤均低于舒发泰，疗效强于舒发泰（替诺福韦酯 / 恩曲他滨）。

【临床应用】

本品常与比特拉韦等整合酶抑制剂、达芦那韦等蛋白酶抑制剂联合用于治疗成人及 12 岁以上且体重 ≥ 35kg 未成年人 HIV-1 感染。

【不良反应与注意事项】

① 对丙酚替诺福韦或恩曲他滨过敏者禁用。② 孕妇用药宜权衡利弊，FDA 对丙酚替诺福韦、恩曲他滨妊娠用药的安全性分级为 B 级。③ 哺乳期妇女用药应停止供乳。④12 岁以下儿童用药安全性尚未确立，不推荐应用。⑤ 有皮疹、瘙痒等过敏症状。⑥ 有恶心、呕吐、腹痛、腹泻、消化不良、食欲减退等胃肠道反应。⑦ 偶有头痛、头晕、肌肉痛、呼吸急促等症状。⑧ 偶可发生皮肤、巩膜黄染，茶色尿液。⑨ 其余详见本章丙酚替诺福韦、恩曲他滨相关内容。

【用法与用量】

口服。成人及年龄 12 岁以上且体重 ≥ 35kg 未成年人每次 1 片，每日 1 次。

【制剂与规格】

片剂，丙酚替诺福韦 25mg/ 恩曲他滨 200mg。

19-86

必妥维 *

Biktarvy

- -

【其他名称】

比克恩丙诺、比特拉韦 / 恩曲他滨 / 丙酚替诺福韦、Bictegravir/Emtricitabine/Tenofovir Alafenamide。

【研发】

美国 Gilead（吉利德）公司。

【上市日期】

2018 年 2 月。2019 年 8 月 NMPA 批准中国上市。

【药理作用】

本品是由比特拉韦、恩曲他滨和丙酚替诺福韦组成的抗 HIV 复方制剂。其中丙酚替诺福韦、恩曲他滨均为核苷类反转录酶抑制剂，可抑制病毒 RNA 聚合酶活性，有效阻断 HIV、HBV 复制。比特拉韦是新一代 HIV 整合酶抑制剂。可阻抑病毒 DNA 与宿主免疫细胞 DNA 缩合，从而阻断 HIV 复制。本品通过不同靶向和多重抑制，对 HIV 复制展现强大的有效阻断。疗效显著，肝脏、肾脏和骨骼的毒性低微，且不易产生耐药，是目前最佳的抗 HIV-1 药物之一。

【临床应用】

用于治疗成人及 12 岁以上未成年人 HIV-1 感染。

【不良反应与注意事项】

① 对比特拉韦、恩曲他滨或丙酚替诺福韦过敏者禁用。② 孕妇慎用，FDA 对丙酚替诺福韦、恩曲他滨妊娠用药的安全性分级为 B 级。③ 哺乳期妇女用药应停止供乳。④ 12 岁以下未成年人用药的安全性尚不明确，不宜应用。⑤ 肝肾功能低下者慎用，CrCl < 30mL/min 者禁用。⑥ 有皮疹、瘙痒等过敏症状。⑦ 恶心、厌食、腹痛、腹泻、腹胀等胃肠道反应。⑧ 偶致乳酸性酸中毒伴脂肪变性的肝大。⑨ 偶有头痛、头晕、疲倦、抑郁等。

【用法与用量】

口服。每次 1 片，每日 1 次。

【制剂与规格】

片剂，比特拉韦 50mg/ 恩曲他滨 200mg/ 丙酚替诺福韦 25mg。

19-87

德思卓 *
Delstrigo

【其他名称】

多拉米替、多拉韦林 / 拉米夫定 / 替诺福韦酯、Doravirine/Lamivudine/Tenofovir Disoproxil、DOR/3TC/TDF。

【研发】

美国 Merck Sharp & Dohme（默沙东）公司。

【上市日期】

2018 年 8 月。2020 年 12 月 NMPA 批准中国上市。

【药理作用】

本品是由非核苷反转录酶抑制剂多拉韦林与核苷类反转录酶抑制剂拉米夫定、替诺福韦二吡呋酯组成的复合制剂。其中多拉韦林为新型非核苷反转录酶抑制剂类药物，对人类免疫缺陷病毒（HIV）RNA 聚合酶有较强的抑制作用，可有效阻断 HIV-1 复制，而且对血脂升高和体重增加的影响相对轻微，耐受性良好。拉米夫定与替诺福韦二吡呋酯均为核苷反转录酶抑制剂类药物，可有效抑制人类免疫缺陷病毒、乙型肝炎病毒 RNA 聚合酶活性，阻断 HIV 及 HBV 复制。组合后的本药对 HIV-1 表现强力的三重抑制，疗效显著，耐药屏障高。展现了本品良好的有效性和安全性。

【临床应用】

用于治疗既往或现今无非核苷反转录酶抑制剂类药物耐药证据的成人 HIV-1 感染。

【不良反应与注意事项】

① 对本品所含任一成分过敏者禁用。② 孕妇不宜应用，FDA 对本品组分拉米夫定的妊娠用药安全性分级为 C 级。③ 拉米夫定及替诺福韦均可经乳汁分泌，哺乳期妇女用药应停止哺乳。实际上，不建议 HIV 感染者行母乳喂养婴儿。④18 岁以下未成年人用药的有效性、安全性尚未确立，不推荐应用。⑤ 偶有皮疹、瘙痒等过敏症状。⑥ 有恶心、呕吐、腹痛、腹泻、腹胀、食欲减退等胃肠道反应。⑦ 有头痛、头晕、疲倦、睡眠障碍等中枢神经系统症状表现。⑧ 偶可发生肌肉痛、肌无力、关节疼痛。⑨ 替诺福韦易致低血磷症，偶可出现骨质疏松。⑩ 肾功能低下者慎用，CrCl < 50mL/min 者不宜应用。⑪ 本药服用前，应进行 HBV 筛查，检测乙肝核心抗体（HBcAb）和乙肝表面抗原（HBsAg），防止治疗结束后发生 HBV 再激活，转氨酶异常升高，致严重肝损伤。⑫ 少见乳酸性酸中毒伴脂肪变性肝大。⑬ 利福平、利福喷汀、卡马西平、苯妥英等 CYP3A 强诱导剂可促进本品成分中多拉韦林的体内代谢，致多拉韦林血药浓度下降，疗效减低，避免合用。⑭ 本品含赋形剂乳糖。有遗传性半乳糖不耐受、Lapp 乳糖酶缺乏或葡萄糖 – 半乳糖吸收不良者禁用。

【用法与用量】

口服。每次 1 片，每日 1 次

【制剂与规格】

片剂，多拉韦林 100mg/ 拉米夫定 300mg/ 替诺福韦二吡呋酯 300mg。

19-88

克韦滋
Epzicom

- -

【其他名称】

阿巴卡韦 / 拉米夫定、Abacavir/Lamivudine。

【研发】

英国 Glaxo Smithkline（葛兰素史克）旗下 Viiv Healthcare 公司。

【上市日期】

2004 年 8 月。2012 年 CFDA 批准中国上市。

【药理作用】

本品系阿巴卡韦与拉米夫定组成的复方制剂。阿巴卡韦与拉米夫定同为核苷类反转录酶抑制剂，可阻止病毒 DNA 链延长，有效抑制 HIV 复制。联合用药增强抗病毒作用，提升耐药屏障。本品吸收良好，生物利用度 80%~85%，给药量的 70%~80% 经肾排随尿液排出。

【临床应用】

本品可单独或与其他抗反转录酶药物联合应用于治疗成人 HIV-1 感染。

【不良反应与注意事项】

① 对本品所含成分阿巴卡韦、拉米夫定过敏者禁用。② 孕妇不宜应用。FDA 对本品妊娠用药的安全性分级为 C 级。③ 本复方制剂所含药品可经乳汁分泌，哺乳期妇女用药应停止供乳。其实不建议 HIV 感染者母乳喂养婴幼儿。④ 有皮疹、瘙痒等皮肤过敏症状。⑤ 有恶心、呕吐、腹痛、腹泻等胃肠道反应。⑥ 肝、肾功

能低下者慎用。中、重度肝损伤者禁用，CrCl < 50mL/min 者禁用。⑦ 可有头痛、头晕、失眠、乏力、抑郁、焦虑等中枢神经系统症状。⑧ALT、AST 和 AMS 升高。偶可发生乳酸性酸中毒伴脂肪变性肝大。一经发生，即刻停药。⑨ 用药前宜行 HLA-B* 5701 基因检测，防止发生 Stevens-Johnson 综合征等严重超敏反应。

【用法与用量】
口服。成人每次 1 片，每日 1 次。

【制剂与规格】
片剂，阿巴卡韦 600mg/ 拉米夫定 300mg。

19-89

三协唯
Trizivir

【其他名称】
阿巴卡韦双夫定、阿巴卡韦 / 齐多夫定 / 拉米夫定、Abacavir/Zidovudine/Lamivudine。

【研发】
英国 GSK（葛兰素史克）旗下 Viiv Healthcare 公司。

【上市日期】
2000 年 11 月。2002 年中国上市。

【药理作用】
本品为阿巴卡韦 / 齐多夫定 / 拉米夫定组成的复方制剂。其中阿巴卡韦属核苷类 HIV 反转录酶抑制剂，为无活性的前体药。当进入人体细胞后，在细胞激酶作用下，被磷酸化为具有活性的三磷酸阿巴卡韦，其可替代天然底物脱氧鸟苷三磷酸酯，掺入病毒 DNA 链中，阻止 DNA 链延长，从而抑制 HIV 复制。

齐多夫定也为核苷类反转录酶抑制剂，在被 HIV 感染的细胞内经胸苷激酶作用被磷酸化为具有活性的三磷酸齐多夫定，其可竞争性地抑制 HIV 反转录酶，则病毒 DNA 合成受阻，从而抑制 HIV 复制。

拉米夫定同属核苷类 HIV 反转录酶抑制剂，在人体细胞内被磷酸化为具有活性的拉米夫定三磷酸酯，其可阻止病毒 DNA 链延长，抑制 HIV 复制。以上 3 种药物组合呈现协同抗病毒作用，提升了耐药屏障。

【临床应用】
用于治疗成人 HIV-1 感染。

【不良反应与注意事项】
① 对本品组分阿巴卡韦、齐多夫定、拉米夫定过敏者禁用。② 孕妇不宜应用，FDA 对本品妊娠用药的安全性分级为 C 级。③ 哺乳期妇女用药应停止供乳。④ 有皮疹、瘙痒、发热等过敏症状。⑤ 有恶心、呕吐、腹痛、腹泻、食欲减退等胃肠道反应。⑥ 可有中性粒细胞减少、白细胞减少及贫血。禁用于中性粒细胞数 < 750/μL 或 Hb < 7.5g/dL 者。⑦ 肝肾功能低下者慎用。中、重度肝损伤禁用，CrCl < 50mL/min 者禁用。⑧ 用药期间若出现恶心、呕吐、腹痛、转氨酶快速升高、进行性肝大或原因不明的乳酸性酸中毒应立即停药。⑨ 本制剂含有阿巴卡韦，所以用药前宜进行 HLA-B* 5701（人类白细胞抗原）基因检测，防止发生 Stevens-

Johnson 综合征等严重超敏反应。⑩ 停药后偶可发生 HBV 再激活，致严重肝损伤。必要时，宜于用药前行 HBV 筛查。检测 HBcAB 和 HBsAg。⑪ 乙醇可抑制阿巴卡韦通过乙醇脱氢酶和葡萄糖醛酸转移酶代谢，可致阿巴卡韦 AUC 增加 41%，$t_{1/2}$ 延长 26%。

【用法与用量】
口服。成人每次 1 片，每日 1 次。

【制剂与规格】
片剂，阿巴卡韦 300mg/ 齐多夫定 300mg/ 拉米夫定 150mg。

19-90

替拉依
Atripla
- -

【其他名称】
依非韦仑 / 恩曲他滨 / 替诺福韦酯、阿曲普拉、Viraday、Efavirenz/Emtricitabine/Tenofovir Disoproxil。

【研发】
美国 Bristol-Myers Squibb（百时美施贵宝）与 Gilead Sciences（吉利德科学）公司联合研发。

【上市日期】
2006 年 7 月。2007 年 2 月北京诺华公司获 CFDA 生产上市批文。

【药理作用】
本品为依非韦仑、恩曲他滨和替诺福韦酯组合成的复方制剂。其中依非韦仑为非核苷 HIV 反转录酶抑制剂，可抑制 HIV 复制。恩曲他滨是核苷类 HIV 反转录酶抑制剂，在人体细胞中经磷酸激酶作用，转化为具有活性的三磷酸恩曲他滨，其可抑制 HIV 反转录酶和 HBV 聚合酶活性，有效抑制病毒 DNA 合成，从而阻断病毒复制。替诺福韦二吡呋酯亦为核苷反转录酶抑制剂，为替诺福韦前体药，在体内被酯酶水解后，经细胞激酶磷酸化成具有活性的二膦酸替诺福韦，其可有效地抑制 HIV 反转录酶及 HBV 聚合酶活性，阻断病毒复制。

替诺福韦二吡呋酯与依非韦仑、恩曲他滨组合应用，对 HIV 展现三重强劲抑制，增强了抗病毒作用。

【临床应用】
本品可单独或与其他抗反转录酶药物联用于治疗成人和体重至少 40kg 的青少年 HIV 感染。

【不良反应与注意事项】
① 对本品组分依非韦仑、恩曲他滨或替诺福韦酯过敏者禁用。② 孕妇用药宜权衡利弊。FDA 对本品成分之一的依非韦仑妊娠用药安全性分级为 C 级。③ 哺乳期妇女用药应停止供乳。④ 有皮疹、瘙痒等过敏症状。偶可发生多形性红斑或 Stevens-Johnson 综合征等超敏反应，一经发现即刻停药。⑤ 有恶心、呕吐、腹痛、腹泻等胃肠道反应。⑥ 肝、肾功能低下者慎用。中、重度肝功能损伤者禁用，CrCl < 50mL/min 者禁用。⑦ 有头痛、头晕、疲倦、失眠、抑郁、焦虑、幻觉等

神经系统症状。⑧ 替诺福韦可致体内磷酸盐排泄量增加，存在发生低磷血症风险。老年人慎用，未成年人忌用。⑨ 偶可发生脂肪再分布，表现向心性肥胖、颈、背部脂肪堆积（水牛背）等。⑩ 偶可致乳酸性酸中毒伴脂肪变性肝大。⑪ 本药应用前宜进行 HBV 筛查。检测 HBcAb 和 HBsAg，防止停药后发生 HBV 再激活，致严重肝损伤。⑫Viraday 为印度 Cipla（西普拉）药厂生产的本品仿制药商品名。⑬ 其余详见本章依非韦仑、恩曲他滨、替诺福韦酯相关内容。

【用法与用量】
口服（空腹）。成人及体重至少 40kg 的儿童每次 1 片，每日 1 次。

【制剂与规格】
片剂，依非韦仑 600mg/ 恩曲他滨 200mg/ 替诺福韦酯 300mg。

19-91

多伟托 *
Dovato

【其他名称】
多替拉韦 / 拉米夫定、Dolutegravir/Lamivudine。

【研发】
英国 Glaxo Smithkline（葛兰素史克）旗下 Viiv Healthcare 公司。

【上市日期】
2019 年 4 月。2021 年 3 月 NMPA 批准中国上市。

【药理作用】
本品为多替拉韦与拉米夫定组成的复方制剂。其中多替拉韦为第二代 HIV 整合酶链转移抑制剂，通过阻止病毒 DNA 整合至人体免疫细胞而阻断 HIV 复制。拉米夫定为核苷类反转录酶抑制剂，口服后在肝细胞内经磷酸化为具有活性的拉米夫定三磷酸酯，其可抑制 HIV 和 HBV 活性，阻止病毒 DNA 链延长，阻断病毒复制。多替拉韦与拉米夫定组合应用，可提升耐药屏障，增加疗效。

【临床应用】
用于曾接受一种稳定的抗反转录病毒方案治疗已实现病毒学抑制（HIV-1 RNA < 50 copies/mL）无治疗失败史，且对多替拉韦等整合酶抑制剂、拉米夫定等核苷类反转录酶抑制剂没有已知或疑似耐药的成人及 12 岁以上（体重 > 40kg）青少年 HIV-1 感染的治疗。

【不良反应与注意事项】
① 对本品组分多替拉韦或拉米夫定过敏者禁用。② 孕妇不宜应用。FDA 对拉米夫定妊娠用药的安全性分级为 C 级。③ 哺乳期妇女用药应停止供乳。④12 岁以下儿童用药的安全性尚不明确，不推荐应用。⑤ 有皮疹、瘙痒、发热等过敏症状。⑥ 有恶心、呕吐、腹痛、腹泻、食欲减退等胃肠道反应。⑦ 头痛、头晕、肌肉痛、关节痛等。⑧ 偶有 ALT、AST、AMS 升高。⑨ 偶可发生乳酸性酸中毒，脂肪变性肝大。⑩ 偶可发生脂肪再分布，如向心性肥胖，颈背部脂肪堆积（水牛背）等。⑪ 肝、肾功能低下者慎用，CrCl < 30mL/min 者禁用。⑫ 含有钙、镁、锌、铝等金属离子药物可与多替拉韦发生配位反应，致多替拉韦血药浓度下降，抗病毒疗效

减低，避免同用。

【用法与用量】

口服。每日 1 次，每次 1 片。

【制剂与规格】

片剂，多替拉韦 50mg/ 拉米夫定 300mg。

19-92

吉唯久 *

【其他名称】

奈韦拉平齐多拉米双夫定、奈韦拉平 / 齐多夫定 / 拉米夫定、Nevirapine/
Zidovudine/Lamivudine。

【研发】

中国迪赛诺生物医药公司。

【上市日期】

2018 年 5 月。

【药理作用】

本品为奈韦拉平、齐多夫定、拉米夫定组合的复方制剂。是首个国产三合一抗
HIV 药物。奈韦拉平为非核苷反转录酶抑制剂，可有效阻断 HIV 复制。齐多夫定
是核苷类反转录酶抑制剂，口服后，在被 HIV 感染的细胞内经磷酸化转成具有活
性的三磷酸齐多夫定，其可竞争性的抑制 HIV 反转录酶，阻碍病毒 DNA 合成，抑
制 HIV 复制。拉米夫定亦为核苷类反转录酶抑制剂，在肝细胞内经磷酸化为具有
活性的拉米夫定三磷酸盐，其可有效抑制 HIV 及 HBV 复制。以上 3 种药物组合应
用，增强了抗 HIV 作用，提升了耐药屏障。

【临床应用】

用于治疗成人 HIV-1 感染。

【不良反应与注意事项】

① 对本品组分奈韦拉平、齐多夫定、拉米夫定等 HIV 反转录酶抑制剂类药物
过敏者禁用。② 孕妇忌用。FDA 对本品所含奈韦拉平等药物的妊娠用药的安全性
分级均为 C 级。③ 有恶心、呕吐腹痛、腹泻、食欲减退等胃肠道反应。④ 奈韦拉
平多可引起皮疹、红斑、瘙痒等皮肤过敏症状。甚至引发严重的 Stevens-Johnson 综
合征。一旦出现应即刻停药。⑤ 肝肾功能低下者慎用。中、重度肝功能损伤者禁
用，CrCl < 50mL/min 者禁用。⑥ 中性粒细胞减少、血小板减少、贫血。⑦ALT、
AST、AMS 升高，偶可发生乳酸性酸中毒、进行性肝大。⑧ 利福平等 CYP3A 强诱
导剂可加速本品体内代谢，致本品所含各药血药浓度下降，避免合用。⑨ 为降低
奈韦拉平的皮疹发生率，在服用本复方制剂前，宜先行奈韦拉平导入期用药。奈韦
拉平给药的剂量是每次 200mg，每日 1 次，持续 14d。⑩ 其余详见本章奈韦拉平、
齐多夫定、拉米夫定相关内容。

【用法与用量】

口服。成人每次 1 片，每日 2 次。

【制剂与规格】

片剂，奈韦拉平 200mg/ 齐多夫定 300mg/ 拉米夫定 150mg。

19-93

Evotaz

- -

【其他名称】

阿扎那韦 / 考比司他、Atazanavir/Cobicistat。

【研友】

美国 Bristol-Myers Squibb（百时美施贵宝）。

【上市日期】

2015 年 1 月。2020 年 NMPA 批准中国上市。

【药理作用】

本品是由阿扎那韦与考比司他组成的二合一复方制剂。阿扎那韦是第二代 HIV 蛋白酶抑制剂，可有效抑制 HIV 蛋白酶活性，抑制 HIV-1 多聚蛋白合成，从而阻断 HIV-1 复制。

而考比司他自身无抗 HIV 活性，但是对肝药酶 CYP3A 有较强的抑制作用，可有效抑制 CYP3A 对阿扎那韦体内代谢的促进作用，从而可升高阿扎那韦血药浓度，增强阿扎那韦抗病毒作用，增加疗效。其余详见本章阿扎那韦、考比司他相关内容。

【临床应用】

用于治疗成人 HIV-1 感染。

【不良反应与注意事项】

① 对本品组分阿扎那韦、考比司他过敏者禁用。② 妊娠妇女用药，只有当潜在的益处大于潜在的风险时方可应用。③ 有皮疹、瘙痒等皮肤过敏症状。偶可发生多形性红斑、Stevens-johnson 综合征等严重超敏反应，一经发生应即刻停药。④ 有恶心、食欲减退、腹胀、腹泻等胃肠道反应。⑤ 轻、中度肝损伤（Child-Pugh A、B）者慎用，重度肝损伤（Child-Pugh C）者禁用。⑥ HIV、HBV 合并感染者，存在转氨酶异常升高，肝功能失代偿的风险。⑦ 阿扎那韦可致 PR 间期延长，不宜与可延长 PR 间期的药物联用。⑧ 偶致血糖升高，诱发糖尿病。偶致高胆红素血症（停药后可逆）。⑨ 偶见皮肤、巩膜黄染。

【用法与用量】

口服（餐时）。成人每次 1 片，每日 1 次。

【制齐与规格】

片剂，阿扎那韦 300mg/ 考比司他 150mg。

Dutrebis

【其他名称】

拉米夫定 / 拉替拉韦、Lamivudine/Raltegravir。

【研发】

美国 Merck Sharp & Dohme（默沙东）公司。

【上市日期】

2015 年 2 月。2020 年 NMPA 批准中国上市。

【药理作用】

本品是由拉米夫定与拉替拉韦组成的二合一复方制剂。其中拉米夫定为核苷类反转录酶抑制剂，口服后在肝细胞内经磷酸化成为拉米夫定三磷酸盐，其可有效抑制 HIV 反转录酶活性，阻断病毒 DNA 合成与复制。而拉替拉韦是整合酶链转移抑制剂，可抑制 HIV 整合酶活性，如果没有整合酶，则病毒 DNA 便不能与宿主细胞 DNA 缩合，从而有效阻断 HIV 复制。拉米夫定与拉替拉韦组合应用，可对 HIV-1 展现强力的双重抑制，增加疗效。

【临床应用】

用于治疗成人和 16 岁以上青少年及 6~16 岁且体重 > 30kg 的儿童、少年 HIV-1 感染。

【不良反应与注意事项】

① 对拉米夫定或拉替拉韦过敏者禁用。② 孕妇不宜应用，FDA 对本品妊娠用药的安全性分级为 C 级。③6 岁以下及 6~16 岁体重 < 30kg 的儿童禁用。④ 肝肾功能低下者慎用，重度肝损伤或 CrCl < 50mL/min 者禁用。⑤ 有皮疹、瘙痒等皮肤过敏症状。偶可发生多形性红斑、Stevens-johnson 综合征、表皮坏死松解症等严重的超敏反应。一旦发生，应即刻停药。⑥ 恶心、腹泻等胃肠道症状。⑦ 有头痛、头晕、失眠、疲倦等中枢神经系统症状。⑧ 偶可致 CPK 升高，存在诱发肌病风险。⑨ 偶见乳酸性酸中毒伴脂肪变性肝大。⑩ 本品用药前宜行 HBV 筛查，防止 HBV、HIV 合并感染者于用药期间或用药结束后发生 HBV 再激活，致严重肝损伤。⑪ 利福平等 CYP3A 强诱导剂可促进拉米夫定、拉替拉韦体内代谢，致本品血药浓度下降，疗效减低，避免合用。⑫ 含有镁铝等金属离子的药物可与本药发生配位反应，致本品血药浓度下降，疗效减低，避免合用。

【用法与用量】

口服。成人及 16 岁以上少年和 6~16 岁且体重 > 30kg 的儿童、少年每次 1 片，每日 2 次。

【制剂与规格】

片剂，拉米夫定 150mg/ 拉替拉韦 300mg。

Odefsey

【其他名称】

恩曲他滨 / 丙酚替诺福韦 / 利匹韦林、Emtricitabine/Tenofovir Alafenamide/Rilpivirine。

【研发】

美国 Gilead（吉利德）公司。

【上市日期】

2016 年 3 月。

【药理作用】

本品是由恩曲他滨、丙酚替诺福韦、利匹韦林组成的复合制剂。其中恩曲他滨是核苷 HIV 反转录酶抑制剂，当其进入体细胞后，经细胞激酶作用转化为具有活性的恩曲他滨三磷酸盐，该代谢产物可抑制 HIV 反转录酶活性，抑制病毒 DNA 合成，阻断 HIV-1 复制。

丙酚替诺福韦亦为核苷反转录酶抑制剂，是替诺福韦前体药。当丙酚替诺福韦进入肝细胞后，经脂酶水解生成替诺福韦，继而被磷酸化成具有活性的二磷酸替诺福韦，其可与 HIV 反转录酶整合，阻断病毒 DNA 合成与复制。

而利匹韦林属第二代非核苷反转录酶抑制剂，可有效抑制 HIV 反转录酶活性，阻断 HIV 复制。以上 3 种药物组合应用，对 HIV-1 展现三重抑制，可有效阻抑 HIV-1 复制，增加抗病毒疗效。其余详见本章恩曲他滨、丙酚替诺福韦、利匹韦林相关内容。

【临床应用】

用于治疗成人及 12 岁以上且体重 > 35kg 未成年人 HIV-1 感染。

【不良反应与注意事项】

① 对本品组分恩曲他滨、丙酚替诺福韦或利匹韦林过敏者禁用。② 孕妇慎用，FDA 对本品妊娠用药的安全性分级为 B 级。③ 哺乳期妇女用药应停止供乳。实际上，不建议 HIV 感染者母乳喂养婴幼儿。④12 岁以下或体重 < 35kg 的儿童用药安全性尚未确立，不推荐给药。⑤ 肝肾功能低下者慎用，重度肝损伤（Child-Pugh C）或 CrCl < 50mL/min 者禁用。⑥ 有皮疹、瘙痒等皮肤过敏症状。偶可发生多形性红斑、Stevens-Johnson 综合征等超敏反应。一旦发生应即刻停药。⑦ 有恶心、呕吐、腹痛、腹胀等胃肠道反应。⑧ 有头痛、头晕、乏力等中枢神经系统症状。⑨ 偶可致乳酸性酸中毒伴脂肪变性肝大。⑩ 利福平等 CYP3A 强诱导剂可促进本品体内代谢，致血药浓度下降，疗效减低，避免合用。⑪ 雷贝拉唑等质子泵抑制剂类药物可升高胃液 pH，减少本药吸收，降低利匹韦林血药浓度，减低抗病毒疗效，避免同时应用。

【用法与用量】

口服（餐时）。12 岁以上且体重 ≥ 35kg HIV-1 感染者每次 1 片，每日 1 次。

【制剂与规格】

片剂，恩曲他滨 200mg/ 丙酚替诺福韦 25mg/ 利匹韦林 25mg。

Juluca

【其他名称】

多替拉韦 / 利匹韦林、Dolutegravir/Rilpivirine。

【研发】

英国 Glaxo Smith Kline（葛兰素史克）公司旗下 Viiv Healthcare 公司。

【上市日期】

2017 年 11 月。2021 年 1 月 NMPA 批准中国上市。

【药理作用】

本品为多替拉韦与利匹韦林组成的二合一复方制剂。其中多替拉韦是 HIV 整合酶链转移抑制剂，可有效抑制 HIV 整合酶活性，如果没有整合酶，病毒 DNA 便不能与宿主细胞 DNA 缩合，从而阻断 HIV 复制。

利匹韦林是非核苷反转录酶抑制剂，可有效抑制 HIV 反转录酶活性，阻断病毒复制。上述两种药物组合，分别从不同的靶向对 HIV-1 展现双重抑制，有效阻断病毒复制，疗效明显。

【临床应用】

用于已接受至少 6 个月稳定的抗反转录病毒治疗方案实现病毒学抑制（HIV-RNA < 50 copies/mL）无治疗失败史，而且对 NNRTIs 或 INSTIs 类药物无耐药的成人 HIV-1 感染治疗。

【不良反应与注意事项】

① 对本品所含多替拉韦或利匹韦林过敏者禁用。② 妊娠妇女用药宜权衡利弊。③ 哺乳期妇女用药应停止供乳。④ 有皮疹、瘙痒等过敏症状。偶可发生严重超敏反应，一旦出现应即刻停止用药。⑤ 有恶心、食欲减退、腹痛、腹泻等胃肠道反应。⑥ 有头痛、焦虑、抑郁等神经系统症状。⑦ 本品具肝毒性，用药期间应监测肝功能。⑧ 奥美拉唑、雷贝拉唑等质子泵抑制剂类药物可升高胃液 pH 值，从而影响本药吸收，降低本药血药浓度，减低疗效，避免同时用药。⑨ 本品不宜与含有钙、镁、铝等金属离子药物联用，因其可与本药发生配位反应，使本药血药浓度降低，从而降低抗病毒效果。⑩ 利福平等 CYP3A 强诱导剂可促进本药的体内代谢，致本品血药浓度下降，降低抗病毒效果，避免同用。⑪ 偶可发生脂肪再分布。表现向心性肥胖，颈背部脂肪积聚等。

【用法与用量】

口服（餐时）。成人每次 1 片，每日 1 片。

【制剂与规格】

片剂，多替拉韦 50mg/ 利匹韦林 25mg。

Symtuza

【其他名称】

达芦那韦/恩曲他滨/丙酚替诺福韦/考比司他、Darunavir/Emtricitabine/Tenofovir Alafenamide/Cobicistat。

【研发】

美国 Johnson & Johnson（强生）公司旗下 Janssen（杨森）公司。

【上市日期】

2017 年 10 月 EMA 认证。

【药理作用】

本品是由达芦那韦、恩曲他滨、丙酚替诺福韦、考比司他组成的四合一复方制剂。其中达芦那韦是第二代 HIV 蛋白酶抑制剂，可选择性的抑制被感染细胞中 HIV 编码的 Gag-Pol 多聚蛋白裂解，阻止成熟且具感染性的病毒颗粒形成，从而阻断病毒复制。

恩曲他滨为核苷类 HIV 反转录酶抑制剂，在体内经细胞激酶作用转成具有活性的恩曲他滨三磷酸盐，该代谢产物可抑制 HIV 反转录酶活性，抑制病毒 DNA 合成，有效阻断 HIV-1 复制。

丙酚替诺福韦亦为核苷反转录酶抑制剂，是替诺福韦的前体药，当丙酚替诺福韦进入肝细胞后被水解释出替诺福韦，替诺福韦继而磷酸化为具有活性的二磷酸替诺福韦，其可与 HIV 反转录酶整合，从而阻断病毒 DNA 合成与复制。而且丙酚替诺福韦耐药屏障高、对骨骼和肾脏的毒副作用小，安全性高，对 HIV、HBV 的抑制作用强。

而考比司他是药代动力学增效剂。自身无抗 HIV 活性，但是对肝药酶 CYP3A 有较强的抑制作用，可有效抑制 CYP3A 对达芦那韦、恩曲他滨和丙酚替诺福韦体内代谢的促进作用，升高达芦那韦等各药的血药浓度，增强抗病毒作用。以上 4 种药物组合应用，可对 HIV 产生强力抑制作用，提高了疗效。其余详见本章达芦那韦、恩曲他滨、丙酚替诺福韦和考比司他相关内容。

【临床应用】

用于既往未接受治疗（初治）以及某些已实现病毒学抑制（HIV-RNA < 50 拷贝/mL）的成人 HIV-1 感染治疗。

【不良反应与注意事项】

① 对本品组分达芦那韦、恩曲他滨、丙酚替诺福韦和考比司他过敏者禁用。② 妊娠妇女不宜应用。③ 肝肾功能低下者慎用，重度肝损伤（Child-Pugh C）或 CrCl < 30mL/min 者禁用。④ 有皮疹、瘙痒等皮肤过敏症状。偶可发生多形性红斑、Steveens-Johnson 综合征等严重超敏反应。⑤ 有恶心、食欲减退等胃肠道反应。⑥ 用药前宜行 HBV 筛查，进行 HBcAb 和 HBsAg 检测，防止 HIV、HBV 合并感染者于治疗后发生 HBV 再激活致严重肝损伤。⑦ 偶可发生乳酸性酸中毒伴脂肪变性肝大。

【用法与用量】
口服（餐时）。成人每次 1 片，每日 1 次。
【制剂与规格】
片剂，达芦那韦 800mg/ 恩曲他滨 200mg/ 丙酚替诺福韦 10mg/ 考比司他 150mg。

19-98

Cabenuva

【其他名称】
卡博特韦 / 利匹韦林、Cabotegravir/Rilpivirine、CAB/RPV。
【研发】
英国 Glaxo Smithkline（葛兰素史克）旗下 Viiv Healthcare 公司与美国 Johnson & Johnson（强生）旗下 Janssen（杨森）公司合作研发。
【上市日期】
2020 年 3 月加拿大首市。2020 年 12 月 EMA 批准欧盟上市。2021 年 1 月 FDA 批准美国上市。
【药理作用】
本品为整合酶抑制剂卡博特韦的缓释混悬注射剂与非核苷反转录酶抑制剂利匹韦林缓释混悬注射剂的组合。其中卡博特韦属新型整合酶抑制剂，可有效抑制 HIV 整合酶链转移，抑制病毒 DNA 与宿主免疫细胞 DNA 缩合，有效阻断 HIV 复制。而利匹韦林为非核苷反转录酶抑制剂，也可有效抑制 HIV 复制。两种药物分别制成缓释混悬注射剂，每月 1 次注射给药，展现了强效和长效的抗病毒作用。
【临床应用】
用于治疗已实现病毒学抑制（HIV-1 RNA < 50 copies/mL）并对整合酶抑制剂和非核苷反转录酶抑制剂类药物无耐病毒证据或治疗失败的年龄 ≥ 12 岁，体重 ≥ 35kg 的少年及成人 HIV-1 感染。
【不良反应与注意事项】
①对卡博特韦或利匹韦林过敏者禁用。②12 岁以下儿童用药的安全性尚不明确，不推荐应用。③偶有皮疹、瘙痒、嗜酸性粒细胞增多等过敏反应。④有恶心、呕吐、腹泻、厌食等胃肠道反应。⑤头痛、头晕、发热、肌肉痛、关节痛等。⑥注射本药后，偶可见烦躁不安、抑郁或情绪低落、皮肤潮红及口、舌麻木感。⑦应用本药前应进行 HBV 筛查，检测乙肝核心抗体（HBcAb）和乙肝表面抗原（HBsAg），防止治疗后发生转氨酶异常升高，致严重肝损伤。⑧利福平、利福布汀、卡马西平、苯妥英等 CYP3A 诱导剂可促进卡博特韦、利匹韦林的体内代谢，致其血药浓度下降，抗病毒疗效减低，避免同时应用。⑨轻、中度肝损伤（Chld-pugh A 或 B）者无须调整用药剂量，严重肝损伤（Chld-pugh C）者，用药的安全性尚不明确。⑩本品不宜与可致 QT 间期延长的药物合用，防止发生心律失常。⑪本品为混悬剂，用前须轻轻摇匀，注射可有局部刺激性疼痛。
【用法与用量】
肌肉注射（臀部）。本品在注射给药之前，应首先口服卡博特韦和利匹韦林，以评估患者对 Cabenuva 的耐受性。① 口服给药：口服卡博特韦 30mg/ 利匹韦林 25mg，每日 1 次，连续 4 周。② 首次注射给药：自第 5 周开始，一次性注射卡博特韦缓释混悬注射液 600mg/3mL、利匹韦林缓释混悬注射液 900mg/3mL。③ 维持注射给药：首次注射给药 1 个月后起始，每月均一次性注射卡博特韦缓释混悬注射液 400mg/2mL、利匹韦林缓释混悬注射液 600mg/2mL。

【制剂与规格】

缓释混悬注射剂，卡博特韦 400mg/2mL/ 瓶、600mg/3mL/ 瓶，利匹韦林 600mg/2mL/ 瓶、900mg/3mL/ 瓶。

第七节　抗新型冠状病毒药
Anti-Novel Coronavirus Agents

19–99

莫诺拉韦
Molnupiravir

【其他名称】

莫努匹拉韦、莫奴匹韦、Lagevrio。

【研发】

美国 Merck（默克）公司。

【上市日期】

2021 年 11 月英国。2022 年 12 月 NMPA 批准中国上市。

【药理作用】

本品为核苷类 RNA 聚合酶抑制剂。属前体药，在体内代谢为核糖核苷类似物 N– 羟基胞苷（NHC），继之被磷酸化为具有抗病毒活性的三磷酸盐（NHC–TP），其可与 RNA 聚合酶结合，抑制病毒 RNA 合成，有效阻抑 SARS–COV-2 在体内复制。本品具广谱抗病毒活性，对甲型流感病毒、乙型流感病毒、RSV、MERS–COV、SARS–COV 等病毒也有明显抑制作用。

【临床应用】

用于治疗成人重症风险较高的轻度或中度冠状病毒性肺炎（COVID–19）。在与安慰剂对照组的实验中，本品可降低重症高风险患者 50% 的住院率和死亡率。

【不良反应与注意事项】

① 对本品或对制剂中的赋形剂过敏者禁用。② 本品具有生殖毒性，可诱发基因突变，妊娠期妇女禁用。③ 由于本品对婴儿有潜在的不良反应，哺乳期妇女禁用。如用药，应于治疗期间和停止给药后 4d 内停止供乳。④ 偶有瘙痒、皮疹、荨麻疹等过敏症状。⑤ 有恶心、呕吐、腹泻等胃肠道反应。⑥ 有头痛、头晕等神经系统症状。⑦ 未成年人用药的安全性尚不明确，不推荐用药。⑧ 本品非 CYP3A4 抑制剂或诱导剂，所以与其他药物发生配伍禁忌的概率较小。⑨ 本品不适用于重症患者的治疗。

【用法与用量】

口服（整粒吞服）新冠病毒检测呈阳性开始用药。成人每次 800mg，每 12h 1

次，持续 5d。

【制剂与规格】
　　胶囊剂，200mg。

19-100

帕昔洛韦
Paxlovid

- -

【其他名称】
　　帕克洛韦、奈玛特韦 / 利托那韦、Nirmatrelvir/Ritonavir。

【研发】
　　美国 Pfizer（辉瑞）公司。

【上市日期】
　　2021 年 12 月 22 日美国。2022 年 2 月 17 日 NMPA 批准中国进口上市。

【药理作用】
　　本品是奈玛特韦与利托那韦联合用于治疗由新型冠状病毒（SARS-COV-2）引起的新型冠状病毒肺炎（COVID-19）。奈玛特韦是 SARS-COV-2-3CL 蛋白酶（3C-Like Protease）抑制剂，可有效抑制冠状病毒 3CL 蛋白酶，使病毒不能获得功能性蛋白，从而阻抑病毒复制。而利托那韦是 HIV 蛋白酶抑制剂。对新冠病毒没有活性，而是 CYP3A4 强抑制剂，作为药代动力学增效剂可明显减缓奈玛特韦在体内的代谢及消除，升高奈玛特韦血药浓度，增强其抗病毒作用，增加疗效。
　　口服奈玛特韦 300mg，T_{max} 3h，血浆蛋白结合率为 69%，$t_{1/2}$ 约 6h，高脂饮食可增加奈玛韦特暴露量，C_{max} 增加 15%。约给药量的 50% 经粪便排泄，35% 经肾随尿液排出。利托那韦药代动力学参数等详见本章利托那韦相关内容。

【临床应用】
　　用于治疗伴有进展为重症高风险因素（包括高龄、慢性肾病、糖尿病、心血管疾病等）发病 5 日内的轻型或普通型新冠肺炎的成人及 12 岁以上且体重 ≥ 40kg 的青少年患者。若本品在出现新冠肺炎症状的 3 日内服用，可将轻至中度成年人住院或病亡概率降低 89%。

【不良反应与注意事项】
　　① 对奈玛特韦或联用药物利托那韦过敏者禁用。② 妊娠妇女用药的安全性尚不明确，不宜应用。③ 哺乳期妇女在用药期间及用药结束后 7 日内应停止供乳。④12 岁以下儿童用药的安全性尚不明确，不推荐应用。⑤Child-Pugh C 者禁用。⑥CrCl < 30mL/min 者禁用。⑦ 免疫功能低下者禁用。⑧ 无症状者禁用。⑨ 正在接受氧气治疗者禁用。⑩ 偶有恶心、腹痛、腹泻、味觉改变等消化道反应。⑪ 偶有血压升高、肌肉酸痛。⑫ 利托那韦可升高洛伐他汀等 HMG-CoA 还原酶抑制剂类药物的血药浓度，存在引发肌病风险，避免合用。⑬ 本品不宜与胺碘酮合用，防止发生心律失常。⑭ 本品可升高三唑仑、咪达唑仑等药物的血药浓度，易引起呼吸抑制，避免同时应用。⑮ 利福平、卡马西平、苯妥英等 CYP3A4 强诱导剂可促进本药体内代谢，降低奈玛特韦、利托那韦血药浓度，减低疗效，避免同时应用。⑯ 品可降低口服避孕药的避孕效果。

【用法与用量】

口服。每次奈玛特韦 300mg、利托那韦 100mg。每日 2 次，连服 5d。

【制剂与规格】

片剂，奈玛特韦 150mg/ 片、利托那韦 100mg/ 片。

19–101

阿兹夫定 *
Azvudine

- -

【其他名称】

阿兹福啶。

【研发】

中国郑州大学常俊标教授领衔的科研团队与河南真实生物科技公司等合作研发。

【上市日期】

2021 年 7 月 NMPA 批准用于治疗 AIDS。2022 年 7 月 25 日 NMPA 批准用于治疗 COVID–19。

【药理作用】

本品为新型核苷类反转录酶抑制剂和辅助蛋白 vif 抑制剂，是当今世界首个双靶点抗 HIV 药物。本品在细胞内被磷酸化为具有活性的阿兹夫定三磷酸盐，其可抑制 HV 反转录酶活性，从而有效阻抑病毒复制。本品具有广谱抗病毒活性，除 HIV–1 外，对 SARS–COV–2，HBV 等也有良好的抗病毒作用。

本品可作用于新冠病毒 RNA 聚合酶，有效抑制病毒复制，在 5 日内达到清除新冠病毒的效果。半衰期长，可每日一次用药，而且具有较高的耐药屏障。

【临床应用】

本药常与核苷或非核苷反转录酶抑制剂联合用于治疗高病毒载量（HIV–RNA 等于或＞ 100000copies/mL）的成人 HIV–1 感染，也用于治疗普通型新冠肺炎（COVID–19）。

【不良反应与注意事项】

① 对本品或对本品联用药物过敏者禁用。② 动物实验表明本品具有一定的生殖毒性，妊娠妇女禁用。③ 本品可通过乳汁分泌，哺乳期妇女用药应停止供乳。④ 儿童用药的安全性尚未明确，不推荐应用。⑤ 偶有恶心、呕吐等胃肠道反应。⑥ 偶有头晕、乏力、发热。⑦ 有 ALT、AST、GGT 升高。⑧ 偶有白细胞计数下降、中性彩细胞减少、血小板减少、胆红素升高、血糖升高。⑨Child–PughB 或 C 者慎用。⑩ 中、重度肾损伤者慎用。⑪ 胰腺炎患者慎用。⑫ 对 HIV 感染者伴 HBV、HCV 合并感染联合反转录酶抑制剂类药物治疗时，存在 HBV 再激活致严重肝损伤的风险。

【用法与用量】

口服（空腹吞服）。治疗 HIV–1 感染：成人每次 3mg，每日 1 次。治疗普通型 COVID–19：成人每次 5mg，每日 1 次，疗程不超 14d。

【制剂与规格】

片剂 1mg、3mg。

第二十章　抗寄生虫药

Antiparasitics

第一节　抗疟药
Antimalarial Agents

20-01

喹宁 *
Quinine

【其他名称】
硫酸喹宁、盐酸喹宁、金鸡纳霜、Quinine Sulfate、Quinine Hydrochloride。

【研发】
1920 年法国药剂师 Pelletier（佩利蒂尔）与 Caventon（卡文顿）从金鸡纳树皮中提取分离出喹宁。1945 年美国化学家 Robert Burns Woodward（罗伯特伯恩斯·伍德沃德）教授等化学合成喹宁。伍德沃德获 1965 年诺贝尔化学奖。

【上市日期】
1945 年。

【药理作用】
本品为喹啉衍生物。对各种疟原虫红细胞内期裂殖体有较强的杀灭作用，作用机制是可与疟原虫 DNA 结合成复合物，从而抑制疟原虫 DNA 复制及 RNA 转录，阻碍其蛋白质合成。本品尚能降低疟原虫的摄氧量，抑制原虫体内磷化酶，干扰原虫糖代谢。长疗程可根治恶性疟。但对恶性疟配子体无作用，所以不能阻断疟疾传播。

口服吸收快而完全。T_{max} 1~3h，血浆蛋白结合率为 70%。吸收后，体内分布广泛，在肝脏中的浓度最高，脾、肺、肾脏次之，骨骼肌和神经组织中的药物浓度低。$t_{1/2}$ 约 8.5h，肾功能低下半衰期延长。主要在肝脏代谢，给药量的大部分以代谢物及少量药物原形经肾随尿液排出。

【临床应用】
用于治疗对氯喹耐药虫株引起的恶性疟，也用于治疗间日疟。

【不良反应与注意事项】
① 对本品过敏者禁用。② 可通过胎盘屏障致胎儿听力受损，也可致中枢神经系统、四肢先天性缺陷，尚有催产作用。FDA 对本品妊娠用药的安全性分级为 X 级。③ 哺乳期妇女用药应停止供乳。④ 有哮喘、心脏病、G-6-PD 缺乏、重症肌无力、视神经炎等病史者慎用。⑤ 有皮疹、瘙痒、哮喘等过敏症状。⑥ 偶可发生对本品高度敏感，小剂量即可引起金鸡纳反应。若日剂量超过 1g 或长时间用药亦可发生金鸡纳反应，表现头痛、头晕、恶心、呕吐、视力减弱、听力减退等，停药后常可恢复。⑦ 可抑制心肌，扩张外周血管，降低血压，呼吸变慢、变浅，甚至呼吸抑制。⑧ 不宜与地高辛等强心苷类药物合用，因本品可致其血药浓度明显升高，易引起毒性反应。⑨ 利福平、利福布丁、卡马西平等细胞色素 P450 酶强诱导剂可促进本品代谢，降低本药的血药浓度，减低疗效，避免合用。⑩ 含有钙、镁、铝等金属离子药物可延缓或减少本品吸收，不宜同时应用。⑪ 本品注射剂为盐酸盐，仅供静脉滴注。

【用法与用量】

口服、静脉滴注。成人口服（硫酸喹宁）耐氯喹虫株所致恶性疟：每次 0.3~0.6g，每日 3 次，疗程 7d。静脉滴注（盐酸喹宁）耐氯喹的重型恶性疟（脑型）：每次 5~10mg/kg（最高剂量 500mg），用等渗氯化钠注射液 500mL 稀释，滴注时间 4h，12h 后重复 1 次，待病情好转（通常 3d）改口服给药。

儿童口服耐氯喹疟原虫所致恶性疟：年龄 < 1 岁，0.1~0.2g/d，分 2~3 次服用；1~3 岁，0.2~0.3g/d，分 2~3 次服用；4~6 岁，0.3~0.5g/d，分 2~3 次服用；7~11 岁，0.5~1g/d，分 2~3 次服用，疗程 10d。

【制剂与规格】

片剂，硫酸喹宁 0.3g。注射剂，盐酸喹宁 0.25g、0.5g。

20-02

氯喹 *
Chloroquine

【其他名称】

氯化喹啉、磷酸氯喹、Chloroquine Phosphate。

【研发】

德国 Bayer（拜耳）公司汉斯·安德柴克（Hans Andersag）博士于 1934 年化学合成氯喹。

【上市日期】

1934 年。

【药理作用】

本品为喹啉类抗疟药。对疟原虫红内期裂殖体有很强的杀灭作用，故可根治恶性疟（恶性疟无红外期）。对红外期无作用，所以不能根治间日疟。对配子体也无直接作用，不能预防与阻断传播。作用机制是本品可干扰疟原虫裂殖体 DNA 复制与 RNA 转录过程，或阻碍了其内吞作用，致虫体缺乏必需氨基酸而死亡。本药可有效控制疟疾症状发作。

口服吸收快，生物利用度 89%。T_{max} 1~2h，血浆蛋白结合率为 55%，血药浓度维持时间长，$t_{1/2}$ 为 2.5~10d。本品在红细胞内的浓度是血药浓度的 10~20 倍，可通过胎盘屏障，并可分泌至乳汁。主要在肝脏代谢。给药量的大部分以药物原形或仍具活性的代谢产物去乙基氯喹经肾随尿液排出。

【临床应用】

主要用于治疗对本品敏感的恶性疟及间日疟。也用于治疗肠外阿米巴病如阿米巴肝脓肿和光敏性疾患。

【不良反应与注意事项】

①对本品或对其他喹啉类抗疟疾药物过敏者禁用。②可通过胎盘屏障进入胎儿体内，具胚毒性，可致畸、致聋、智力障碍等，孕妇禁用。FDA 对本品妊娠用药的安全性分级为 C 级。③可从乳汁分泌，哺乳期妇女用药应停止供乳。④肝肾功能不全者慎用。⑤有心脏病、血卟啉病、银屑病、多形性红斑、精神病史者慎用。⑥有恶心、呕吐、腹痛、腹泻、食欲不振等胃肠道反应。⑦有皮疹、瘙痒等

过敏症状。偶见剥脱性皮炎。⑧ 剂量大或疗程长，易发生视网膜病变，表现畏光、视力减退等，常可逆。⑨ 本品可抑制窦房结，致心律失常，严重可发生阿 – 斯综合征，甚至死亡。⑩ 当白细胞计数降至 4000 以下时，应停止给药。⑪ 本品与伯氨喹合用治疗间日疟效果佳。⑫ 不宜与庆大霉素等氨基糖苷类抗生素药物合用，否则会增加肾毒性。⑬ 用药期间勿饮酒，因乙醇可增加本品毒副作用。⑭ 本品长期用药易出现耐药，此多见治疗恶性疟。⑮ 本品不可肌肉注射，否则易致心肌抑制。⑯ 老年人、儿童慎用静脉滴注给药。⑰ 用药期间，应监测听力、视力。

【用法与用量】

口服、静脉滴注。成人口服控制疟疾发作：首剂 1g，第 2、3 日服 0.5g，若与伯氨喹合用，只需首日服用 1g。预防疟疾发作：每次 0.5g，每周服 1 次。静脉滴注控制疟疾发作：首日 18mg/kg（体重超 60kg，按 60kg 计），第 2 日 12mg/kg，第 3 日 10mg/kg。

儿童口服控制疟疾发作（间日疟）：首剂 10mg/kg（最大剂量不超 600mg），6h 后按 5mg/kg 再服用 1 次，第 2、3 日各按 5mg/kg 给予。

【制剂与规格】

片剂，75mg、250mg。注射剂，80mg、250mg。

20-03

伯氨喹 *
Primaquine

- -

【其他名称】

伯喹、伯氨喹啉、磷酸伯氨喹啉、Primachin。

【上市日期】

1950 年美国。

【药理作用】

本品为人工合成的 8- 氨基喹啉衍生物。对疟原虫与配子体有较强的杀灭作用。可杀灭间日疟、三日疟、恶性疟和卵形疟组织期的虫株，尤以间日疟为最。同时也可杀灭多种疟原虫的配子体，对恶性疟的作用尤强，使之不能在蚊体内发育。对红内期的虫株作用弱。

作用机制是，可抑制原虫线粒体的氧化作用，致原虫摄氧量显著减少，同时，本品在体内可转化为具有强氧化性的喹啉醌衍生物，其可干扰疟原虫红外期三磷酸吡啶核苷酸还原过程，从而影响了疟原虫的糖代谢，则疟原虫被杀灭。

本品吸收完全。口服 45mg，T_{max} 1h。体内消除快，用药 8h 后，血液中残留药量很少，所以须每日给药。吸收后，体内分布广泛，肝脏药物含量居高，在心脏、肺和脑组织也有良好分布。$t_{1/2}$ 约 5.8h。主要在肝脏代谢，给药量的大部分以代谢物 6- 羟基衍生物的形式经粪便排出，部分经肾随尿液排出。

【临床应用】

用于间日疟的根治与阻断各型疟疾的传播。宜与氯喹或乙胺嘧啶合用。

【不良反应与注意事项】

① 对本品或对喹啉类抗疟药过敏者禁用。② 孕妇不宜应用，FDA 对本品妊娠

用药的安全性分级为 C 级。③ 哺乳期妇女用药应停止供乳。④G-6-PD 缺乏者禁用，防止发生溶血性贫血。⑤ 系统性红斑狼疮、类风湿性关节炎患者应用本药易引起粒细胞缺乏。⑥ 日剂量超过 30mg（碱基），易发生恶心、呕吐、腹痛、乏力及粒细胞减少。⑦ 用药期间应定期检测红细胞计数、血红蛋白含量。

【用法与用量】

口服。成人：① 根治间日疟：剂量按磷酸盐计，每次 26.4~52.8mg，每日 1 次，连服 14d 或 39.6mg/d，分 3 次服用，连服 7d。② 控制疟疾传播：剂量按磷酸盐计，每次 26.4mg，每日 1 次，连服 3d。

儿童：① 根治间日疟：剂量按盐基计，每次 0.39mg/kg，每日 1 次，连服 14d。② 灭恶性疟配子体：剂量按盐基计，每次 0.39mg/kg，每日 1 次，连服 3d。

【制剂与规格】

片剂，磷酸伯氨喹 13.2mg（相当伯氨喹 7.5mg）。

20-04

羟氯喹 *
Hydroxychloroquine

- -

【其他名称】

硫酸羟氯喹、纷乐、赛能、普拉克尼、Plaquenil。

【研发】

法国 Sanofi（赛诺菲）公司。

【上市日期】

1955 年。

【药理作用】

本品为氯喹衍生物。其毒性是氯喹的 1/2。除抗疟疾作用外，尚有抗炎、抗血小板聚集和免疫抑制作用。可通过减少紫外线吸收，明显改善红斑狼疮对皮肤损害，是治疗红斑狼疮的一线药物。由于疟原虫对本品易产生耐药，用于疟疾的治疗已被低毒、高效的青蒿素类药物取代。

本品口服吸收良好，吸收后可广泛分布于肝、肾、脾、肺等组织器官，红细胞中的药物浓度是同期血药浓度的 2~5 倍。可通过胎盘屏障，并可从乳汁分泌。主要在肝脏代谢，给药量的大部以药物原形或代谢物形式经肾随尿液排出。

【临床应用】

用于治疗盘状红斑狼疮、系统性红斑狼疮，类风湿性关节炎。

【不良反应与注意事项】

① 对本品或对喹啉类抗疟药过敏者禁用。② 可通过胎盘屏障进入胎儿体内，孕妇不宜应用。FDA 对本品妊娠用药的安全性分级为 C 级。③ 可从乳汁分泌，哺乳期妇女用药应停止供乳。④4 岁以下儿童用药的安全性尚未确立，禁止用药。⑤ 肝肾功能不全者慎用。⑥G-6-PD 缺乏者慎用。⑦ 有皮疹、荨麻疹、瘙痒，偶可发生剥脱性皮炎。⑧ 有恶心、呕吐、厌食、腹痛、腹泻等胃肠道反应。⑨ 有白细胞减少、中性粒细胞减少、血小板减少，偶可发生再生障碍性贫血。⑩ 头痛、头晕、耳聋、耳鸣、失眠、共济失调、精神障碍等。⑪ 长期或大剂量用药可致视网

膜病变。如睫状体调节障碍、角膜水肿、视网膜黄斑水肿、视觉模糊等。⑫ 银屑病、卟啉症患者应用本药可致病情加重。⑬ 不宜与可致 QT 间期延长药物合用，防止发生心律失常。⑭ 西米替丁可抑制本品代谢，致本药的血药浓度升高，避免同用。⑮ 制酸剂可减少本药吸收，不宜同用。⑯ 不宜与氨基糖苷类抗生素药物合用，避免增加肌肉阻滞作用。

【用法与用量】

口服。成人每日 400mg，1 次或分 2 次服用，不应超过 6.5mg/（kg·d）。

【制剂与规格】

片剂，100mg、200mg。

20-05

哌喹
Piperaquine

- -

【其他名称】

磷酸哌喹、Piperaquine Phosphate。

【药理作用】

本品为双（氯代喹啉基 -4 哌嗪基 -1）丙烷，属喹啉衍生物。对各种疟原虫红内期无性裂殖体有杀灭作用，且具长效。作用机制是本品可影响疟原虫红内期裂殖体超微结构，使滋养体食物泡膜和线粒体肿胀，致其生理功能紊乱，发挥对原虫的抑制、杀灭作用。

口服吸收良好，吸收后广泛分布于各组织器官。其中肝脏中的药物浓度较高。体内代谢缓慢，半衰期约 9d。给药量的大部随胆汁经粪便排出。

【临床应用】

用于疟疾的预防与治疗。包括耐氯喹虫株引起的恶性疟预防与治疗。也用于硅肺的防治。

【不良反应与注意事项】

① 对本品过敏者禁用。② 本药排泄缓慢，且多聚集于肝脏，易致肝脏产生不可逆损伤，严重肝肾功能低下者及心脏病者不宜应用。③ 妊娠妇女用药，宜权衡利弊。④ 哺乳期妇女用药应停止供乳。⑤ 未成年人用药的安全性尚不明确，不推荐应用。⑥ 可有头痛、头晕、嗜睡、乏力、胃部不适等。⑦ 偶致面部、唇及唇周麻木。

【用法与用量】

口服。① 预防疟疾：每次 0.6g，每月 1 次，连服 4~6 个月，不超 6 个月。② 治疗疟疾，包括耐氯喹虫株所致恶性疟：每次 0.6g，每日 1 次，连服 2d，第 3 天服 0.3g，总剂量 1.2~2.5g。本品作用缓慢，宜先给予喹宁、青蒿素等控制症状后，继用本品。③ 预防硅肺：每次 0.5g，每 10~15d 1 次，月剂量 1~1.5g。④ 治疗硅肺：每次 0.3~0.75g，每周 1 次，月剂量 2g，6 个月为 1 个疗程，停药 1 个月后，再行第 2 个疗程，总疗程 3~5 年。

【制剂与规格】

片剂，0.2g、0.25g、0.5g。

20-06

青蒿素 *
Artemisinin

【其他名称】

黄蒿素、黄花蒿素。

【研发】

中国中医研究院中药研究所生药学家屠呦呦及云南植物药研究所于 1972 年从黄花蒿中提取出青蒿素。1976 年中科院生物物理研究所与中科院上海有机化学研究所共同确定了青蒿素化学结构式。由于对人类健康的重大贡献，屠呦呦荣获 2015 年诺贝尔医学奖。

【上市日期】

1987 年 10 月中国。

【药理作用】

本品是从菊科一年生草本植物黄花蒿（Artemisia Annua Linn）中提取出的一种含过氧基倍半萜内酯类药物，现已化学合成。是一种高效、速效、低毒的抗疟药。对间日疟原虫、恶性疟原虫及耐氯喹虫株，红内期无性裂殖体等均有强大的杀灭作用。

作用机制可能是干扰疟原虫膜系结构及线粒体功能。首先作用于食物泡膜，阻断其对营养摄取，最终因原虫损失大量细胞质而死亡。

口服吸收良好。按 15mg/kg 剂量口服，T_{max} 1.5h，C_{max} 0.09 μg/mL，$t_{1/2}$ 约 3.4h。吸收后体内分布广泛，以肝、肾、肠药物含量居高。本品为脂溶性，可通过血脑脊液屏障。24h 内，约给药量的 84% 经肾和肠道排出。

【临床应用】

用于治疗间日疟，恶性疟等各型疟疾。对氯喹耐药虫株引起的恶性疟也有良好疗效。

【不良反应与注意事项】

① 对本品过敏者禁用。② 尚缺乏妊娠妇女用药安全性资料，孕妇慎用，尤其妊娠早期。③ 哺乳期妇女用药应停止供乳。④ 偶有恶心、呕吐、腹痛、腹泻、食欲减退、一过性里急后重等消化道反应。⑤ALT、AST 一过性升高。⑥ 若与伯氨喹合用，有助根治间日疟。⑦ 若与甲氧苄啶联用，可增加疗效。

【用法与用量】

成人口服。控制疟疾症状，首剂 1000mg，6~8h 后再服 500mg，第 2、3 日各服 500mg，总剂量 2500mg。

肌肉注射。凶险恶性疟，首剂 200mg，6~8h 后再注射 100mg，第 2、3 日各注射 100mg，总剂量 500mg 或每日注射 300mg，连续 3d，总剂量 900mg。

直肠给药。肛门栓，首剂 600mg，4h 后再给 600mg，第 2、3 日各 400mg。

【制剂与规格】

片剂，50mg、100mg。注射剂，100mg、200mg、300mg。肛门栓剂，200mg、400mg、600mg。

双氢青蒿素 *
Dihydroartemisinin

【其他名称】
科泰新。

【研发】
中国中医研究院中药研究所、中国科学院上海药物研究所、昆明制药厂合作研发。

【药理作用】
本品为青蒿素衍生物。对疟原虫红内期无性裂殖体有较强的快速杀灭作用。

本品可影响疟原虫红内期超微结构及线粒体功能，通过对食物泡膜的作用，阻断了原虫对营养摄取，从而致原虫因损失大量胞质、营养物质而死亡。

口服吸收良好。按 2mg/kg 剂量口服，T_{max} 1.33，C_{max} 0.71 μg/mL，$t_{1/2}$1.57h。直肠给药的 T_{max} 3.74h，C_{max} 61 μg/mL。吸收后体内分布广泛。给药量的大部分经粪便或经肾随尿液排出。

【临床应用】
用于治疗各型疟疾。尤其适用于对氯喹或哌喹耐药虫株引起的恶性疟。

【不良反应与注意事项】
① 对本品或对青蒿素类药物过敏者禁用。② 妊娠妇女慎用。③ 哺乳期妇女用药应停止供乳。④ 偶有皮疹和瘙痒等过敏症状。⑤ 偶见一过性白细胞减少、血小板减少、网织红细胞减少。⑥ 用药期间应监测肝肾功能及血常规。

【用法与用量】
成人口服。每次 60mg，每日 1 次，首剂加倍，疗程 5~7d。

直肠给药（栓剂）。每次 60mg，每日 1 次，首剂加倍，疗程 5~7d。

儿童口服。剂量依年龄递减。

【制剂与规格】
片剂，20mg。栓剂，10mg、20mg、60mg。

蒿甲醚 *
Artemether

【其他名称】
青蒿醚、青蒿甲醚。

【研发】
1978 年中国科学院上海药物研究所，昆明制药厂。

【上市日期】
1987 年中国。

【药理作用】
本品是青蒿素衍生物。具脂溶性，为高效、低毒的抗疟药。其抗疟原虫活性是青蒿素的 10~20 倍。给药后 24h 内，多数患者血液中疟原虫转阴并退烧。对疟原虫、红内期无性生殖体有较强的杀灭作用，可有效控制疟疾的临床症状。包括对氯喹耐药的恶性疟。

肌肉注射后，吸收快而完全。按 10mg/kg 剂量肌注，T_{max} 约 7h，C_{max} 0.8 μg/mL，$t_{1/2}$ 约 13h。吸收后，体内分布广泛，脑组织中的药物浓度居高，肝、肾次之。给药量的大部经粪便排除。部分经肾随液液排出。

【临床应用】

用于治疗各型疟疾。主要用于治疗抗氯喹的恶性疟，包括凶险恶性疟。

【不良反应与注意事项】

① 对本品或对青蒿素类抗疟药过敏者禁用。② 本品有一定的胎毒性，孕妇不宜应用，尤其妊娠早期。③ 尚不清楚本品是否经乳汁分泌，哺乳期妇女用药应停止供乳。④ 偶有一过性 ALT、AST 升高、RET 减少。⑤ 偶可发生室性期前收缩等心律失常。⑥ 若存放环境温度低，药液可发生凝固现象，经微温融化后方可应用。

【用法与用量】

口服。成人首日 160mg，顿服。第 2~7 天，每次 80mg，每日 1 次。儿童按成人剂量折算。

肌肉注射。成人首日 160mg，第 2~5 天，每次 80mg，每日 1 次。儿童首日 3.2mg/kg，第 2~5 天，每次 1.6mg/kg，每日 1 次。

【制剂与规格】

胶丸，40mg。注射剂，80mg、100mg。

20-09

青蒿琥酯 *
Artesunate

【其他名称】

青蒿酯、琥珀酸青蒿酯、单琥珀酸青蒿酯、Artesun、Artemisinin Monosuccinate。

【研发】

中国中医研究院中药研究所，中国医学科学院药物研究所及云南植物药研究所等联合研发。

【上市日期】

1987 年中国。2020 年 5 月 FDA 批准美国上市。

【药理作用】

本品为青蒿素衍生物。能快速杀灭疟原虫红内期无性裂殖体，对抗氯喹的恶性疟原虫更是有效，用药后，能迅速控制疟疾的急性发作，具有速效和低毒的优点。

作用机制同青蒿素，可作用于原虫食物泡膜，阻断疟原虫对氨基酸营养物质摄取，致其死亡。本品给药后，血药浓度下降快，半衰期仅 0.5h。吸收后，体内分布广泛，在肝、肾、肠等组织器官浓度居高。主要在体内代谢转化，仅少量经粪便、尿液排出。

【临床应用】

用于治疗对氯喹或哌喹耐药虫株引起的恶性疟。注射剂用于治疗严重脑型恶性疟。

【不良反应与注意，】

① 对本品或对青蒿素类抗疟药物过敏者禁用。② 动物实验表明本品具胎毒性，妊

娠妇女用药应权衡利弊。③ 哺乳期妇女用药应停止供乳。④ 当剂量超过 2.75mg/kg 时，可有一过性网织红细胞（RET）降低。⑤ 危重患者首次剂量应加倍。⑥ 静脉注射的速度以 3~4mL/min 为宜。

【用法与用量】

成人口服。每次 0.1g，每日 1 次，首次剂量加倍，连服 5d。

静脉注射。本品 60mg 用 5% 碳酸氢钠注射液 0.6mL 溶解，再加入 5% 葡萄糖注射液 5.4mL 稀释混匀，缓慢注射。首剂后 4h、24h、48h 各重复给药 60mg，疗程 3d，危重患者首次加倍（120mg），一个疗程总剂量为 240~300mg。儿童 7 岁以下按 1.5mg/kg 剂量给予。

【制剂与规格】

片剂，50mg、100mg。注射剂，60mg。

20-10

咯萘啶 *
Malanidine

【其他名称】

磷酸咯萘啶、疟乃停、Pyronaridine。

【药理作用】

本品为氨基 – 苯骈萘啶化合物。抗疟作用优于咯啶（Pyracrin），对各种疟原虫红内期裂殖体均具良好杀灭作用。

本品通过破坏疟原虫滋养体复合膜结构与功能及食物泡膜代谢活力，起到杀灭作用。

口服吸收良好。生物利用度为 40%，T_{max} 1.4h，$t_{1/2}$ 为 2~3d。

【临床应用】

用于治疗各种疟疾。尤其适于耐氯喹虫株引起的脑型等凶险疟。

【不良反应与注意事项】

① 对本品过敏者禁用。② 孕妇用药的安全性尚未确定。③ 尚不清楚本品是否经乳汁分泌，哺乳期妇女用药应停止供乳。④ 严重心、肝、肾功能损伤者慎用。⑤ 有恶心、呕吐、厌食、腹痛、腹泻、上腹部不适等胃肠道反应。⑥ 偶有头痛、头晕和心悸。⑦ 偶可发生窦性心动过缓，心律不齐。⑧ 用药后尿液显红色，属正常现象。⑨ 若与乙胺嘧啶或伯氨喹合用可增强疗效，且延缓耐药发生。本品与伯氨喹联合治疗间日疟，其根治率可达 98%。⑩ 本品不可直接静脉注射给药。

【用法与用量】

成人口服。首次 300mg，6h 后再服 300mg，第 2~3 日各服 300mg，总量 1.2g。

肌肉注射。首次 2~3mg/kg，6h 后重复 1 次，共 2 次。

静脉滴注。每次 3~6mg/kg，加入 5% 葡萄糖注射液 250~500mL 中，2~3h 滴完。6~8h 后再重复 1 次，共 2 次。

【制剂与规格】

片剂，100mg。注射剂，80mg。

20-11

本芴醇
Benflumetol

【研发】

中国军事医学科学院。

【上市日期】

1987 年中国。

【药理作用】

本品可有效杀灭疟原虫红内期无性裂殖体，治愈率高达 95%。

口服后吸收缓慢，T_{max} 4~5h，血浆蛋白结合率为 40%，$t_{1/2}$ 为 24~72h。

【临床应用】

用于治疗耐氯喹虫株引起的恶性疟。

【不良反应与注意事项】

① 对本品过敏者禁用。② 妊娠妇女用药的安全性尚不明确，不宜应用。③ 尚不知本品是否经乳汁分泌，哺乳期妇女用药应停止供乳。④ 心、肾功能低下者慎用。⑤ 有恶心、呕吐、腹痛、厌食等胃肠道反应。⑥ 头痛、头晕、乏力、关节痛等。⑦ 偶有皮疹、瘙痒等过敏症状。⑧ 偶有 QT 间期延长，多为一过性。⑨ 对恶性疟患者，用本药控制症状和红内期原虫被杀灭后，可继用伯氨喹杀灭配子体。

【用法与用量】

口服（餐时）。成人每次 400mg，每日 1 次，首剂加倍，连服 4d。儿童每次 8mg/kg，每日 1 次，首剂加倍，连服 4d（首剂最大剂量不超 600mg）。

【制剂与规格】

胶丸，100mg。

20-12

乙胺嘧啶 *
Pyrimethamine

【其他名称】

息疟定、达拉匹林、Daraprim。

【上市日期】

1949 年。

【药理作用】

本品对恶性疟原虫和间日疟原虫红外期有抑制作用。对红内期的抑制作用仅限于未成熟的裂殖体阶段，对已发育成熟的裂殖体无效。

本品的化学结构与甲氧苄啶（TMP）相似，属二氢叶酸还原酶抑制剂。即本药可阻止二氢叶酸还原成四氢叶酸，则叶酸合成减少。由于缺乏叶酸，红内期的疟原虫便不能进行嘌呤和嘧啶核苷酸的生物合成，最终，阻抑了疟原虫细胞核分裂与原虫繁殖。

口服吸收完全。T_{max} 约 6h，吸收后广泛分布于肝、肾、脾、肺等组织器官。可通过胎盘屏障。半衰期长达 80~100h。服药后 5~7d 内，约给药量的 10%~20% 以药物原形缓慢经肾随尿液排出，可持续 30d 以上。

【临床应用】

由于本品对间日疟原虫和恶性疟原虫的红外期有抑制作用，是较好的疟疾预防药。通常与伯氨喹合用，预防疟疾复发。本品也用于治疗弓形虫病。

【不良反应与注意事项】

① 对本品过敏者禁用。② 动物实验表明本品具生殖毒性，可致畸，孕妇禁用。FDA 对本品妊娠用药的安全性分级为 C 级。③ 可经乳汁分泌，干扰婴儿叶酸代谢。若婴儿 G-6-PD 缺乏，易发生溶血性贫血。哺乳期妇女禁用，如欲用药，应停止供乳。④ 本品具高积蓄性，肾功能低下者慎用。⑤ 可影响叶酸代谢，巨细胞贫血症者慎用。⑥ 本品可引发溶血性贫血，G-6-PD 缺乏者慎用。⑦ 造血机制障碍是本药严重不良反应。若出现巨细胞性贫血，应停止用药，并及时给予亚叶酸钙，可改善骨髓功能，加快恢复。⑧ 若每日 25mg，连续 1 个月以上大剂量用药，易致叶酸缺乏症，所以每周应进行 2 次白细胞计数、血小板计数。⑨ 有恶心、呕吐、腹痛、腹泻、味觉改变等胃肠道反应。⑩ 本品过量可致急性中毒，儿童尤易发生。

【用法与用量】

口服。成人预防疟疾（进入疫区前 2 周至离开后 6~8 周）：每次 25mg，每周 1 次。耐氯喹的恶性疟：每次 25mg，每日 2 次，连续 3d。弓形虫病：每次 50~100mg，每日 1 次，连续 3d，然后每日 25mg，疗程 4~6 周。

【制剂与规格】

片剂，6.25mg、25mg。

20-13

磺胺多辛 *
Sulfadoxine

详见第十三章磺胺多辛相关内容。

第二节　抗阿米巴药
Antiamebics

20-14

依米丁
Emetine

【其他名称】

盐酸依米丁、吐根碱、吐根素、Emetine Hydrochloride。

【药理作用】

依米丁是从茜草科植物吐根（Urgoga Ipecacuanha）的根茎提取的一种生物碱。现在临床所用均为人工合成。本品可杀灭阿米巴原虫滋养体，对包囊无作用。

作用机制，本品可抑制阿米巴原虫肽链延长，影响其蛋白质合成。从而阻断阿米巴滋养体分裂与繁殖。本品只能杀灭肠壁和组织中的滋养体，对肠腔中的无效。注射给药吸收后，广泛分布于肝、肾、肺、脾等组织器官，其中肝脏浓度居高。经肾缓慢排泄，停止用药后 40~60d 仍有微量药物排出，易发生积蓄中毒。本品在肝脏的浓度高于在肠壁中的浓度，所以用依米丁治疗阿米巴肝脓肿的疗效高于其治疗阿米巴痢疾的疗效。

【临床应用】

主要用于治疗急性阿米巴痢疾。也用于治疗经甲硝唑或氯喹治疗无效的阿米巴肝脓肿。

【不良反应与注意事项】

① 对本品过敏者禁用。② 妊娠妇女禁用，幼儿禁用。③ 哺乳期妇女用药应停止供乳。④ 心脏病患者、高度贫血者禁用。⑤ 严重肝肾功能低下禁用。⑥ 本品可致心肌损伤，表现心动过速、心律失常、心前区疼痛、血压下降，甚至发生急性心肌炎，若出现 QT 间期延长、T 波低平或倒置等心电图异常，应停止给药。⑦ 有恶心、呕吐、腹痛、腹泻、食欲减退等胃肠道反应。⑧ 有肌肉痛、肌无力等症状。⑨ 给药前、后 2h 宜卧床休息，并于注射给药前测量血压，若血压过低或心律超过 110 次 /min 应暂停给药。⑩ 本药解除急性症状效果较好，根治效果差，不适于症状轻微的慢性阿米巴痢疾及无症状的阿米巴包囊携带者的治疗。⑪ 本药排泄缓慢，易发生积蓄中毒，不宜长期使用。⑫ 本品仅供深部皮下注射。不可肌肉、静脉注射或口服给药。

【用法与用量】

深部皮下注射。成人 1mg/（kg·d），1 次或分 2 次给予，疗程 6~7d，日最大剂量不超 60mg，如未愈，30d 后行第 2 个疗程。儿童 1mg/（kg·d），分 2 次给予，疗程不超 5d。

【制剂与规格】

注射剂，30mg、60mg。

20-15

甲硝唑 *
Metronidazole

详见第十五章甲硝唑相关内容。

20-16

替硝唑 *
Tinidazole

详见第十五章替硝唑相关内容。

20-17

奥硝唑 *
Ornidazole

详见第十五章奥硝唑相关内容。

20-18

塞克硝唑
Secnidazole

详见第十五章塞克硝唑相关内容。

20-19

巴龙霉素
Paromomycin

【其他名称】

巴母霉素、硫酸巴龙霉素、Paromomycin Sulfate、Humatin。

【上市日期】

1965 年。

【药理作用】

本品为氨基糖苷类抗生素。抗菌谱广，对阿米巴原虫有较强的杀灭作用。比依米丁强约 2 倍。对利什曼原虫、绦虫也有杀灭作用。对痢疾杆菌、金黄色葡萄球菌也有明显的抑制作用。但是对铜绿假单胞菌、厌氧菌无作用。

作用机制。阿米巴原虫与大肠埃希菌为共生，即阿米巴原虫在肠道中依赖大肠埃希菌的代谢产物方能繁殖与生存。由于巴龙霉素对大肠埃希菌有较强的抑制作用，则阿米巴原虫的生长、繁殖受阻。本品对阿米巴原虫起到间接杀灭作用。

【临床应用】

用于治疗阿米巴痢疾、细菌性痢疾、肠道细菌性感染、利什曼原虫感染、绦虫感染等。

【不良反应与注意事项】

① 对本品过敏者禁用。对其他氨基糖苷类抗生素药物过敏者慎用。② 肾功能低下者、听力低下者、老年人、重症肌无力、溃疡性结肠炎、帕金森病者慎用。③ 本品具耳毒性，可对胎儿听力造成损伤，孕妇禁用。④ 哺乳期妇女用药应停止供乳。⑤ 有皮疹、瘙痒等皮肤过敏症状。⑥ 有恶心、厌食、腹痛、腹泻等胃肠道反应。⑦ 长期用药易致二重感染。⑧ 用药期间应定期检查尿常规及听力，忌与有肾毒性、耳毒性药物合用。⑨ 由于本药不易被吸收，故对肠外阿米巴无效。也不适于慢性阿米巴痢疾治疗。

【用法与用量】

口服。成人：① 阿米巴痢疾：每次 0.5g，每日 3 次，疗程 7d。② 绦虫感染：每次 1g，每 15min 服 1 次，连服 4 次。③ 隐孢子虫病：每次 0.5~0.75g，每日 3 次。

④ 结肠手术前准备：每次 1g，1 日 3 次。

儿童：阿米巴痢疾：30mg/（kg·d），分 3 次给予。

【制剂与规格】

片剂，0.1g、0.25g。

20-20

双碘喹啉
Diiodohydroxyquinoline

【其他名称】

双碘羟喹、双碘喹、Iodoquinol。

【药理作用】

本品为卤化喹啉类抗阿米巴原虫药。主要作用于阿米巴滋养体，对肠外阿米巴无效。作用机制是本品可有效抑制肠内阿米巴共生菌大肠埃希菌的活性，大肠埃希菌被抑制后，阿米巴原虫的生长、繁殖被阻断，从而起到杀灭阿米巴原虫的作用。

本品口服后，仅小部分经肠黏膜吸收，大部分随粪便排出。由于本品在肠内可达较高药物浓度，对感染部位能发挥较强的抗阿米巴作用。因本品在组织器官中分布较少，所以对阿米巴肝脓肿等肠外阿米巴病无效。

【临床应用】

主要用于治疗轻型或无明显症状的阿米巴痢疾。对急性阿米巴痢疾或顽固病例宜与依米丁、甲硝唑联用，可获根治效果。本品也用于治疗阴道滴虫感染。

【不良反应与注意事项】

① 对本品或对碘过敏者禁用。② 甲状腺肿大者禁用，肝肾功能低下者慎用。③ 有皮疹、瘙痒等过敏症状。④ 有恶心、呕吐、腹痛、腹泻等胃肠道反应。通常于服药后 2~3d 出现，数日后可自行恢复正常，不必停药。⑤ 偶有头痛、头晕、发热、寒战、甲状腺肿大。⑥ 长时间用药或剂量大，可致肝功能减退。⑦ 本品可干扰某些甲状腺功能检测。

【用法与用量】

口服。成人每次 0.4~0.6g，每日 3 次，疗程 2~3 周，重复治疗，须间隔 2~3 周。儿童每次 10mg/kg，每日 3 次，疗程 2~3 周。

【制剂与规格】

片剂，0.2g。

20-21

二氯尼特
Diloxanide

【其他名称】

安特酰胺、地洛奈特、Diluonaite。

【药理作用】

本品为二氯羟基甲基乙酰苯胺化合物。主要作用于阿米巴原虫包囊前期，可有效杀灭肠内、肠外阿米巴原虫。体外杀灭阿米巴原虫的有效浓度仅 0.01~0.1 μg/mL。本品对利什曼原虫、阴道滴虫也具有杀灭作用。对急性阿米巴痢疾，应首先给予甲硝唑，待症状控制后再用本药控制复发。本品是治疗无症状带有阿米巴包囊患者的首选药物。

本药的作用机制尚不完全明确，可能是抑制阿米巴原虫的蛋白质合成起到杀灭原虫的作用。

口服吸收快。T_{max} 约 1h，48h 内，给药量的 60%~90% 经肾随尿液排出，部分随粪便排出。

【临床应用】

本品常与依米丁、氯喹、甲硝唑等联合用于治疗肠内或肠外阿米巴病。也用于治疗利什曼原虫、滴虫等感染。

【不良反应与注意事项】

① 对本品过敏者禁用。② 妊娠妇女用药的安全性尚不明确，不宜应用。③ 哺乳期妇女用药应停止供乳。④2 岁以下幼儿禁用。⑤ 肝肾功能不全者慎用。⑥ 有皮疹、荨麻疹、瘙痒等皮肤过敏症状。⑦ 偶有恶心、呕吐、腹痛、腹泻，厌食等胃肠道反应。多可耐受，停药后症状消除。⑧ 偶见蛋白尿。

【用法与用量】

口服。成人每次 0.5g，每日 3 次，疗程 10d。儿童 30mg/（kg·d），分 3 次给予，疗程 10d。

【制剂与规格】

片剂，0.25g、0.5g。

20-22

硝唑尼特

Nitazoxanide

【其他名称】

硝基噻唑苯酰胺、硝基噻唑水杨酰胺、NTZ。

【研发】

美国 Romark Laboreteries。

【上市日期】

1996 年墨西哥。

【药理作用】

本品为硝基噻唑苯酰胺衍生物。具有广谱抗菌、抗寄生虫作用。对阿米巴原虫、贾第鞭毛虫、隐孢子虫有较强的抑制作用。对厌氧菌（包括甲硝唑敏感或耐药菌株）、幽门螺杆菌的抗菌活性强于甲硝唑。而且对蛔虫、绦虫、钩虫等也具良好抑制作用。

作用机制可能是干扰了原虫等病原微生物丙酮酸 - 铁氧化还原蛋白酶（Pyruvate Ferredoxin Oxidoreductase）依赖的电子转移反应有关。

本品口服吸收良好，在血浆中代谢生成具有药物活性的替唑尼特（Tizoxanide，去乙酰硝唑尼特）及氨硝噻唑、尿水杨酸等代谢产物。血浆蛋白结合率 98%，T_{max} 为

1~4h，给药量的 66% 以代谢物形式伴胆汁经粪便排泄、约 32% 随尿液排出。

【临床应用】

主要用于治疗由阿米巴原虫、隐孢子虫、贾第鞭毛虫引起腹泻。

【不良反应与注意事项】

① 对本品过敏者禁用。② 对阿司匹林或其他水杨酸类药物过敏者慎用。③ 妊娠与哺乳期妇女用药的安全性尚不明确，不宜应用。④ 有恶心、呕吐、腹痛、腹泻等胃肠道反应。⑤ 偶有转氨酶升高，肝功能低下者慎用。⑥ 偶见低血压、心动过速。

【用法与用量】

口服。成人：① 隐孢子虫所致腹泻：每次 500mg，每日 1 次，疗程 3d。② 治疗艾滋患者所患隐孢子病：每次 500mg，每日 2 次，疗程 12 周。③ 贾第鞭毛虫病：每次 500mg，每日 2 次，疗程 3d。

儿童：① 隐孢子虫所致腹泻：1~4 岁，每次 100mg，每日 2 次，疗程 3d；4~11 岁，每次 200mg，每日 2 次，疗程 3d。② 贾第鞭毛虫病：1~4 岁，每次 100mg，每日 2 次，疗程 3d；4~11 岁，每次 200mg，每日 2 次，疗程 3d。

【制剂与规格】

片剂，500mg。混悬剂，60mL（20mg/mL）。

20-23

硝呋太尔 *
Nifuratel

【其他名称】

尼莫唑、硝夫拉太、Inimur、Tydantil。

【研发】

意大利普利化学公司。

【上市日期】

1962 年。

【药理作用】

本品为硝基呋喃类抗菌药。对需氧菌、部分厌氧菌、念珠菌、滴虫、贾第鞭毛虫及阿米巴原虫等病原微生物均有较强的抑制或杀灭作用。而且对支原体、衣原体也有一定抑制作用。

作用机制是本品可抑制病原体酶系统中的乙酰辅酶 A，干扰病原体糖代谢，抑制蛋白质的生物合成，从而阻抑其生长与繁殖。

口服吸收迅速，达峰时约 2h，药物吸收后，在唾液和阴道分泌物中浓度较高，$t_{1/2}$ 约 2.75h。不易通过胎盘屏障。体内代谢快，给药量的大部分经肾随尿液排出。

【临床应用】

用于治疗阿米巴痢疾、贾第鞭毛虫病、滴虫性阴道炎、念珠菌性阴道炎或外阴炎、细菌性阴道炎及泌尿系统感染。

【不良反应与注意事项】

① 对本品过敏者禁用。② 妊娠妇女慎用。③ 用药期间勿饮酒，否则会致恶心

或不适。④ 应用阴道栓可有局部灼热感。

【用法与用量】

口服。① 肠道阿米巴病：成人每次 400mg，每日 3 次，疗程 5~10d。② 细菌、滴虫、念珠菌性阴道炎：成人每次 200~400mg，每日 3 次，疗程 7d。儿童每次 0.01g/kg，每日 2 次，连服 2d。③ 泌尿系统感染：成人每次 200~400mg，每日 3 次，疗程 7~14d。

栓剂。每晚 1 枚，置于阴道深处，疗程 6d。

【制剂与规格】

片剂，200mg。阴道栓剂，200mg。

第三节　抗利什曼原虫药
Antileishmanial Agents

20-24

葡萄糖酸锑钠 *
Sodium Stibogluconate

【其他名称】

斯锑黑克、斯锑康、Stihek、Sticon。

【药理作用】

本品为五价锑葡萄糖酸盐化合物。对利什曼原虫有较强的杀灭作用。在体内被还原成三价锑，其可与利什曼原虫的巯基结合，从而有效阻抑原虫的繁殖。本药治疗黑热病的近期疗效可达 99%，2 年复发率低于 10%。

本品注射给药后，在肝脏、脾脏中的药物浓度高。6h 内约给药量的 80% 经肾随尿液排出，肾功能低下者，排泄延缓，易发生锑中毒。

【临床应用】

用于治疗由利什曼原虫引起的黑热病。

【不良反应与注意事项】

① 对本品过敏者禁用。② 动物实验显示本药具生殖毒性，虽然人类未曾证实，妊娠妇女仍应禁用。③ 哺乳期妇女用药应停止供乳。④ 有严重心脏及肝肾功能损伤者禁用。⑤ 有恶心、呕吐、腹痛、腹泻、食欲减退等胃肠道反应。⑥ 如果出现白细胞下降、体温升高、剧烈咳嗽、出血倾向、水肿、腹腔积液等应暂停给药。⑦ 有可逆性心电图改变。如 T 波低平或倒置、QT 间期延长、心律不齐等。⑧ 用药期间应定期监测肝肾功能。

【用法与用量】

肌肉注射。成人每次 0.6g，每日 1 次，疗程 6~10d，或按体重 90~130mg/kg（50kg 为限），等分 6~10 次，每日 1 次。儿童总剂量 150~200mg/kg，分 6 次，每日 1 次。对敏感性较低的虫株，可重复 1~2 个疗程（须间隔 10~14d）。全身状况较差者，可每周注射 2 次，疗程 3 周。

【制剂与规格】

注射剂，0.6g（按锑计）。

喷他脒
Pentamidine

【其他名称】

戊烷咪、依西酸喷他咪。

【研发】

德国 Fresenius Kabi（费森尤斯卡比）公司。

【上市日期】

1984 年。

【药理作用】

本品为抗利什曼原虫药。作用机制尚不完全清楚。可能是抑制原虫蛋白质合成，阻碍原虫的生长与繁殖。

口服不吸收。按 4mg/kg 肌肉注射，T_{max} 0.5~1h，给药后 10~12h 的血药浓度为 0.3~0.5 µg/mL。肾功能低下者，半衰期延长，血药浓度升高。给药量的大部以原形经肾随尿液排出。

【临床应用】

用于治疗由利什曼原虫引起的黑热病。也用于治疗由卡氏肺囊虫引起的卡氏肺囊虫病。多用于治疗获得性免疫缺陷综合征患者所患卡氏肺囊虫肺炎，收效良好。

【不良反应与注意事项】

① 对本品过敏者禁用。② 孕妇不宜应用。FDA 对本品妊娠用药的安全性分级为 C 级。③ 哺乳期妇女用药应停止供乳。④ 有血液病、心脏病、糖尿病、低血压者禁用。⑤ 肝肾功能不全者慎用。⑥ 有皮疹、皮肤泛红、瘙痒等过敏症状。⑦ 偶有恶心、烦渴、口腔金属味等胃肠道反应。⑧ 有头痛、头晕、乏力、嗜睡、焦虑、幻觉等神经系统症状。⑨ 用药期间应进行血糖、血钙、血象、血压、肝肾功能及心电图监测。

【用法与用量】

肌肉注射。临用时配成 10% 溶液，每次 3~5mg/kg，每日 1 次，疗程 10~15d，必要时间隔 1~2 周复治。

静脉滴注。临用时用 5% 葡萄糖注射液稀释，每次 3~5mg/kg，每日 1 次，疗程 15~20d，必要时间隔 1~2 周复治。

【制剂与规格】

注射剂，200mg、300mg。

米替福新
Miltefosine

【其他名称】

米替福星、米特福辛、烷基磷酸胆碱、Impavido、Miltex。

【研发】

加拿大 Paladin 公司。

【上市日期】

2014 年 3 月。

【药理作用】

本品为十六烷基胆碱化合物。具有选择性的抗肿瘤与抗利什曼原虫活性。在乳腺癌表皮转移的局部治疗及利什曼原虫感染的治疗，均有良好效果。本品是治疗利什曼原虫感染首个口服药物。对内脏与皮肤利什曼病均有明显疗效。据报道，对印度内脏利什曼病和哥伦比亚皮肤利什曼病的治愈率＞95%。本品在儿童患者中的应用，具有与成人一样的有效性、耐受性。与葡萄糖酸锑钠、喷他咪、两性霉素 B 脂质体等传统抗利什曼原虫药物相比，本品疗效好、毒性低、口服方便等优点。

本品为蛋白激酶 C（PKC）抑制剂。其结构与细胞膜的磷脂组分相近似，可进入癌细胞膜，诱发某些功能障碍，阻止肿瘤生长。本品尚具免疫调节功能，可促进L-2 介导的 T 细胞活化，对激素依赖性乳腺癌有较强抑制作用。

【临床应用】

用于治疗由利什曼原虫引起的内脏利什曼病、皮肤利什曼病。也用于治疗乳腺癌表皮转移。

【不良反应与注意事项】

① 对本品过敏者禁用。② 孕妇用药的安全性尚不明确，不宜应用。③ 哺乳期妇女用药应停止供乳。④12 岁以下儿童禁用。⑤ 有恶心、呕吐、腹痛、腹泻、食欲减退等胃肠道反应。⑥ 有头痛、头晕、嗜睡等中枢神经系统症状。⑦ 偶有转氨酶升高、肌酐升高。⑧ 用药期间应监测转氨酶、胆红素水平及血小板计数。⑨ 若发生 Stevens-Johnson 综合征，应停止用药。并采取相应措施。

【用法与用量】

口服。成人或 12 岁以上且体重≥ 30kg 者每次 50mg，每日 2 次，疗程 28d。

【制剂与规格】

胶囊剂，50mg。

20-27

两性霉素 B 脂质体 *
Amphotericin B Liposome

详见第十六章两性霉素 B 脂质体相关内容。

第四节 抗滴虫药
Antitrichomonal Agents

20-28

甲硝唑 *
Metronidazole

详见第十五章甲硝唑相关内容。

20-29

替硝唑 *
Tinidazole

详见第十五章替硝唑相关内容。

20-30

奥硝唑 *
Ornidazole

详见第十五章奥硝唑相关内容。

20-31

塞克硝唑
Secnidazole

详见第十五章塞克硝唑相关内容。

20-32

哌硝噻唑
Piperanitrozole

【其他名称】

硝噻唑。

【药理作用】

本品为乙酰哌嗪硝基噻唑化合物。对滴虫和阿米巴原虫有抑制和杀灭作用。

【临床应用】

用于治疗阴道滴虫病、肠道滴虫病，急、慢性阿米巴痢疾和阿米巴肝脓肿。

【不良反应与注意事项】

本药不良反应轻微。① 对本品过敏者禁用。② 肝功能低下者可有转氨酶升高和肝区疼痛。③ 偶有白细胞和血小板降低或出现紫癜。④ 有恶心、呕吐、食欲减退、腹疼、腹泻等胃肠道反应。⑤ 有皮疹、荨麻疹、瘙痒、血管神经性水肿等过敏症状。⑥头疼、眩晕、抑郁、感觉异常等。

【用法与用量】

口服。每次 0.1g，每日 3 次，疗程 7~10d。若原虫检查尚未转阴，可重复 1 个疗程，直至痊愈。

【制剂与规格】

片剂，0.1g。

20-33

乙酰胂胺
Acetarsol

【其他名称】

滴维净、醋氨砷、Acetarsone、Devegan。

【药理作用】

本品为乙酰羟基氨基苯胂酸化合物。对滴虫有明显抑制作用，而且对阿米巴原虫也有抑制作用。本品为早期抗滴虫药，如今已被甲硝唑等硝基咪唑类药物取代。

【临床应用】

用于治疗阴道滴虫感染。

【不良反应与注意事项】

本品不良反应轻微，用药局部可有刺激症状。

【用法与用量】

外用。每次 1~2 片，置阴道深处，每晚 1 次，次晨坐浴。

【制剂与规格】

片剂，乙酰砷胺 0.25g/ 硼酸 0.03g。

20-34

硝呋太尔
Nifuratel

详见本章第二节硝呋太尔相关内容。

第五节　驱蠕虫药
Anthelmintic Agents

20-35

甲苯达唑 *
Mebendazole

【其他名称】

甲苯咪唑、安乐士、Vermox。

【研发】

比利时 Janssen（杨森）公司。

【上市日期】

1971 年。

【药理作用】

本品为苯并咪唑类高效、广谱驱肠虫药。口服吸收率低，作用慢，服药 4 天后方达驱虫高峰，持续排虫作用约 1 周。对寄生于肠道的蛔虫、蛲虫、绦虫、钩虫等均有明显驱除作用。不仅可以杀灭成虫，还可杀灭钩虫卵、鞭虫卵和部分蛔虫卵。适合治疗混合感染，疗效可达 90% 以上。

作用机制是本品可抑制虫体对葡萄糖的摄取，导致虫体内源性糖原耗尽和 ATP 缺乏，抑制其生长繁殖，致肠虫死亡。

口服吸收率低于 10%。T_{max} 2~4h，$t_{1/2}$ 为 2.5~5.5h。本品主要在肝脏代谢，给药量的大部以药物原形或代谢物形式伴胆汁经粪便排泄，少量经肾随尿液排出。

【临床应用】

用于驱除蛔虫、蛲虫、钩虫、绦虫、鞭虫及粪类圆线虫等人体寄生虫。

【不良反应与注意事项】

① 对本品过敏者禁用。② 具有胎毒性，孕妇不宜应用。FDA 对本品妊娠用药的安全性分级为 C 级。③ 哺乳期妇女用药应停止供乳。④2 岁以下幼儿用药的安全性尚不明确，禁止应用。⑤ 严重肝肾功能低下者禁用。⑥ 有皮疹、瘙痒等过敏症状。⑦ 偶有头痛、乏力等。⑧ALT、AST 及 BUN 一过性升高。⑨ 有恶心、呕吐、腹痛、腹泻、胃部不适等胃肠道反应。⑩ 除习惯性便秘者外，通常服用本品不需加服泻药。⑪ 眼囊虫未摘除前，禁用本药。⑫ 患脑囊虫病者须住院治疗。

【用法与用量】

口服。成人：① 驱蛔虫、蛲虫：200mg，一次顿服。② 驱钩虫、鞭虫：每次 200mg，每日 2 次，疗程 3d，如未愈，于 3 周后再重复 1 个疗程。③ 驱粪圆线虫：每次 100mg，每日 2 次，疗程 3d。④ 驱绦虫：每次 300mg，每日 2 次，疗程 3d。

儿童：4 岁以上同成人，2~4 岁剂量减半。

【制剂与规格】

片剂，50mg、100mg。胶囊剂，50mg、100mg。

20-36

阿苯达唑 *
Albendazole

【其他名称】

丙硫咪唑、肠虫清、Abentel、Zentel。

【研发】

美国 Smithkline（史克）公司。

【上市日期】

1967 年 12 月。

【药理作用】

本品为苯并咪唑类广谱驱蠕虫药。对寄生于人体内的线虫类、绦虫类、吸虫类等蠕虫均具高度活性，除杀灭成虫外，尚能杀灭幼虫和虫卵。其中对线虫的作用更强。对旋毛虫病和棘球蚴病的疗效优于甲苯达唑。

作用机制同其他苯并咪唑类抗蠕虫药，可抑制蠕虫对葡萄糖摄取，致蠕虫内源性糖原耗竭。同时还抑制了蠕虫体内延胡索酸还原酶系统，导致 ATP 生成减少，从而阻断蠕虫的生长与繁殖。

本品不溶于水，在肠道中吸收缓慢。口服后，T_{max} 2.5~3h，$t_{1/2}$ 为 8.5~10.5h。在肝脏代谢为砜和亚砜，其中具有活性的亚砜可杀灭组织内的幼虫及肠道中的成虫、虫卵。本药吸收后在体内分布依次为肝、肾、肌肉。可通过血脑脊液屏障，脑组织可达一定药物浓度。24h 内，给药量的 87% 以原形或代谢物的形式经肾随尿液排出，少量随粪便排泄。体内无积蓄。

【临床应用】

用于治疗：① 蛔虫、蛲虫、钩虫、鞭虫、粪圆线虫、旋毛虫等引起的线虫病。② 由猪带绦虫或牛带绦虫引起绦虫病。③ 由猪带绦虫幼虫（囊尾蚴）引起的囊虫病。如眼囊虫病、脑囊虫病或皮下组织囊虫病。④ 由棘球绦虫幼虫引起的棘球蚴病（棘球蚴病）。⑤ 由华支睾吸虫引起的肝吸虫病和由并殖吸虫引起的肺吸虫病。

【不良反应与注意事项】

① 对本品过敏者禁用。② 严重肝、肾、心脏功能不全者禁用。③ 本品具生殖毒性，可致畸，孕妇禁用。FDA 对本品妊娠用药的安全性分级为 C 级。④ 本品可从动物乳汁中分泌。尚不清楚是否经人乳汁分泌，哺乳期妇女禁用，如果用药，应停止供乳。⑤ 2 岁以下幼儿用药的安全性尚不明确，不宜应用。⑥ 有癫痫病史者禁用。⑦ 有恶心、呕吐、厌食、腹泻等消化道症状。⑧ 头痛、头晕、乏力、肌肉酸痛、视物模糊等。⑨ 本品可杀灭粪圆线虫的成虫，但不能杀灭幼虫。治疗 2 周后应重复治疗 1 次。⑩ 蛲虫病易自身重复感染，在治疗后 2~4 周，应重复治疗 1 次。⑪ 患眼囊虫病者，应经手术摘除虫体后，方可口服用药。⑫ 患脑囊虫病者应住院治疗。

【用法与用量】

口服。成人：① 驱蛔虫、蛲虫：400mg，1 次顿服。② 驱钩虫、鞭虫：每次400mg，每日 2 次，疗程 3d。③ 驱粪圆线虫：每次 400mg，每日 1 次，疗程 6d。必要时 2 周后，再重复 1 个疗程。④ 驱绦虫：每次 400mg，每日 2 次，疗程 3d。⑤ 囊虫病：15~20mg/（kg·d），分 2 次给予，疗程 10d，1~2 周后，可进行第二个疗程，通常需 2~3 个疗程。⑥ 吸虫病：每次 10mg/kg，每日 1 次，疗程 7d。⑦ 棘球蚴病：每次 10mg/kg，每日 2 次，疗程 4 周，通常需 5 个疗程。

儿童（2~12 岁）用药剂量减半。

【制剂与规格】

片剂、胶囊剂，100mg、200mg。

20-37

奥苯达唑
Oxibendazole

【其他名称】
丙氧咪唑。

【药理作用】
本品为广谱驱肠虫药。对蛔虫、钩虫、鞭虫均有明显驱除作用。不仅对十二指肠钩虫有较好疗效，而且对美洲钩虫感染也具良好疗效。2或3日疗法的虫卵转阴率达56%~100%。除对钩虫、蛔虫有效外，对鞭虫也有一定治疗效果，疗效可达70%。

【临床应用】
用于治疗钩虫、蛔虫和鞭虫感染。

【不良反应与注意事项】
① 对本品过敏者禁用。② 妊娠、哺乳期妇女及2岁以下幼儿禁用。③ 严重肝、肾、心脏功能低下者禁用。④ 偶有皮疹、瘙痒、发热等过敏症状。⑤ 有恶心、呕吐、腹泻等胃肠道反应，以及头痛、口干和乏力。多表现轻微。⑥ 治疗蛔虫感染时，偶可发生口吐蛔虫现象。

【用法与用量】
口服（半空腹）。每次10mg/kg，每日1次，疗程3d。

【制剂与规格】
胶囊剂，100mg。

20-38

伊维菌素
Ivermectin

【其他名称】
异阿凡曼菌素、麦克丁、Ivomec、Mectizan、Stromectol。

【研发】
日本北里大学教授Satoshi Omura（大村智）于1974年发现阿维菌素（Avermectin）。美国Merck公司寄生虫学家William Campbell（威廉·坎贝尔）于1975年将阿维菌素修饰成伊维菌素（Ivermectin）。由于对人类健康事业的重大贡献，2015年度诺贝尔医学奖的一半荣誉授予大村智和坎贝尔。另外一半的荣誉授予了研发青蒿素的中国药学家屠呦呦。

【上市日期】
1987年FDA认证，法国首市。2001年浙江海正药业获CFDA生产批文。

【药理作用】
本品为阿维菌素（Avermectin）衍生物，属大环内酯抗生素类抗寄生虫药。特点是广谱、高效、低毒。对盘尾丝虫微丝蚴有较强的杀灭作用，对成虫无效。对蛔虫、蛲虫、粪圆线虫等也有良好的杀灭作用。但是对绦虫、吸虫无效。

本品为神经递质 r- 氨基丁酸（GABA）激动剂，可破坏 GABA 介导的中枢神经系统神经突触传递过程，导致虫体神经麻痹，致其死亡。虽然对盘尾丝虫成虫无作用，但是可影响微丝蚴在雌虫子宫内的正常发育，抑制孕虫从子宫释放。对微丝蚴的作用较乙胺嗪缓慢持久。本品可快速减少患者皮肤内微丝蚴的数量，但对患者眼角膜和前房内的微丝蚴作用缓慢。

若盘尾微丝蚴寄生于人体皮下组织淋巴系统，会引起局部炎症反应和纤维组织增生，下肢肿胀，活动受限，易继发软组织感染，称象皮肿（淋巴丝虫病）。微丝蚴死亡时，感染者可发生剧烈炎症反应，表现奇痒及皮肤病变。若盘尾丝虫微丝蚴寄生于角膜中，可致眼角膜慢性炎症，视力受损并导致失明。此称河盲症，亦称盘尾丝虫病。

口服后，T_{max} 4h，血浆蛋白结合率 93%，$t_{1/2}$ 约 16h。肝脏中的药物浓度高，不易通过血脑脊液屏障。给药量的绝大部分以原形或代谢物形式经粪便排泄，仅少量经肾随尿液排出。

【临床应用】

用于治疗盘尾丝虫的微丝蚴感染，如河盲症、象皮肿等。也用于治疗粪圆线虫、蛔虫、蛲虫、钩虫、鞭虫感染。

【不良反应与注意事项】

① 对本品过敏者禁用。② 动物实验表明本药可致畸，虽然在人类未经证实，孕妇禁用。FDA 对本品妊娠用药的安全性分级为 C 级。③ 哺乳期妇女用药应停止供乳。④ 不推荐 5 岁以下儿童应用。⑤ 严重肝、肾、心脏功能低下者禁用。⑥ 应用本药治疗盘尾微丝蚴感染时，患者可有皮疹、瘙痒等皮肤变态反应，这可能是被杀灭的微丝蚴尸体引起的过敏与炎症反应。⑦ 有恶心、呕吐、腹痛、腹泻或便秘、食欲减退等胃肠道反应。⑧ 关节痛、肌肉痛，以及颈部、腋下、腹股沟部位淋巴结肿大并有压痛。⑨ 偶有 ALT、AST 升高。⑩ 面部水肿、外周水肿、体位性低血压及心动过速等。⑪ 偶有白细胞减少，嗜酸性粒细胞增多，血红蛋白增多。⑫ 本品与阿苯达唑合用，可增加对丝虫病疗效。⑬ 超剂量用药，可致共济失调、震颤、呼吸缓慢、呕吐、血压下降等。一旦发生，应予补液、输注电解质、升压、给氧等支持疗法。

【用法与用量】

口服（餐前 1h）。成人：① 盘尾丝虫感染：0.15mg/kg，顿服，依症状及微丝蚴重现时间，可间隔半年重复给药 1 次。② 粪圆线虫感染：0.2mg/kg，顿服。③ 蛔虫感染：0.1mg/kg，顿服。④ 钩虫、蛲虫、鞭虫感染：0.2mg/kg，顿服。

【制剂与规格】

片剂，3mg、6mg。胶囊，3mg。

20-39

左旋咪唑
Levamisole

【其他名称】

左旋四咪唑、Levasole。

【上市日期】

1966 年。

【药理作用】

本品为四咪唑的左旋异构体。活性强于四咪唑，属广谱驱肠虫药。驱蛔作用明显，疗效可达 90%~100%。对蛲虫、钩虫、粪圆线虫也有良好的驱除作用。本药尚有免疫调节功能，作为免疫增强剂广泛应用于临床。

本品可抑制蠕虫体内琥珀酸脱氢酶，导致延胡索酸不能还原成琥珀酸。从而影响了虫体肌肉的无氧代谢，减少能量产生，则虫体肌肉麻痹后随粪便排出体外。

【临床应用】

临床用于：① 驱蛔虫、蛲虫、钩虫、粪圆线虫。② 驱丝虫、囊虫。③ 作为免疫增强剂用于类风湿性关节炎、支气管哮喘、癌症患者术后或化疗后的辅助治疗。

【不良反应与注意事项】

① 对本品或对其他咪唑类驱虫药过敏者禁用。② 严重肝肾功能不全者禁用。③ 孕妇不宜应用。FDA 对本品妊娠用药的安全性分级为 C 级。④ 可从乳汁分泌，哺乳期妇女用药应停止供乳。⑤ 有皮疹、瘙痒等过敏症状。偶可发生光敏性皮炎。⑥ 恶心、呕吐、腹痛、食欲减退等胃肠道反应。⑦ 偶有头痛、头晕、乏力、肌肉酸痛等流感样症状。⑧ 有粒细胞减少和血小板减少，偶见蛋白尿。

【用法与用量】

口服。① 驱蛔虫：2.5mg/kg，顿服。② 驱蛲虫：1mg/kg，每日 1 次，疗程 3d。③ 驱钩虫：1.5~2.5mg/kg，每晚 1 次，疗程 3d。④ 驱丝虫：4~6mg/（kg·d），分 2~3 次给予，疗程 3d。

【制剂与规格】

片剂，25mg、50mg。

20-40

噻嘧啶 *
Pyrantel

- -

【其他名称】

双羟萘酸噻嘧啶、恩波酸噻嘧啶、抗虫灵、Pyrantel Pamoate、Pyrantel Embonate。

【药理作用】

本品为广谱抗蠕虫药。对蛔虫、蛲虫、钩虫均有良好抗虫活性。驱蛔虫时，虫卵转阴率达 80%~95%。钩虫、蛲虫的虫卵转阴率可达 90% 以上。也用于驱鞭虫或治疗混合感染。由于吸收少，全身毒性低。

本品为胆碱酯酶抑制剂。用药后，过多的乙酰胆碱对虫体神经肌肉产生阻滞作用，导致虫体发生痉挛性麻痹，最终经肠道排出体外，不会引起肠道或胆道梗阻。

按剂量 11mg/kg 口服，T_{max} 1~3h，C_{max} 0.05~0.13μg/mL。给药量的大部分以原形或代谢物形式经粪便排出，少量经肾随尿液排出。

【临床应用】

用于治疗蛔虫、钩虫、蛲虫和鞭虫感染。

【不良反应与注意事项】

①对本品过敏者禁用。②孕妇禁用。FDA对本品妊娠用药的安全性分级为C级。③哺乳期妇女用药应停止供乳。④1岁以下幼儿禁用。⑤严重肝、肾、心脏功能不全者禁用。⑥偶有头痛、头晕、嗜睡、发热、皮疹等，多可耐受。⑦有恶心、呕吐、腹痛、腹泻、厌食等消化道症状。⑧有一过性ALT升高。⑨本品不宜与哌嗪合用，因存在拮抗作用。⑩服用本药时，不需导泻剂。

【用法与用量】

口服。成人及12岁以上未成年人：①驱蛔虫：10mg/kg，睡前服用，疗程3d。②驱钩虫：10mg/kg，睡前服用，疗程3d。③驱蛲虫：10mg/kg，睡前服用，疗程7d。④驱鞭虫：每次6mg/kg，每日2次，疗程2d。

儿童：①驱蛔虫：10mg/kg，睡前服用，疗程2d。②驱钩虫：10mg/kg，睡前服用，疗程3d。③驱蛲虫：10mg/kg，睡前服用，疗程7d。④驱鞭虫：每次6mg/kg，每日2次，疗程2d。

【制剂与规格】

片剂，300mg。

20-41

三苯双脒
Tribendimidine

【其他名称】

力卓。

【药理作用】

本品为广谱驱肠虫药。对钩虫、蛔虫、蛲虫、鞭虫有良好驱除作用。成人口服0.4g，美洲钩虫感染治愈率达89.8%。口服0.3g，蛔虫感染治愈率96.1%。服药后8~12h开始排虫，24~36h达排虫高峰。

本品可破坏虫体皮下组织的超微结构，致细胞核消失或破碎、线粒体消失。本品吸收缓慢，给药量的大部经肾随尿液排出。

【临床应用】

主要用于治疗钩虫（尤其美洲钩虫）、蛔虫感染。

【不良反应与注意事项】

①对本品过敏者禁用。②严重肝、肾、心脏功能低下者禁用。③妊娠妇女用药的安全性尚不明确，不建议应用。④尚不确定本药是否从乳汁分泌，哺乳期妇女用药应停止供乳。⑤儿童用药的安全性尚不明确。⑥偶有恶心、呕吐、腹痛、腹泻、食欲减退等胃肠道反应，多可耐受。⑦有头痛、头晕和困倦。⑧本品为肠溶片，服用时整片吞服。

【用法与用量】

口服。成人驱钩虫：0.4g，顿服。驱蛔虫：0.3g，顿服。

【制剂与规格】

片剂，0.1g。

哌嗪 *
Piperazine

【其他名称】

哌哔嗪、胡椒嗪、驱蛔灵、枸橼酸哌嗪、磷酸哌嗪。

【药理作用】

本品主要用于驱除蛔虫。对蛲虫也有一定的驱除作用。对其他线虫疗效不显著。用药后，蛔虫转阴率约 70%~80%。

本药对蛔虫肌肉有麻痹作用，致虫体不能附着于宿主肠壁，伴随粪便排出体外。由于本品阻断了乙酰胆碱对蛔虫肌肉的兴奋作用，所以虫体被麻痹前不产生兴奋，从而减少了蛔虫性肠梗阻或胆道梗阻的发生。

口服吸收迅速。T_{max} 1~2h。主要在肝脏代谢，其磷酸盐与枸橼酸盐在体内过程相似。24h 内，给药量几近完全排泄。

【临床应用】

主要用于治疗蛔虫、蛲虫感染。

【不良反应与注意事项】

① 对本品过敏者禁用。② 孕妇慎用，FDA 对本品妊娠用药的安全性分级为 B 级。③ 哺乳期妇女用药安全性尚不明确。④ 本品具潜在神经肌肉毒性，尤其对儿童，应避免长期或大剂量用药。⑤ 有神经系统疾病或癫痫病史者慎用，肝肾功能不全者慎用。⑥ 偶有恶心、呕吐、腹痛、腹泻、食欲减退等胃肠道反应。⑦ 有头痛、眩晕、嗜睡、感觉异常等神经系统症状。⑧ 用药剂量过大（日剂量超 6g）易发生瞳孔缩小、调节障碍、麻痹性斜视、共济失调等锥体外系综合征。⑨ 本品勿与噻嘧啶合用，因会产生拮抗作用。

【用法与用量】

口服。成人及 12 岁以上未成年人：① 驱蛔虫：枸橼酸哌嗪 75mg/（kg·d）或 3~3.5g/d，顿服，连服 2d，磷酸哌嗪 2.5~3g/d，睡前顿服，连服 2d。② 驱蛲虫：枸橼酸哌嗪 2~2.5g/d，分 2 次给予，疗程 7~10d，磷酸哌嗪 1.5~2g/d，分 2 次给予，疗程 7~10d。

儿童（12 岁以上）：① 驱蛔虫：枸橼酸哌嗪 100mg/（kg·d），睡前顿服（日剂量不超 3g），连服 2d，磷酸哌嗪 80mg/（kg·d），睡前顿服（日剂量不超 2.5g），连服 2d。② 驱蛲虫：枸橼酸哌嗪 60mg/（kg·d），分 2 次给予（日剂量不超 2g），疗程 7~10d，磷酸哌嗪 50mg/（kg·d），分 2 次给予（日剂量不超 2g），疗程 7~10d。

【制剂与规格】

片剂，枸橼酸哌嗪 250mg、500mg。磷酸哌嗪 200mg、250mg、500mg。

吡喹酮 *
Praziquantel

详见本章第六节吡喹酮相关内容。

氯硝柳胺
Niclosamide

【其他名称】

灭绦灵、育米生、育未生、Yomesan。

【药理作用】

本品为二氯硝基水杨酸苯胺化合物，是驱绦虫的首选药物。对牛带绦虫、短小膜壳绦虫、阔节裂头绦虫、猪带绦虫均有较强杀灭作用。用本品驱除猪带绦虫时，于用药后有增加感染囊虫病可能性。对于绦虫，本品只能杀灭成虫，对节片中的虫卵没有作用。本品除杀灭绦虫外，对钉螺、螺卵、血吸虫、毛蚴也有较强的杀灭作用。

本品可抑制虫体细胞内线粒体的氧化磷酸化过程，阻断其对外源性葡萄糖摄取，从而致虫体内源性糖原耗尽，最终杀灭绦虫头节和颈节，伴粪便排出。

【临床应用】

用于治疗牛带绦虫、猪带绦虫、短小膜壳绦虫、阔节裂头绦虫等感染。

【不良反应与注意事项】

① 对本品过敏者禁用。② 孕妇慎用，FDA 对本品妊娠用药的安全性分级为 B 级。③ 哺乳期妇女用药应停止供乳，④ 偶有头晕、乏力、胸闷、腹部不适感。⑤ 有皮疹、瘙痒、发热等过敏症状。⑥ 用药前应服止吐剂如甲氧氯普胺，防止绦虫节片破裂释出虫卵，若虫卵反流至胃、十二指肠，可诱发囊虫病。⑦ 服药前晚餐宜进软食，有慢性便秘者须服用泻药排空肠道。早晨空腹服用本药时，宜将药片充分嚼碎，少饮水，以使药物在十二指肠上部达较高浓度，防止节片破裂逸出虫卵。

【用法与用量】

口服。成人：① 驱牛带绦虫、猪带绦虫：首剂 1g，1h 后再服 1g，2h 后服硫酸镁导泻。② 驱短小膜壳绦虫：首日 2g，顿服，继之每日 1g，疗程 7d，必要时于 4 周后重复 1 个疗程。

儿童：① 驱牛带绦虫、猪带绦虫：体重 < 10kg 首剂 0.5g，1h 后再服 0.5g，2h 后服硫酸镁导泻；体重 10~35kg 首剂 1g，1h 后再服 1g，2h 后服硫酸镁导泻。② 驱短小膜壳绦虫：2 岁以下每日 0.5g，顿服，疗程 6d；2~6 岁每日 1g，顿服，疗程 6d；6 岁以上首日 2g，顿服，继之每日 1g，疗程 7d。

【制剂与规格】

片剂，0.5g。胶囊剂，0.5g。

鹤草酚
Agrimophol

【研发】

中国药物化学家、中科院院士沈家祥教授于 1976 年确定了鹤草酚结构式并完成化学合成。

【临床应用】

本品是由蔷薇科（Rosaceae）多年生草本植物仙鹤草（Agrimonia Pilosa Ledeb）根芽提取的一种有效成分。现已人工合成。本品为驱绦虫药。对牛带绦虫、猪带绦虫、短小膜壳绦虫等有较强的杀灭作用。对成虫的活性高于对幼虫。若与氯硝柳胺相比，本品作用快，活性更强。对绦虫头节、颈节、体链均有直接杀灭作用。本药能迅速穿透绦虫体壁，持久抑制绦虫细胞代谢，阻断能量供给，致虫体死亡。

本药口服后，在肠道吸收缓慢。肝脏中的药物浓度居高，约高于其他组织中的药物浓度 4 倍以上。$t_{1/2}$ 约 1.2h。给药量的大部经粪便排泄，少量经肾随尿液排出。

【临床应用】

用于治疗绦虫感染。

【不良反应与注意事项】

① 对本品过敏者禁用。② 妊娠、哺乳期妇女用药的安全性尚不明确。③ 偶有恶心、呕吐等胃肠道不适。服药 2 周后，偶有一过性腹泻。④ 头晕、冷汗，偶可发生虚脱。⑤ 本品对蛔虫有明显兴奋作用。对蛔虫、绦虫混合感染者，应首先用其他药物驱蛔，防止因直接应用本品致蛔虫兴奋游走，发生蛔虫性胆道梗阻。⑥ 应用本药时，忌食油腻或饮酒，避免增加本品毒性。⑦ 服用本药时忌用蓖麻油导泻。老年人、儿童、体弱者应选用缓泻剂导泻，不宜用竣泻剂硫酸镁。⑧ 服药当日禁食早餐。

【用法与用量】

口服（空腹）。成人 0.7~0.8g，顿服，1.5h 后服泻药；牛带绦虫 1.2g，顿服，1.5h 后服泻药。儿童 25mg/kg，顿服，1.5h 后服泻药。

【制剂与规格】

胶囊剂，0.15g。

20-46

恩波维铵
Pyrvinium Embonate

【其他名称】

恩波酸吡维铵、扑酸吡维铵、扑蛲灵、Pyrvinium Pamoate。

【药理作用】

本品对蛲虫有较强的杀灭作用。适用于蛲虫单独感染的治疗。

作用机制是可干扰肠虫呼吸酶系统，抑制其需氧呼吸，同时也阻止虫体对葡萄糖摄取。则肠虫难以生存。本品是治疗蛲虫的首选药物。

【临床应用】

用于治疗蛲虫感染。

【不良反应与注意事项】

① 对本品过敏者禁用。② 妊娠与哺乳期妇女用药的安全性尚不明确。③ 有恶心、呕吐、腹痛、腹泻、食欲减退等胃肠道反应。④ 偶有荨麻疹、瘙痒或发生肌肉痉挛。⑤ 服用本品后粪便染红，属正常现象。

【用法与用量】

口服。成人 0.25~0.3g，睡前顿服，间隔 2~3 周再重复给药 1~2 次，防止复发。儿童 5mg/kg（总剂量不超 0.25g），睡前顿服，为防止复发，间隔 2~3 周再重复给药 1~2 次。

【制剂与规格】

片剂，50mg。

第六节　抗吸虫药
Antitrematode Agents

20-47

硫氯酚
Bithionol

【其他名称】

硫双二氯酚、别丁、Bithin、Bitin。

【药理作用】

本品对肺吸虫的成虫和囊蚴有良好的杀灭作用。对绦虫也有很好的杀灭作用。对华支睾吸虫疗效差。

作用机制是本品可抑制虫体 ATP 合成，影响其能量代谢。从而发挥本品杀虫作用。

本品易吸收，成人日服 50mg/kg，T_{max} 27h。隔日服药仍可维持有效血药浓度。

【临床应用】

主要用于治疗由并殖吸虫引起的肺吸虫病。也用于牛带绦虫、猪带绦虫、短小膜壳绦虫感染。

【不良反应与注意事项】

① 对本品过敏者禁用。② 妊娠妇女禁用。③ 严重肝、肾、心脏功能不全者禁用。④ 有荨麻疹等皮肤过敏症状，偶可发生光敏反应。⑤ 有恶心、呕吐、腹痛、腹泻、食欲减退等胃肠道反应。⑥ 有 ALT、AST、ALP 升高，胆红素升高。少见中毒性肝炎。⑦ 偶有嗜酸性粒细胞明显增多，虽然不需处置，但需较长时间恢复正常。⑧ 服用本品之前，须提前驱除蛔虫、钩虫。

【用法与用量】

成人及儿童口服。① 肺吸虫病：50~60mg/（kg·d），分 3 次给予，隔日用药（疗程 30d）。② 绦虫感染：首剂 25mg/kg，0.5h 后同等剂量再服 1 次，3~4h 后服泻药。

【制剂与规格】

片剂，250mg。胶囊剂，500mg。

新编临床实用抗感染药物手册

20-48

吡喹酮 *
Praziquantel

- -

【其他名称】

环吡异喹酮、Biltricide。

【研发】

德国 E·Merck 与 Bayer 公司合作研发。

【上市日期】

1975 年。

【药理作用】

本品为广谱抗寄生虫药。对肺吸虫、华支睾吸虫、姜片虫、绦虫等有较强的杀灭作用。血吸虫病的治愈率可达 90%。是目前治疗吸虫病、绦虫病的首选药物。对尾蚴、毛蚴也有杀灭作用，可预防血吸虫感染。

本品可增加寄生虫细胞膜的通透性，致细胞内钙离子流失，则虫体肌肉发生挛缩，最终麻痹死亡。此外，对虫体皮层也有损伤作用，可使虫体外皮空泡变性，皮层破坏后，可影响其吸收与排泄，此时，更易受到宿主免疫攻击。本品尚能抑制虫体对葡萄糖摄取，加速虫体内源性糖原耗尽。从而抑制其蛋白质合成。

本品口服吸收良好。按 15mg/kg 剂量给药，T_{max} 1h，C_{max} 1μg/mL。吸收后，体内分布广泛，其中以肝、肾和脂肪组织药物含量高。$t_{1/2}$ 约 1.5h，可自乳汁分泌，并有少量药物通过其胎盘。24h 内，约给药量的 70% 以羟基代谢物或药物原形经肾随尿液排出。多次给药未见蓄积。

【临床应用】

用于治疗：① 吸虫病：肺吸虫病、华支睾吸虫病、裂隙吸虫病、姜片虫病等。② 绦虫病：猪带绦虫、牛带绦虫、短小膜壳绦虫病及幼虫所致囊虫病和裂头蚴病。

【不良反应与注意事项】

① 对本品过敏者禁用。② 妊娠妇女不宜应用。③ 可从乳汁分泌，哺乳期妇女用药应停止供乳。④ 可诱发精神失常。有精神病、癫痫病史者不宜应用。⑤ 有一过性 ALT、AST 升高。肝功能低下者慎用。⑥ 偶有期外收缩，室性心动过速，心电图 T 波改变。心功能低下者慎用。⑦ 首剂服用后，可有头痛、头晕、乏力、肌肉酸痛等，⑧ 有恶心、呕吐、腹痛、腹泻等胃肠道反应。⑨ 用本品治疗寄生于组织内的血吸虫、肺吸虫、囊虫时，由于虫体死亡后释出大量抗原物质，可引起发烧、嗜酸性粒细胞增多、皮疹、瘙痒、过敏性紫癜、哮喘等过敏反应。⑩ 合并眼囊虫者，须摘除囊虫后，方可服用本药，⑪ 患脑囊虫病者须住院治疗。并应给予地塞米松和脱水剂，防止治疗后因颅内压增高，致急性脑水肿，甚至发生脑疝。

【用法与用量】

口服。① 慢性血吸虫病：每次 10mg/kg，每日 3 次，连服 2d。② 急性血吸虫病：每次 10mg/kg，每日 3 次，连服 4d。③ 华支睾吸虫病：每次 14mg/kg，每日 3 次，连服 5d。④ 肺吸虫病：每次 25mg/kg，每日 3 次，连服 3d。⑤ 姜片虫病：每次 15mg/kg，顿服。⑥ 猪带绦虫病、牛带绦虫病：10mg/kg，清晨顿服，1h 后服泻药。⑦ 短小膜壳绦虫、阔节裂头绦虫病：15~25mg/kg，顿服。⑧ 囊虫病：每次

20mg/kg，每日 3 次，连服 3~5d。

【制剂与规格】

片剂，200mg。

第七节　抗丝虫药

Antifilaria Agents

20-49

乙胺嗪

Diethylcarbamazine

【其他名称】

枸橼酸乙胺嗪、海群生、Diethylcarbamazine Citrate、Hetrazan。

【药理作用】

本品为抗丝虫药。对丝虫的成虫（盘尾丝虫除外）及微丝蚴均有较强的杀灭作用。其中对微丝蚴的作用更为明显。

本品可抑制微丝蚴虫体肌肉活动，促使其从寄居部位脱离。而且可改变微丝蚴体表的膜结构，致其更易遭受宿主免疫防御功能的攻击。

口服本药 200mg，T_{max} 1~2h，吸收后，体内分布广泛（除脂肪组织）。多次给药未见积蓄。$t_{1/2}$ 约 8h。48h 内，约给药的 70% 以药物原形和代谢物经肾随尿液排出。

【临床应用】

用于治疗：① 马来丝虫病、班氏丝虫病和罗阿丝虫病。② 盘尾丝虫病。本品可杀灭盘尾丝虫微丝蚴，但是不能杀死成虫。故本药不能根治盘尾丝虫病。

【不良反应与注意事项】

① 对本品过敏者禁用。② 妊娠妇女禁用。③ 哺乳期妇女禁用。如果用药，应停止供乳。④ 严重肝、肾和心脏功能低下者禁用。⑤ 偶有恶心、呕吐、食欲减退等胃肠道反应。⑥ 有头痛、头晕、乏力、肌肉痛、关节痛、皮疹及瘙痒等。此多因被杀灭的大量成虫和微丝蚴释放出的异性蛋白所致。⑦ 偶有喉头水肿、支气管痉挛、暂时性蛋白尿、血尿、肝大及肝区压痛。⑧ 重度感染盘尾丝虫的患者应用本药后，可有急性炎症反应综合征。表现发热、心动过速、淋巴管炎、淋巴结炎。此多为死亡微丝蚴所致。⑨ 伴有蛔虫混合感染者，应先驱除蛔虫，再服用本药，防止发生蛔虫性肠梗阻。

【用法与用量】

成人口服。① 班氏丝虫病、马来丝虫病：每次 200mg，每日 3 次，疗程 7d，间隔 1~2 个月，可进行第 2~3 个疗程。② 罗阿丝虫病：每次 2mg/kg，每日 3 次，疗程 2~3 周。③ 盘尾丝虫病：首次 0.5mg/kg，顿服，第 2 日每次 0.5mg/kg，每日 2 次，第 3 日每次 1mg/kg，每日 3 次，如无严重反应，增至每次 2mg/kg，每日 3 次，总疗程 14d。

【制剂与规格】

片剂，50mg、100mg。

20-50

伊维菌素
Ivermectin

- -

详见本章第五节伊维菌素相关内容。

20-51

呋喃嘧酮
Furapyrimidone

- -

【药理作用】

本品为抗丝虫药。对班氏丝虫和马来丝虫的微丝蚴和成虫均有杀灭作用。其对成虫的杀灭作用强于对微丝蚴的作用。

口服吸收迅速。T_{max} 0.5h，吸收后分布广泛，在各组织器官可达有效药物浓度。$t_{1/2}$ 约 1h。给药量的大部经肾随尿液排出。体内未见药物蓄积。

【临床应用】

用于治疗班氏丝虫病和马来丝虫病。

【不良反应与注意事项】

① 对本品过敏者禁用。② 本品具有胎毒性，妊娠妇女禁用。③ 严重肝、肾和心脏功能低下者禁用。④ 被杀灭的丝虫微丝蚴或成虫会释放异性蛋白，其可引起过敏或淋巴系统反应，如发热、呕吐、皮疹、瘙痒、心悸、胸闷及心电图 T 波变化等。⑤ 个别患者可有转氨酶升高。

【用法与用量】

口服（餐后 1h）。成人 20mg/（kg·d），分 2~3 次给予，疗程 7d。

【制剂与规格】

片剂，50mg、100mg。

附录一　妊娠用药安全性分级标准

FDA 根据药物对胎儿的危害性，将药物分为 A、B、C、D、X 等 5 个级别。

A 级：在有对照组的研究中，妊娠初始 3 个月的妇女，未见药物对胎儿有危害迹象，也未见在其后 6 个月的危害证据，可能对胎儿影响甚微。

B 级：在对动物生殖性研究中，未见到对胎仔的影响。只在动物生殖性研究中表现有副作用，但这些副作用未在妊娠初始 3 个月的妇女中得到证实，也未见对其后 6 个月有危害的证据。

C 级：在对动物生殖性研究中，证明对胎仔有副作用（包括致畸或致死），但并未在对照组的妇女中进行研究，或未在妇女和动物并行地进行研究。此类药物的选用应权衡利弊，只有对孕妇的益处大于对胎儿的危害后方可应用。

D 级：有对胎儿造成危害的明确证据。尽管有危害性，但孕妇用药后有绝对好处，必须给予（如孕妇受到死亡威胁或患者有严重疾病）。若改用其他药物虽然安全，但是无效。

X 级：在对动物或人的研究中证明，其可致胎儿发育异常或根据经验对人或动物有危害性，此类药物为妊娠或将妊娠者所禁用。

附录二　本书相关重量及容量单位换算

重量单位换算：
1kg（千克）=1000g（克）
1g（克）=1000mg（毫克）
1mg（毫克）=1000μg（微克）
1μg（微克）=1000ng（纳克）
容量单位换算：
1L（升）=10dL（分升）
1dL（分升）=10cL（厘升）
1cL（厘升）=10mL（毫升）
1L（升）=1000mL（毫升）
1mL（毫升）=1000μL（微升）

附录三　本书相关医药专业词汇英文缩略语中、英文注释

ABSSSI（Acute Bacterial Skin and Skin Structure Infection）急性细菌性皮肤及皮肤结构感染

AIDS（Acquired Immuno Deficiency Syndrome）获得性免疫缺陷综合征

ALP（Alkaline Phosphatase）碱性磷酸酶

ALT（Alanine Transaminase）丙氨酸氨基转移酶

AME（Aminoglycoside Modifying Enzyme）氨基糖苷纯化酶

AMS、AMY（Amylase）淀粉酶

APTT（Activated Partial Thromboplastin Time）活化部分凝血活酶时间

AST（Aspartate Transaminase）天门冬氨酸氨基转移酶

ATP（Adenosine Triphosphate）三磷腺苷

AUC（Area Under Curve）药－时曲线下面积

BSA（Body Surface Area）体表面积

BUN（Blood Urea Nitrogen）血尿素氮

CABP（Community Acquired Bacterial Pneumonia）社区获得性细菌性肺炎

CAP（Community Acquired Pneumonia）社区获得性肺炎

CFDA（China Food and Drug Administration）中国食品药品监督管理局

Child-Pugh A 轻度肝功能不全

Child-Pugh B 中度肝功能不全

Child-Pugh C 重度肝功能不全

CK、CPK（Creatine Kinase、Creatine Phosphokinase）肌酸激酶、肌酸磷酸激酶

C_{max}（Concentration Maximum）达峰浓度，血药浓度峰值

CMV（Cytomegalovirus）巨细胞病毒，亦称 HHV-5（人类疱疹病毒 5 型）

COVID-19（Coronavirus Disease-19）新型冠状病毒肺炎，亦称 NCP（Novel Coronavirus
Pneumonia）

CrCl（Creatinine Clearance）肌酐清除率

$50 < Crcl < 80mL/min$ 轻度肾功能不全

$30 < Crcl < 50mL/min$ 中度肾功能不全

$Crcl < 30mL/min$ 重度肾功能不全

CRE（Carbapenem Resistant Enterobacteriaceae）耐碳青霉烯类药物的肠杆菌科细菌

CRSA（Cephalosporin Resistant Staphylococcus Aureus）耐头孢菌素类药物的金黄色
葡萄球菌

CYP450（Cytochrome-P450）细胞色素 P450 酶

d（Day）日、天

DHP（Dehydropeptidase）脱氢肽酶

DL（Deciliter）分升

DNA（Deoxyribonucleic Acid）脱氧核糖核酸

DPP-4（Dipeptidyl Peptidas-4）二肽基肽酶 -4

EBV、EB（Epstein-Barr Virus）爱泼斯坦－巴尔病毒，亦称 HHV-4（人类疱疹病毒 4 型）

EMA（European Medicines Agency）欧洲药品管理局

ESBL（Extended Spectrum Beta-Lactamase）超广谱 β－内酰胺酶

FDA（Food and Drug Administration）美国食品药品管理局

FIs（Fusion Inhibitors）融合抑制剂、膜融合抑制剂

g（Gram）克

GABA（r-Aminobutyric Acid）r- 氨基丁酸

GAS（Group a Streptococcus）a 族溶血性链球菌、化脓性链球菌

GBS（Group b Streptococcus）b 族溶血性链球菌、无乳链球菌

GGT（r-Glutamyltranspeptidase）r- 谷氨酰转肽酶

GPD、G-6-PD（Glucose-6-Phosphate Dehydrogenase）葡萄糖 -6- 磷酸脱氢酶

GT（Gene Type）基因型

h（Hour）小时

HAl（Hemagglutinin Inhibitor）血凝素抑制剂

HAP（Hospital Acquired Pneumonia）医院获得性肺炎

HAV（Hepatitis A Virus）甲型肝炎病毒

Hb（Hemoglobin）血红蛋白

HBcAB（Hepatitis B Core Antibody）乙肝核心抗体

HBsAg（Hepatitis B Surface Antigen）乙肝表面抗原

HBV（Hepatitis B Virus）乙型肝炎病毒

HCV（Hepatitis C Virus）丙型肝炎病毒

HDL（High Density Lipoprotein）高密度脂蛋白

HDV（Hepatitis D Virus）丁型肝炎病毒

HEV（Hepatitis E Virus）戊型肝炎病毒

HHV（Human Herpes Virus）人类疱疹病毒

HIV（Human Immunodeficiency Virus）人类免疫缺陷病毒

HK（Hexokinase）己糖激酶

HLA（Human Leukocyte Antigen）人类白细胞抗原

HMG-CoA（Hydroxymethyl Glutaryl Coenzyme A）羟甲基戊二酰辅酶 A

HPV（Human Papilloma Virus）人乳头瘤病毒

HSV（Herpes Simplex Virus）单纯疱疹病毒

5-HT（5-Hydroxytryptamine）5- 羟色胺

INIs（Integrase Inhibitors）整合酶抑制剂

lNSTls（Integrase Strand Transfer Inhibitors）整合酶链转移抑制剂

lU（International Unit）国际单位

kg（Kilogram）千克

L（Liter）升

LDH（Lactate Dehydrogenase）乳酸脱氢酶

LDL（Low Density Lipoprotein）低密度脂蛋白

MAO（Monoamine Oxidase）单胺氧化酶

MBC（Minimum Bactericidal Concentration）最低杀菌浓度

MDRO（Multiple Drug Resistant Organism）多重耐药菌

MERS-COV（Middle East Respiratory Syndrome Coronavirus）中东呼吸综合征冠状病毒（致 2012 年中东严重呼吸综合征）

mg（Milligram）毫克

MIC（Minimum Inhibitory Concentration）最低抑菌浓度

min（Minute）分

mL（Milliliter）毫升

mmol（Millimole）毫摩尔

mol（Mole）摩尔

MRCNS（Methicillin Resistant Coagulase Negative Staphylococcus）耐甲氧西林的凝固酶阴性葡萄球菌

MRSA（Methicillin Resistant Staphylococcus Aureus）耐甲氧西林金黄色葡萄球菌

MRSE（Methicillin Resistant Staphylococcus Epidermidis）耐甲氧西林表皮葡萄球菌

MSSA（Methicillin Sensitive Staphylococcus Aureus）甲氧西林敏感的金黄色葡萄球菌

MSSE（Methicillin Sensitive Staphylococcus Epidermidis）甲氧西林敏感的表皮葡萄球菌

NAI（Neuraminidase Inhibitor、Sialidase Inhibitor）神经氨酸酶抑制剂、唾液酸酶抑制剂

2019-n CoV（Novel Coronavirus）新冠病毒、亦称 SARS-COV-2

ng（Nano Gram）纳克，毫微克

NMPA（National Medical Products Administration）国家药品监督管理局

NNRTI（Non-Nucleoside Reverse Transcriptase Inhibitor）非核苷反转录酶抑制剂

NRTl（Nucleoside Reverse Transcriptase Inhibitor）核苷反转录酶抑制剂

PABA（Para-Aminobenzoic Acid）对氨基苯甲酸

PAE（Post Antibiotic Effect）抗生素后效应

PBPs（Penicillin Binding Proteins）青霉素结合蛋白

PDE-5（Phosphodiesterase-5）磷酸二酯酶 -5

Pls（Proteas Inhibitors）蛋白酶抑制剂

PK（Pharmacokinetics）药代动力学

PLT（Platelet）血小板

PRSP（Penicillin Resistant Streptococcus Pneumonia）耐青霉素肺炎链球菌

PSSP（Penicillin Sensitive Streptococcus Pneumonia）青霉素敏感的肺炎链球菌

PT（Prothrombin Time）凝血酶原时间

PTC（Peptidyl Transferase Center）肽基转移酶中心

RBC（Red Blood Cell）红细胞

RET（Reticulocyte）网织红细胞

RNA（Ribonucleic Acid）核糖核酸

RSV（Respiratory Syncytial Virus）呼吸道合胞病毒

RTl（Reverse Transcriptase Inhibitor）反转录酶抑制剂

SARS-COV（Severe Acute Respiratory Syndrome Corona Virus）严重急性呼吸综合征冠状病毒（致 2003 年非典肺炎）

SARS-COV-2（Severe Acute Respiratory Syndrome Corona Virus-2）严重急性呼综合征冠状病毒 -2、亦称 2019-n CoV（新冠病毒）

SJS（Stevens-Johnson Syndrome）史蒂文斯 - 约翰逊综合征

SVR（Sustained Virologic Response）持续病毒学应答

$t_{1/2}$（Half-Life-Time）半衰期

TEN（Toxic Epidermal Necrolysis）中毒性表皮坏死松解症

TG（Triglyceride）甘油三酯

T_{max}（Time Maximum）达峰时

TSH（Thyroid Stimulating Hormone）促甲状腺激素

U（Unit）单位

μg（Microgram）微克

μL（Microliter）微升

VAP（Ventilator Associated Pneumonia）呼吸机相关性肺炎

Vd（Apparent Volume of Distribution）表观分布容积

VRE（Vancomycin Resistant Enterococcus）耐万古霉素肠球菌

VRSA（Vancomycin Resistant Staphylococcus Aureus）耐万古霉素金黄色葡萄球菌

VZV（Varicella Zoster Virus）水痘带状疱疹病毒

WBC（White Blood Cell）白细胞

WHO（World Health Organization）世界卫生组织

XDR-TB（Extensively Drug Resistant-Tubercle Bacillus）广泛耐药结核杆菌

附录四　本书相关医药专业词汇别称

淋病奈瑟菌（淋球菌）

脑膜炎奈瑟菌（脑膜炎球菌）

铜绿假单胞菌（绿脓杆菌）

志贺菌（痢疾杆菌）

大肠埃希菌（大肠杆菌）

枸橼酸杆菌（柠檬酸杆菌）

普通拟杆菌（普通类杆菌）

克雷白杆菌（克雷伯杆菌）

肺炎克雷白杆菌（肺炎克雷伯杆菌、肺炎杆菌）

艰难梭菌（难辨梭状芽孢杆菌）

化脓性链球菌（a族溶血性链球菌，GAS）

无乳链球菌（b族溶血性链球菌，GBS）

肺炎链球菌（肺炎双球菌，肺炎球菌）

粪肠球菌（粪链球菌）

结核分枝杆菌（结核杆菌）

麻风分枝杆菌（麻风杆菌）

非结核分枝杆菌（非典型分枝杆菌）

螺杆菌（幽门螺杆菌）

李斯特菌（单核细胞增生李斯特菌）

流行性感冒病毒（流感病毒）

副流行性感冒病毒（副流感病毒）

流行性乙型脑炎病毒（乙型脑炎病毒）

流行性腮腺炎病毒（腮腺炎病毒）

流行性出血热病毒（汉坦病毒）

人类免疫缺陷病毒（艾滋病病毒）

呼吸道合胞病毒（合胞病毒）

肌酸激酶（肌酸磷酸激酶、CK、CPK）

丙氨酸氨基转移酶（谷丙转氨酶、ALT、GPT、SGPT）

天门冬氨酸氨基转移酶（门冬氨酸氨基转移酶、谷草转氨酶、AST、GOT、SGOT）

氨基糖苷纯化酶（氨基糖苷修饰酶）

麦角固醇合成酶（麦角甾醇合成酶）

神经氨酸酶（唾液酸酶）

反转录酶抑制剂（逆转录酶抑制剂）

整合酶抑制剂（整合酶链转移抑制剂）

DNA 螺旋酶（DNA 旋转酶、拓扑异构酶Ⅱ）

脂肪再分布（脂肪代谢障碍）

三酰甘油（甘油三酯）

肌酐清除率（肌酐廓清率）

溶脲脲原体（解脲脲原体）

假膜性肠炎（伪膜性肠炎）

利什曼病（黑热病）

淋巴丝虫病（象皮肿）

盘尾丝虫病（河盲症）

胆红素脑病（核黄疸）

花粉症（枯草热）

表皮坏死松解症（表皮坏死溶解症）

血管神经性水肿（血管性水肿）

双硫仑样反应（双硫醒反应、戒酒硫反应）

配位反应（络合反应、螯合反应——其为配位反应中的一种类型）

配位化合物（配合物、络合物、螯合物——其为配位化合物中之一类）

并发症（合并症）

氨苯砜综合征（麻风反应）

获得性免疫缺陷综合征（艾滋病）

皮肤及皮肤结构感染（皮肤及皮肤软组织感染）

氨基糖苷类（氨基环醇类）

林可酰胺类（林可霉素类）

丙烯胺类（烯丙胺类）

阻滞剂（阻断剂）

复制（增殖）

碱基（盐基）

附录五　本书相关病原微生物一览

一、革兰阳性菌

　　1. 葡萄球菌

　　（1）凝固酶阳性葡萄球菌：① 金黄色葡萄球菌；② 中间型葡萄球菌

　　（2）凝固酶阴性葡萄球菌：① 表皮葡萄球菌；② 溶血葡萄球菌

　　2. 溶血性链球菌

　　（1）α 溶血性链球菌：① 草绿色链球菌；② 肺炎链球菌；③ 咽峡炎链球菌

　　（2）β 溶血性链球菌：① 化脓性链球；② 无乳链球菌

　　3. 粪肠球菌

　　4. 李斯特菌

　　5. 白喉杆菌

427

6. 炭疽杆菌

7. 结核分枝杆菌

二、革兰阴性菌

1. 枸橼酸杆菌

2. 克雷白杆菌

3. 大肠埃希菌

4. 流感嗜血杆菌

5. 副流感嗜血杆菌

6. 志贺菌

7. 假单胞菌（铜绿假单胞菌）

8. 沙门菌

（1）伤寒杆菌

（2）副伤寒杆菌

9. 奈瑟菌

（1）淋病奈瑟菌

（2）脑膜炎奈瑟菌

10. 变形杆菌

（1）奇异变形杆菌

（2）普通变形杆菌

11. 肠杆菌

（1）阴沟肠杆菌

（2）产气肠杆菌

12. 鲍曼不动杆菌

13. 沙雷菌

14. 耶尔森菌

（1）鼠疫耶尔森菌

（2）小肠结肠炎耶尔森菌

15. 弯曲菌

（1）空肠弯曲菌

（2）胎儿弯曲菌

16. 霍乱弧菌

17. 卡他莫拉菌

18. 弗朗西斯菌

19. 军团菌（嗜肺军团菌）

20. 百日咳杆菌（百日咳鲍特杆菌）

21. 布氏杆菌（布鲁氏菌）

22. 幽门螺杆菌

三、厌氧菌

1. 革兰阳性厌氧菌

（1）梭状芽孢杆菌：① 艰难梭菌；② 产气荚膜杆菌；③ 破伤风杆菌；④ 肉毒
杆菌

（2）痤疮丙酸杆菌

（3）乳酸杆菌

（4）放线菌

（5）消化球菌

（6）消化链球菌

2. 革兰阴性厌氧菌

（1）类杆菌：① 脆弱类杆菌；② 普通类杆菌；③ 牙龈类杆菌

（2）韦荣氏球菌

四、真菌

1. 皮肤癣菌

（1）表皮癣菌

（2）毛癣菌

（3）小孢子菌

（4）糠秕孢子菌

2. 深部感染真菌

（1）念珠菌

（2）曲霉菌

（3）毛霉菌

（4）球孢子菌

（5）新型隐球菌

（6）皮炎芽生菌

（7）荚膜组织胞浆菌

五、支原体

1. 肺炎支原体

2. 解脲支原体（解脲脲原体、溶脲脲原体）

3. 生殖道支原体

六、衣原体

1. 肺炎衣原体

2. 沙眼衣原体

3. 鹦鹉热衣原体

七、螺旋体

1. 钩端螺旋

2. 梅毒螺旋体

3. 回归热螺旋体

八、立克次体

1. 普氏立克次体（致流行性斑疹伤寒）

2. 莫氏立克次体（致地方性斑疹伤寒）

3. 立氏立克次体（致洛矶山斑疹热）

4. 恙虫病立克次体，亦称恙虫病东方体（致丛林斑疹伤寒，亦称恙虫病）

5. 贝氏立克次体，又称 Q 热立克次体（致 Q 热）

九、病毒

1. 疱疹病毒
（1）单纯疱疹病毒
（2）水痘带状疱疹病毒
（3）EB 病毒（人类疱疹病毒Ⅳ型）
（4）巨细胞病毒（人类疱疹病毒Ⅴ型）
2. 肝炎病毒
（1）甲型肝炎病毒
（2）乙型肝炎病毒
（3）丙型肝炎病毒
（4）丁型肝炎病毒
（5）戊型肝炎病毒
3. 人类免疫缺陷病毒
4. 冠状病毒
5. 流感病毒
6. 合胞病毒（呼吸道合胞病毒）
7. 人乳头瘤病毒

中文药名索引

新编临床实用抗感染药物手册

英文药名索引

英文药名索引

445

英文药名索引

447

英
文
药
名
索
引